陆氏中医临床实用丛书

陆氏中医针灸全书

（修订本）

主编　陆鹏飞　宋月英

编委　陆拥玲　陆拥均　陆拥护　陆拥荣
徐怀成　许先进　戚　慧　马振波
徐福坤　许　潇　陆一朝　马　珍
陆一康　许　亮

中医古籍出版社

图书在版编目（CIP）数据

陆氏中医针灸全书/陆鹏飞，宋月英主编．——修订本． －北京：中医古籍出版社，2016.1

（陆氏中医临床实用丛书）

ISBN 978－7－5152－1080－3

Ⅰ.①陆… Ⅱ.①陆…②宋… Ⅲ.①针灸疗法 Ⅳ.①R245

中国版本图书馆CIP数据核字（2015）第275622号

陆氏中医临床实用丛书

陆氏中医针灸全书

主编 陆鹏飞 宋月英

责任编辑 张 磊

封面设计 陈 娟

出版发行 中医古籍出版社

社 址 北京东直门内南小街16号（100700）

印 刷 三河市华东印刷有限公司

开 本 787mm×1092mm 1/16

印 张 21.5

字 数 450千字

版 次 2016年1月第2版 2016年1月第2次印刷

印 数 0001～1500册

ISBN 978－7－5152－1080－3

定 价 48.00元

作 者 简 介

陆鹏飞，出生于1937年。陆氏九代中医世家，自幼酷爱中医。曾发表《不通则痛，不通则病》《针灸治百病妙在手法》《草方治大病关键是对症》《针灸治中风越早越好》《中药炮制，妙在火候》《三分治病，七分调养》等论文八十余篇。

陆氏主张除病痛要着眼于人身整体和生活各个方面，擅调脏腑气血与阴阳表里之机，则疗效更佳；体质不同，病因有异，辩证求因，审因论治，治病当求其本，标本皆治，因而疗效突出，病者早日康复。

陆氏主张除病痛应根据病情，采取多种疗法，如针灸、中药、食疗、足疗、脐疗、浴疗、肛疗、按摩推拿、刮痧、拔罐等，因而疗效显著，治愈率高。

陆氏主张除病痛以预防为主。节生冷、辛辣、酒，忌暴饮暴食，以保胃气。戒郁怒以保肝气。节情欲，谨房事，以保肾气。戒烟毒，防风寒，以保肺气。宁心神、七情以保心气。心情坦荡，无忧无虑，不伤神气。

陆氏主张人人都得学点医，学医能够健身体。中医医学文化是人类的生活文化、健康文化、生命文化，博大精深，为了养生优生，延年益寿，人人都得学。

内 容 简 介

本书是编者根据其数十年钻研《灵枢》《资生方》《千金方》《百症赋》《席弘赋》《素问》《针灸甲乙经》《铜人腧穴针灸图经》《腧穴学》《针灸穴位解剖》等50余种古今书籍，长期临床使用，用白话文总结归纳而成的一部医学参考书。

本书主要内容是以十四经脉为纲，366穴及奇穴拾遗若干为目；不但对每个穴位进行比较正确的考证，而且在每个穴位之后还引用了大量临床医案。这些医案是作者本人及陆氏成员长期临床治疗总结得出的治病经验良方。本书在病症诊断、穴位选定、配穴使用、治疗操作手法上都做了详细明确解说，对弘扬中医针灸及研究运用有一定使用价值，是一部比较完整的、实用的针灸诊断、治疗参考书。

编者前言

自古至今，人们在防病治病的过程中，通过不断在针灸、中药、食疗、足疗、脐疗、肛疗、浴疗、刮痧、按摩、推拿、牵引、拔罐等的临床运用中，积累了大量宝贵的中医治疗方法。

在中医治病过程中，有的只用针灸即可病除，有的仅用中药便可药到病除。但有的身患多疾，病情复杂，久病久治不愈，体质差，必须采取多元疗法，甚至中西医结合治疗方能康复。

本书重点论述了中医针灸诊治疗法，并附以部分诊治案例。为了确保中医针灸和服用中药的疗效，本书还介绍了有关忌口与食疗知识，以及生活保养知识。

编者取古今中医针灸精华，经过几代人的反复临床实践，和个人五十多年的临床诊疗医案整理写成此书，今奉献给中医针灸爱好者、钻研者，奉献给人类的健康事业。

陆氏中医世家临床诊断医案很多，但由于时代变革损失一大部分，尤其“文革”浩劫毁烧最多。故有些残缺不齐，虽经反复整理，还不太理想，辜负了祖辈的心愿，深感遗憾。

祖辈待病人如亲人，望、闻、问、切、脉、按、症详细了解病情的虚实寒热、阴阳表里，精益求精治疗病症。主张除病痛，要着眼于人身整体，擅调脏腑气血与阴阳表里之机，则疗效更佳。体质不同，病因有异，辩证求因，审因论治，治病当求其本，标本皆治，因而效疗突出，病者早日康复。

祖辈治病采取多元疗法，如食疗、针灸、中药、刮痧、足疗、脐疗、按摩、推拿、牵引、拔罐等，因而疗效显著，治愈率高。

人活百岁，健康是关键，健康是生存的本钱，是财富的源泉，是幸福快乐的基础。人的健康形成有三个原因：一是遗传基因，二是环境影响，三是生活方面。要想健康，首先从个人做起，学会养生之道，保养方法，生个健康聪明后代。

精气血脉是人体生命活动的物质基础，精气的盛衰直接影响人体生命力的强弱及生命过程的长短，精血充实则生命力旺盛，健康少病或无病；精血不足则生命力弱，体虚多病，早衰短寿。因此养生必先保精血，增强生命力，延长生命活动过程，从而达到养生延年的目的。

三分治病，七分调养，调养滋补很关键。治疗和生活协调配合是治疗疾病早日康复的关键。治病忌口是有医学道理的，是治愈疾病最关键因素。如：肝病禁辛，心病禁咸，脾病禁酸，肺病禁苦，肾病禁甘，水肿病禁盐，腹泻禁重油，风寒湿痰禁油腻厚味，疮疾炎症忌荤腥、辛辣。食物与药物一样有寒、热、温、凉之四气，酸、甘、辛、苦、咸之五味。所以从本质上讲，食物就是药物，食物同样可以起到治疗作用，也同样有宜用范围和禁忌。食物有寒热补泻的作用，病体亦有虚实、寒热之异。食物之性必须与疾病的属性相适应，否则就应禁忌。如病性虚寒，再食用寒性食物，则会加重病情；如病性大热，再进食热性食品，则无异火上浇油。

食性要与气候时间相适应，用凉远凉，用寒远寒，用温远温，用热远热，食宜同法，假者反之，此其道也。意思是讲用药进食要讲究天时气候，寒冷季节少用寒凉药物，温热季节少用温热药物。饮食忌口亦与之同理。秋季因气候干燥，宜防燥伤阴，要忌用葱、姜、辣椒、胡椒、花椒等温燥之品。因为食物与药物一样具有不同的性味，当一起使用时，亦有相克、相畏、相杀之关系，所以药物与食物、药物与药物、食物与食物之间都存在禁忌。如人参不能与萝卜同吃，因人参味甘微温，为补气强壮之药；萝卜味辛性凉，为下气泄气之品，能耗损正气，故服人参不能吃萝卜，否则抵消药效。又如菠菜不能与鳝鱼同食，因鳝鱼味甘，大温，补中益气，除腹中冷气，菠菜性冷而滑，下气润燥，二者性味功能皆不协调；且鳝鱼多脂，菠菜冷滑，同食会致腹泻。虾忌猪肉，鲫鱼忌猪肝，牛肉忌红糖、栗子，狗肉忌茶，鸡肉忌鲤鱼，豆腐忌菠菜等，都不能搭配食用。因此忌口是必要的，一定要充分认识，科学地运用于治疗和日常生活饮食中，无疑会对健康长寿大有帮助。

病人针灸、服药治疗期间，要选择与药物相宜的食物，忌用与药物有不良作用的饮食，如服用中药时忌油腻、大荤、腥膻、烟酒、辛辣、异味之物。如果是温经暖胃的中药，需要忌生冷、豆类，特别是绿豆。如果是凉血止血方药，应忌羊、牛、狗之肉类。此外还需注意食物与药物互相拮抗的作用。如人参、熟地忌萝卜，麦冬忌木耳，天门冬忌鲤鱼，茯苓忌醋，白术忌桃李、大蒜，甘草、黄连、桔梗、乌梅忌猪肉，薄荷忌蟹肉，补骨脂、何首乌忌诸血，等等。针灸后忌潮湿、沾水。

中医医学文化是人类生活文化，是健康文化，是生命文化，确实博大精深，由于著者水平有限，整写时间长，资料多，难免有不当之处，敬请医学界专家学者批评指正，以便修改。

目　　录

第一章　腧穴形成及治病原理概论

一、古人针灸治病原理序

人身脏腑经络阴阳气血失和，神志反常而疾病起。盖阳郁则热，阴侵则寒，邪盛则实，精夺则虚，血气不流畅滞而痹，痹则为疼痛不舒；其通经调气之法，补虚泻实之道，其妙与受邪之经俞，施以针灸之治疗。经络发源于脏腑，布流肢体，其间正支结散，起伏隐显，巅趾相通，左右交缪，阴阳表里，循环始终；井荥俞合之度，留呼深浅之宜，补泻迎随之法，调气通经之诀；非有先贤孰明理致，昔在皇帝咨岐伯而作《内经》，针灸之道，赖以彰明。历世久远，简编脱缺。自唐时王启玄作著，已散失不全，幸有秦越人之《难经》，皇甫谧之《甲乙》；而奇经俞穴，尚可究详，逮后甄权著《铜人》，孙思邈作《千金》。

二、今人针灸治病原理序

针灸是祖国宝贵医学遗产中的一个组成部分。在人类发明用火以及利用石器进行生产和斗争的时候，针灸疗法即为我们祖先所掌握。在我国最古的一册具有总结性的医学理论著作《内经》中，对这一疗法已有了系统的记载。此后历代名医辈出，他们在与疾病做斗争中，又积累和总结了很多关于这一疗法的临床经验和学术理论。针灸不但长期为祖国人民的保健事业服务，而且在唐朝时已传入了日本，明末传入法国，对保障世界人民健康也有一定的贡献。

根据我国古代文献和近年来全国医务界所报告的临床资料来看，针灸虽然不是万能的治疗方法，但在内科、外科、精神病科、妇科、儿科、眼科、耳鼻喉科和皮肤科等方面都有针灸能治的疾病。针灸治病器械简单，不假药物，仅凭针和灸的作用即能起到治疗作用；因而不论在舟船上，行路之时，娱乐场所，群众集会地点，医务工作者只要随身携带针具和酒精棉球就可以随时随地治病救人。当然，要把这项技术疗法学得精通，是需要较长的学习和钻研过程的，但是学会针灸的一般原理和操作技术去解决一般问题还是比较容易的。因此，针灸又是一项便于推广普及的医疗技术。上述这些特点适应我国广大人民的需要，因而值得学习、研究和推广。

针灸治病的原理为通其经脉，调其气血。人体内有十四经络，包括十二经别和十二经筋，奇经八脉和十五别络。这些经络内联脏腑，外走头面、腹背和四肢，循着一定路径运行气血，把全身上下内外、五官百骸，紧密而有机地联系起来，以维持其正常生理活动，适应自然环境和维持身体健康。如一旦身体受到内外因素的侵袭，则经脉正常循环的路径便受到阻碍，从而气血不和，阴阳失去平衡，发生疾病。这时用针灸治疗，可起到疏通经脉，宣导气血，调和阴阳的作用，使经脉恢复常态，从而治愈疾病，健康即可恢复。

三、腧穴的概念

腧穴又名孔穴、空穴、隧穴、穴位等。腧音输，在古代医籍中与输、俞通用。腧有转输，流注之意；穴当孔隙讲。腧穴是人体脏腑经络之气输注于体表的所在，也是针灸、推拿及其他一些外法施术的部位。人体内部脏腑通过经络与机体各部分紧密联系。当机体发生疾病，脏腑之气则发生变化，这种变化再通过经络到腧穴。根据腧穴所反映疾病的证候，可以诊断某些疾病。认为五脏有疾应在十二原上有所反映，故观察十二原穴变化，可推知五脏疾病。近年来利用腧穴辅助诊断疾病有许多新的发展，如耳郭中耳穴的测定，对原穴导电量的测定，对十二井穴知热感度的测定等，可以在一定程度上反映经络、脏腑、组织、器官的病变，为辅助诊断增添了较多内容。腧穴既是疾病的反映点，也是针灸治病的刺激点。适当刺激腧穴，可以通其经脉，调其气血，使脏腑功能趋于协调。因此腧穴不是独立于体表的孔隙，而是与人体内部组织、器官有一定联系的、互相贯通的特定部位。

四、腧穴理论的产生与发展

腧穴经历一个从疾病反应点及治疗的刺激点，到产生腧穴的基本概念，再形成系统理论的漫长治疗过程。腧穴是人们在长期的医疗实践中陆续发现的，其发展过程大致经历了三个阶段。

（1）无定位、定名阶段

最初人们并不知道穴名、穴位，在用砭石割刺痈肿、脓疡经验的基础上逐步发展到哪里有病痛，就在哪里刺痛或放血。后来又进一步懂得了找压痛点，在压痛点刺灸，从而总结出了以痛为腧的取穴规律。这种取穴方法，没有固定的部位，也没有相应的腧穴的名称，而统称为阿是穴。

（2）定位定名阶段

经过长期大量的医疗实践，人们积累了更多的经验，对腧穴的认识也更加深入，开始知道哪些病症，可在哪些部位针灸；哪些腧穴既能治疗这种病，又能治疗其他病症；哪些腧穴既能治疗局部病症，又能治疗远隔部位的病症。这样反复实践认识，因而给腧穴确定了位置并加以命名。

（3）系统分类阶段

随着腧穴研究的不断发展，医者开始认识到腧穴之间是有联系的，不是彼此孤立的，其作用是多方面的，不是单一的，于是便将具有共性的腧穴按照一定的方式加以分类而形成经络。

五、腧穴的分类

人体的腧穴一般可分为以下三类：

1. 经穴

凡属于经脉的腧穴称之为经穴。人体的经脉包括十二经脉，奇经八脉及十二经别，可是并不是所有经脉都是有单独的所归属的腧穴，其中只有十二正经及奇经八脉中的任督二脉有所归属的腧穴，故又称十四经穴。它是人体腧穴的主要内容，一般所称腧穴，以及循经所取腧穴，皆指十四经穴。这些经穴分布在十四经流注的线路上，既是十四经脉经气汇聚转输的部位，其中也包括各经脉、经脉之气相互交会、输注、分流之部位。在这些腧穴上，不仅可以反映本经及其所属脏腑之疾病，也可反映本经所联系的经脉、脏腑之病症。同时又是针灸施治的部位，不仅具有治疗本经脏腑病症的作用，也可以治疗与本经相关经络脏腑的病症。腧穴的归属是在经络学说形成之后，经过长期实践，逐步发现、补充起来的。被命名的腧穴及其归属各经脉经历了由少到多，长期实践的补充，才逐步完善的。

2. 奇穴

奇穴，即指未能所属于经脉的腧穴。奇穴与经穴的区别在于这类腧穴常常是独立存在的，故有奇零的含义。按经络学所述经络系统的组成内容分析，人体各个部位网络有经络，仅表而论，十二皮部及浮络、孙络皆属于经络系统的组成部分，它包括全身的皮肤和经脉在内，因此过去所称经外奇穴之经外二字，并不十分确切。奇穴之奇字，还有对一些疾病有奇特效果的意义，故奇效腧穴亦被称作奇穴。奇穴的起源很早，在初期针灸治疗中，只有针灸部位而无腧穴名称时，并不存在腧穴归属和经脉问题，《灵枢》中载有：“彻衣者，尽刺诸阳之奇输也。”这里的奇输是奇穴的本来名称，应视为最早的腧穴分类名称。当时不被特殊命名的奇穴，以无名奇穴记载为多，在《内经》中有大量的记载，其中包括已被命名的寒府、中俞髎、缨脉等；还有被后世命名的奇穴部位，如十指间的八风、八邪，龈基的下颐，项六椎之椎顶当；更有许多未被被命名的，如十椎下、两幅髂骨穴、耳间青脉、环谷下三寸、股际骨空、在毛中动下，等等。《针灸甲乙经》中也载有一些奇穴名：如舌柱、尾骶、会宗、下空等。尤以《千金方》记载奇穴多达 187 穴，均见于各类病症的治疗篇中。《奇效良方》专列出奇穴一目，收有 26 穴。《针灸大成》中亦专列经外奇穴一节，载有 36 穴。此外在其他治疗篇中尚载有 18 个有名奇穴及近 40 个无名部位奇穴。《类经图翼》亦专列出奇俞类集一篇，载有 84 个奇穴。《针灸集成》单列经外奇穴一目，载有 144 个奇穴。这说明历代医家对奇穴是颇为重视的。奇穴的分布较为分散，有的在十四经脉循线上，有的不在十四经循行线上，但都与经络系统有着密切联系。有的奇穴并不是指某一部位，而是由多个穴位组成的，如十宣、八风、八邪、华佗夹脊等。有些虽名为奇穴，其实就是经穴，如胞门、子户（据《千金翼方》记载，距关元左右二寸是穴，实际就是水道穴）。四花，据《针灸聚英》指出，就是膈俞、胆俞四穴。灸痨据《针灸聚英》，就是心俞二穴等。新中国成立后随着针灸学的不断发展，又陆续发现不少穴位，称为新穴，亦属奇穴范畴。目前奇穴数目繁多，穴位重复，宜根据解剖学慎重选择，避免滥用。

3. 阿是穴

阿是穴，《汉书·东方朔传》颜师左注作“痛”。唐·孙思邈《千金方》云：“有阿是之法，言人有病痛，即令控其上，若里当其处，不问孔穴，即得便快，痛处即云阿是，灸刺皆验故云阿是穴也。”说明按压时或轻快，或疼痛之处，都是阿是之意。但近代所谓压痛点，不一定是阿是穴。有的经穴或奇穴，亦依压痛取穴，如《灵枢》背腧、肾俞在14焦（椎）之间，皆扶背相去三寸所，则欲而验之，按其处，应在中而痛解，乃其腧也。说明取经穴时，也可以按压痛点取穴。又如奇经中的阑尾穴、胆囊穴等，莫不以所在的一定部位上以压痛或特殊感应为准而刺之。就是说经穴或奇穴，亦可应用阿是之法取之，但应与阿是穴相区别。

六、特定穴概论

特定穴是指十四经中具有特殊治疗作用，并给予特定称号的腧穴。包括四肢、肘、膝以下的五腧穴、原穴、络穴、郄穴、八脉交会穴、下合穴，在胸、腹、腰、背部的背俞穴、募穴，以及在四肢躯干的八会穴和全身经脉的交会穴，这些腧穴在临床治疗中有十分重要的意义。

1. 五腧穴

十二经在肘、膝关节以下，各有五个重要经穴，分别冠以井、荥、输、经、合，称五腧穴。有关记载首见于《灵枢》：“所出为井，所流为荥，所注为输，所行为经，所入为合”。但未指出具体穴名和部位。《灵枢·本输》则详细阐明了各经井、荥、输、经、合、各穴的名称和具体位置，而唯没有手少阴经心经，后由《针灸甲乙经》补充完备。古人把经气运行比作自然界的水流由小到大，由浅入深，故把五腧穴按井、荥、输、经、合的顺序，从四肢末端向肘、膝方向依次排列。井穴多位于手足之端，喻作水的源头，是经气所出的部位，所以说“溜为荥”。输穴多位于掌指或跖趾关节之后，喻作水流由小到大，由浅注深，是经气渐盛，由此注彼的部位，所以说“所注为输”。经穴位于腕踝关节以上，喻作畅通水流，是经气正流行的部位，所以说“所行为经”。合穴位于肘膝关节附近，是经气由此深入，会合于脏腑部位，所以说“所入为合”。

五腧穴是常用要穴，为古今医家所重视。临床上如井穴可用治神志昏迷，荥穴可用治热病，输穴可用治关节痛，经穴可用治咽喉病症，合穴用治胃肠病等，就是《难经·六十八难》“井主心下满，荥主身热，俞主体重节痛，经主喘咳寒热，合主逆气而泄”的具体运用。另外《灵枢》指出：“病在脏者取之井。病变于色者取之荥，病时间时甚者取之输，病变于音者取之经，经满而血者，病在胃及以饮食不节得病者，取之合。”还有根据季节因时而刺的记载，例如《难经》指出：“春刺井，夏刺荥，季夏刺输，秋刺经，冬刺合。”

五输穴又配属五行，《灵枢》指出：阴经的井穴属水，阳经的井穴属金。《难经》指出：阴经的井、荥、输、经、合分别配属木、火、土、金、水；阳经分别配属金、水、木、火、土，均是依次相生。又从纵的方面指出：阴井（乙），木阳井（庚）金。乙（阴）与庚（阳）合，是阴阳配合，刚柔相济的关系。临床上当某经某脏腑出现虚症，可选本经的母穴或母经的母穴进行补虚；某经某脏腑的实证可选用本经的子穴或子经的子穴进行泻实，即《难经》“盛则补其母，实则泻其子”之意。例如肺虚，可补肺经土穴太渊或脾经土穴太白，肺经实证可泻本经水穴尺泽或肾水穴阴谷。子午流注中阴阳互用的开穴规律，就是阴阳配合，刚柔相济的具体应用。

2. 原穴

十二经脉在腕关节、踝关节附近各有一个重要经穴，是脏腑原穴经过和留止的部位，称之为原穴。又名十二原。原穴名称在《灵枢》中称五脏原穴：肺原出于太渊，心原出于大陵，肝原出于太冲，脾原过于太白，肾原出于太溪。《灵枢》补充了六腑原穴：大肠原过于合谷，胃原过于冲阳，小肠原过于腕骨，膀胱原过于京骨，三焦原过于阳池，胆原过于丘墟。并说明了位置。其中缺心经原穴神门，后《针灸甲乙经》始备。其中阴阳五脏的原穴，即是五输中的输穴，所谓阴位之输并于原，《内经图翼》就是依输为原；这与阳经六腑输穴之外另有原穴有别。《难经》指出："三焦行诸阳，故置一输名曰原。"意思是三焦原先行于外，阳经脉气盛长，故于输穴之外另有原穴，即所过为原。原气导源于肾间动气，是人体生命活动力的原动力，通过三焦运行于脏腑，是十二经的根本。原穴是脏腑原气所留止之处，因此脏腑发生病变时，就会相应地反映到原穴上来，正如《灵枢·九针十二原第一》所说："五脏有疾，当取之十二原。"针治原穴能使三焦原气通达，从而发挥其维护正气，抵御病邪的作用。这说明原穴均有调整其脏腑经络虚实的功能。

3. 络穴

络脉中经脉别出的地方有一个腧穴，称为络穴。络穴之名，首载于《灵枢》。十二经在四肢肘膝关节以下，各有一穴，加上任脉之络——鸠尾散于腹，督脉之络——长强散于头，脾之大络——大包布胸胁，共十五穴，它们都分布在经脉别出的络脉上，故名十五络穴。另外胃之大络名曰虚里，贯鬲络肺，出于左乳下，其动应衣，宗气也。故又有十六络之说。

络穴各有其络脉的证候，如手少阴心经别络实则胸中支满，盛则不能言语，皆可取络穴通里来治疗。络穴能连通表里二经，故有"一络通二经"之说。因此络穴不仅能够治疗本经病，还能治疗其表里经候病症。如手太阴经的络穴—列缺，既能治疗太阴经的咳嗽、气喘，又能治疗手阳明经的齿痛、肩臂病痛等症。络穴在临床上可以单独使用，也可与其相表五经的原穴配合使用，即所谓原络配穴。

4. 郄穴

经脉之气血，深聚于四肢肘膝以下的空隙部位，称为郄穴。十二经脉各有一个郄穴，阴跷、阳跷、阳维、阴维也各有一个郄穴，会为16个郄穴。郄穴之名与位置首载于《针灸甲乙经》。郄穴多分布在经脉循环的曲折处。临床上郄穴可以治疗本经循行及所居脏腑的急性病症。阴经郄穴多治血证，如孔最治咳血、中都治崩漏等。阳经郄穴多治急性痛症，如颈项痛取外丘、胃脘痛取梁丘等。此外当某脏腑有病变时，又可按压郄穴检查，可作协助诊断之用。

5. 背俞穴

五脏六腑之气输注于背腰部的腧穴称为背俞穴。背俞穴位于背腰部足太阳膀胱经脊柱两侧线上，大体依脏腑位置而上下排列，分别冠以脏腑之名，共 12 穴。背俞穴首见于《灵枢》，其载有五脏背俞穴名称和位置。《素问》提出六腑之俞各穴，但无穴名。直至《脉经》才明确了肺俞、肝俞、心俞、脾俞、大肠俞、膀胱俞、胆俞、小肠俞、胃俞、肾俞 10 个背俞的名称和位置。此后《针灸甲乙经》补充了三焦经的三焦俞，《千金方》又补充了心包络的厥阴俞，始完备。《素问》："迫脏刺背，背俞也"；《难经》："阴离行阳，俞在阳"；《素问》："阴病治阳"；等，说明背俞穴可以治五脏病证。背俞穴不但可以治疗与其相应的内脏病证，也可以治疗脏腑相关的五官之窍、皮肉筋骨等病症。如：肝俞既能治疗肝病，又能治疗与肝相关的目疾、经脉挛急等病；肾俞既能治疗肾病，也可以治疗与肾有关的耳鸣、耳聋、阳痿及骨病等。

6. 募穴

脏腑经气结聚于胸腹的腧穴，称为募穴。五脏六腑共有 12 个募穴。募穴的分布，有在本经者，有在他经者，有呈双穴者，有为单穴者。分布于肺经有本脏募"中府"；分布于胆经的有本腑募"日月"；肾脏募"京门"；分布于肝经的有本脏募"期门"；脾脏募"章门"；分布于胃经的有大肠募"天枢"；以上均为双穴。其余部分分部于任脉，有心包络募"膻中"，心募"巨阙"，胃募"中脘"，三焦募"石门"，小肠募"关元"，膀胱募"中极"；均为单穴。募穴，始见于《素问·奇病论》："胆虚气上溢而口之苦，治之以胆募俞"。《难经·六十四难》："阳病行阴，故令募在阴。"《素问·阴阳应象大论》说："阳病治阴"，说明六腑病症多取募穴治疗。如胃病多取中脘，大肠病多取天枢，膀胱病多取中极等。滑伯仁《难经本义》说："阴阳经络，气相交贯，脏腑腹背，气相通应"，说明脏腑之气与俞募穴是相互贯通的。因此募穴主治与背俞穴有共同之处。募穴可以单独使用，也可以与背俞穴配合使用，即所谓之"俞募配穴"。同时俞募二穴也可以互相诊察病症，作为协助诊断的一种方法，即所谓审募而察俞，察俞而诊募。

7. 八会穴

八会穴是指脏腑、气血、筋、脉、骨髓等精气所会聚的腧穴。八会穴首载于《难经·四十五难》："府会太仓，藏会章门，筋会阳陵泉，髓会绝骨，血会膈俞，骨会大杼，脉会太渊，气会三焦外一筋直两乳内也"，即膻中。

八会穴与其所属的八种脏器组织的生理功能有着密切关系。如章门为脏之会穴，因五脏皆禀于脾，为脾之募穴也；中脘为腑之会穴，固六腑皆禀于胃，为胃之募穴也；膻中为气之会穴，因此为宗气之所聚，为心包之募穴也；膈俞为血之会穴，因此位心、肝俞穴之间，心主血，肝藏血故也；大杼为骨之会穴，因其近于椎骨（柱骨之根）故也；阳陵泉为筋之会穴，因此位于膝下，膝为筋之府也；太渊为脉之会也，因此为手太阴之原居于寸口是脉之大会也；绝骨为髓之会穴，因其属于胆经，胆主骨所生病，骨生髓故也。因此在治疗方面，凡与此八者有关的病症，均可选用相关的八会穴来治疗。另外，《难经·四十五难》又说："热病在内者，取其会之气穴"，说明八会还能治某些热病。

8. 八脉交会穴

奇经八脉与十二经脉气相通的八个腧穴称为八脉交会穴，均分布于肘膝之下。八脉交会穴是金元时代窦汉卿得于山人宋子华之手，乃少室隐者之所传。因窦氏善用此法而声誉倍增，故又称“窦氏八穴”。奇经八脉与十二经的八穴相互交会的关系是：公孙通过足太阴脾经会于关元，与冲脉相通；内关通过手厥阴经心包络起于胸中，与阴维脉相通；外关通过手少阳三焦经上肩循天髎，与阳维脉相通；临泣通过足少阳胆经过季胁，与带脉相通；申脉通过足太阳膀胱经，与阳跷脉相通；后溪通过手太阳小肠经交肩会于大椎，与督脉相通；照海通过足少阴肾经循阴股入腹达胸，与阴跷脉相通；列缺通过手太阴肺经循喉咙，与任脉相通。由于奇经与正经的经气，以八会相会通，所以此八穴既能治疗奇经病，又能治疗正经病。如公孙通过冲脉，故公孙既能治疗足太阴脾经病，又能治疗冲脉病。余同。八脉交会八穴临床常采用上下交应的配穴法，如：公孙配内关治疗胃、心胸部病症和疟疾，后溪配申脉治内眼角、耳项、颊、肩部病及寒热往来症；列缺配照海治疗咽喉、胸膈、肺病和阴虚内热等。八脉交会穴在临床上应用甚为广泛，李梴《医学入门》说：“八法者，奇经八穴为要及十二经之大会也”，又说：“周身之三百六十六穴，统于六十六穴，六十六穴又统于八穴”，说明了八会的精义所在。

9. 下合穴

下合穴，又称六腑下合穴。它是根据《灵枢》“合治六腑”的理论而提出来的，即指胃合于足三里，大肠合于上巨虚、上廉，小肠合于下巨虚、下廉，三焦合于委阳，膀胱合入于委中，胆合入于阳陵泉。因大肠、小肠、三焦已经在上肢原有的合穴，而以上六穴都在下肢，为了区别，故以下合穴命名。其理论根据首见于《灵枢》“六腑皆出足之三阳，上合于手者也”。因大肠、小肠的下合穴在胃经上。《针灸甲乙经》指出委阳三焦下输俞也，次为足太阳之别络也。膀胱主藏津液，三焦主水液代谢，故二者关系密切，因此三焦的下合穴在膀胱经上。胃、胆、膀胱三经的合穴，本在下肢，因此以上六穴称为六腑下合穴。下合穴是治疗六腑病的主要穴位。《素问》说：“治腑者治其合。”如足三里治胃脘病，下巨虚治疗泄泻，上巨虚治疗肠痈、痢疾，阳陵泉治疗蛔厥，委阳、委中治疗三焦气化失常而引起的癃闭、遗尿等，都为临床所习用。

10. 交会穴

交会穴是指两经或数经相交会合的腧穴。主要的一经即腧穴所归属的一经称为本经，相交会的经称为他经。交会穴的记载始见于《针灸甲乙经》。交会穴多分布在头面躯干部位。交会穴不但能治疗本经病，还能兼治所交会经脉的疾病。如：关元、中极是任脉的经穴，又与足三阴经交会，这样既可以治疗任脉的疾病，又可以治疗三阴经的疾病；大椎是督脉的经穴，又与手三阳相交会，既可治疗督脉的疾病，又可以治疗诸阳经的全身疾病；三阴交是足太阴脾经的经穴，又与足少阴肾经、足厥阴肝经相交会，不但能治疗脾经病，也能治疗肝、肾二经的疾病。这就是交会穴的特点。

七、配穴方法

配穴是将主治相同或相似的腧穴，同时配合应用，以发挥其协同作用，使其相得益彰。配穴的方法很多，这里介绍常用的几种：

1. 本经配穴法

某脏腑经脉发生病变时，即选某一脏腑经脉腧穴配成处方，如：肺经咳嗽，即可取局部腧穴肺募、中府，也可远取本经之尺泽、太渊。据《灵枢》记载，厥头痛，项痛，腰背为先，应先取天柱，后取足太阳，即属于本法的具体应用。

2. 表里配穴法

本法是依脏腑、经脉的阴阳表里配合关系作为配穴依据，即某一脏腑经脉有病，专取其表里经腧穴组成处方施治。在临床上既可以单取其表经腧穴，也可以单取里经或表里配合均可。如《灵枢·厥病》载："厥心痛，与背相控善瘛，如从后触其心，伛偻者，肾心痛也，先取京骨。"这是里病取表经腧穴。《灵枢》载："邪在肾，则病骨痛，阴痹……取之涌泉。"这是表里配合应用。《灵枢》载："中厥心痛，腹胀胸满，心尤痛甚，胃心痛也，取之大都，太白"，这是表证取里经腧穴。特定穴的原络配穴法即属于表里经配穴法，原络的配穴法又称主客原络配穴，是以脏腑先病、后病为依据。一般先病脏腑为主，取其经的原穴，后病脏腑为客，取其经的络穴。例如：肺经先病，即取肺经的原穴太渊为主；大肠经后病，即取其经的络穴偏历为客。若大肠经先病，即其经的原穴各为主；肺经后病，即取其经的络穴列缺为客。

3. 前后配穴法

亦名腹背配穴法。前指胸腹为阴，后指脊背为阳。本法是以前后部经所在腧穴配伍成处方的方法。《灵枢》认为配偶刺法以及俞募配穴法等均属于本法范畴。凡脏腑病证均可采用此法，如：胃脘痛，前取中脘、建里，后取脾俞脊中，或用募穴、中脘和背俞、胃俞，即属本法。

4. 左右配穴法

本法是根据病犯经络的部位，在缪刺、巨刺的原则下配穴的方法。它既可以左右双穴同取，也可以左病取右，右病取左；既可以取经穴，又可取络穴，随病而取。或脏腑经络病涉及双侧时，均左右同时并取。若风中经络，症见半身不遂者，既可采取左病右治或右病左治，也可以左右腧穴并治，均属本法应用。

5. 上下配合法

指人身上部腧穴与下部腧穴配合成处方的方法。如《百症赋》记载："强间（上）、丰隆（下）之际，头痛难禁……观其雀目肝气，睛明（上）、行间（下）而细推。”《天元太乙歌》指出：“心痛手颤少海间，欲要除根针阴市。”八脉交会穴配合应用等，均属于本法的应用。

八、经络循行图

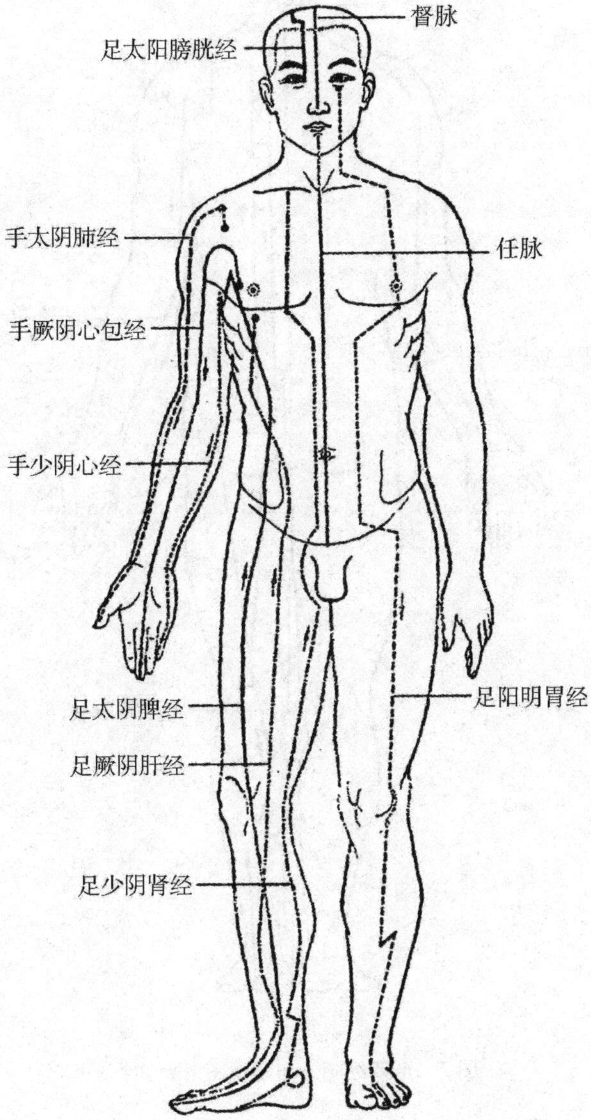

图1　十四经脉分布示意图（前面）

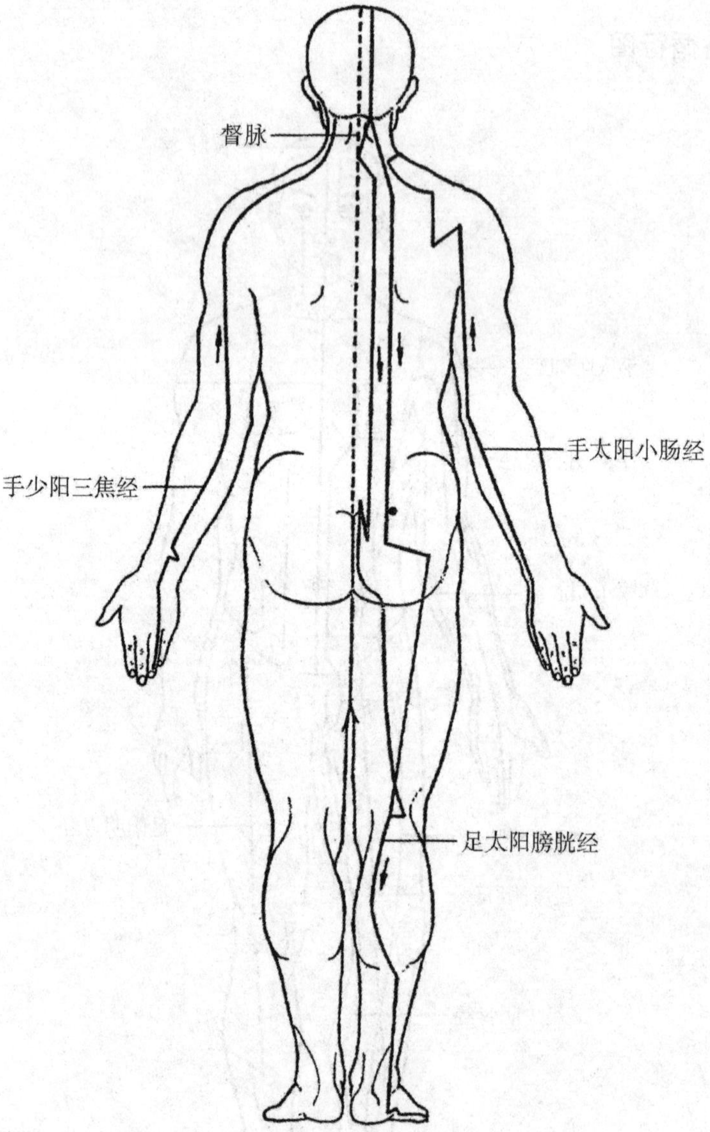

图2　十四经脉分布示意图（背面）

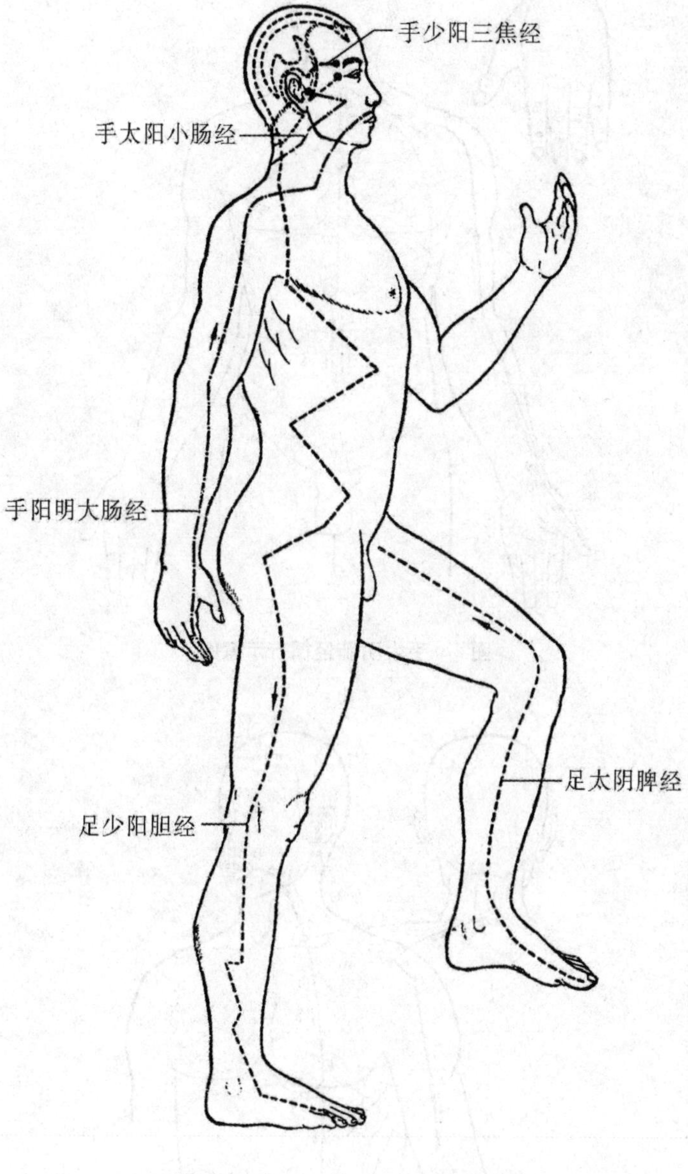

图3　十四经脉分布示意图（侧面）

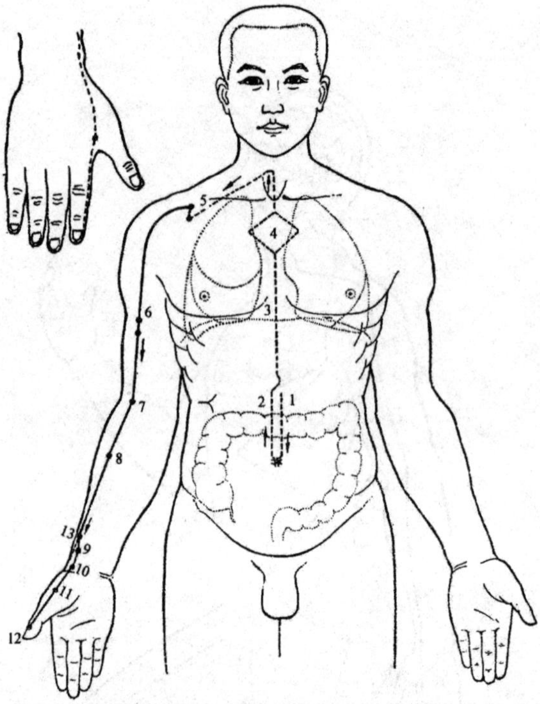

图4　手太阴肺经循行示意图

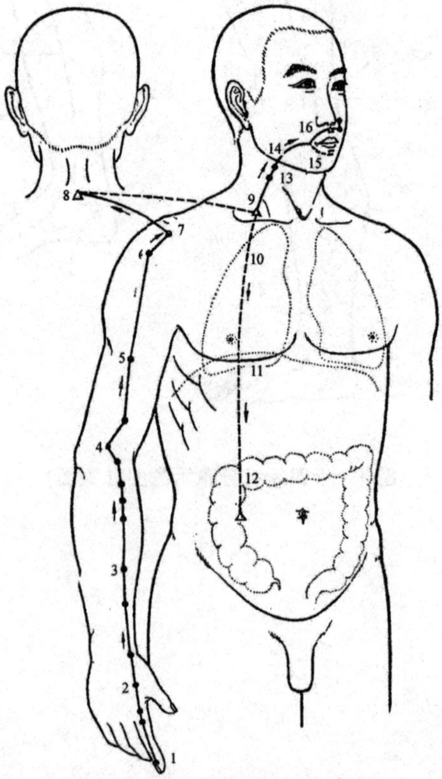

图5　手阳明大肠循行示意图

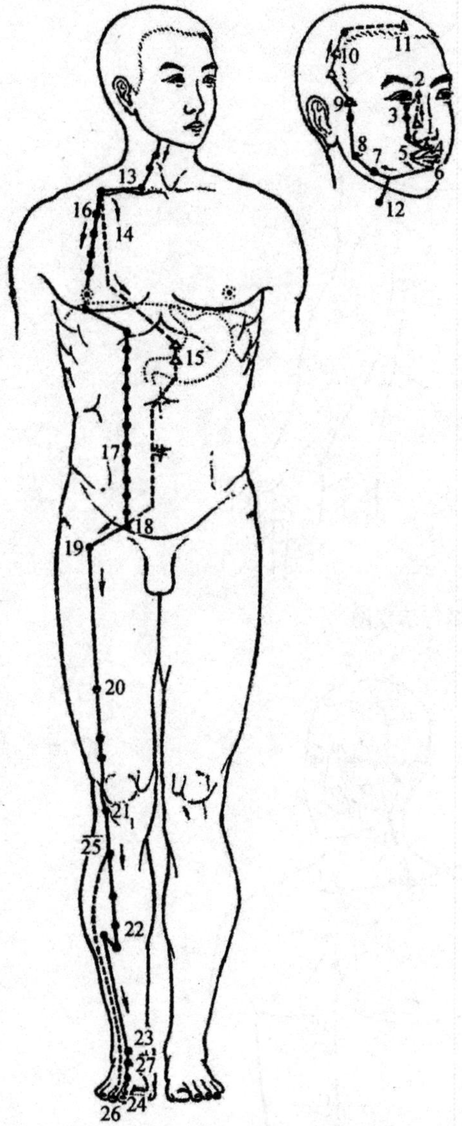

图 6　足阳明胃经循行示意图

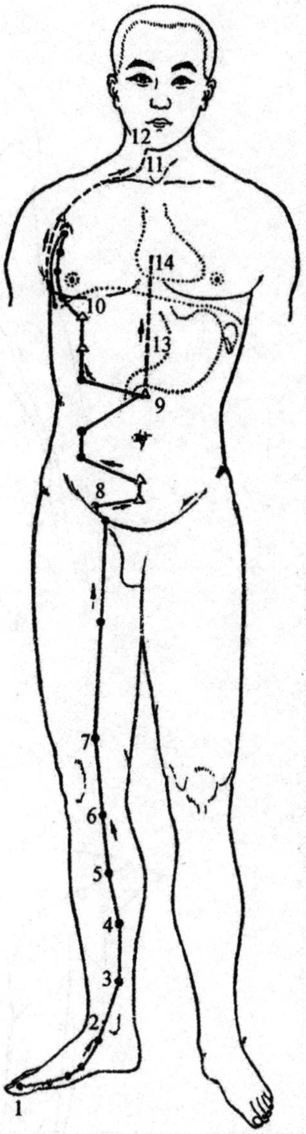

图 7　足太阴脾经循行示意图

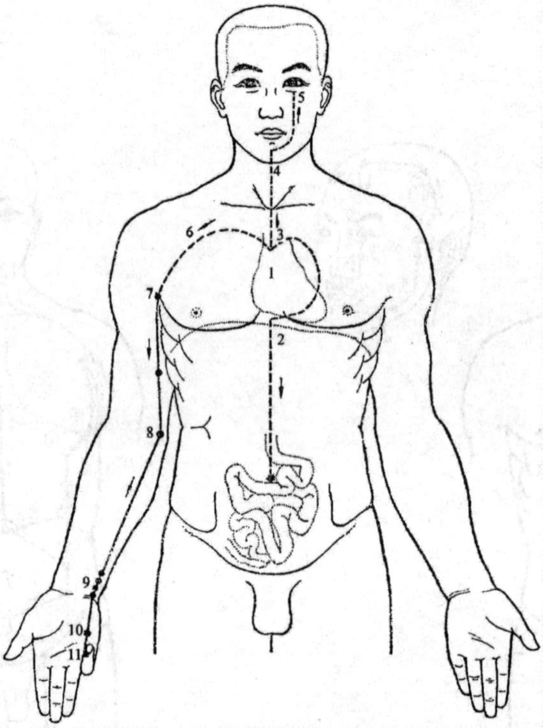

图 8　手少阴心经循行示意图

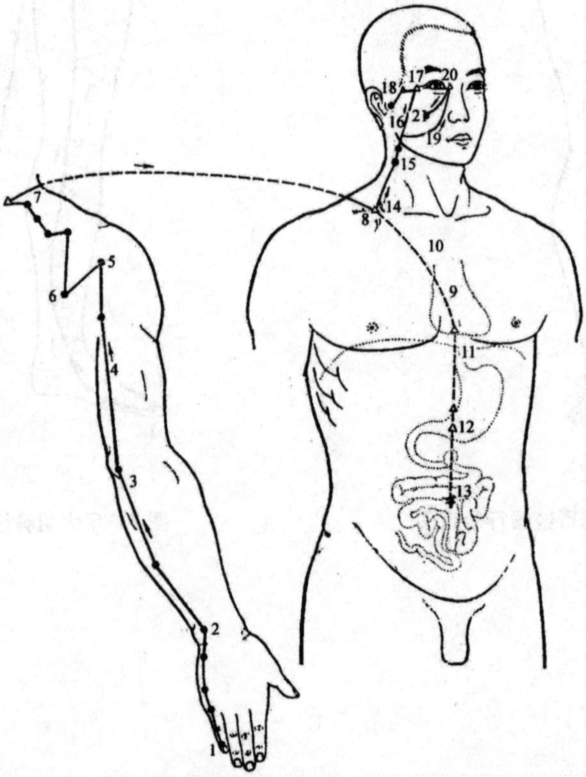

图 9　手太阳小肠经循行示意图

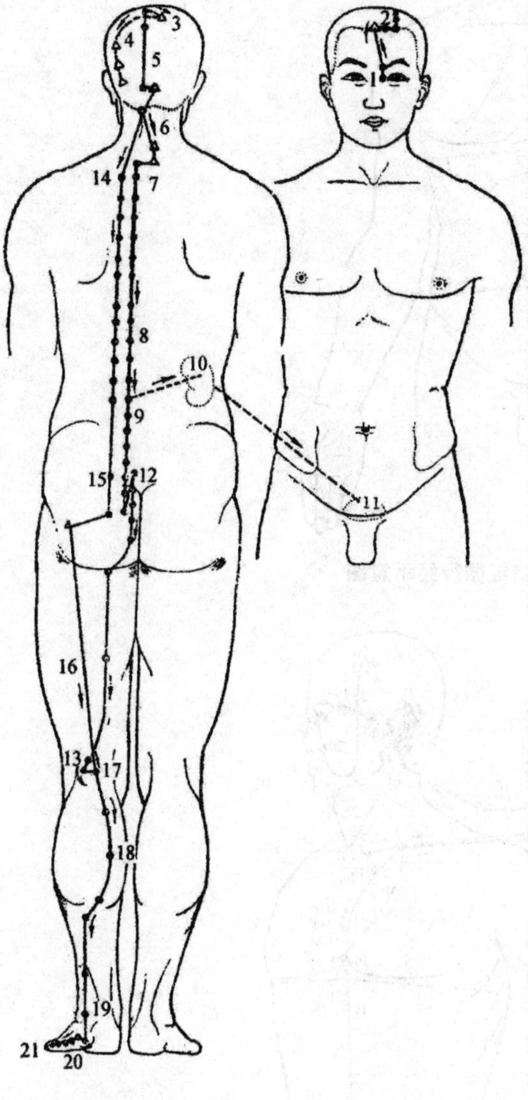

图 10　足太阳膀胱经循行示意图

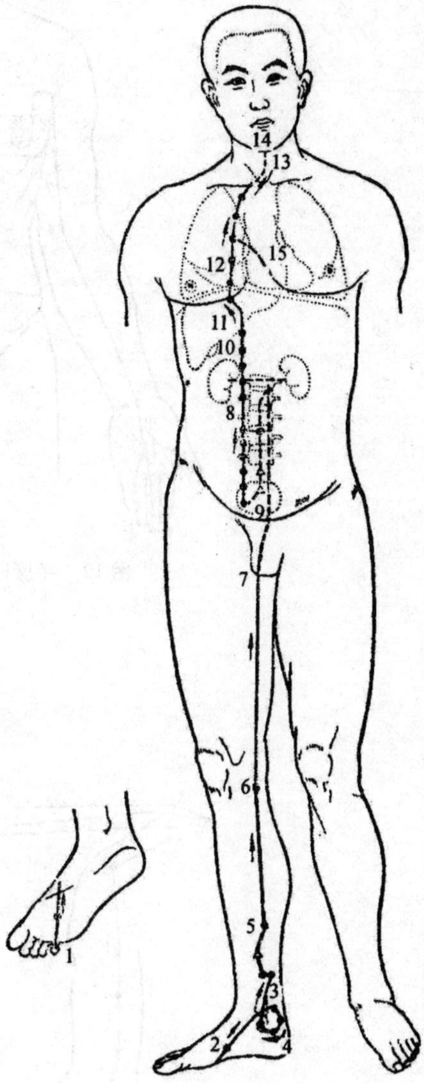

图 11　足少阴肾经循行示意图

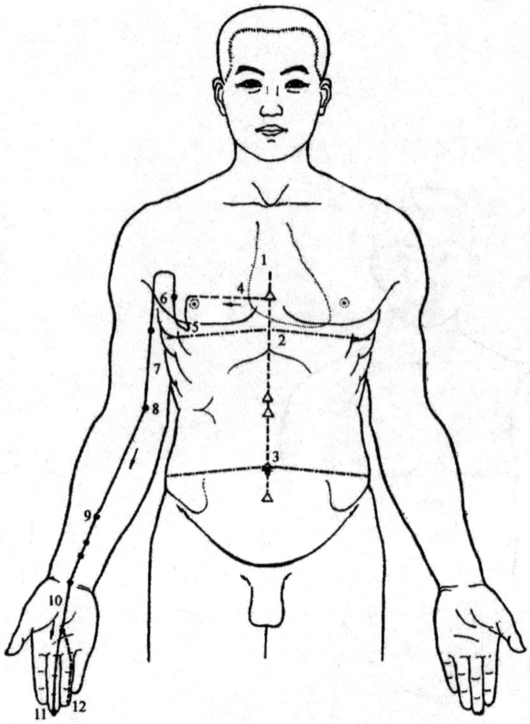

图 12　手厥阴心包络经循行经示意图

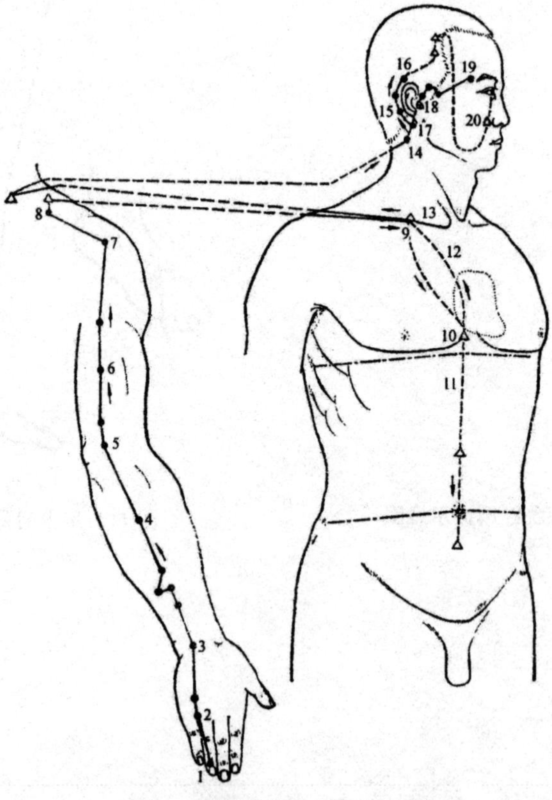

图 13　手少阳三焦经循行示意图

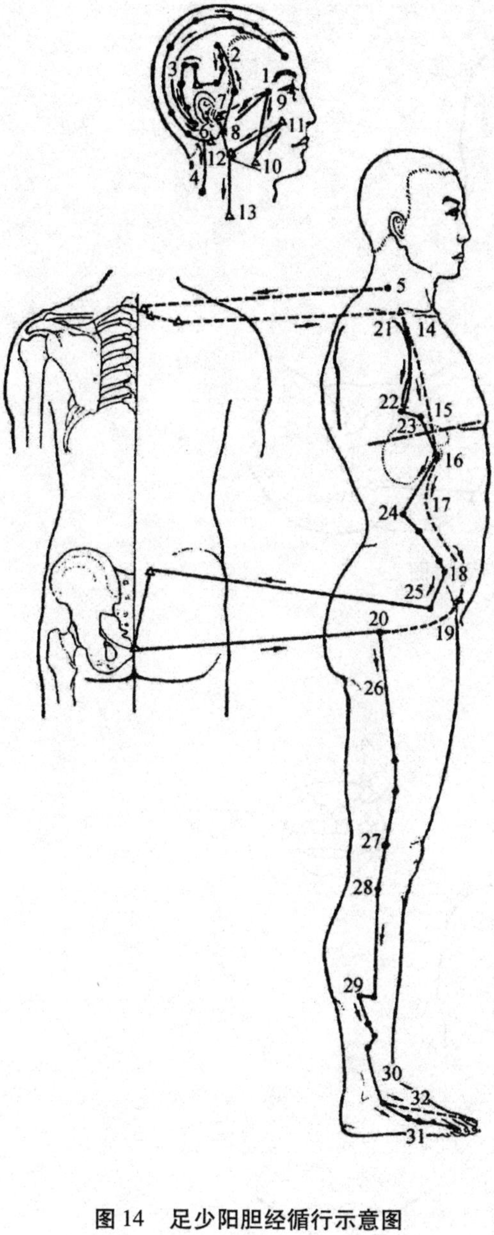

图 14　足少阳胆经循行示意图

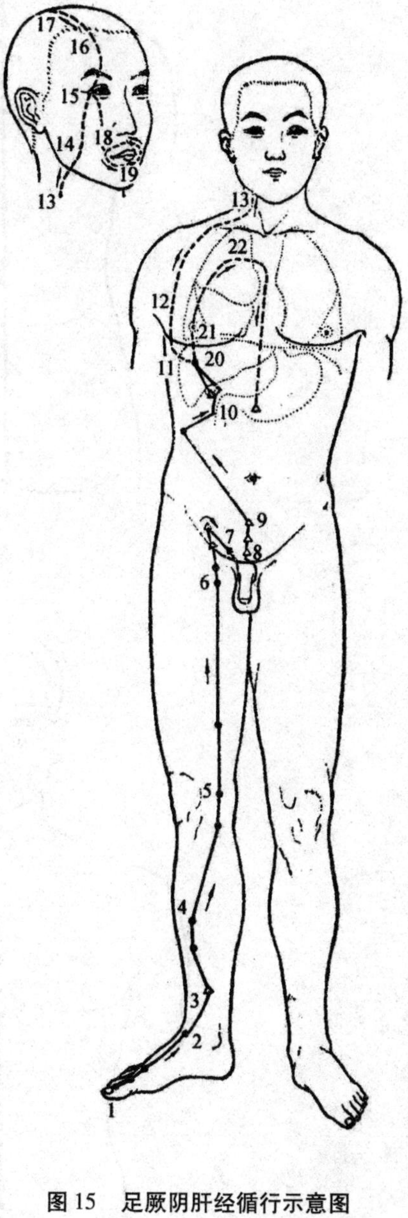

图 15　足厥阴肝经循行示意图

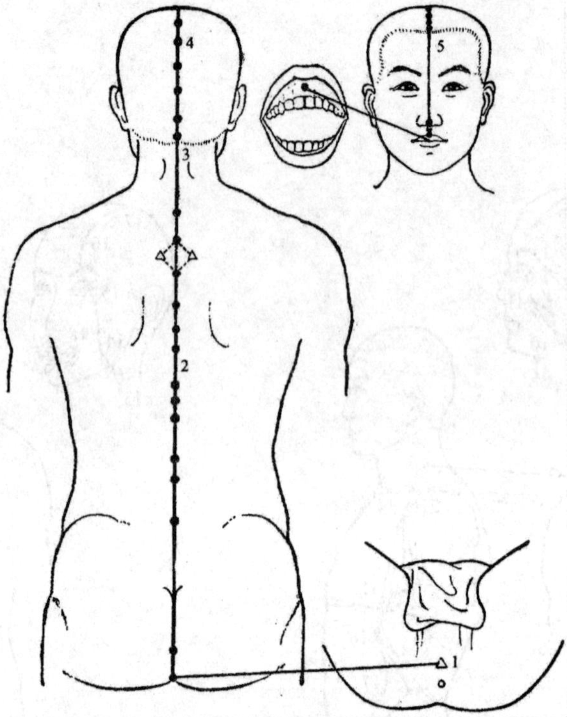

图 16　督脉循行示意图

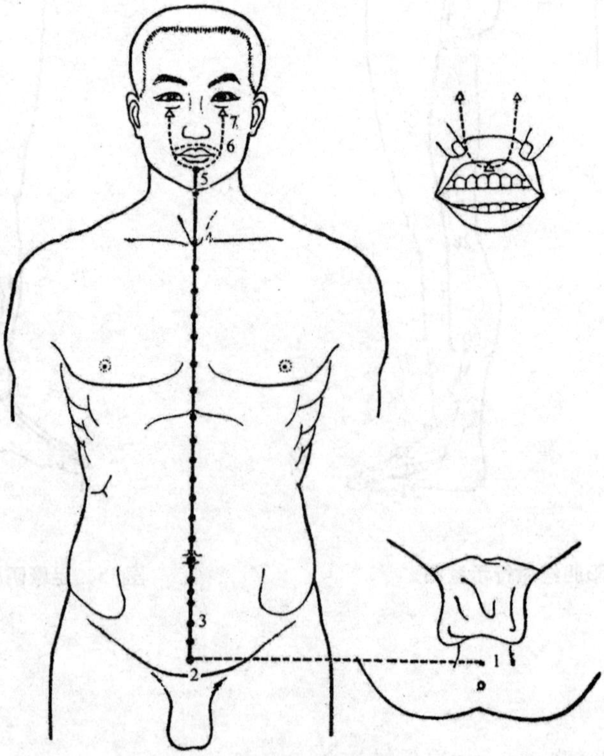

图 17　任脉循行示意图

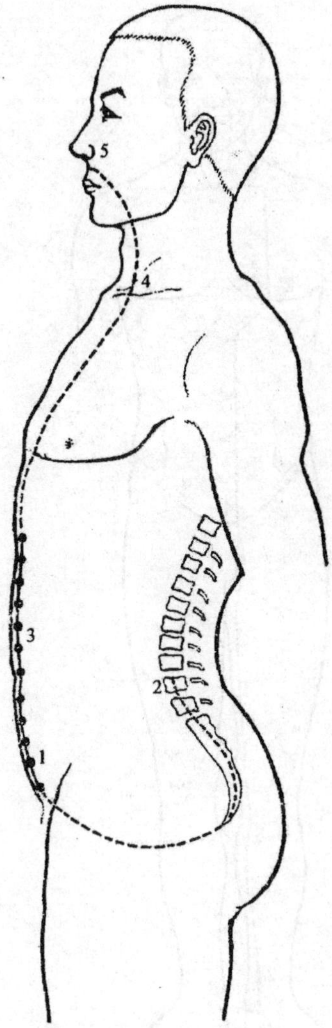

图 18　冲脉循行示意图

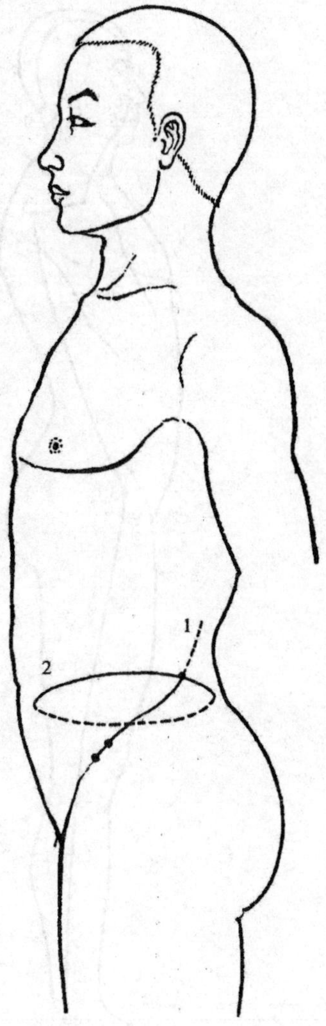

图 19　带脉循行示意图

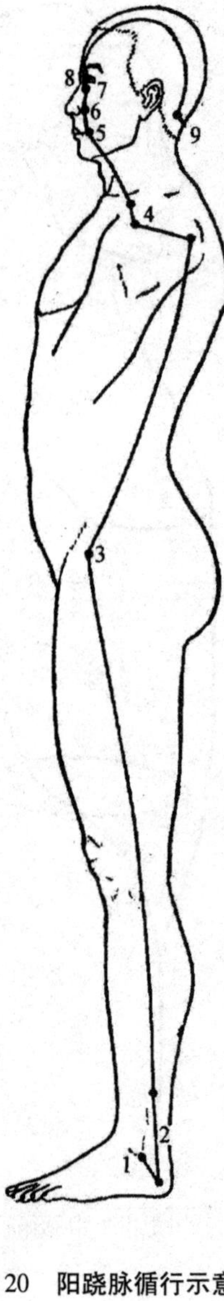

图 20　阳跷脉循行示意图

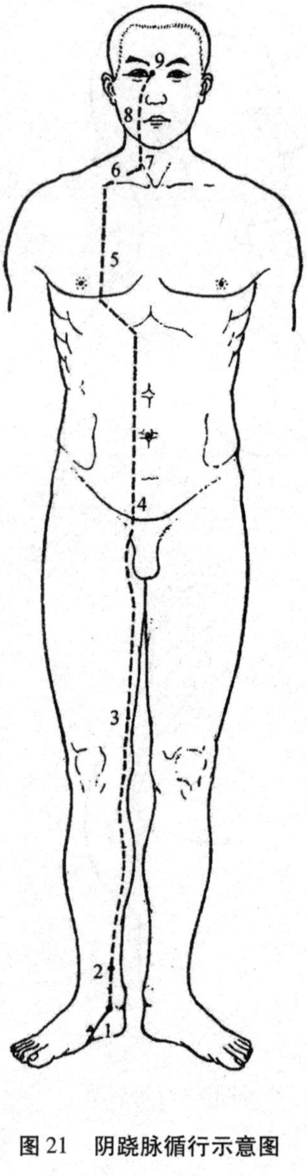

图 21　阴跷脉循行示意图

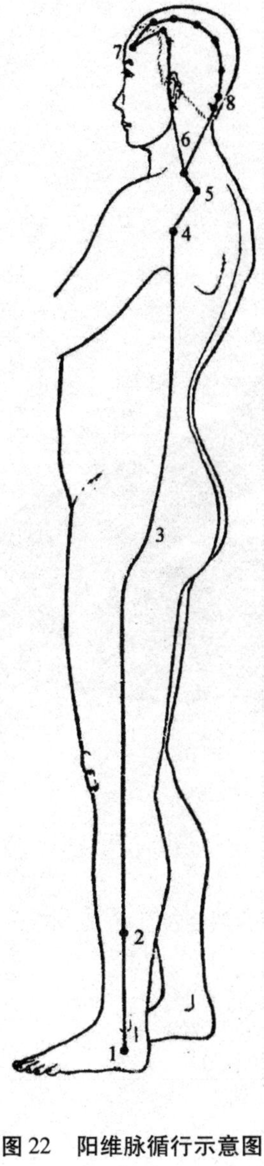

图 22　阳维脉循行示意图

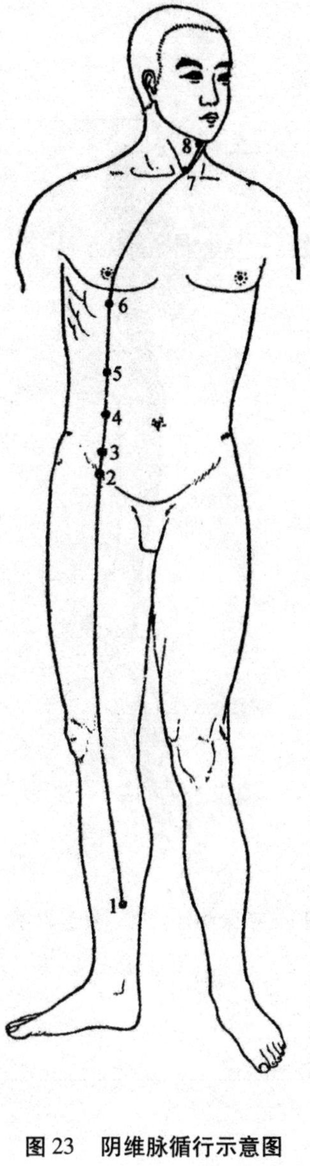

图 23　阴维脉循行示意图

九、十四经穴穴图（经穴定位图）

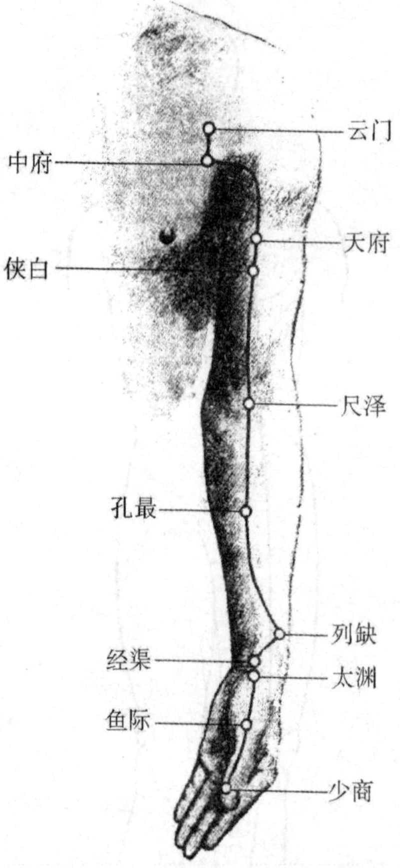

图1　手太阴经穴图 肺经 11穴

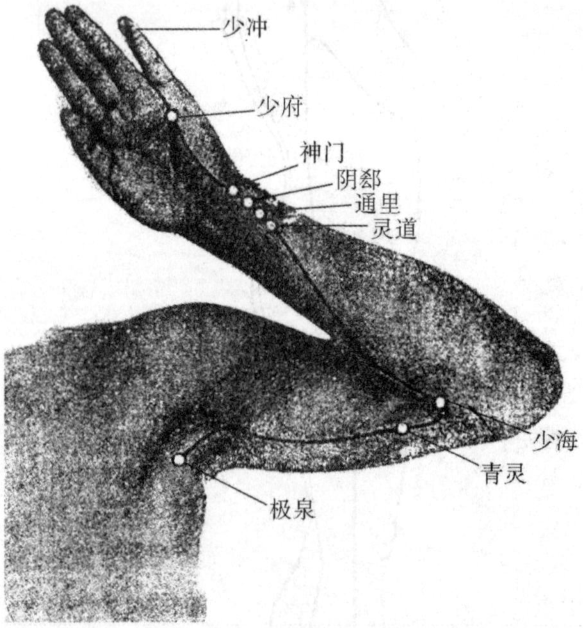

图2　手少阴经穴图 心经 9穴

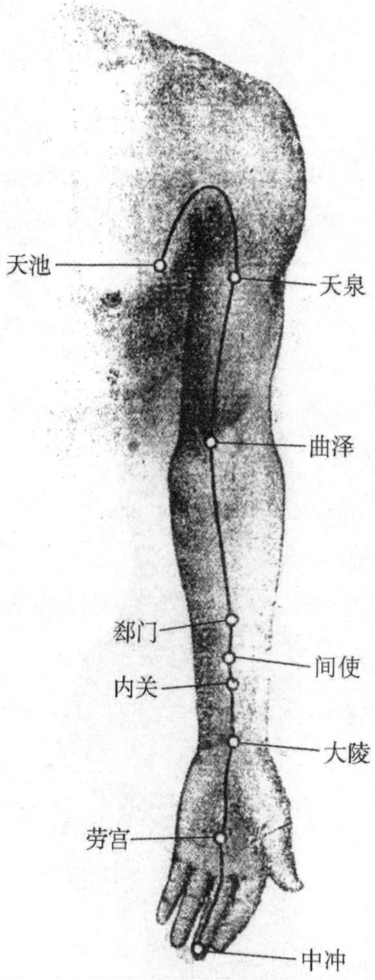

图3　手厥阴经穴图 心包络经 9穴

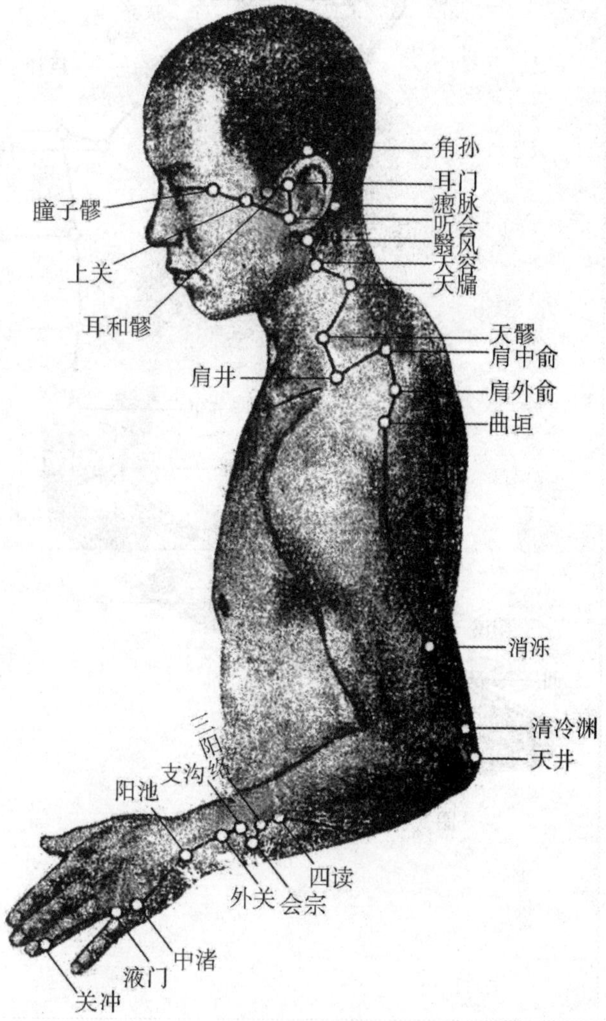

图4　手少阳经穴图 三焦经 27穴

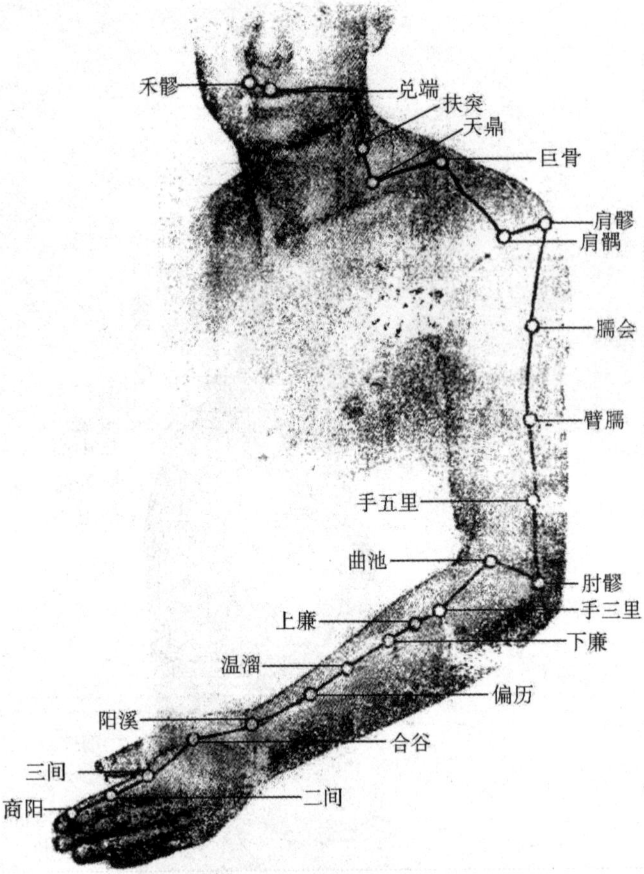

图5 手阳明经穴图 大肠经 22穴

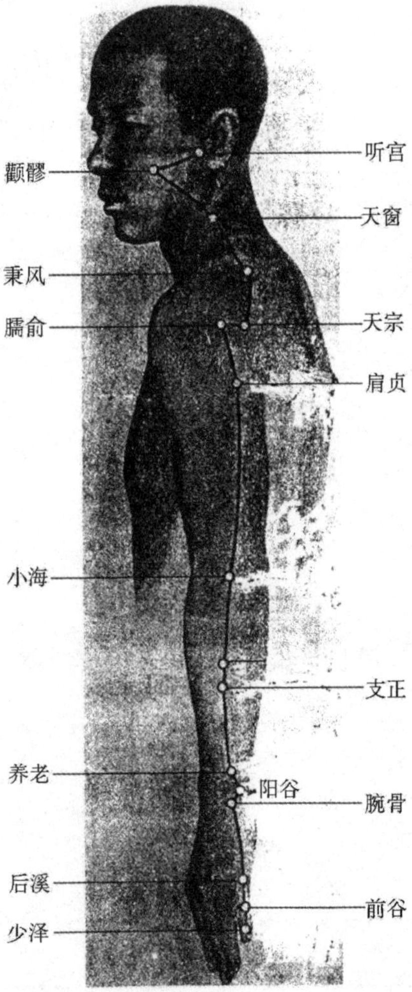

图6 手太阳经穴图 小肠经 15穴

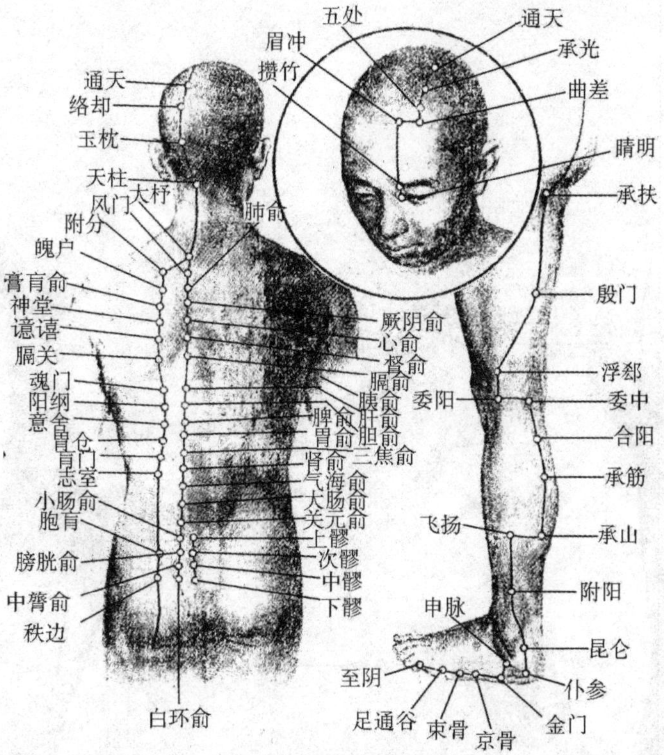

图 7　足太阳经穴图 膀胱经 67 穴

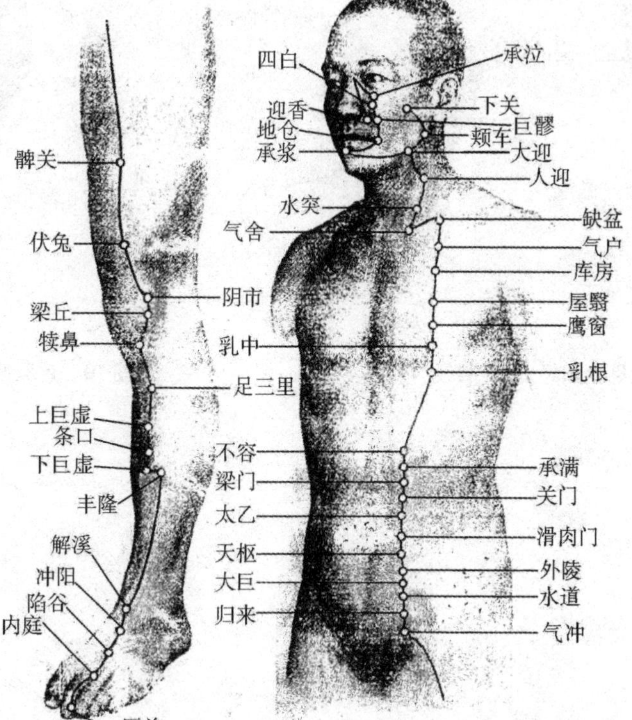

图 8　足阳明经穴图 胃经 46 穴

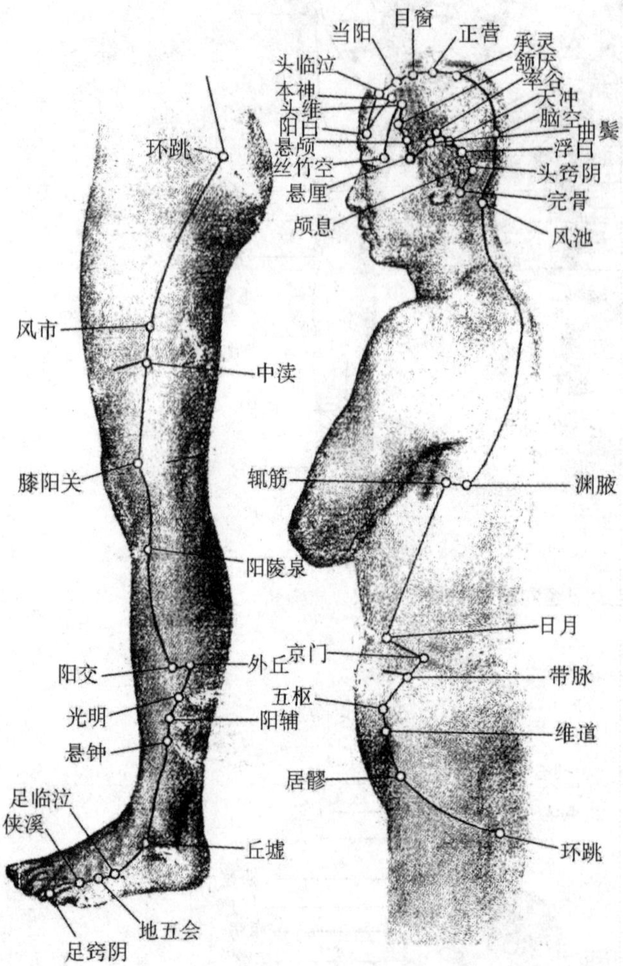

图9 足少阳经穴图 胆经 44 穴

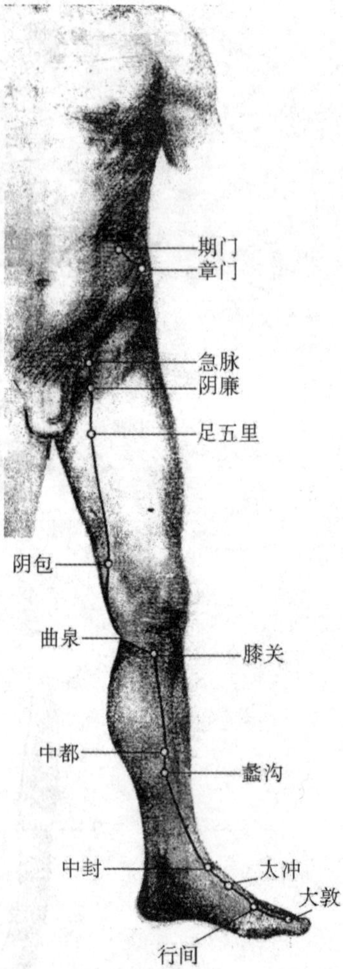

图10 足厥阴经穴图 肝经 14 穴

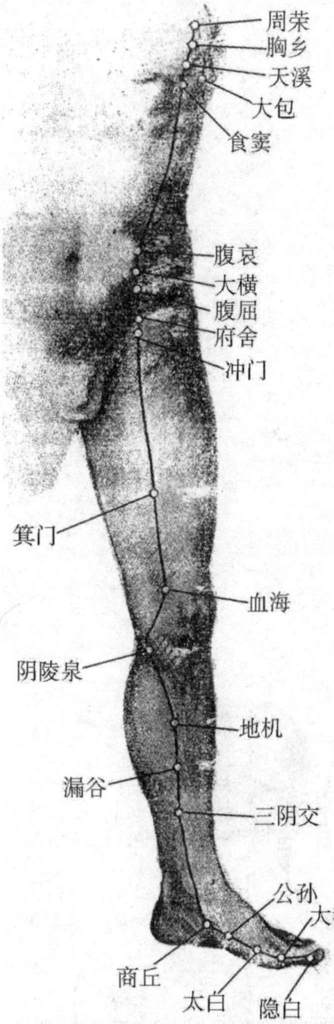

图 11 足太阴经穴图 脾经 21 穴

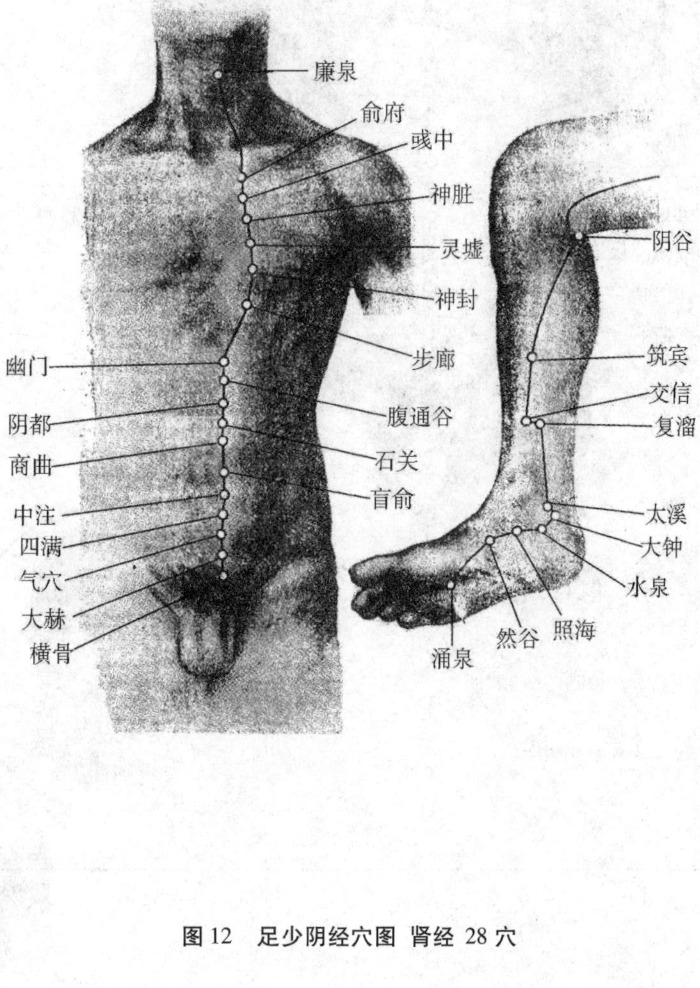

图 12 足少阴经穴图 肾经 28 穴

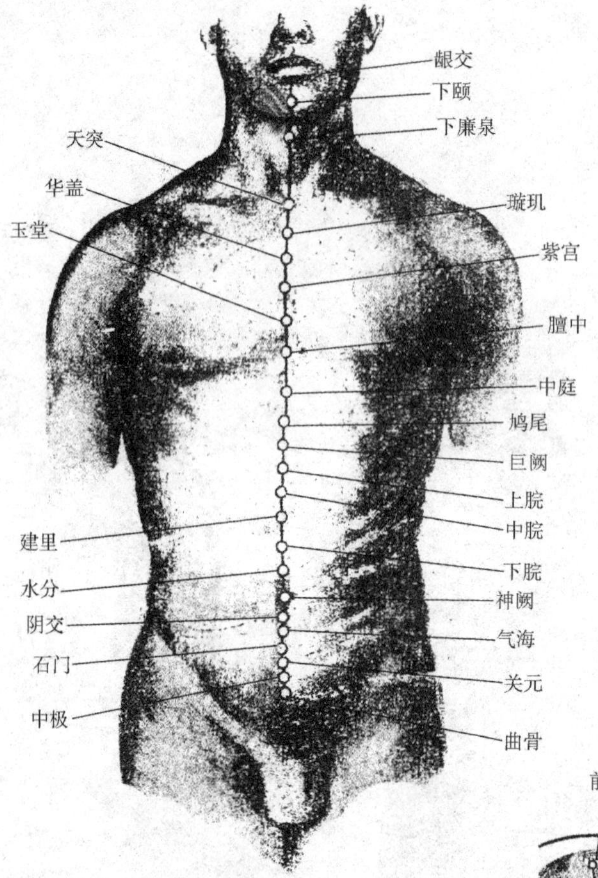

图 13　任脉经穴图 24 穴

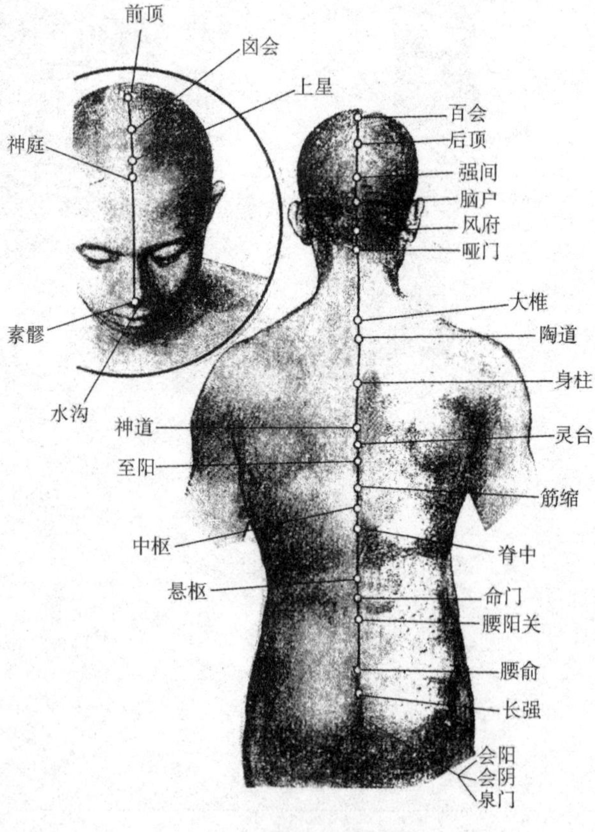

图 14　督脉经穴图 29 穴

十、二十经脉病候和主治范围及作用部位（包括奇经八脉）

1. 手阳明大肠经病候主治范围及作用部位

属大肠，络肺，并与胃有直接联系。（1）本经病候：发热，口燥渴，咽喉疼痛，鼻衄，牙痛，目赤痛，颈肿，肩胛及上臂痛、红肿灼热，有寒冷感，手指活动不便。（2）内脏病候：脐腹部疼痛，腹部痛走窜无定处，肠鸣，大便溏泄或排出黄色黏液物，并可见喘急呃逆。（3）主治范围及作用部位：头面、眼耳、鼻、口齿、咽喉、肠及热性病等疾患。（4）本经所属经穴共22穴。

2. 手太阴肺经病候主治范围及作用部位

属肺，络大肠，通过横膈，并与胃和肾有联系。（1）本经病候：怕冷发热，无汗或汗出，鼻塞，头痛，锁骨窝部（缺盆）、胸痛，肩背痛，手臂冷痛。（2）内脏病候：咳嗽，哮喘，气急，胸满闷，吐痰涎，咽喉干燥，尿色变，心烦或唾血，手心发热，伴脘腹胀满、大便溏泄。（3）主治范围及作用部位：胸部、咽喉、气管、鼻部、和肺脏的疾病。（4）本经所属经穴共11穴。

3. 足阳明胃经病候主治范围及作用部位

属胃，络脾，并与心和大肠、小肠直接联系。（1）本经病候：高热或疟疾，面赤，汗出，神昏谵语，狂躁，畏寒或目痛，鼻干燥及衄血，唇口生疮，咽喉痛，颈肿，口唇歪斜，胸膺疼痛，腿足红肿痛，足发冷。（2）内脏病候：腹部膨大、胀满水肿，走卧不安或癫狂，并可见消谷善饥，尿色黄。（3）主治范围及作用部位：头面、鼻部、口齿、咽喉、胃肠、热性病及精神方面疾患。（4）本经所属经穴共46穴。

4. 足太阴脾经病候主治范围及作用部位

属脾，络胃，并与心、肺及肠有直接联系。（1）本经病候：头重、身重、身热、肢体倦怠无力，或颌颊部疼痛，舌屈伸不利，四肢肌肉瘦削，亦可出现腿膝内侧寒冷，或腿足浮肿。（2）内脏病候：胃脘痛，大便溏泄，完谷不化，肠鸣，呕恶，腹部痞块，纳食减少或黄疸，腹痛肿胀，小便不利。（3）主治范围和作用部：脐腹、胃肠和泌尿、生殖方面疾病。（4）本经所属经穴共21穴。

5. 手少阴心经病候主治范围及作用部位

属心，络小肠，并与肺、肾有直接联系。（1）本经病候：身热、头痛、目痛、膺背疼痛、咽干、口渴、手心热痛或手足逆冷、肩胛及前臂内侧痛。（2）内脏病候：心痛、胸胁支满痛胁下痛、心烦、气急、卧不安或眩晕昏倒、精神失常。（3）主治范围及作用部位：胸部、舌、心脏和精神方面疾病。（4）本经所属经穴共9穴。

6. 手太阳小肠经病候主治范围及作用部位

属小肠，络心。并与胃有直接联系。（1）本经病候：口舌糜烂、颈颊部位疼痛、咽痛、多泪、颈项强直、肩背外侧疼痛。（2）内脏病候：小腹胀痛、痛连腰部、小腹痛牵引睾丸，大便泄泻和腹痛、燥尿便闭不通。（3）主治部位及作用范围：头颈、眼、耳郭、咽喉和热性病及精神方面疾病。（4）本经所属经穴共15穴。

7. 足太阳膀胱经病候主治范围及作用部位

属膀胱，络肾。并与脑和心有直接联系。（1）本经病候：寒热、头痛、颈强、腰背疼痛、鼻塞、目痛多泪、大腿、膝窝、小腿及脚痛。（2）内脏病候：小腹胀痛、小便不利、癃闭或遗尿、神志失常、角弓反张。（3）主治范围及作用部位：脐、腹、胃、肠、泌尿系统及生殖系统方面疾病。（4）本经所属经穴共66穴。

8. 足少阴肾经病候主治范围及作用部位

属肾，络膀胱，并与肝、肺、心等脏器直接联系。（1）本经病候：脊背疼痛、腰痛、二足逆冷、足痿无力、口干咽痛、髀部、腿部后面痛、并可以见足底痛。（2）内脏病候：眩晕、面部浮肿、面色灰暗、目视模糊、气短、气粗、嗜睡、心烦、大便溏泻、久泻和大便艰涩，并可治腹胀、呕恶或阳痿。（3）主治范围及作用部位：腰腹、生殖、泌尿、咽喉及精神方面疾病。（4）本经所属经穴共28穴。

9. 手厥阴心包络经病候主治范围及作用部位

属心包，络三焦。（1）本经病候：手足痉挛、面赤、目痛、腋下肿、肘臂部拘挛不能屈伸、手心热。（2）内脏病候：谵语、晕眩，心烦，胸胁满闷、舌不能言、心悸不宁、心痛、并见喜笑不休等精神异常。（3）主治范围及作用部位胸部、舌、心脏和精神方面疾患。（4）本经所属经穴共9穴。

10. 手少阳三焦经病候主治范围及作用部位

属三焦、络心包络经。（1）本经病候：咽喉肿痛、腮颊部疼痛、目赤痛、耳聋、耳后肩臂外侧疼痛。（2）内脏病候：腹部胀满、少腹硬满、小便不通、尿频、尿急、皮肤虚肿、遗尿。（3）主治范围及作用部位：头颞、耳、眼、咽喉、胸胁和热性病等。（4）本经所属经穴共27穴。

11. 足少阳胆经病候主治范围及作用部位

属胆，络肝，并与心有直接联系。（1）本经病候：寒热往来、头痛、疟疾，面色灰暗，目痛，颔痛，腋下肿，淋巴结核，耳聋，髀部，腿，膝及腓骨部痛。（2）内脏病候：胁肋疼痛，呕吐，口苦，胸痛。（3）主治范围及作用部位：头颞、鼻、目部、咽喉、胸胁和热性病。（4）本经所属经穴共44穴。

12. 足厥阴肝经病候主治范围及作用部位

属肝，络胆，并与肺、胃、肾、脑有直接联系。（1）本经病候：头痛，眩晕，视物模糊，耳鸣，发热，甚则手足痉挛。（2）内脏病候：胁肋胀满、疼痛、有痞块、胸脘部满闷痛、呕吐、黄疸、小腹痛、疝气、遗尿、癃闭、小便色黄。（3）主治范围及作用部位：腰腹、生殖、泌尿、喉及精神方面疾病。（4）本经所属经穴共14穴。

13. 督脉病候及主治范围和作用部位

起于小腹下的会阴部，循着脊柱向上分布，至顶后风府穴处；入脑上行巅顶，沿头额下达鼻柱。（1）本经病候：手足拘挛、震颤、抽搐、中风不语、癫疾、头部疼痛、目赤肿痛、流泪、腿膝、腰背疼痛、颈项强直、伤寒、咽喉或牙齿肿痛、手足发麻、破伤风、盗汗等病症。（2）主治范围及作用部位：头颈的经穴多能主治头脑及热病方面的疾病；背部的经穴主治心、心包、肝、胆、脾、胃，以及脊背、腰腿方面的病症；腰骶部的经穴主治肾、膀胱、大肠、小肠方面疾病。（3）本经所属经穴共29穴。

14. 任脉病候及主治范围及作用部位

起于小腹的中极穴下面，下出会阴，经阴阜部，沿腹和胸部正中线，直上抵达咽喉，再上至颏部，经过面部，入目眶下承泣穴。（1）本经病候：痔疾、便泄、痢疾、疟疾、咳嗽、咳血、牙痛、咽肿、小便不利、胸脘、腹部疼痛、噎膈、产后中风、腰痛、死胎不下、脐腹寒冷呕吐、呃逆、乳痛、崩漏下血等病。（2）主治范围及作用部位：咽喉、胸腹、脐腹、生殖、泌尿、消化道等，及寒性病疾病。（3）本经所属经穴共24穴。

15. 冲脉病候及主治范围

心脘疼痛、胸脘满闷、结胸、反胃、酒食积聚、肠鸣、大便溏泄、噎膈、气急、脐腹痛、肠血、便血、疟疾、胎衣不下、产后晕厥等病。所属腧穴：交会穴有会阴、气冲、横骨、大赫、气穴、四满、中注、盲俞、商曲、石关、阴都、通谷、幽门、阴交。

16. 带脉病候及主治范围

中风、手足瘫痪、肢体痛麻痉挛、发热、头风痛、颈项腮颊肿、目赤痛、齿痛、咽喉肿、头脑晕眩、耳聋、皮肤风疹瘙痒、筋脉牵引不舒、腿痛、胁肋疼痛等病症。本脉所属腧穴、交会穴有带脉、五枢、维道。

17. 阳跷脉病候及主治范围

腰背强直、腿肿、恶风、自汗、头痛、头出汗、目赤痛、眉棱骨痛、骨节疼痛、手足麻痹、拘挛、厥逆、吹乳、耳聋、鼻衄、癫痫、遍身肿满等病症。本脉所属腧穴、交会穴有、申脉、仆参、附阳、居髎、巨骨、肩髃、地仓、巨髎、承泣、睛明、风池、风府、腰俞。

18. 阴跷脉病候及主治范围

咽喉气塞、小便淋沥、膀胱气痛、肠鸣、肠风下血、吐泻、反胃、大便艰难、昏迷、难产、腹中积块、胸膈嗳气、梅核气、黄疸等病症。本脉所属交会腧穴有：照海、交信、睛明。

19. 阳维脉病候及主治范围

伤寒发热、汗出、肢体肿痛、头项痛、眉棱骨痛、手足热、发麻、背胯筋骨痛、四肢不逆、盗汗、破伤风、膝部有寒冷感、脚跟肿痛、目赤痛等病症。本脉所属交会腧穴有：金门、阳交、臑俞、天髎、肩井、头维、本神、阳白、头临泣、目窗、正营、承灵、脑空、风池、风府、哑门。

20. 阴维脉病候及主治范围

胸脘满闷、痞胀、肠鸣泄泻、脱肛、反胃噎膈、腹中痞块坚横、胁肋攻撑疼痛、妇女胁痛心痛、结胸、伤寒、疟疾等病患。本脉所属交会腧穴有：筑宾、冲门、府舍、大横、腹哀、期门、天突、廉泉。

十一、针术的运用手法和注意事项

1. 选针和消毒

根据患者的病情选好针，消毒，将所需的针具用70%酒精浸泡30分钟即可使用。浸泡时用有螺旋盖的阔口玻璃瓶或塑料瓶，瓶底放一些药棉，盛半瓶加入70%酒精，把针尖向下顺放，再将盖子转紧，经过30分钟浸泡后用镊子取出，根据针具型号分装在消毒试管内备用。

2. 定位取穴

根据患者疾病需要选配穴位，安排好姿势，进行穴位局部消毒。

3. 针术的手法操作

用右手的拇指和中指的指头夹持针柄进行捻转，食指的指头放在柄的上端，帮助动作，缓缓捻入。在捻转进针时，为使病人不感觉疼痛要掌握下列方法：出进针时速度要快，捻转幅度要小，掌握好进针深度，找准麻、胀、酸点。据术法的要求手法有进、捻、搓、退、捣、弹、摇、留等。进针后运用手法的目的是找到胀、麻、酸、触电、抽筋等感觉，古人叫作得气。这种得气现象，在疗效上很是重要的，施术后都要运用手法达到这个目的，这样才能实现一定疗效，达到治疗目的。

4. 针刺的时间

（1）疼痛、痉挛等病症，使用强刺激手法留针30分钟或更长一些时间。（2）昏厥、麻痹等病症，用弱刺激手法，留针10分钟或不留针。（3）小儿疾患可不留针，得气即退针。（4）一般病症用平补平泻手法留针30分钟。

5. 晕针的临床处理

临床上偶尔会遇到晕针现象，必须找出晕针的原因，预防发生晕针。（1）晕针症状：下针后出现头晕、目眩、恶心、呕吐、发呆等症状，接着面色苍白，出冷汗，四肢厥冷，脉搏沉浮，甚至昏倒、休克。（2）晕针原因：针术刺激过强、体弱、过度惧针，用了易于晕针的穴位，如肩井、太冲、合谷、行间等，体位不正，不适合针术姿势，饥饿、过饱、生气、醉酒、针前抽烟，以上原因都能出现晕针现象。（3）预防晕针：首先告诉病人扎针不能抽烟、喝酒、饥饿、暴饮暴食、大怒、疲劳，对体弱者、惧针者要解释做好心理教育，讲明扎针安全，去除病人恐惧心理再扎针。选好穴位，安排好姿势，让患者休息30分钟安定情绪后再扎针。（4）发生晕针，立即退针，让病人平卧，头部放低，头晕、恶心的用热毛巾额部热敷，口服热开水可立即恢复正常。出现面色苍白、出冷汗、四肢厥冷、脉搏沉浮而晕倒休克者，立即扎针救治，下身晕针者扎人中穴，上身晕针者扎足三里穴，备用穴为少冲、少商、百会（灸）。

6. 滞针或弯针

由于皮肤和肌肉的紧张或皮肉某种组织的缠绕，造成体位变形，以致退不出针，可以轻轻敲打穴位周围，让病人放松，改变体位，或用艾条烤一下针柄即可取出。

7. 针术常用补泻手法表

项目别	补	泻	平补平泻
进针速度	慢	快	不快不慢
进针深度	在得气情况下浅刺	在得气的情况下深刺	深浅适中
行针捻运	时间少短	时间长多一点	来回均匀捻转得气止
留针时间	短，10 分钟左右，不捻转	长，20 分钟，并常捻转	长，30 分钟，中间运针一次
退针速度	快	慢	不快不慢
针孔处理	急闭按揉	不闭不揉	轻按

8. 祖辈针刺手法歌诀

（1）虚证热补法：陆氏针刺手法中，虚证热补手法要记清，左手重按脉气藏，右手指推加捻按，顶住脉气热血泉。

操作手法：医者左手拇指紧按穴位，右手将针刺入穴内，候到气至，左手加重压力，右手拇指向前连续捻按三次，候针下沉紧，针尖拉着有感应部位，连续重插轻提三次，拇指再向前捻按三次，针尖盯着有感应的部位守气，使针下继续沉紧产生热感。根据病情留针 15 分钟，缓慢将针提出，急按针孔，为热补法。

治疗范围：中风脱症、瘫痪麻痹、风湿痹症、腹痛泄泻、阳痿遗精早泄、一切虚寒症等。

（2）实证凉泻法：陆氏针刺手法中，实证凉泻要记清，左手轻按脉气活，右手速推重捻按，捣插极出不闭孔。

操作手法：医者左手拇指轻按针穴，右手将针刺入穴内，候到气至，左手轻加压力，右手拇指向前继续捣插 5 次，候针下沉紧，针尖拉着有感应部位，轻插重提 5 次，拇指再向前连续捻按 5 次，针尖拉着有感应部位守气，使针下继续沉紧产生凉气感，根据病情留针 15 分钟，快速将针拔出，不闭按孔穴，为凉泻法。

治疗范围：清热除烦，生津止渴，消坚散结，破瘀活血，消肿止痛，一切实证等。

（3）平补平泻手法：陆氏针刺手法中，平补平泻要记清，左手按住脉气穴，右手慢推慢捻按，轻插慢提少按孔。

操作手法：医者左手拇指按紧针穴，右手将针刺入穴内，候到气至，左手慢加压力，右手拇指向前慢捻按3次，候针下沉紧，针尖顶着有感应部位，连续慢提慢插3次，拇指再向前连续捻按3次，针尖顶着有感应部位守气，使针下继续沉紧产生温暖感。根据病情需要留针20分钟，按紧针穴慢慢将针提出，轻按穴孔，为平补平泻法。

治疗范围：虚中有实，寒中有热，阴虚阳实，表里交炽，一切虚实寒热并存之证。

9. 陆氏中医禁刺篇

凡刺之禁，新内勿刺，新刺勿内。注：内者入房事也，新内则失其精也。

已醉勿刺，已刺勿醉。注：酒者，熟谷之液，其气剽悍，已醉则气乱也。

新怒勿刺，已刺勿怒。注：肝主藏血，怒则气上，新怒则气上逆而血妄行也。

新劳勿刺，已刺勿劳。注：凡劳则神气外张，精气内绝也。

已饱勿刺，已刺勿饱。注：饮食未进，经脉未盛，络脉调匀，血气未充，故乃可诊有过之脉，是以已饱勿刺也。

已饥勿刺，已刺勿饥，已渴勿刺，已刺勿渴。注：谷入于胃，脉道乃行，水入于经，其血乃成，是以已饥勿刺，已渴勿刺已。

大惊大恐，必定其气，乃刺之。注：惊伤神，恐伤精，故必定其气乃刺之，则存养精气神矣。

车来者，卧而休之，如食顷，乃刺之。注：久坐伤肉，故乘车来者，卧而休之。

出行来者，坐而休之，如行十里顷，乃刺之。注：步行来者，久行伤筋，故出行来者坐而休之。

凡其十二禁者，其脉乱气散，逆其荣卫，经气不次，因而刺之。则阳病入于阴，阴病出于阳，则邪气复生，粗工勿察，是谓伐身，形体淫失，乃消脑髓。津液不化脱其五味，是谓失气也。注：凡犯禁者则津液不化而脑髓消铄，脱气五味，所生之神气，是谓失色也。无刺大醉，令人气乱。无刺大怒，令人气逆。无刺大劳人。无刺新饱人。无刺大饥人。无刺大渴人。无刺大惊人。

刺后禁风寒、雨水、劳累，方能血行气旺，驱散病邪，体康健壮。

每针须先看脉，脉好乃下针，脉恶勿乱下针。用针之道以气为主，知虚知实方可无误。虚则脉虚，而为痒为麻。实则脉实，而为肿为痛。虚则补之，气至则实。实则泻之，气去则虚，平补平泻。

十二、灸术的运用手法和注意事项

灸的种类很多，有火筷灸、烟草灸、油捻灸、硫黄灸、艾条灸、艾炷灸。目前以艾条灸最为普通，价钱便宜，使用方便，我国农村中到处都能找到，中药店也有出售。

1. 操作艾灸手法

用火点燃艾条一端，接近选择穴位，和皮肤距离是以患者感觉到穴位局部或远隔部位的组织有烫样、舒松温热的感觉，如感到灼痛要抬高一点，穴位无温度感要放低一点。一般灸三五分钟，也可以雀啄灸5~10分钟，总之要按病情需要进行。每次可一穴灸，也可以多穴换着灸。呕吐、泄泻、腹痛等阳虚证候适宜用隔姜灸。肿疡初起、虚劳、腹有积块，或蛇、蝎、毒虫咬伤宜用隔蒜灸。急性吐泻虚脱、肢冷、脉浮的适宜用隔盐灸。

2. 施灸注意事项

施灸时定好体位，选准穴位，点燃好艾条，防止烫伤穴位和烧伤衣物等。

十三、针灸、取穴、折尺度量法简表

部别项目	部位起止点	折尺度	度量法	说明
头部	前发际至后发际	12 寸	直上	如前发际不明，从眉心向上量至后发际，作为一尺五寸。如后发际不明，则从大椎向上量至前发际作为一尺五寸。如前后发际都不明，可从大椎向上量至眉心，作一尺八寸折算。
	神庭至头维	4.5 寸	横寸	适用于头部横寸
	耳后两完骨间	9 寸	横寸	适用于头部横寸
胸腹部	天突至膻中	6.8 寸	直寸	胸和胁肋部的直寸，以相隔一肋作一寸六分折算，即于肋间隙取穴
	岐骨至脐中	8.5 寸	直上	
	脐以下至横骨	5 寸	直上	
	两乳之间	8 寸	横寸	两乳之间横寸，胸腹均适用。妇女以两缺盆穴相距作八寸折算
侧胸	腋以下至季肋	12 寸	直上寸	季肋指十一肋端章门穴，髀枢指环跳穴部
腹部	季肋以下至髀枢	9 寸		
背部	大椎以下至尾骶	共 21 椎	直上	
上肢部	腋前横纹头至肘横纹	9 寸	直寸	四肢部的取穴尺度，临床上还可采用患者中指同身寸法
	肘横纹至腕横纹	12.5 寸		
下肢部	横骨上廉以下至内辅骨上廉	18 寸	直寸	使用于足三阴经
	内辅骨下廉至内踝	13 寸		
	髀区以下至膝中	19 寸	直寸	使用于足三阳经
	外膝眼至外踝	16 寸		

第二章　十四经脉及经外奇穴定位取穴、主治病症、配穴治疗

一、手太阴肺经经穴（云门至少商11穴）

1. 云门穴

（1）定位取穴：平锁骨下缘，中线旁开6寸，上肢前屈、正当锁骨下凹陷中央。毫针斜刺0.5~0.8寸，不可深刺。

（2）主治：咳嗽、哮喘、胸闷、胸痛、肋痛、喉痹、肩痛。

（3）配穴治疗：配肩髃、少商、委中、少泽、髓空泻四肢热；先取冲脉、少商，再取三里、云门治喉痹；配中府、膻中、隐白、期门、肺俞、魂门、大陵治胸中痛；配人迎、太渊、神藏治喘逆；配风门、肺募、巨厥、期门治气短；配秉风治肩痛不能举；配尺泽、肺俞、肩井、列缺治哮喘。

2. 中府穴

（1）定位取穴：云门穴下1寸，仰卧位，乳头向外2寸处，直线向上一肋骨间隙。毫针斜刺或平刺0.5~0.8寸。不可深刺。

（2）主治：咳嗽、气喘、胸痛、胸烦闷、伤寒、汗出、水肿、喉痹、肩背痛、支气管炎。

（3）配穴治疗：配阳交、少商治喉痹、胃满、寒热；配间使、合谷、大陵治面腹肿；针太渊、中府，灸绝骨50壮，治身体烦热；配云门、少商、天府、华盖、肺俞（灸）治哮喘；配列缺、意舍治胸满噎塞；配风门、曲池、合谷治寒热、喉痹；配少冲、尺泽治胸痛；配肺俞、风门、大椎治外感咳嗽；配肺俞、风门、孔最治慢性支气管炎；配定喘、少商、内关、膻中治支气管哮喘；配少商、云门、肺俞治疗肺结核。

3. 天府穴

（1）定位取穴：臂向前平举，俯头，鼻尖接触上臂内侧处是穴，尺泽上6寸处。毫针直刺0.5~0.8寸。

（2）主治：咳嗽、气喘、鼻衄、吐血、瘿气、善忘、悲哭、目眩、身肿胀。

（3）配穴治疗：配臑会、内关、气舍治瘿气、咽肿；配曲池、合谷、列缺、百会治中恶邪气、泣出善忘；配合谷、上星治鼻出血；配中府、内关、云门、定喘、华盖、肺俞治喘；配合谷、照海、支沟治鼻出血。

4. 侠白穴

（1）定位取穴：肱二头肌桡侧，尺泽穴上5寸。毫针直刺0.5~0.8寸。

（2）主治：咳嗽、气喘、胸痛、烦满、气短、干呕、上臂内侧痛。

（3）配穴治疗：配郄门、养老、间使、大陵、内关、天泉治臂丛神经病；配心俞、膈俞、委中、膻中、内关治胸背痛；配肺俞、少商、孔最、尺泽、定喘、丰隆治咳嗽喘；配京骨、膻中、内关、神门、足三里、三阴交治心悸怔忡。

5. 尺泽穴（本经合穴）

（1）定位取穴：肘横纹上，肱二头肌腱近桡侧缘处，肘关节微屈取穴。毫针直刺0.8～1.2寸。

（2）主治：咳嗽、气喘、咯血、潮热、胸胀满、心痛、遗尿、经闭、无脉症、吐泻、咽喉肿痛、膝痛。

（3）配穴治疗：泻鱼际，补尺泽、间使，治唾血、时寒时热；配然谷、大陵治癫疾；配关冲、肩髃、外关、窍阴治臂不及头；配少泽、内关治心烦；配间使、列缺、合谷、少商治唾浊；配足三里、商丘、太白、三阴交治疗气逆；配阳辅治疗风痹；配委中、肾俞、人中治挫闪腰胁痛；配神门、养老治臂寒；配肩髃、曲池、小海、间使、大陵治腋肘肿；配曲泽、大陵、二间、少商、商阳治疗口干；配小海、支沟、前谷、足三里、三阴交、曲泉、照海、太溪、内庭、行间、大都治疗四肢厥；配阴市、足三里、曲泉、阴谷、阴陵泉、商丘、公孙、内庭、太溪、太白、厉兑、隐白、膈俞、肾俞、中脘、大肠俞治疗腹胀；配曲池治疗肘挛痛；配曲池、风府、鹤顶治疗鹤膝肿劳；配太渊治五般肘痛；配大椎、结核穴、华盖透璇玑，治肺结核；配委中、刺血治疗丹毒；配肺俞治疗咳嗽喘；配膏肓治肺痨；配少商治咽喉肿痛；配肩髃、曲池、合谷治肘臂挛痛；配委中治疗腹痛吐泻；配肺俞、厥阴俞、内关、支沟治胸痛咳嗽。

6. 孔最穴

（1）定位取穴：腕横纹上7寸，尺泽与太渊的连线上。毫针直刺0.5～1寸。

（2）主治：咳嗽、气喘、咯血、头痛、热病无汗、咽喉痛、失音、肘臂挛痛、痔疮，以及肺结核、咯血、咽喉炎、扁桃体炎、肺炎、支气管炎、手关节痛等病症。

（3）配穴治疗：配天泉、太溪、行间、俞府、神封、腹结、少商、浮白治咳逆；配哑门治失音；配尺泽、内关（强刺激留针15分钟）治急性咯血；配曲泽、肺俞治唾血；配风门、尺泽、肺俞治咳喘；配合谷、曲池治热病汗不出；配曲池、扶突、少商治喉痹；配膈俞、少商、肺俞治唾血；配大椎、定喘穴、肺俞、风门治疗哮喘；配肺俞、后溪、太渊、鱼际治咯血。

7. 列缺穴（八脉交会通任脉）

（1）定位取穴：病人左右手虎口交叉，当食指到达处是穴，阳溪穴上1.5寸处。毫针向上斜刺0.3～0.5寸。

（2）主治：伤风、头痛、项强、咳嗽、气喘、咽喉肿痛、掌心热、偏正头痛、心胸疼痛、小便难、乳痛、齿痛，以及腕关节周围组织疾患等病症。

（3）配穴治疗：配内关、心俞治疗心胀；配合谷、内关、曲池治疗热病烦心；配后溪、少泽、间使、前谷治疟疾；配三阴交、照海、阴陵泉、少府治疗阴痛；配冲阳、外关治疗偏风；配经渠、太渊、心俞、神门、少海治疗健忘；配太渊、丰隆治疗咳嗽风痰；配足三里、丰隆治疗气喘；配太渊治疗偏正头痛；配太渊、肺俞、风门、尺泽、足三里治疗肺结核咯血；配中封、膈俞、肝俞、脾俞、肾俞、气海治淋痛；配阳溪、合谷、压痛点治腱鞘炎；配经渠、太渊治疗掌心热；配照海、少商治疗咽喉肿痛；配合谷、颊车治疗牙痛；配天柱、风门、后溪治头项痛；配养老、阳池治手腕无力；配足三里、肺俞、百劳、乳根、少商、风门治疗咳血；配合谷、曲池、鱼际治疗喉痹。

注：针刺本穴可改善肺通气量，可使支气管平滑肌痉挛缓解，使支气管哮喘平复。

8. 经渠穴（本经经穴）

（1）定位取穴：手侧伸，拇指与掌心向上，距离腕横纹 1 寸，太渊穴上 1 寸处。毫针直刺 0.3～0.5 寸。

（2）主治病症：咳嗽、气喘、胸部胀痛、胸背痛、胃脘痛、掌中热、足心痛、咽喉肿痛、手腕痛等症。

（3）配穴治疗：配天府、尺泽治疗咳喘；配丘墟、肺俞、风门治疗胸背急；配行间、少商治疗善咳，又治咳逆上气喘、掌中热；配阳池、合谷、支沟、前谷、内庭、后溪、腕骨、阳谷、厉兑、冲阳、解溪治疗热病汗不出；配丘墟、肺俞、鱼际、大杼、昆仑、京骨治疗背痛；配阳溪、后溪、三间、内关、膻中、间使、阳陵泉、足三里、曲泉、足临泣治疗胸闷；配合谷、照海、少商治疗咽喉肿痛；配合谷、曲池治外感咳嗽；配行间、尺泽、复溜治咳血。

注：针刺时避开桡动脉。

9. 太渊穴（本经输穴，原穴，八会穴之脉会）

（1）定位取穴：仰掌，当掌后第一节横纹处，用手摸有脉跳动处。毫针直刺 0.3～0.5 寸。刺时避开桡动脉。

（2）主治病症：咳嗽、气喘、烦满、胸背痛、腹胀、呕吐、头痛、心痛、无脉症、牙痛、喉痹、腕臂痛等症，以及膈肌痉挛、桡腕关节周围软组织疾患。

（3）配穴治疗：配风门、肺俞治疗肺胀；配神门、鱼际治疗咯血；配鱼际、天泽治疗肺心病痛；配太溪、间使、内关、经渠治疗疟疾、咳逆、心闷不得卧、寒热；配肺俞、上脘、条口、隐白治疗不能卧；配神门、风门、肺俞治疗逆气上噫；配阳溪、下廉、大陵、昆仑治狂言；配液门治寒疟；配鱼际、手三里、膈俞、胃俞、肾俞治疗胃脘痛；配合谷、内庭、昆仑、三阴交、廉泉、风府治疗舌缓；配公孙、隐白、肺俞、内关、阴陵泉、三阴交治疗烦闷不得卧；配鱼际、少商治疗咽喉干；配商阳、足临泣治疗缺盆肿；配侠溪、太阳、攒竹、风池治目赤生翳；配太溪、上关、人中治疗上牙痛；配列缺、外关治偏正头痛；配列缺、丰隆治疗咳嗽风痰；配大陵、胆俞、尺泽（灸间使）、隐白、章门、乳根治疗神经性呕吐；配内关、四缝治疗百日咳；配内关、神门治疗胸痛、心悸；配丰隆、风门治疗风痰咳嗽；配大椎、间使、解溪治疗疟疾寒热、咳逆、心烦不得卧；配人迎、尺泽治无脉症。

注：针刺本穴对咯血有显著疗效，对降低血压，调整肺功能亦有明显作用。

10. 鱼际穴（本经荥穴）

（1）定位取穴：侧掌，微握拳，腕关节稍向下屈，于第一掌骨中点赤白肉际处是穴。毫针直刺0.5～0.8寸。

（2）主治病症：哮喘、咳嗽、咳血、胸背痛、身热汗不出、虚热、消渴、头痛、腹痛、喉痹、乳痈、肘挛、阴湿痒等病症。

（3）配穴治疗：配太渊、大都、太白，泻之则热去，补之则汗出；泻鱼际、补尺泽治疗唾血；配太渊、内关治疗心痛；配太白治疗霍乱气逆；配列缺、少商、少泽、缺盆治疗咳嗽；配液门、列缺、中渚、通里治头痛；配阳谷、内关、合谷、曲池治疗腹满、阴痿；配灵道、曲池治肘挛支满；配三间、合谷、手三里治疗汗不出；配下廉、足三里、乳根、天宗、侠溪、委中、足临泣、少泽治疗乳痈；配间使、支沟、灵道、合谷、阴谷、复溜、然谷治失音不语；配临泣、风府、风池、阳谷、中渚、液门、丝竹空治目眩；配太溪、中极、太冲、三阴交治阴茎痛、阴囊湿疹；配风池、少海、少冲、合谷、临泣、太白治伤寒寒热；配风池、经渠、二间、风门、肺俞治疗伤寒汗不出；配攒竹、太阳、大陵、神门、合谷、中渚、少泽、委中、太白治身热头痛；配列缺、经渠、尺泽、前谷、三里、解溪、昆仑、肺俞、膻中、少商治疗咳嗽；配曲池、太渊、神门治疗呕血；配曲泽、大陵、神门、三间、商阳、解溪、昆仑、肺俞、丰隆、膻中治疗上喘；配足三里、少商、太白、肝俞、太渊、太溪、窍阴治疗咳嗽；配神门、阳溪、腕骨、少商、解溪、公孙、太白、至阴治疗心烦；配神门、大陵治疗惊恐；配太渊、足三里、肾俞、肺俞、胃俞、乳根治疗胃痛；配委中、阳陵泉治疗胁背痹；配经渠、丘墟、肺俞、昆仑、风门、京骨治疗背痛；配尺泽、肩髃、小海、大陵、后溪、间使治疗肘挛；配巨骨、尺泽治疗咯血；配液门、尺泽、少商治疗喉痹；配乳根、少泽、膻中、太冲治疗乳痈；配神门、内关、廉泉治疗失音。

注：刺本穴可以改善肺支气管状况，加强肺呼吸功能。

11. 少商穴（本经井穴）

（1）定位取穴：大拇指侧、爪甲基部各作一线，相交处取穴。毫针浅刺0.1寸或点刺出血。

（2）主治病症：喉痹、咳嗽、气喘、重舌、鼻衄、中风、昏迷、癫、狂、中暑、呕吐、晕厥、痄腮、牙痛、小儿乳蛾、指腕挛急等病症。

（3）配穴治疗：配劳宫、内关治疗呕吐；配太冲、经渠、少商治疗喉中鸣；配大棱、丰隆治咳逆喘；配灸天突三壮治疗咳逆振寒；配金津、玉液治疗双乳蛾症；配天突、尺泽、合谷治疗咽喉肿痛；配合谷、海泉治疗单乳蛾症；凡初中风不省人事，牙关禁闭，急以三陵针刺少商、商阳、中冲、关冲、少冲、少泽，能起死回生；配灸少商、心俞，针神门、涌泉、中脘治疗癔症；配曲泽治疗血盛口渴；配人中、涌泉、印堂治疗小儿惊风；点刺少商出血，配合谷、扁桃穴治疗急性扁桃体炎；配天柱、肺俞、风门治久咳；配列缺、外关、合谷、曲池治偏正头痛；配大椎、少商、商阳出血治疗百日咳。

注：针刺本穴有助于一氧化碳中毒昏迷病人苏醒。

二、手少阴心经经穴（极泉至少冲共9穴）

1. 极泉穴

（1）定位取穴：腋窝正中，腋动脉搏动处取穴。避开动脉针刺。毫针斜刺或平刺0.3~0.5寸。

（2）主治病症：胸闷、气短、心悸、心痛、伤悲不乐、咽干烦渴、胃痛、干呕、目黄、瘰疬、胁肋痛、肘臂冷痛、四肢不举、手指胀痛等症。

（3）配穴治疗：配太渊、偏历、太冲、照海、天突治疗咽干；配侠白、内关治疗心痛、干呕、烦满；配阴交、膻中、漏谷治疗胸痛；配灵墟、神门、内关、心俞治疗心悸怔忡；配外关、支沟、阳陵泉治疗胁肋痛。

注：针刺极泉有调整心律的作用。

2. 青灵穴

（1）定位取穴：伸肘，先取肘横纹尺侧端的少海，于少海直上3寸，与极泉穴成直线位取穴。毫针直刺0.5~0.8寸。

（2）主治病症：头痛、振寒、目黄、胁痛、臂肩疼痛等病症。

（3）配穴治疗：配光明、太阳、外关、合谷治疗目疾；配曲池、肩髃、养老治肩臂痛。

3. 少海穴（本经合穴）

（1）定位取穴：屈肘举臂，以手抱头，当肘横纹内侧端取穴。毫针直刺0.5~0.8寸。

（2）主治病症：心痛、目眩、龋齿痛、癫狂、手颤、健忘、呕吐、瘰疬、腋胁痛、颈痛、项强、肋间神经痛、前臂麻木及肘关节周围组织疾病。

（3）配穴治疗：配兑端、内关、本神治吐沫；配小海、阳谷、液门、二间、内庭、厉兑治疗龋齿痛；配天池、章门、临泣、支沟、阳辅、肩井、手三里治瘰疬；配间使、少府、阳辅、丘墟、足临泣、申脉治腋痛；配间使、神门、合谷、后溪、复溜、丝竹空治发狂；配行间、血海、三阴交治月经过多；配手三里、外关治两臂顽麻；配大钟、神门治倦言嗜睡；配天井、少商治疗瘰疬；配阴市、内关、手三里治疗心痛、手颤；配合谷、太溪、内庭治疗牙痛；配后溪、手三里治手颤；配巨骨、阿是穴治疗颈淋巴结核；配神门、阴郄、通里、阴交治疗臂丛尺神经痛；配安眠、神门、脑清、三阴交治疗神经衰弱。

4. 灵道穴（本经经穴）

（1）定位取穴：仰掌，于尺侧腕屈肌腱桡侧缘，腕横纹上1.5寸处取穴。毫针直刺0.3~0.5寸。

（2）主治病症：心痛、心悸、舌强不语、胃痛、干呕、头昏目眩、目赤肿痛、腕臂痉挛疼痛。

（3）配穴治疗：配天突、风池、颊车、人中、天窗治疗暴喑、口噤；配内关、膻中治疗胸痹。

5. 通里穴（本经络穴）

（1）定位取穴：仰掌，于尺侧腕屈肌腱桡侧缘，腕横纹上一寸取穴。毫针直刺0.3～0.5寸。

（2）主治病症：心悸、怔忡、面赤、倦言嗜睡、悲恐畏人、狂症、失眠、舌强不语、肩痛、臑痛、肘痛、臂内侧痛、腕痛、手挛等病症。

（3）配穴治疗：配解溪、太冲、合谷、曲池治疗头风、面赤；配行间、太溪、血海、三阴交治疗经血过多；配腕骨、颊车、合谷治疗面颧部痛、颔部痛、耳肿痛；配大钟、神门治疗倦言嗜睡；配内关、膻中、心俞治疗胸痹、脉结代；配神门、通里、百会、内关、心俞、人迎治疗心慌、心悸；配内关、膻中、乳根治疗心绞痛；配素髎、内关、神门、兴奋穴治疗心率缓；配心俞、内关治疗心律不齐；配内关、大陵、足三里治疗心绞痛。

6. 阴郄穴（本经郄穴）

（1）定位取穴：仰掌，于尺侧腕屈肌腱桡侧缘，腕横纹上0.5寸处取穴。毫针直刺0.3～0.5寸。

（2）主治病症：心痛、心悸、胸中热、头痛、目眩、喉痹、胃脘痛、虚劳、惊恐、骨蒸盗汗、神经衰弱、急性舌骨肌麻痹等病症。

（3）配穴治疗：配中冲、内关治心烦、舌强；配间使、印堂、神门、二间、厉兑治疗多惊；配迎香、上星治疗衄血；配后溪、复溜治疗盗汗；配针三阴交、灸神阙治疗盗汗；配中脘、内关、内庭、梁门、足三里治疗胃痛吐酸。

注：针刺阴郄可使癫痫发作病人脑电图趋向规则化，可调整膀胱张力。

7. 神门穴（本经原穴，输穴）

（1）定位取穴：仰掌，于豌豆骨后缘桡侧，当掌后第一横纹上取穴。毫针直刺0.3～0.5寸。

（2）主治病症：心痛、心悸、心烦恍惚、惊悸怔忡、痴呆、悲哭、悲叫、狂笑、癫狂、失眠、健忘、胃痛、咽干、不嗜食、呕吐、面赤、头痛、晕眩、失暗、无脉症、虚劳、掌中热等病症。

（3）配穴治疗：配关元、太溪、委中治疗遗尿；配阳谷、大陵、神门治狂；配合谷、风池、少商、尺泽治疗喉痹；配阴陵泉、昆仑、丰隆、足临泣治疗喘逆；配少商、涌泉、神门、心俞治疗痴呆；配鱼际、太冲、大敦、水道、关元治疗遗尿；配鬼眼、百会、鸠尾、神门治疗痴呆；配太渊、少商、涌泉、心俞治疗痴呆；配大敦、鱼际、神门治疗悲恐；配后溪、冲阳治疗发狂；配阳溪、鱼际、腕骨、少商、劳宫、解溪、公孙、太白、至阳治疗心烦；配上脘、印堂治疗发狂奔走；配后溪、大陵、鸠尾治疗五痫；配内关、安眠、大陵治疗失眠、心烦、健忘；配内关、三阴交、足三里，或配风池、百会治疗失眠、心烦健忘；配足三里、行间、三阴交，灸百会、肺俞、风门，治疗肺结核（失眠）；配心俞、神门、内关、阳陵泉透阴陵泉，治疗心律不齐。

注：刺神门穴对冠心病、心绞痛有明显效果；配内关对纠正心律失常有效。

8. 少府穴（本经荥穴）

（1）定位取穴：仰掌，手指屈向掌内横纹，当小指与无名指尖之间凹陷处取穴。毫针直刺0.3～0.5寸。

（2）主治病症：胸痛、心悸、烦满、善惊、阴痒、阴痛、阴挺、小便不利、遗尿、卒疝偏坠、肘腋挛急、掌中热、小手指挛等病症。

（3）配穴治疗：配三里治疗小便闭癃；配内关、神门、心俞治疗心悸，脉结代；配关元、中极、复溜治疗尿闭；配通里、内关、足三里、神门、心俞、大陵治疗心律不齐；配针曲泽、郄门、间使，灸心俞、膈俞，治疗风湿性心脏病。

9. 少冲穴（本经井穴）

（1）定位取穴：于小手指爪甲桡侧缘与基底部各作一线，两线相交处取穴。毫针浅刺0.1寸或点刺出血。

（2）主治病症：心痛、心悸、胸胁痛、烦躁不安、中风昏迷、癫狂、舌本痛、喉痹、热病、臑臂后内侧痛、掌中热、手倦不伸等病症。

（3）配穴治疗：配商丘、行间、太冲、三阴交、隐白、膝眼、阴陵泉治疗膝寒；配曲池、合谷治疗发热；配支沟、印堂、人中、太冲治疗小儿惊风；配阴郄、内关治心痛；配少商、中冲、少泽、关冲、水沟治疗昏厥。

三、手厥阴心包络经穴（天池至中冲共9穴）

1. 天池穴（本经与足少阴之交会穴）

（1）定位取穴：仰卧，先定第四肋间隙，乳头外1寸，于锁骨中线向外1寸处取穴。毫针斜刺或平刺0.5～0.8寸。

（2）主治病症：咳嗽、气喘、胸闷、胁肋疼痛、乳痛等症。

（3）配穴治疗：配委阳治疗腋肿；配支沟、阳陵泉治疗胸胁痛；配膻中、乳根、少泽、天宗、屋翳治疗乳病。

注：针刺不可过寸，以免伤其内脏。

2. 天泉穴

（1）定位取穴：腋前皱纹臂上端与肘纹上的曲泽穴连成直线，在肘横纹上7寸取穴。毫针直刺1～1.5寸。

（2）主治病症：心痛、心悸、咳嗽、胸痛、胸胁胀满、上臂内侧痛、呃逆等症。

（3）配穴治疗：配腕骨、曲池、肩髎、肩井、养老治疗肩臂痛；配内关、阳陵泉、神门治心痛、心悸、胸胁胀痛。

3. 曲泽穴（本经合穴）

（1）定位取穴：微曲肘，于肱二头肌腱尺侧，当肘横纹上取穴。毫针直刺1～1.5寸。

（2）主治病症：心痛、心悸、咳嗽、胃痛、呕吐、泄泻、肘臂挛痛、风疹、口干、气逆等病症。

（3）配穴治疗：配章门、太冲治口干；配大陵、神门、印堂治惊悸；配肾俞、心俞、内关、膈俞治疗心痛；配神门、太渊、鱼际治疗呕血；配内关、膻中、大陵治疗胸痛；配鱼际、少泽、上星、曲泉、复溜、昆仑、侠溪、窍阴治疗汗不出；配大陵、神门、鱼际、三间、商阳、解溪、昆仑、膻中、肺俞治上喘；配间使、内关、大陵、神门、太渊、太溪、通谷、心俞、巨阙治疗心痛；配天井、神门、灵道、大陵、鱼际、二间、液门、少冲、百会、厉兑、通谷、巨阙、章门治心惊恐；配少商、少泽治疗血虚口渴；配阳池、承山、大陵、照海治疗便血；配曲池、小海、清冷渊治疗肘痛；配委中、中冲刺血治疗吐泻、中暑高热；配内关、间使、少府治疗心胸疾患。

4. 郄门穴

（1）定位取穴：腕横纹上5寸，当掌长肌腱与桡侧腕屈肌腱之间取穴。毫针直刺0.8～1.2寸。

（2）主治病症：心痛、心悸、胸痛、心气不足等症。

（3）配穴治疗：配大陵、少商治疗咳血；配曲泽、内关、大陵治心痛；配曲池、三阳络治疗咯血；配内关治疗心胸痛；配神门治疗不寐；配内关、心俞、膈俞、曲泽治疗风湿性心脏病；配尺泽、肺俞、巨骨、中府、中脘治疗肺结核咯血。

注：针刺郄门对肺功能改善有调整作用，对心脏功能也有调节作用，可使心率减慢，增强心肌收缩力；透三阳络针麻可做开胸手术。

5. 间使穴（本经经穴）

（1）定位取穴：掌后节横纹正中，大陵穴直上3寸，当掌肌腱与桡侧腕屈肌腱间。毫针直刺0.5～1寸。

（2）主治病症：心痛、心悸、心悬如饥、伤寒脉结、胃痛、霍乱、吐泻、腋肿臂痛、肘挛、掌热、浑身疮疖、久疟、癫痫、经闭、带下等病症。

（3）配穴治疗：配灸尺泽、足三里治疗胃反呕；配大陵、神门、心俞治疗心痛善悲；配灸承浆、心俞、风门、足三里治疗风邪；配人中治卒死；配胆俞、通谷、隐白，灸乳下1.5寸，治干呕；配三间治咽中如梗；配神门、大陵、少冲、三里、下廉、行间、然谷、至阴、肺俞、气海治少气无力；配劳宫、丰隆、膻中治疗痰膈涎闷、胸中隐痛；配曲泽、内关、大陵、神门、太渊、太溪、通谷、心俞、巨厥治疗心痛；配经渠、阳溪、后溪、三间、阳陵泉、足三里、曲泉、足临泣治胸满；配天井、支沟、大陵、阳陵泉、足三里、太白、丘墟、阳辅治疗胸胁痛；配足临泣、百会、肩井、肩髃、曲池、天井、内关、人中、合谷、风市、足三里、解溪、昆仑、照海治疗中风；配攒竹、神门、尺泽、大椎、阳溪治疗心邪癫狂；配少海、神门、合谷、后溪、复溜、丝竹空治疗发狂；配少海、少府、阳辅、丘墟、足临泣、申脉治腋痛；配支沟、灵道、鱼际、合谷、阴谷、复溜、然谷治疗失暗不语；配百会、曲泽、劳宫、商丘治呕哕；配尺泽、列缺、少商治唾浊；配关冲、太冲、人中治疟疾口渴不已；配百劳、大椎、悬钟治疟疾大热不退；配透支沟治疟，寒多热少配复溜；配少府、足三里治疗胸满痛、配大椎、风池治疗疟疾；配合谷、后溪、腰奇、百会穴治疗癫疾；配风府、神门、丰隆治疗神态恍惚；配内关、少府、心俞治疗胸中痛；配内关、少府、郄门、曲泽、心俞、膈俞治疗风湿性心脏病；配气瘿、内关、三阴交治甲状腺功能亢进。

注：针刺间使穴对心脏功能影响较大，能增强心肌收缩力，减缓心率，使左心室舒张期终末压降低。

6. 内关穴（本经络穴，八脉交会之一，通于阴维脉）

（1）定位取穴：于掌后第一节横纹正中，大陵穴直上2寸处取穴。毫针直刺0.6~1寸。

（2）主治病症：心痛、心悸、胸胁痛、哮喘、咳嗽、胸闷、胃痛、脘胀、呃逆、腹胀、泄泻、痞块、上肢痹痛、中风偏瘫、失眠、腋下肿等病症。

（3）配穴治疗：配足三里、阳陵泉、鱼际、三里治食不下；配足三里、内关、气海、中脘治腹内疼痛；配膈俞、心俞、脾俞治胸满支肿；配曲泽、间使、大陵、神门、太渊、太溪、通谷、心俞、巨阙治心痛；配临泣、百会、肩井、肩髃、曲池、天井、间使、合谷、风市、三里、解溪、昆仑、照海治疗中风痛；配阳池、少商、丰隆治咽喉肿痛、肩臑痛；配照海、支沟、手三里、足三里治疗腹痛结聚；配公孙、足三里治疗肚痛；配建里、内关治疗胸闷；配三里、委中、中脘治疗吐泻；配公孙、中脘治疗胃痛；配章门、膻中治疗呃逆；配风池治疗晕眩；配大陵、安眠、神门治疗失眠；配公孙治疗心胸烦满；配足三里治疗纳呆，胃不舒服；配心俞、气海、膻中治疗胸闷憋气；配神门治疗心悸、失眠；配郄门治疗心痛；配间使、少府治疗风湿性心脏病；配间使、足三里治疗心绞痛；配素髎治疗低血压；配涌泉、足三里治疗中毒性休克；配神门治疗心律不齐；配太渊、尺泽治疗无脉症。

注：针刺内关对心脏功能有明显调整作用，心率慢可以使之加快，快可使之减缓，对心律失常病人其调整作用极为明显，对1、2期心功能不全效果显著，对胃酸分泌有抑制作用。

7. 大陵穴（本经输穴，原穴）

（1）定位取穴：当掌后第一横纹两肌腱之间取穴。毫针直刺0.5~0.8寸。

（2）主治病症：心痛、心悸、胸闷、气短、胃痛、呕吐、肠痈、霍乱、吐血、口臭、癫狂、痫症、湿疹、疮疡、胸胁痛等病症。

（3）配穴治疗：配间使、膻中治心痛厥逆；配郄门、血海治疗咳血；配偏历、太冲、照海治喉痹嗌干；配支沟、阳谷、后溪治痂疥；配腕骨、阳谷、少冲治乍寒乍热；配尺泽、气海治气短；配太溪、血海、水道、关元治疗尿血；配内关、曲泽治心胸痛；配膻中、中脘、劳宫治口吐清涎；配期门、膻中、阳陵泉、劳宫治疗伤寒胸胁痛；配外关、足三里治疗腹痛；配人中治口臭；配劳宫治心闷、疮疾；配外关、照海、支沟治肚痛、大便秘结；配少府、少商治疗咳喘；配上脘、膻中治疗心痛；配内关、郄门、膻中、少府治疗胸痛；配百会、印堂、安眠、太溪治疗失眠；配内关、郄门、心俞、膈俞、少府治风湿性心脏病期前收缩。

注：针刺大陵穴可以使心肌收缩加强，对心功能有一定影响。

8. 劳宫穴（本经荥穴）

（1）定位取穴：手掌心第三、四节掌骨间取穴。毫针直刺0.3~0.5寸。

（2）主治病症：心痛、胸胁痛、胃脘痛、气逆、口疮、龈烂、口臭、中风、昏迷、中暑、鹅掌风、尿血等病症。

（3）配穴治疗：配关元、足三里、水道治疗妇人伤胎，腹满不得小便，心气实；配少泽、三间、少冲治疗口热、口干、口中烂；配大陵、曲池治疗风热；配肩中俞、太渊、太溪治唾血；配百会穴、曲泽、间使、商丘治呕哕；配哑门、阳谷、腕骨、带脉治瘛疭指挛；配阳溪、阳谷、神门、大陵、列缺、鱼际、复溜、肺俞治疗心喜笑；配中魁、中脘、三里、大陵、支沟、上脘治五噎；配少商、太白、公孙、三里、中魁、膈俞、心俞、胃俞、三焦俞、中脘、大肠俞治疗噎食不下；配太冲透涌泉治疗五般痫；配大陵治疗心闷、疮疾；配人中治疗口臭；配外关、照海、支沟治疗便秘腹痛；配人中、印堂、合谷、百会治疗癫狂；配内关治疗急性呕吐；配大陵、内关、足三里治疗急性胃痛、呕吐、口渴；配人中、印堂、合谷透劳宫治疗癔症。

9. 中冲穴（本经井穴）

（1）定位取穴：中指尖端，指甲游离缘约0.1寸处取穴。毫针浅刺0.1寸或点刺出血。

（2）主治病症：昏迷、发热、中暑、心绞痛、舌强不语、小儿夜啼、脑出血等病症。

（3）配穴治疗：配劳宫、少冲、太渊、经渠、列缺治疗手掌热、肘中痛；配劳宫、大陵、间使、关冲、悬钟、少冲、阳溪、天髎治热病烦心，汗不出，掌中热，舌本强；配命门治身热如火，头痛如破；配灸印堂、合谷各数十壮，治惊风；刺少商、商阳、关冲、少冲、少泽、丰隆治痰涎壅盛，不省人事，牙关紧闭，此为急救之妙穴；配脾俞、廉泉治舌下肿；配人中、内关、太冲透涌泉治昏厥。

四、手少阳三焦经经穴（关冲至瞳子髎共27穴）

1. 关冲穴（本经井穴）

（1）定位取穴：无名指尺侧端，距指甲角后0.1寸处取穴。毫针浅刺0.1寸或点刺出血。

（2）主治病症：喉痛、语言不利、结膜炎、发热、目眩、舌本痛、口干唇裂。

（3）配穴治疗：配天柱、大杼、风池、商阳、液门治热病汗不出；配窍阴、少商、少泽治喉痹；配支沟、尺泽、三里、太白、太溪、太仓治霍乱吐泻；配中冲、少商、商阳、少泽、丰隆、人中治卒暴昏沉，痰盛，不省人事；配哑门治舌缓不语。

2. 液门穴（本经荥穴）

（1）定位取穴：第4、5指间缝纹端，当赤白肉际取穴。毫针直刺0.3~0.5寸。

（2）主治病症：头痛、晕眩、目赤、牙痛、咽肿、耳痛鸣、疟疾、手背、手指肿痛等症，精神病、齿龈炎、咽喉炎、角膜白斑、前臂肌肉痉挛疼痛。

(3) 配穴治疗：配天柱、风池、商阳、复溜、关冲治疗热病汗不出；配侠溪、丘墟、太冲、光明治狂疾；配四渎治咽喉痛；配中渚、通里治热病无汗；配前谷、后溪、腕骨、神庭、百会、天柱、风池、心俞治流泪；配攒竹、大陵、神门、合谷、鱼际、中渚、少泽、委中、太白、治疗身热头痛；配攒竹、太阳、后溪治目翳；配太渊治寒厥；配鱼际、尺泽治喉痛；配中渚、养老、外关治臂肿腕痛；配间使、后溪治疟疾；配听宫、听会、翳风治耳鸣、耳聋；配少商、尺泽、照海治咽喉肿痛；配陶道、间使治疟疾。

3. 中渚穴（本经输穴）

(1) 定位取穴：液门穴上1寸，第4、5掌骨指关节后方凹陷处取穴。毫针直刺0.3~0.5寸。

(2) 主治病症：头痛、目眩、目赤、目痛、耳鸣、耳聋、咽喉肿痹、手指不能屈伸、神经性耳聋、聋哑症、肘腕部关节炎、胁间神经痛。

(3) 配穴治疗：配太白、支沟、照海治大便难；配支沟、照海、内庭治咽痛；配大椎、间使、商阳、丘墟治久疟；配太溪治肿痛；配液门、曲池、合谷治手臂红肿及疽；配听宫、听会、翳风治耳鸣、耳聋；配后溪、养老、肩髎、大杼、肺俞治疗肩背痛。

4. 阳池穴（本经原穴）

(1) 定位取穴：于第3、4掌骨间，直上腕横纹交点凹陷取穴。毫针直刺0.3~0.5寸。

(2) 主治病症：腕关节炎、流行性感冒、风湿热、扁桃体炎、前臂肌肉痉挛或麻痹、口干、烦闷、目赤、耳聋、咽喉肿痛、疟疾、肩痛、颈痛、腕痛、消渴等病症。

(3) 配穴治疗：配合谷、尺泽、曲泽、中渚、肩髃、少商、手三里治疗手臂拘挛，两手筋紧不开；配大陵、上八邪、四缝治疗腕骨指关节痛；配风门、大椎、天柱治疗寒热头痛；配阳溪、外关、阳谷治手腕痛；配中脘、内关、巨阙（灸）治疗妊娠恶阻；配阳溪、养老、腕骨治疗腕关节痛、腕下垂。

5. 外关穴（本经络穴，八会穴之一，交会通阳维脉）

(1) 定位取穴：腕背横纹正中直上2寸，尺桡二骨之间与内关穴相对处取穴。毫针直刺0.6~1寸。

(2) 主治病症：肺炎、腮腺炎、高血压、偏头痛、失眠、落枕等病症。

(3) 配穴治疗：配会宗、听宫、听会治疗耳聋；配大陵、足三里、支沟治疗腹痛；配阳陵泉、外关透内关治疗胁肋痛；配曲池、手三里、后溪治疗手指麻木；配大椎、大杼、风门、肺俞、曲池、合谷治疗感冒发烧；配肩髃、曲池、手三里、合谷治疗上肢瘫痪；配透内关、阳池、养老治疗腕关节痛；配风门、风池、百会、合谷、列缺治疗感冒。

注：配刺光明穴可提高视力。

6. 支沟穴（本经经穴）

（1）定位取穴：于腕横纹中点直上3寸，尺桡两骨间，与间使穴相对处取穴。毫针直刺0.8~1.2寸。

（2）主治病症：肋间神经痛、咽喉肿、便秘、呕吐、泄泻、闭经、肩臂、腰背酸痛、项痛、腕肿。

（3）配穴治疗：配天窗、扶突、曲鬓、哑门、灵道治疗暴喑不能言；配关冲、肩髎治疗肩背酸痛；配太溪、然骨、内关治疗心痛；配章门、太冲治疗马刀侠瘿；配天枢、内关治疗霍乱吐泻；配章门、外关、行间、中封、期门、阳陵泉治胸胁痛；配合谷、曲池、照海、水分治疗蛊胀；配委中、肩井、太溪、阳陵泉治尿黄；配章门、阳陵泉、委中治疗伤寒胁痛；配足三里、人中、三阴交治疗产后血晕；配前谷、大陵、曲泉、足三里、陷谷、然谷、行间、足临泣、肺俞治疗咳逆；配复溜、间使、合谷、鱼际、灵道、阴谷、然谷、通谷治疗喑哑；配膻中、气海及患部腧穴治肝郁气滞；配太冲、丘墟治肝郁化火；配阳陵泉治疗肋间神经痛；配足三里、天枢、照海、大横治疗习惯性便秘；配足三里、内庭、少泽、膻中治乳汁分泌不足。

7. 会宗穴（本经郄穴）

（1）定位取穴：在支沟穴侧一横指，当尺骨桡侧缘取穴。毫针直刺0.6~1寸。

（2）主治病症：耳聋、耳鸣、癫痫、背痹痛等病症。

（3）配穴治疗：配翳风、听宫、下关治疗耳鸣；配外关、听会治耳聋无闻；配耳门、听宫、听敏、中渚、翳风治耳聋。

8. 三阳络穴

（1）定位取穴：在支沟穴上1寸取穴。毫针直刺0.8~1.2寸。

（2）主治病症：耳聋、暴喑、齿痛、挫闪腰痛、上肢麻痹、恶寒发热无汗、内伤、嗜卧、眼病、失语等病症。

（3）配穴治疗：配支沟、照海、腹通谷治暴喑哑；配风池、列缺治疗头痛；配合谷、曲池、阳池、阳溪治疗手臂痛；配耳门、听宫、翳风、中渚治疗耳聋；配合谷、阳池、中渚治疗手背痛；配风池、哑门、廉泉治疗失语；配合谷、颊车、内庭治疗齿痛；斜透郄门穴用于肺切除手术止痛。

9. 四渎穴

（1）定位取穴：外关穴上5寸，尺、桡二骨之间取穴。毫针直刺0.5~1寸。

（2）主治病症：耳聋、咽喉肿痛、暴喑、齿痛、呼吸气短、上肢痹痛等症。

（3）配穴治疗：配天牖、听宫治暴聋；配曲池、养老治前臂痛；配中渚、听宫、听会、翳风治暴聋；配廉泉、天突治疗失音；配风池透风府、童子髎、列缺、太阳透率谷治头痛。

10. 天井穴（本经合穴）

（1）定位取穴：尺骨鹰嘴上后方，屈肘凹陷处取穴。毫针直刺0.6~1寸。

（2）主治病症：耳聋、耳鸣、目痛、喉咙痹、颊肿痛、癫疾、惊悸、瘰疬、瘿气、疮肿、瘾疹、颈项神经痛等病症。

（3）配穴治疗：配外关、肩髎、肩髃、曲池治臂痿不仁；配神道、神门、心俞治疗悲愁恍惚，悲伤不乐；配尺泽、少海、委中、阳辅治风痹；配巨阙、内关、心俞治恍惚；配曲池、外关、经渠、手三里、支沟、阳溪、腕骨、上廉、合谷治手臂麻木；配曲池、间使、阳溪、中渚、阳谷、太渊、腕骨、列缺、液门治肘劳；配支沟、间使、大陵、足三里、太白、丘墟、阳辅治胸胁痛。

11. 清冷渊穴

（1）定位取穴：天井穴上 1 寸，后上方 2 寸处取穴。毫针直刺 1 ~1. 5 寸。

（2）主治病症：头痛、目黄、眼痛、上肢麻痹、肩臂痛等病症。

（3）配穴治疗：配阳谷、风门、肩井治肩不可举；配天井、曲池、透少海治肘关节冷痛；配太阳、列缺、印堂、上星治头痛；配肩髃、养老、曲池、巨骨治肩不可举。

12. 消泺穴

（1）定位取穴：当臑会与清冷渊之间的中央处取穴。毫针直刺 1 ~1. 5 寸。

（2）主治病症：头痛、头晕、齿痛、项强、肩背痛、癫痫等病症。

（3）配穴治疗：配会阴、太冲、太渊、照海治痹；配本神、通天、强间、风府、哑门、天柱、风池、龈交、天冲、陶道、外丘、腹通谷、玉枕治寒热痹头痛，项如拔，不可左右顾；配大椎、肩井、大杼治肩背痛；配风池、风门、天柱治颈项强痛。

13. 曲垣穴

（1）定位取穴：正坐垂肩，约当臑俞与第二胸椎棘突连线之中点处取穴。毫针直刺 0. 5 ~1 寸。

（2）主治病症：肩胛拘挛疼痛、冈上肌腱炎、肩关节周围软组织疾病等。

（3）配穴治疗：配昆仑、肩井、大椎治肩背痛；配天宗、后溪、巨骨、昆仑治肩胛痛。

14. 肩外俞穴

（1）定位取穴：正坐俯卧，于肩胛骨脊柱缘的垂线与陶道穴的水平线相交处取穴。毫针直刺 0. 5 ~0. 8 寸。

（2）主治病症：肩背疼痛、颈项强急、上肢冷痛等，及肩胛区神经痛、痉挛、麻痹。

（3）配穴治疗：配后溪、巨骨、大椎治肩背疼痛；配昆仑、肩井、大杼、委中治肩胛痛；配三阴交、石门可避孕。

15. 肩中俞穴

（1）定位取穴：于第七颈椎棘突下的大椎穴旁开 2 寸处取穴。毫针直刺 0. 5 ~0. 8 寸。

（2）主治病症：咳嗽、气喘、肩背疼痛、目视不明等。

（3）配穴治疗：配大椎、肩井、巨骨、支沟治肩背疼痛；配肩外俞、大杼、附分、肺俞、厥阴俞、心俞、膈俞、气户、俞府、库房治肺结核；配肩外俞、天宗、天髎、附分、魄户、膏肓、谚谑、膈关治斜方肌麻痹。

16. 肩井穴（手足少阳经与阳维之交会处取穴）

（1）定位取穴：大椎穴与肩峰连线之中点，向下直上对乳突处取穴。毫针直刺0.5~0.8寸。

（2）主治病症：眩晕、颈项强痛、中风不语、半身不遂、肩臂麻痹、手臂不举、虚劳百损、五劳七伤等症，及高血压、脑血管意外、神经衰弱、乳腺炎等病。

（3）配穴治疗：配关冲、大杼治寒热；配大椎、风市、足三里、太冲治风毒脚气痹；配大椎、膏肓、脾俞、胃俞、下脘、足三里治诸虚劳损，五劳七伤，失精劳症；配曲池、天井、三阳络、阴陵泉治瘰疬结核；配环跳、阴市、三里、委中、承山、阳辅、昆仑、腰俞、肾俞治腰痛；配曲池、手三里、下廉、手五里、经渠、上廉治手臂冷、风酸痛；配足三里、委中、足临泣、行间、通里、少海、太冲治疗疮生背上；配膝眼、风市、足三里、承山、太冲、丘墟、行间治脚气；配灸曲池、大迎治瘰疬；配灸足三里、关元治堕胎后手足如冰，厥逆；配委中、天应、骑竹马治背发痈疽；配灸关元治阳痿；配足三里、解溪、昆仑、阳陵泉治脚气酸痛；配天宗、肩髃治肩背痛；配乳根、膻中、少泽、足三里治乳汁不足、乳痈；配手三里、外关、风池、条口治手臂不举；配中渚、天柱、风池治颈项强痛；配天宗、膻中、少泽治乳腺炎；配风池、肩髃、曲池治背痛；配少海、复溜、阳辅治腋下淋巴结核；配膻中、少泽、足三里治急性乳腺炎。

注：肩井穴深部是肺尖，不可深刺。

17. 天髎穴（本经与阳维穴之交会穴）

（1）定位取穴：正坐垂肩，于肩胛骨的内上角端取穴。毫针直刺0.5~0.8寸。

（2）主治病症：肩臂痛、缺盆中痛、冈上肌腱炎等病症。

（3）配穴治疗：配曲池、养老、肩井、肩髃、天宗治肩臂痛；配内关、膻中、手三里、云门治胸中烦闷、肩臂痛、缺盆痛。

18. 天牖穴

（1）定位取穴：正坐，与下颌角平，齐胸锁乳突肌后缘处取穴。毫针直刺0.5~0.8寸。

（2）主治病症：目痛、目眩晕、暴喑、耳聋、头痛、头昏、面肿、鼻衄、喉痹、颈项部痉挛等病症。

（3）配穴治疗：配缺盆、神道、大杼、天突、巨骨治肩臂痛；配四渎、听宫、耳门、中渚治暴聋；配列缺、风门、昆仑、关元、关冲治风眩头痛；配心俞、太阳治流泪；配后溪、天柱、大椎治颈强；配风池、委中、肾俞、腰俞、肺俞、昆仑治腰背痛；配太冲、听宫、听会治耳聋；配廉泉、合谷、少商、翳风治喉痛；配听宫、翳风、液门治耳聋。

19. 天容穴

（1）定位取穴：下颌角后，胸锁乳突肌前凹陷处。毫针直刺0.5～0.8寸。

（2）主治病症：耳鸣、耳聋、咽喉肿痛、肋间神经痛、颈项部扭伤。

（3）配穴治疗：配行间、少商、内关治咳逆上气唾；配秉风、巨骨治肩痛不可举；配听会、听宫、中渚、翳风治耳聋、耳鸣；配前谷、角孙、腕骨、颊车、支正治颈肿项痛；配缺盆、大杼、膈俞、云门、尺泽、二间、厉兑、涌泉、然谷、少商治喉痹哽咽寒热；配廉泉、魄户、气舍、谚譆、扶突治咳逆上气喘息；配阳溪治胸满不得息；配合谷、照海、少商治咽喉肿痛。

注：针刺天容穴有促进胆汁分泌和镇痛作用。

20. 翳风穴（手足少阳之交会穴）

（1）定位取穴：于乳突前方凹陷处取穴。毫针张口斜刺0.8～1.2寸。

（2）主治病症：耳鸣、耳聋、耳中痛、口眼歪斜、牙关紧闭、乳蛾、口吃、齿痛、颊肿、聋哑等病症。

（3）配穴治疗：配会宗、听会、下关治耳聋；配通里、廉泉治暴喑不能言；配合谷、曲池、耳门、听会、足三里治聍耳生疮，出脓水；配颊车、下关、合谷治痄腮；配牵正、颊车透地仓、迎香治面瘫；配合谷、少商、大迎治咽痛；配地仓透颊车、下关、四白、合谷治面瘫；配听宫、听会、耳门、中渚治耳疾；配下关治下颌关节痛；配听宫、液门、听聪、听会治耳鸣。

注：翳风穴主治耳部疾患，为腮腺炎、扁桃体炎的常用穴。本穴禁灸。

21. 瘛脉穴

（1）定位取穴：在乳突部中央取穴。毫针平刺或斜刺、点刺0.3～0.5寸。

（2）主治病症：头痛、眩晕、目视不明、耳鸣、耳聋、小儿惊风。

（3）配穴治疗：配长强、印堂治小儿惊风；配听会、耳门、中渚、翳风治耳鸣、耳聋；配合谷、间使、太冲治小儿癫痫；配头维、外关、风池治偏头痛。

注：在腹部手术中，以腹部穴和头部腧穴相配合，能提高腹部手术针麻成功率，加以鸠尾、右章门与本穴（双侧）相配，对上、下腹部的针麻效果有显著提高。

22. 角孙穴（手足少阳与手阳明之交会穴）

（1）定位取穴：在耳翼上方发际内，若以手按着使口合，其处牵动者是穴。毫针平刺0.3～0.5寸。

（2）主治病症：目赤肿痛、目翳、齿痛、齿肿、唇吻强、痄腮、项强、头痛、呕吐、腮腺炎、视神经炎、视网膜出血、口周肌肉痉挛、口腔炎、甲状腺肿等病症。

（3）配穴治疗：配颊车、下关治牙齿不得嚼；配小海、合谷治牙龈痛；配攒竹、睛明、太阳治目赤肿痛；配颊车、曲池治痄腮。

23. 耳和髎穴（手足少阳与手太阳之交会穴）

（1）定位取穴：在耳门前上方，平耳郭前取穴。毫针避开动脉平刺或斜刺0.3～

0.5 寸。

（2）主治病症：头痛、耳鸣、牙关紧闭、颌颊肿、外耳道炎、面瘫、面肌痉挛、鼻炎、鼻息肉等病症。

（3）配穴治疗：配牵正、地仓透颊车、四白、阳白治面瘫；配印堂、上星、合谷、列缺治鼻出血；配风池、外关、太阳治偏头痛；配地仓透颊车治口歪；配太溪、翳风治耳鸣。

24. 耳门穴

（1）定位取穴：耳屏上切迹前，下颌骨髁状突后缘凹陷中，张口凹陷处取穴。毫针张口直刺 0.5～1 寸。

（2）主治病症：耳鸣、耳聋、聤耳、齿痛、唇吻强、颈颌肿痛、聋哑、中耳炎、下颌关节炎、口周肌肉痉挛等病症。

（3）配穴治疗：配翳风、听会、合谷治聤耳生疮有脓；配风池、中渚、侠溪、翳风、听会、听宫治重听无所闻；配丝竹空、颊车治牙痛；配听宫、听会、翳风、风池、中渚治耳聋。

注：针刺耳门穴对链霉素性耳聋有显著疗效，古书记载耳有脓者禁灸。

25. 听会穴

（1）定位取穴：于屏间切迹前方，下颌骨髁状突后缘，张口凹陷处取穴。毫针张口直刺 0.5～0.8 寸。

（2）主治病症：耳鸣、耳聋、聋哑、聤耳流脓、齿痛、口眼歪斜、中风、手足不遂、眩仆、吐沫、狂走、瘛疭、下颌脱臼、面痛、腮肿、头痛等病症。

（3）配穴治疗：配听宫、中渚治耳蝉鸣；配合谷、颊车、足三里、外关、翳风治耳红肿痛；配牵正、颊车透地仓治中风口眼歪斜；配阳池、听会治耳聋；配翳风、听宫治耳聋气闭；配迎香、听会治耳聋；配金门、太冲治患伤寒两耳聋；配章门、翳风、听宫、外关治耳鸣耳聋；配翳风、牵正、颊车透地仓、上关、下关治中风口眼歪斜；配听敏、中渚治耳聋。

26. 上关穴（本经与阳明、手少阳之交会穴）

（1）定位取穴：按取耳前颧骨弓上侧，张口时有孔处取穴。毫针张口直刺 0.6～1 寸。

（2）主治病症：偏头痛、耳鸣、耳聋、口眼歪斜、青盲、聋哑、癫症、面神经麻痹、面肌痉挛、偏头痛等病症。

（3）配穴治疗：配下关、百会、颅息、翳风、耳门、听会、天窗、阳溪、关冲、液门、中渚治耳鸣；配巨髎、颊车、合谷治上牙痛；配下关、听宫、合谷治口噤；配太阳、丝竹空、印堂、上星、头维、合谷、外关治头痛；配巨髎、禾髎、承浆、牵正、大迎治口眼歪斜；配风池、列缺、太阳、合谷治头痛；配颊车透地仓、人中、丝竹空、合谷治口眼歪斜；配下关、颊车、承浆、合谷治牙痛。

注：不宜深刺。

27. 瞳子髎穴（手太阳、手足少阳之交会穴）

（1）定位取穴：目外眦旁0.5寸，眶骨外缘凹陷中取穴。毫针平刺0.3~0.5寸。

（2）主治病症：头痛、目赤、内障、目翳、青盲、口歪眼斜、角膜炎、视网膜出血、屈光不正、青少年近视眼、夜盲、视神经萎缩、面神经麻痹及痉挛等病症。

（3）配穴治疗：配丘墟、中渚治目中翳膜；配合谷、外关、太冲、头临泣、睛明、光明、天府、风池治目中生翳；配少泽、天宗、膻中治妇人乳肿；配睛明、光明、足三里、养老治夜盲；配攒竹、太阳、四白治目赤肿痛；配攒竹、风池、太阳、阳辅治头痛；配头维、翳风、阳白、颧髎、牵正、合谷治口眼歪斜；配阳白、肝俞、外关治目翳、多眵；配风池、翳风、丝竹空、四白、颊车、地仓、下关治口眼歪斜；配攒竹、睛明、光明、合谷治曲光不正、夜盲、视神经萎缩；配合谷、颊车、太阳、印堂治三叉神经痛；配上关、光明、太阳、天牖、听宫、睛明、四白、巨髎治色盲。

五、手阳明大肠经经穴（商阳至禾髎22穴）

1. 商阳穴（本经井穴）

（1）定位取穴：食指爪甲桡侧缘与基底部各作一线相交处是穴。毫针浅刺0.1寸或点刺出血。

（2）主治病症：咽喉肿痛、下齿痛、耳鸣、耳聋、中风、昏迷、指端麻木、肩引缺盆痛、脑出血、高热、扁桃腺炎、腮腺炎、口腔炎、喉头炎、急性胃肠炎等病症。

（3）配穴治疗：配天柱、肩井、大杼、风池、关冲、液门治热病汗不出；配巨髎、睛明、上关、承光、络却、瞳子髎治青盲无所见；配上廉、足三里、气户、周荣、上脘、劳宫、涌泉、阳陵泉治胸肋痛；配阳谷、听宫、百会治耳聋；配合谷、阳谷、侠溪、厉兑、劳宫、腕骨治热痛汗不出；配太溪治寒疟；配合谷、内庭、足三里治肠伤寒；配人中、百会、内关和其他井穴治中风昏迷；配少商、照海、合谷治咽喉肿痛；配公孙、天枢、足三里治腹泻。

2. 二间穴（本经荥穴）

（1）定位取穴：在食指掌指关节桡侧，正当食指第一指骨小头的前方穴。毫针直刺0.2~0.3寸。

（2）主治病症：喉痹、颌肿、头痛、多卧善睡等症。

（3）配穴治疗：配三间、神门治多卧善睡；配商阳、委中、肩井、肺俞、昆仑治肩背相引痛；配阴郄、合谷、风门治恶寒；配手三里、合谷、列缺治牙痛、头痛兼喉痹；配阳溪、合谷、列缺、少商治牙齿肿痛并喉痹；配合谷、曲池、少商治喉痹；配迎香、上星、风府治鼻衄；配迎香、印堂、风府、少商治鼻出血。

3. 三间穴（本经输穴）

（1）定位取穴：在食指掌关节后方桡侧，当第二掌骨小头的后方赤白肉际取穴。毫针直刺0.5~0.8寸。

（2）主治病症：目急痛、下齿痛、咽喉痛肿、鼻衄、唇焦口干、嗜睡、胸满、腹满、便秘、肩痛、手指及手背肿痛等症。

（3）配穴治疗：配阳溪、少商治喉痹；配前谷、攒竹治目急痛；配合谷、厉兑治吐舌易惊；配大迎、合谷、人迎治龈齿痛；配肺俞、不容、章门、商阳、头窍阴、兑端治口干；配商阳、丰隆治喘闷；配少商、足三里、内庭治唇干饮不下；配中渚、液门、合谷、商丘、三阴交、中封、照海、陷谷、三间透刺至合谷治大便不通、伤寒水结；配肾俞、委中治肩背浮风劳；配后溪、外关、阳池治手背肿痛。

4. 合谷穴（本经原穴）

（1）定位取穴：第二掌骨中点，第一骨间背侧肌隆起处取穴。毫针直刺0.5~1寸。

（2）主治病症：头痛、眩晕、目赤肿痛、目翳、小儿疳、鼻衄、鼻渊、牙痛、痄腮、面肿、咽喉肿痛、失喑、中风口噤、半身不遂、小儿惊风、破伤风、指挛背痛、胃痛、呕吐、腹痛、泄泻、便秘、痢疾、咳嗽、无汗、多汗、心痛、无脉症、水肿、经闭、滞产、堕胎、胞衣不下、乳少、风疹、瘾疹、疥疮、疖肿、丹毒等病症。

（3）配穴治疗：配涌泉、哑门、阳交治喑不能言；配水沟治唇吻不收、喑不能言；配间使、阳池、侠溪、京骨治疟寒热；配列缺、颊车、禾髎治口噤；配曲池治痂疥；配足三里、内庭、期门、乳根治胸腹膨胀气喘；配丰隆、解溪、风门、风池治头风眩晕；配攒竹、太阳治伤寒头痛；配复溜、内关、中极治六脉俱无；先补合谷后泻复溜治少汗；先泻合谷次补复溜治多汗；配曲池、伏兔、内庭、少商治咽喉肿痛、闭塞，米粒不下；配厉兑治龋齿恶风；补合谷，泻三阴交，至阴配太冲治难产；配涌泉、天突、少商、丰隆治喉痛；配上星、百劳、风府、后溪、迎香、人中、印堂、京骨治鼻衄不止；配液门、商阳治疟疾发热；配太溪、承浆、下关、颊车治下牙痛；配头临泣、角孙、液门、后溪、中渚、睛明治目翳膜；配内庭、阳白、三间治牙痛；配曲池、公孙、间使、大椎治疟；配后溪、阳池、厉兑、解溪、风池治汗不出；配肩髃、手三里、百会、肩井、风市、环跳、足三里、委中、阳陵泉治阳证中风不语，手足瘫痪，先补后泻上述诸穴，治阴证中风不遂，手足拘挛；配曲池、足三里、委中治疔疮（针挑有血治，无血不治）；配太冲治鼻疾；配足三里、上巨虚、中脘治痢疾；配迎香、头临泣、太冲治赤眼；配头临泣、听宫、金门治耳聋；配太冲、印堂治鼻塞、鼻渊；配三阴交治脾病，先补合谷次泻三阴交治冷咳；配天府治鼻衄；配三间治头风、头痛与牙痛；配曲池、肩髃、肩髎治两手酸痛；配下关、颊车治齿痛；配三阴交治闭经、难产；配翳风治喉痹；配足三里治腹泻；配太冲、大椎、风池、足三里治中暑；配风池治感冒；配内关可做各种手术麻醉；配曲池、颊车治流涎病；配复溜、百劳、肺俞、阴郄治肺结核；配内关、人中治失血性休克、感染性疾病；配扶突可调整甲状腺机能；配足三里可调节肾上腺皮质、髓质功能，治低血糖；配石门可避孕；配膻中、肩井、天宗可催乳。

注：针刺合谷可加强胃的蠕动，调整胃分泌；缓解支气管平滑肌痉挛，改善肺通气量；可明显影响血管舒缩活动，改善冠状动脉循环；可降低脑血管紧张度，改善脑供血。针刺合谷、内关有较好的镇痛效果。

5. 阳溪穴（本经经穴）

（1）定位取穴：在手腕桡侧二筋之间，桡腕关节处凹陷处取穴。毫针直刺0.5~0.8寸。

（2）主治病症：头痛、耳鸣、耳聋、舌本痛、咽喉肿痛、龋齿痛、目痛、目翳、癫痫、惊瘛、狂言喜笑、热病烦心、疟疾、寒嗽、吐沫、臂痛不举、腕痛连肘、五指拘挛、掌中热、痂疹、腕关节及周围神经组织病。

（3）配穴治疗：配阳谷、太阳治目赤痛；配阴谷、间使、合谷治吐舌、忘言；配天容、内关治胸满不得息；配赞竹、二间、大陵、三间、前谷、上星治目痛；配二间、颊车治牙齿痛肿、咽痹；配解溪、印堂、神门治惊悸；配阳池、手三里、外关、阳谷治手拘挛和腕痛；配三间、间使、脾俞、膈俞治呃逆；配偏历、合谷、列缺治腕部腱鞘炎。

6. 偏历穴（本经络穴）

（1）定位取穴：侧腕曲肘，于阳溪与曲池连线的下四分之一与四分之三的交接处取穴。毫针直刺0.5~0.8寸。

（2）主治病症：鼻衄、目赤、目不明、耳聋、耳鸣、口眼歪斜、牙痛、颊肿、癫痫、小便不利、水肿、疟疾、肩膊肘腕酸痛等病症。

（3）配穴治疗：配合谷、二间、昆仑、上星、足通谷治鼻衄；配阳溪、商阳、腕骨、听会、前谷治耳鸣；配手三里治手臂酸重；配太渊、内庭治腹胀溏泻；配合谷、曲池、颊车、太阳治肩臂疼痛及口眼歪斜；配关元、复溜、中极、三阴交治水肿；配合谷、曲池、养老、肩井、支沟治肩臂疼痛。

7. 温溜穴（本经郄穴）

（1）定位取穴：阳溪穴直上5寸凹陷取穴。毫针直刺0.5~0.8寸。

（2）主治病症：头痛、面痛、鼻衄、牙痛、口舌肿痛、吐涎、咽喉肿痛、肠鸣腹痛、颈痛、肩臂疼痛等病症。

（3）配穴治疗：配曲池、少商治喉痹不能言；配仆参、间使、大椎、腰奇、颊车、人中治癫疾、吐舌鼓颌、狂言；配期门治颈强伤寒；配合谷、照海、少商治咽喉肿痛；配内庭、太溪治牙痛；配足三里、天枢、上巨虚治腹痛、腹泻；配内关、曲池、照海、通里治舌肿口糜。

8. 下廉穴

（1）定位取穴：在阳溪与曲池连线的上三分之一与下三分之二交点处取穴。毫针直刺0.5~0.8寸。

（2）主治病症：头痛、头风、眩晕、目痛、流涎、痨瘵、气喘、腹痛、胸肋胀满、泄泻、小腹满、尿血、上肢不遂、肘臂痛、乳痈、前臂及肘部痛、支气管炎、乳腺炎等病症。

（3）配穴治疗：配幽门、上巨虚、太白治痢疾脓血；配悬钟、内庭治胃热不食；配丘墟、大陵治狂言；配五处、神庭治头风；配委中治风湿痹；配手三里、侠溪、鱼际、委中、足临泣、膻中、少泽治乳痈；配丘墟、侠溪、内关、肾俞治胸胁满引腹；配曲池、手三里治手臂酸痛、麻木；配曲池、外关治手臂酸痛；配少泽、天宗、膻中、鱼际、少商治乳腺炎。

9. 上廉穴

(1) 定位取穴：于阳溪与曲池连线的上 1/4 与下 3/4 的交点处取穴。毫针直刺 0.6～1 寸。

(2) 主治病症：头痛、头晕、半身不遂、手足不仁、肩膊酸痛、胸痛、喘息、腹痛、泄泻、小便难等病症。

(3) 配穴治疗：配下廉、复溜治小便难；配天井、曲池、外关、经渠、支沟、腕骨、手三里、合谷治手臂麻木；配气海、足三里、绝骨、下廉治胃中热；配足三里、天枢、下巨虚治腹痛、腹泻。

10. 手三里穴

(1) 定位取穴：曲池穴下 2 寸处取穴。毫针直刺 0.8～1.2 寸。

(2) 主治病症：齿痛、颊肿、失音、舌痛、眼目诸疾、上肢不遂、腹痛、腹胀、吐泻等病症。

(3) 配穴治疗：配复溜、曲池、中渚、丰隆治喉痹不能言；配足三里治食癖气块；配少海治两臂发痳；配申脉、大杼、天柱、金门治头风目眩、项颈强；配合谷、养老治疔痈；配中脘、足三里治腹泻；配臂臑、合谷、曲池治上肢不遂；配足三里、肾俞、脾俞、胃俞、复溜、悬钟治妊娠水肿。

注：针刺手三里可使直肠蠕动增强，有镇痛作用。

11. 曲池穴（本经合穴）

(1) 定位取穴：屈肘成直角，当肘弯横纹尽头处取穴。毫针直刺 1～1.5 寸。

(2) 主治病症：咳嗽、哮喘、胸中烦满、便秘、痢疾、肠痈、头痛、眩晕、耳聋、耳鸣、目赤痛、目不明、牙痛、颈肿、咽喉肿痛、癫狂、瘛疭、易惊、月经不调、乳少、半身不遂、肘臂挛急。

(3) 配穴治疗：配天髎、养老治肩臂痛；配关冲、足三里、中渚、阳谷、尺泽治肘痛肘寒；配少泽、大陵治瘛疭、癫疾；配合谷、足三里、复溜、悬钟治麻风；配人迎、足三里、内关、神道、章门、中府、足临泣、天池、璇玑、府舍治胸腹满；配足三里、大杼、复溜治大热；配复溜、合谷、足三里、内庭、行间、三阴交治全身浮肿；配合谷治咽中闭；配合谷、足三里、悬钟、行间治全身生疮；配悬钟、膏肓、间使、百劳治疟先热后寒；配悬钟、手三里、大椎、涌泉、合谷治伤寒大热不退；配悬钟、人中、百劳、涌泉治发狂不识尊卑；配阳溪、合谷、中渚、手三里、阳辅、昆仑治左瘫右痪；配支沟、足三里、血海、三阴交治女子月经不来，妊娠不成；配阳谷、外关、合谷治手指拘挛筋紧；配合谷、人中、复溜治伤寒发痉不省人事；配列缺、环跳、风市、委中、商丘、中封、足临泣治身寒痹；配石门、鱼际治吐血；配合谷、肩髃治两手酸痛难执物；配合谷治头面五官病，加足三里、风池治眩晕；配合谷、风市、血海治荨麻疹；曲池透臂臑治瘰疬；配合谷、外关、风池、风门治感冒；配天井治肘关节炎；配足三里、太冲、人迎、丰隆治高血压。

注：针刺曲池可增强心肌收缩率，使心率减缓，对房性期前收缩、心房颤动有一定治疗作用，可使肾上腺髓质分泌功能增强。

12. 肘髎穴

（1）定位取穴：屈肘，从曲池向外斜上1寸，当肱三头肌腱的外缘处穴。毫针直刺0.6～1寸。

（2）主治病症：肘臂病拘挛、麻木，肱骨外上髁炎，上肢瘫痪等病症。

（3）配穴治疗：配肩髃、复溜、腕骨治臂膊浮肿，肢节疼痛；配曲池、合谷、手三里治上肢不遂；配养老、曲池治肩凝症。

13. 手五里穴

（1）定位取穴：屈肘，曲池直上3寸，肱三头肌腱的外缘处穴。毫针避开动脉直刺0.6～1寸。

（2）主治病症：肘臂挛痛、风湿肿胀、胃脘胀痛、瘰疬等。

（3）配穴治疗：配太溪、大钟、照海、脑清、二间治嗜睡；配天井、养老、下廉治臂肘痛；配臂臑、外关、支沟治瘰疬；配少海、阳池、腕骨治手关节痛。

14. 臂臑穴

（1）定位取穴：垂臂曲肘，在三角肌下端，当肩髃与曲池上7寸连线上取穴。毫针直刺0.5～0.8寸。

（2）主治病症：肩臂痛、颈项拘挛、瘰疬、目疾、颈淋巴结核、上肢瘫痪。

（3）配穴治疗：配臑俞、养老治肩臂不可举；配肩髎、外关治臂疼不可举；配强间、天柱治项强；配五里、外关治疔疮；配曲池、手三里、天宗、支沟、肩髃治肩背痛、上肢不遂；配合谷、光明、外关、二间治目疾；配手五里、手三里、上廉、温溜、合谷、阳溪治臂丛神经痛；透臑上，配曲池治臂背痛；配睛明、太阳、承泣治眼病，以3寸毫针肩臑透刺肩髃用于针麻胸部手术。

15. 臑会穴（本经与手阳明、阳维之交会穴）

（1）定位取穴：正坐垂肩，当三角肌后下缘与肱骨交点处是穴。毫针直刺1～1.5寸。

（2）主治病症：瘿气、瘰疬、目疾、上肢麻痹、肩背痛、腋痛、甲状腺肿等病症。

（3）配穴治疗：配支沟、曲池、腕骨、外关、肘髎治臂肘痛；配申脉、大椎治癫疾；配肩髃、肩贞、养老、肩髎治肩凝症；配曲池、肩井、后溪治臂痛；配肩髎、肩贞、曲池、合谷、颈臂穴治上肢瘫痪。

16. 肩髎穴

（1）定位取穴：垂肩，于锁骨肩峰后缘直下约2寸，当肩峰与肱骨大结节之间取穴。毫针对肩关节直刺1~1.5寸。

（2）主治病症：肩关节周围炎、半身不遂、胸膜炎、荨麻疹、肋间神经痛等病症。

（3）配穴治疗：配天宗、肩髃、阳谷治臂痛；配极泉、条口、透承山治肩凝症；配肩髃、手三里、曲池、合谷治上肢瘫痪；配肩髃、臑俞、曲池、养老、后溪治肩臂痛不能举。

17. 肩髃穴（本经与阳跷脉交会穴）

（1）定位取穴：上臂外展平举，肩关节部即可呈现出两个凹窝，前面一个凹窝中即是本穴。毫针向下斜刺1~1.5寸。

（2）主治病症：肩臂疼痛、手臂挛急、半身不遂。

（3）配穴治疗：配曲池、合谷、列缺治偏风，半身不遂；配天井、曲池、阳谷、关冲、手三里治肩痹痛；配风门、肩井、中渚、大杼治肩背红肿痛；配曲池、昆仑、委中、阳陵泉治肢节烦痛，牵引腰脚痛；配悬钟、太渊、曲池、阳陵泉、足三里、昆仑治中风偏枯，疼痛无时；配肘髎、肩井、外关、腕骨治肩膊红肿，肢节疼痛；配阳溪治瘾疹、风疹；配巨骨、肩贞治肘臂疼痛；配合谷、外关、手三里、曲池治上肢麻木；配养老治肩凝症；配条口透承山治肩凝症；配曲池、天池、天井、三间治瘰疬；配曲池、阳陵泉、合谷、环跳、足三里治类风湿性关节炎；配肩髎、曲池治肩关节疾病；配肩髎、阳陵泉治肩峰下滑囊炎。

注：针刺肩髃穴对食道癌手术有良好的镇痛效果。

18. 巨骨穴（本经与阳跷脉交会穴）

（1）定位取穴：正坐垂肩，在肩锁关节后缘，当锁骨与肩胛冈形成的叉骨取穴。毫针向下斜刺0.5~0.8寸。

（2）主治病症：肩臂痛不遂、肩关节及肩部软组织疾患、颈淋巴核、肩周炎等病症。

（3）配穴治疗：配前谷治臂不举；配风池、天柱、大杼、悬钟治头项强痛；配臂臑、大杼、肩井治背疼痛。

注：不可深刺，以免刺入胸腔造成气胸。

19. 天鼎穴

（1）定位取穴：从扶突穴直下1寸当胸锁乳突肌后缘处取穴。毫针直刺0.5~0.8寸。

（2）主治病症：喉中痰鸣、咽喉痛肿、喉头炎、颈淋巴结核、舌骨肌麻痹等病症。

（3）配穴治疗：配气舍、少商、膈俞治喉痹；配间使、哑门治失音；配合谷、廉泉、天突、少商、太溪治咽喉痛肿、音哑；配翳风、太阳、廉泉治眼球麻痹；配合谷、承浆、扶突、天容治音哑；配曲池、合谷、少商治喉痹。

20. 扶突穴

（1）定位取穴：正坐，头微侧仰，先取甲状软骨与舌骨之间廉泉穴，再从廉泉向外3寸，当胸锁乳突肌的胸骨头与锁骨头之间取穴。毫针直刺0.5～0.8寸。

（2）主治病症：咳嗽、气喘、咽喉肿痛、呃逆、瘿气、瘰疬等病症。

（3）配穴治疗：配大钟、廉泉、头窍阴治舌本出血；配天突、照海、太溪治咽喉病；配天突、气海、太溪治喉鸣、气梗；配天突、廉泉、合谷治音哑、咳喘；配合谷、曲池、颊车、外关治痄腮。

注：针刺扶突对胸内手术有良好的针麻效果。

21. 兑端穴

（1）定位取穴：于人中沟下端之红唇与皮肤移行处取穴。毫针向上刺0.3～0.5寸。

（2）主治病症：昏迷、晕厥、癫狂、癔症、牙痛、齿龈痛、口噤、唇吻强、目翳、鼻塞、衄血。本穴为急救穴之一。

（3）配穴治疗：配耳门治上齿龋痛；配目窗、合谷、正营、耳门治口齿痛；配龈交、承浆、大迎、丝竹空、囟会、天柱、商丘治癫疾；配本神治癫疾吐沫；配小海、太溪治小便赤涩；配本神、腰奇、申脉、丰隆治癫疾；配内关、人中治晕厥。

22. 禾髎穴

（1）定位取穴：先定人中沟正中线上1/3与中1/3交点处水沟穴，鼻孔外缘直下0.5处。毫针斜刺0.3～0.5寸。

（2）主治病症：鼻塞、鼻衄、鼻疮、鼻炎、嗅觉减退、鼻息肉、面神经麻痹及痉挛、咀嚼肌痉挛、腮腺炎等病症。

（3）配穴治疗：配厉兑、上星、劳宫治衄血；配地仓透颊车、合谷、上关、头维治面瘫；配牵正、颊车、合谷、地仓、四白、阳白治面神经麻痹；配印堂、少商、列缺治鼻出血。

六、手太阳小肠经经穴（少泽至听宫共15穴）

1. 少泽穴（本经井穴）

（1）定位取穴：于小指爪甲尺侧缘和基底部各作一线，两侧相交处取穴。毫针浅刺0.1寸或点刺出血。

（2）主治病症：中风昏迷、舌强不语、癫疾、瘛疭、咽喉肿痛、耳聋、耳鸣、鼻衄、头痛、闷痛、乳少、乳痈、肩臂外侧疼痛、小指不用等病症。

（3）配穴治疗：配前谷、后溪、阳谷、完骨、昆仑、少海、天柱、大杼、攒竹治项强急痛不可顾；配复溜、间使、昆仑治寒疟汗不出；配心俞、太渊治咳嗽；配合谷、膻中治妇人无乳；配太阳治乳肿；配肝俞治胬肉攀睛；配劳宫治心痛翻胃；配乳根、膻中治乳汁分泌不足、乳肿；配睛明、太阳、合谷治目赤攀睛；配乳根、天宗、膻中、内庭、阿是穴治乳痛。

2. 前谷穴（本经荥穴）

（1）定位取穴：于第五掌指关节前缘，当掌指横纹尺侧端赤白肉际处取穴。毫针直刺0.3~0.5寸。

（2）主治病症：项急、耳聋、耳鸣、目痛、咽喉肿痛、产后无乳、前臂疼痛、肘挛、手心发热、扁桃体炎、乳腺炎、前臂神经痛、手指麻木等病症。

（3）配穴治疗：配后溪、偏历、听宫、大陵治耳鸣；配京骨、太阳、外关治目中白翳；配后溪、肩井、曲池、阳溪治臂重痛、肘挛；配委中、复溜、太溪治尿赤难；配龈交治鼻塞不利；配照海、支沟、中封治嗌偏肿不可咽；配后溪、间使、大椎、腰奇、水沟、解溪、金门、申脉治癫病；配合谷、曲池、养老、手三里、外关治手臂痛、前臂麻木；配外关、阳谷、八邪治手小指麻木。

3. 后溪穴（本经输穴、八脉交会穴之一，通督脉）

（1）定位取穴：握拳，于第五掌指关节后缘，手掌横纹头赤白肉际处取穴。毫针直刺0.5~1寸。

（2）主治病症：癫痫、耳聋、目赤、鼻衄、疟疾、小便赤涩、黄疸、头项强痛、目眩、盗汗、肘臂及手指挛急等病症。

（3）配穴治疗：配合谷、曲池治痎疟寒热；配间使、大椎、身柱、足三里、悬钟、合谷、膏肓治胸寒发疟；配间使、百劳、合谷、曲池治疟热多寒少；配环跳治腿痛；配劳宫治黄疸；配鸠尾、太冲、间使、神门治五痫；配申脉治头肩痛；配大椎、间使治间日疟；配风池、百会、太阳治头痛眩晕；配人中、条口透承山、大椎治腰背部烧伤；配委中、殷门、人中、压痛点、相应夹脊穴治腰部急性扭伤或慢性劳损。

4. 腕骨穴（本经原穴）

（1）定位取穴：由后溪穴直向上推，当两骨结合部的凹陷中取穴。毫针平刺0.3~0.5寸。

（2）主治病症：热病汗不出、疟疾、胁痛、黄疸、消渴、头痛、项强、呕吐、鼻衄、鼻塞、喉痹、颊肿引耳、半身不遂、惊风瘛疭、腰痛、肘臂不能屈伸、指挛臂痛、手腕无力等。

（3）配穴治疗：配阳谷、阳陵泉治胁痛不得息；配阳谷、肩贞、头窍阴、侠溪、颊车、听宫治耳鸣无所闻及颔痛；配下八邪、中渚治五指不能屈伸；配前谷、曲池、阳谷治臂腕急；配天宗治肩臂痛；配足三里、内庭、申脉、外关、涌泉治伤寒发黄；配百劳、足三里、太冲透涌泉治黄疸虚浮；配中脘、膏肓、丹田治色黄；配阴陵泉治酒黄；配通里治颧颔耳肿、苦寒热、肩臑内外侧痛；配中脘治脾虚黄疸；配通里、听宫治耳鸣、耳聋；配三焦俞、脾俞、足三里、然谷、太溪治消渴；配大杼、风门、大椎、天柱治颈背强急、头项强痛和落枕；配通里、风池、听会、肾俞、听宫、翳风治耳鸣、耳聋。

5. 阳谷穴（本经经穴）

（1）定位取穴：侧掌，手心向前，由腕骨穴直上相隔一骨的凹陷处取穴。毫针直刺0.3~0.5寸。

（2）主治病症：目赤肿痛、头晕、目眩、耳聋、耳鸣、颈颔肿、项肿胁痛、臂外侧痛、手腕痛等病症。

（3）配穴治疗：配筑宾、大椎、足通谷治狂、癫疾；配下关、阳溪、关冲、液门治耳聋、耳鸣；配太冲、太阳、昆仑治目急痛赤肿；配液门、商阳、二间、四渎治下牙痛；配阳溪治吐舌狂言；配液门治狂言；配腕骨、支沟、膈俞、申脉治胁痛；配腕骨、间使、昆仑治瘛疭、五指掣；配腕骨、前谷、商阳、丘墟、侠溪、手三里治颐颔肿；配侠溪、颊车治颔肿、口噤；配支沟、阳陵泉、内关治胸胁痛；配阳池、养老、阳溪治手腕无力。

6. 养老穴（本经郄穴）

（1）定位取穴：在尺骨小头的桡侧，与尺骨小头最高点平齐骨缝中取穴。毫针直刺0.5~1寸。

（2）主治病症：目视不明、肩背肘臂痛、疝痛、视神经萎缩、白内障、视力减退、急性腰扭伤、半身不遂、肩周炎、落枕等病症。

（3）配穴治疗：配天柱、肩井治肩背痛；配合谷、太阳、光明、外关、曲差治目视不明；配天柱、攒竹治目眩；配外关、阳池治手腕下垂和腕关节痛；配肩髃治肩凝症；配内关、肺俞治呃逆；配外关治痹症；配臂中穴治腕下垂；养老透内关、肩贞透极泉治肩关节周围炎。

7. 支正穴（本经络穴）

（1）定位取穴：阳谷穴上5寸，当阳谷与小海穴的连线上，尺骨的里骨面上取穴。毫针直刺0.5~0.8寸。

（2）主治病症：头痛、目眩、颔肿、癫狂、好笑善忘、惊恐悲愁、项强肘挛、手指痛、神经血管性头痛等病症。

（3）配穴治疗：配鱼际、合谷、少海、大陵、人中、曲池、腕骨治狂言；配少海、悬钟治热病腰膝酸痛、项强振寒；配内关、印堂、阳溪治惊悸；配三焦俞治目眩头痛；配曲池、八邪、手三里、养老治肘臂手指痛不能握物；配神门治心痛、咽干、臂痛、胁痛；配神门、膻中、建里、内关治心前区痛。

8. 小海穴（本经合穴）

（1）定位取穴：尺骨鹰嘴与肱骨内上髁之间，尺神经沟内，屈肘定穴。毫针直刺0.3~0.5寸。

（2）主治病症：癫疾、耳聋、耳鸣、目眩、心中烦满、小腹痛、瘰疬、疡肿、肩背痛等病。

（3）配穴治疗：配大椎、风池、大陵、百会治癫疾；配曲池、肩贞、少海治肘臂疼痛；配腕骨、胆俞、阳陵泉、合谷治黄疸；配合谷、大陵、神门、行间、心俞治癫狂病；配神门、手三里、大杼、风门、肩井、灵道治臂麻疼痛。

注：针刺小海可治过敏性结肠炎。

9. 肩贞穴

（1）定位取穴：垂背合腋，当腋后纹头直上1寸处穴。毫针直刺1~1.5寸。

（2）主治病症：耳聋、耳鸣、肩胛痛、手臂痛麻、缺盆中痛等。

（3）配穴治疗：配完骨、听会治耳聋无闻；配关冲、外关、肩髃治肩中热；配肩髃、肩髎、巨骨治肩凝症；配肩髎、养老、肩髃、天宗治肩关节痛；配曲池、手三里、颈臂治上肢麻痹；配肩髃、天宗、曲垣、肩髎、曲池冶肩胛下神经痛。

10. 臑俞穴（手足太阳、阳维、跷脉之交会穴）

（1）定位取穴：正坐垂肩，上臂内收，用手指从腋后纹端肩贞穴直向上推肩胛冈下缘处取穴。毫针直刺0.6~1寸。

（2）主治病症：肩臂酸痛、肩肿、瘰疬、臂外展无力、肩周炎等病症。

（3）配穴治疗：配膻中、少泽治乳房肿痛；配后溪、巨骨、肩井治肩痛；配肩髃、肩贞、曲池、合谷、颈臂穴治上肢瘫痪。

11. 天宗穴

（1）定位取穴：肩胛冈下缘与肩胛骨下角连一直线，与第四胸椎棘突下平齐处取穴。毫针直刺0.6~1寸。

（2）主治病症：肩胛疼痛、胸胁胀满、乳痈、颊颌肿痛、肩周炎、肩胛酸痛等病症。

（3）配穴治疗：配五里、巨骨治臂痛；配臑会、大杼、风门、臑俞治肩背痛；配膻中、少泽、天宗治乳房肿痛；配肩井、少泽、膻中、肾俞治乳腺增生。

12. 秉风穴（手三阳与足少阴交会穴）

（1）定位取穴：于肩胛冈上缘中点向上1寸的肩胛冈上窝处取穴，与臑俞、天宗成三角形。毫针直刺0.6~1寸。

（2）主治病症：肩胛疼痛、上肢酸麻、项强不得回顾、冈上肌腱炎、肩周炎等病症。

（3）配穴治疗：配天容、巨骨、云门治肩痛不能举；配肩井、后溪、大杼、天宗治肩背疼痛；配巨骨、大杼、肩外俞、肩中俞、曲垣治肩胛上神经痛。

13. 天窗穴

（1）定位取穴：正坐，喉结旁开3.5寸，在胸锁乳突肌后缘处取穴。毫针直刺0.5~0.8寸。

（2）主治病症：头痛、耳聋、耳鸣、咽喉肿痛、颊肿。

（3）配穴治疗：配臑会治颈瘿；先灸天窗50壮，移灸百会50壮，再灸天窗50壮，治失音不语；配翳风治口噤；配天突治面皮热；配外关治耳鸣无闻；配合谷、复溜治咽喉肿痛；配合谷、少商治咽喉痛。

14. 颧髎穴（本经与手少阳之交会穴）

（1）定位取穴：目外眦直下颧骨下缘凹陷中。毫针直刺0.3~0.5寸。

（2）主治病症：口眼歪斜、眼睑瞤动、齿痛、唇肿、颊肿、面神经麻痹、面肌痉挛、三叉神经痛等病症。

（3）配穴治疗：配二间治牙痛；配龈交、颊车透地仓、下关治口僻；配内关治目赤、目黄；配大迎治目瞤；配颊车透地仓、下关、攒竹、阳白治口眼歪斜、眼睑瞤动；配颊车、合谷治面肿；配太阳、攒竹、丝竹空、下关、地仓透颊车治口眼歪斜。

注：针刺颧髎有镇痛作用，对三叉神经痛有明显疗效。

15. 听宫穴（本经与手足少阳之交会穴）

（1）定位取穴：在耳屏与下颌关节之间，张口呈凹陷中取穴。张口毫针直刺1～1.5寸。

（2）主治病症：耳聋、耳鸣、耳痛、癫狂、心腹满痛、牙痛。

（3）配穴治疗：配听会、中渚、翳风治耳聋气闭；配心俞、脾俞治心下悲悽；配外关、翳风、中渚、曲池治聍耳；配耳门、中渚、复溜治耳鸣、耳聋；配合谷、翳风、外关治中耳炎；配听会、翳风、会宗治耳聋；配听会、耳门、合谷、下关、颊车、天容治下颌关节炎。

注：针刺听宫穴可改善耳蜗微循环及毛细胞营养供应，提高耳蜗机能。

七、足太阳膀胱经经穴（睛明至至阴共67穴）

1. 睛明穴（手足太阳、足阳明、阴跷、阳跷五脉之交会穴）

（1）定位取穴：正坐或仰卧，于目内眦内0.1寸，再向上0.1寸处，近目眶骨内缘取穴。针刺时，患者闭目，医者左手推眼球向外侧固定，右手缓慢进针，紧靠眶缘直刺0.6～1寸，不捻，不提插，出针按压两分钟防止出血。

（2）主治病症：目赤肿痛、目眩、迎风流泪、内眦痒痛、胬肉攀睛、目翳、目视不明、雀目、小儿疳眼、近视、远视、夜盲、色盲、散光、结膜炎、角膜炎、视网膜炎、视神经炎、电光性眼炎、青光眼、早期白内障、视神经萎缩、视网膜出血、眼肌麻痹。

（3）配穴治疗：配后溪、目窗、太阳、瞳子髎治目赤；配头临泣、风池、腕骨治冷泪；配合谷、四白治目生翳膜；配小骨空、太阳、合谷治目患外障；配合谷、四白、头临泣、二间治眼红涩烂；配太阳、鱼尾治目疾；配合谷、光明治眼疾；配行间治雀目；配攒竹治目痛视不明、迎风流泪；配巨髎、颧髎、颊车透地仓、合谷治面瘫；配风池、太冲治青光眼；配风池、太阳、攒竹、丝竹空、阳白、光明治目赤肿痛；配肝俞、肾俞、风池、太阳、角孙、合谷治视神经萎缩、视网膜出血；配球后、太阳、翳明、少泽、合谷治白内障角膜白斑；配少泽、太阳、合谷治翼状胬肉；配臂臑治眼球红肿，疼痛流泪；配球后、风池、合谷、足三里、光明治视神经萎缩；配迎香治溢泪症；配鱼腰、承泣、攒竹、丝竹空、瞳子髎治急性结膜炎；配瞳子髎、攒竹、丝竹空、鱼腰、四白、光明、外关、上星、阳白治夜盲症。

注：针刺睛明穴可使心率减慢，不宜作大幅度提插、捻转。

2. 攒竹穴

（1）定位取穴：于眉头边缘，入目毛约0.1寸处取穴。毫针向鱼腰穴平刺0.5～0.8寸。

（2）主治病症：眉棱骨痛、目翳、目视不明、目赤肿痛、迎风流泪、瞳子痒痛、神经性血管头痛、近视、夜盲、视神经萎缩、青光眼、眼肌痉挛或麻痹、面神经麻痹、三叉神经痛。

（3）配穴治疗：配龈交、鱼腰、玉枕治目系急、目上翻、面赤颊肿；配承光、肾俞、丝竹空、禾髎治风寒头痛；配小海、后顶、强间治痫发瘛疭，狂走不得卧；配禾髎治尸厥；配尺泽、间使、阳溪治心邪癫狂；配印堂、足三里治醉头风；配大骨空、小骨空治迎风流泪；配合谷治风冷泪出；配大陵、神门、合谷、鱼际、中渚、液门、少泽、委中、太白治身热头痛；配后溪、液门治赤翳；配头维治目疼头痛；配三间治目中漠漠；配丝竹空治目内红肿苦皱眉；配顶前五穴大出血治暴盲；配风池、合谷治头痛；配太阳、风池、合谷治目赤肿痛；配阳白透鱼腰、丝竹空治眼睑麻痹下垂；配瞳子髎、颧髎、阳白、下关、合谷治面瘫；配风池、太阳、睛明、丝竹空、合谷治急性结膜炎、电光性眼炎；配肝俞、肾俞、风池、角孙、太阳、光明治视神经萎缩、视网膜出血；配睛明、合谷、阳白、风池治电光性眼炎（用捻转进针法，中等刺激留针10分钟）；配风池、合谷治前额痛；配四白、颊车透地仓、承浆治面肌痉挛；配鱼尾、肩髃治眼痛；配翳明、鱼腰、光明、外关、睛明、足三里治眼玻璃体混浊。

注：针刺攒竹穴可使心率减慢，并对眼部手术、内脏手术有良好的针麻效应。对胃大部切除手术应用攒竹透攒竹、听会有针麻效果。

3. 眉冲穴

（1）定位取穴：攒竹穴直上，入发际0.5寸处取穴。毫针平刺0.3～0.5寸。

（2）主治病症：目赤肿痛、目视不明、鼻塞、头痛等症。

（3）配穴治疗：配颞颥、合谷、曲池治外感头痛、身痛；配印堂、迎香、列缺、上星治鼻塞头痛。

4. 曲差穴

（1）定位取穴：神庭与头维弧形连线中内三分之一的折点处取穴。毫针平刺0.5～0.8寸。

（2）主治病症：头痛、目眩、目视不明、鼻塞、鼻衄、鼻疮等病症。

（3）配穴治疗：配上星、迎香、素髎、水沟、龈交、通天、禾髎、风府治鼻疾；配内关、悬钟、心俞治心中烦满汗不出；配上星、印堂治脑泻，鼻中臭涕出；配合谷、印堂、大杼、风门、上星治鼻塞、鼻衄。

5. 五处穴

（1）定位取穴：正坐仰靠，先取曲差穴，于其直上0.5寸处取穴。毫针平刺0.3～0.5寸。

（2）主治病症：头痛、目眩、目视不明、鼻衄、脊强反折、癫痫等病症。

（3）配穴治疗：配攒竹、正营、上脘、缺盆、中府治汗出寒热；配身柱、委中、昆仑治脊强反折、瘛疭、癫痫、头痛；配下廉、列缺、大杼、天柱、神庭治头风；配合谷、曲池、列缺、百会治头痛。

6. 承光穴

（1）定位取穴：正坐仰靠，先取曲差穴，于其上3.5寸取穴。毫针平刺0.3~0.5寸。

（2）主治病症：头痛、目眩、鼻塞、多涕、不闻香臭、呕吐、烦心、目视不明、青盲等症。

（3）配穴治疗：配大都、内关、内庭治呕吐；配解溪、天柱、内关、列缺治风眩头痛、呕吐心烦；配行间、光明、外关治目疾。

7. 通天穴

（1）定位取穴：先取百会，在百会穴旁开1.5寸再向前1寸处取穴。毫针平刺0.3~0.5寸。

（2）主治病症：鼻塞多清涕、鼻衄、鼻疮、鼻渊、头痛。

（3）配穴治疗：配络却、人中治尸厥；配承光治口歪、鼻多清涕；配上星、印堂治鼻渊、鼻塞；配百会、合谷、风池、太阳治头痛；配风池、印堂、上星、迎香、合谷治鼻疾。

注：针刺通天穴可使部分癫痫大发作病人脑电图趋向规则化。

8. 络却穴

（1）定位取穴：正坐仰靠，先取百会穴，旁开1.5寸再向后0.5寸取穴。毫针平刺0.3~0.5寸。

（2）主治病症：癫狂、瘛疭、郁闷不乐、目视不明、头痛眩晕等。

（3）配穴治疗：配听会、大椎、间使、百会、身柱治狂症；配百会、太冲、头维、翳风、风池、耳门、后溪、肾俞治头眩耳鸣。

9. 玉枕穴

（1）定位取穴：后发际正中直上2.5寸旁开1.3寸，当枕外粗隆上缘之外侧取穴。毫针平刺0.3~0.5寸。

（2）主治病症：不能远视、目痛如脱、鼻塞、不闻香臭等症。

（3）配穴治疗：配大杼、肝俞、心俞、膈俞、陶道治汗不出、凄厥恶寒；配百会、上星、印堂、当阳、头临泣治鼻塞；配完骨、天柱、肩井治项痛；配风池、百会、合谷治头痛；配风池、攒竹、鱼腰、绝骨、光明、太阳、太冲治目赤肿痛。

10. 天柱穴

（1）定位取穴：先取哑门，旁开1.3寸，当斜方肌外侧取穴。毫针直刺0.5~0.8寸，不可向上刺。

（2）主治病症：项强、目赤肿痛、不闻香臭、鼻塞、咽肿、哮喘、癫痫、小儿惊痫、头重痛、眩晕、肩背痛等病症。

（3）配穴治疗：配大杼、通谷、束骨治气乱于头；配风池、商阳、关冲、液门治热病汗不出；配囟会、百会、膈俞、心俞、上关、光明治痉挛；配陶道、昆仑治目眩、目不明、目如脱；配陶道、大杼、孔最、后溪治头痛；配足临泣治狂言不休、目上翻；配行间治足不任身；配强间治项如拔；配少商治久病咳；配养老治视觉不清；配束骨治项强多恶风；配后溪、悬钟治落枕；配风池、百会、太阳、合谷治头痛、颈项强痛；配大杼、肝俞、膈俞、三焦俞、承满、气海、中脘、梁门治胃下垂；配身柱、风门、廉泉、人迎、阳谷、带脉（中等刺激）治甲状腺肿大；配风池、肩井、强间、百会、风池、头维、童子髎、太阳治头痛；配风池、大杼、大椎、身柱、天突、内关、天突、人迎、廉泉、中渚、带脉、外陵、瞳子髎、四白治眼球突出症；配风府、风池、水沟、复溜、太冲治子痫发作；配少商、尺泽治咽喉炎；配昆仑、落枕穴治项强。

11. 大杼穴（本经与手太阳交会，八脉交会穴之一，骨会）

（1）定位取穴：俯卧，于第一胸椎棘突下间陶道穴旁开 1.5 寸处取穴。毫针向内斜刺 0.5～0.8 寸。

（2）主治病症：伤寒汗不出、头痛如裂、肩胛酸痛、颈项强急、腰背痛、膝痛不可伸、膝关节骨质增生、颈椎痛、肺炎、气管炎、肢体麻木、神经血管性头痛、腰背痉挛等病症。

（3）配穴治疗：配上星、谚譆、天牖、间使、大椎、风池治疟疾；配心俞、膈俞治心中郁闷；配委中、膈关、人中、水分治腰脊急强；配谚譆、委中、风门治伤寒汗不出、腰脊颈背强痛、头痛、咳嗽、身热目眩；配曲泉治风痹痿厥；配长强、小肠俞治小肠气痛；配间使、风门、肺俞治五疟寒多热更多；配丰隆、少商、膻中治哮喘；配大椎、肺俞、肝俞、心俞、肾俞、人中、太溪、夹脊穴治脊柱痛；配肺俞、风门、天突、尺泽、外关、经渠、三阴交治支气管炎；配大椎、身柱、筋缩、阳关、痛处夹脊穴治风湿性脊柱炎；配肺俞、风门、中府、孔最治肺炎；配风池、风门、肺俞、合谷、曲池治感冒。

注：针刺大杼可调节肺功能，增加肺通气量；配飞扬、足三里针刺可使血钙增加。

12. 风门穴（本经与督脉交会穴）

（1）定位取穴：俯卧，于第二胸椎棘突下间旁开 1.5 寸处取穴。毫针向内斜刺 0.5～0.8 寸。

（2）主治病症：咳嗽、哮喘、鼻塞、多涕、喷嚏、发热头痛、项强、胸中热、呕吐、胸背痛等。

（3）配穴治疗：配五处、风门、少商治喷嚏不已；配合谷、曲池、行间、悬钟治伤寒热退后余热；配肩井、中渚、支沟、后溪、腕骨、委中治肩背酸痛；配大椎、肺俞、中府、孔最、风门、外关治发热、咳嗽、胸痛；配大椎、肺俞、天宗、肩髃治背痛；配曲池、外关、三阴交、血海治荨麻疹；配肺俞、厥阴俞、心俞、膈俞、肝俞、灵墟、阳陵泉治肋间神经痛。

注：风门能泻一身热气。

13. 肺俞穴（肺之背俞穴）

（1）定位取穴：俯卧，于第三胸椎棘突下身柱穴旁开1.5寸处取穴。毫针向内斜刺0.5~0.8寸。

（2）主治病症：咳嗽、胸满、痰多、气喘、呃逆、不嗜食、口中流涎、癫疾、腰背痛、小儿龟背等病症。

（3）配穴治疗：配太渊治肺胀；配灸三阴交、期门治食后吐水；配阴郄治盗汗、寒热、恶寒；配巨厥治胸满；配膻中、支沟、大陵治肺痈咳嗽；配百劳、中脘、足三里治咳嗽、咯痰；配足三里、膻中、乳根、风门、缺盆治久咳不愈；配曲池、手三里治手臂不举；配天突治咳嗽连声；配灸心俞、膈俞各三壮治小儿龟背；配大椎、少商、风门治咳喘；配风池、天柱、太阳、肝俞治头项强痛、目眩；配天突、少商、膻中治咳嗽痰壅；配风门、中府、天突、膻中、尺泽治肺痨咳嗽、哮喘；配膻中、中府、内关治支气管哮喘；配身柱、大椎、膏肓、膻中、玉堂、华盖、璇玑、尺泽、足三里治肺结核；配灸大椎、膏肓治慢性支气管炎；配列缺每日针一次治百日咳；配督俞、脾俞、丰隆、中脘、气海、足三里治支气管扩张；配灸膏肓每日五壮，治百日，治浸润性肺结核。

注：针刺肺俞穴可使肺功能改善，增加肺通气量，调整支气管平滑肌，可使大多数支气管病人症状停止发作或显著减轻。

14. 厥阴俞穴（心包之背俞穴）

（1）定位取穴：俯卧，于第四胸椎棘突下旁开1.5寸处取穴。毫针向内斜刺0.5~0.8寸。

（2）主治病症：咳嗽、心痛、心悸、胸满烦闷、胃脘痛、呕吐、肋痛、风湿性心脏病、心内膜炎、膈肌痉挛等病症。

（3）配穴治疗：配神门、内关、足临泣治心痛；配膈俞、内关、阴郄治胸闷心悸；配膈俞、心俞、内关治胸痹；配侠白、心俞、京骨治心脏瓣膜病；配心俞、三阴交穴位注射治风湿性心脏病；配少府、攒竹、通里治心动过速；配心俞、肝俞、肾俞、大椎、天柱、风池、神门、脑清治神经衰弱。

注：针刺厥阴俞对冠状动脉粥样斑块的形成有抑制作用。

15. 心俞穴（心之背俞穴）

（1）定位取穴：俯卧，于第五胸椎棘突下旁开1.5寸处取穴。毫针向内平刺0.5~0.8寸。

（2）主治病症：心痛、心悸、胸引背痛、心胸烦闷、咳嗽气喘、吐血、惊悸、失眠、健忘、盗汗、癫痫等病症。

（3）配穴治疗：配列缺、内关治心胀；配肝俞、阳陵泉、手三里治筋急手相引；配天井、神道治悲愁恍惚；配神门、解溪、太冲、大陵治喜悲泣；配大杼、内关治胸中郁闷；配肾俞、关元、太溪、复溜、三阴交治遗精白浊；配中脘治心风；配神道治肺痛；配百会、气冲、复溜治妇人脏躁；配肾俞、膏肓俞治梦遗泄精；配百会、气冲、上髎治脏躁症；配厥阴俞穴位注射治风湿性心脏病；配神门、内关、阴陵泉治心律不齐；配神门、丰隆治肺源性心脏病；配膈俞、血海、三阴交、穴位注射治血栓闭塞性脉管炎；配肾俞、腰阳关、关元、会阴、三阴交（间日针）治遗精；配厥阴俞、身柱、神道、神门、内关、至阳治心律不齐；配内关、关元、膻中、足三里治风湿性心脏病。

16. 督俞穴

（1）定位取穴：俯卧，于第六胸椎棘骨突下旁开1.5寸处取穴。毫针向内斜刺0.5~0.8寸。

（2）主治病症：心痛、胸闷、胃脘痛、腹痛、肠鸣等病症。

（3）配穴治疗：配心俞、内关、膻中治心区闷痛；配肺俞、曲池、复溜、内庭、大杼、血海治银屑病；配大椎、风门、大杼、心俞、膈俞治毛囊炎、疖痈。

17. 膈俞穴（八会穴之一、血会）

（1）定位取穴：俯卧，于第七胸椎棘突下，旁开1.5处取穴。毫针向内斜刺0.3~0.5寸。

（2）主治病症：呕吐、胃脘胀痛、脊痛、脊强、气喘、咳嗽、咯血、喉痹等。

（3）配穴治疗：配肝俞、大椎、大杼治癫疾；配囟会、百会、天柱、上关、外关、光明治痉挛；配譩譆、委中、人中、脊中治腰脊强、大风汗出；配偏历、颊车、听会、少商治耳鸣、口癖、颊肿、喉痹、齿痛鼻衄；配中府、风门、大杼、足三里、手三里治寒热、皮肉骨痛、少气不得卧、支满；配阴谷治腹胀、胃暴痛、腹积聚、肌肉痛；配譩譆、委中、天宗、京门、尺泽治肩背寒、肩胛痛；配命门、丰隆、太溪治痰疟；配章门治胁病不得卧；配经渠、少商治喉痹；配脾俞、膏肓治翻胃；配厉兑治吞咽不利；配膏肓治痰饮；配灸大椎、胃俞、血海、足三里治贫血；配小肠俞、三阴交、行间、阴廉治急性腹膜炎；配大椎、脾俞、郄门、血海、足三里治贫血、紫斑；配脾俞、三焦俞、大肠俞、关元、足三里，每日灸五壮，治贫血；配肝俞、脾俞、三焦俞、命门、关元、足三里，每日用灸法，治白血病；配灸脾俞、内关、阳辅、商丘，治胃脘痛；配天突、膻中、巨阙、足三里治膈肌痉挛；配胆俞、肺俞，艾灸5壮，治浸润性肺结核。

注：膈俞穴是一切血症必用穴，有生血、止血的作用。

18. 胰俞穴（胰之俞穴，又名：胃管下俞穴）

（1）定位取穴：胸椎第八椎棘突下分别开1.5寸毫针直刺或向脊斜刺0.6~1寸。

（2）主治病证：糖尿病、胸肋痛、胰腺炎等。

（3）配穴治疗：配肺俞、肝俞、肾俞、足三里、复溜、太溪治糖尿病；配督俞、膈俞、肝俞、支沟、阳陵泉治胸肋痛；配胃俞、肝俞、脾俞、章门、期门、足三里、复溜、太溪、内关、内庭治胰腺炎。

19. 肝俞穴（肝之背俞穴）

（1）定位取穴：俯仰，于第九胸椎棘突下旁开 1.5 寸处取穴。毫针向内斜刺 0.5 ~0.8 寸。

（2）主治病症：肝病、黄疸、肋痛、胃脘痛、纳呆、腹痛、腹泻、癫痫、脊背痛、胁肋痛、眩晕、头痛、咳嗽等病症。

（3）配穴治疗：配太冲、胆俞、足三里、阳陵泉治肝胀；配膏肓治小腹满；配脾俞、阳陵泉、志室治两肋急痛；配章门治寒中洞泄不化；配灸大椎、肺俞治气短不得语；配小肠俞、蠡沟、照海、下廉、丘墟、中都治小腹痛；配承满、肩中俞治唾血；配解溪、攒竹、太阳治目生白翳；配商阳，左取右，右取左，治青盲；配脾俞、三焦俞、水分、公孙、大敦（均灸）治单蛊胀；配章门、行间治肝积；配命门治两目昏暗；配少商治胬肉攀睛；配光明、外关、百会治目疾；配头临泣、印堂、内庭治衄血；配少商、头维、光明、百会治目疾；配委中治雀目；配哑门、头临泣、内庭治衄血；配至阳、足三里治传染性肝炎（急性 10 日一疗程，慢性 15 日疗程）；配翳风、太冲、中封治急性传染性肝炎；配气海、关元、三阴交治闭经；配肾俞、脾俞、悬钟治急性白血病；配脾俞、期门、督俞、手三里、血海、足三里、三阴交、阳陵泉治肝硬化；配胆俞、足三里、太冲（用复式泻法，即针尖取逆经方向，一进三退，紧提慢按留针 30 分钟）治急性传染性肝炎。

注：针刺肝俞可使肠功能正常化；配脾俞、胃俞、外关、足三里对胃十二指肠溃疡有较好疗效；配胆俞可使胆囊收缩，胆管内压力下降。针刺本穴可使血小板减少性紫癜和脾源性全血细胞减少病人症状好转；可调整血糖，使高胆固醇含量下降；针刺本穴，配足三里、脾俞，能使垂体、肾上腺系统的功能增强。

20. 胆俞穴（胆之背俞穴）

（1）定位取穴：俯卧，于第十胸椎棘突下旁开 1.5 寸取穴。毫针向内斜刺0.5 ~0.8 寸。

（2）主治病症：黄疸、舌干、呕吐、胃脘及肚腹胀满、口苦、胸肋痛、腋下肿、头疼、振寒、夜盲、肺痨、骨蒸劳热、咽喉痛等病症。

（3）配穴治疗：配商阳、少泽、小肠俞治口干、食欲不振；配章门、阳陵泉治肋痛不得卧；配肺俞、风门、膈俞治痨瘵；配肝俞、足三里、三阴交、太冲治黄疸；配内关、阳陵泉治胸肋胀满；配膈俞、血海、气海治气血两虚、贫血；配内关、迎香、阳陵泉治胆道蛔虫；配肝俞、至阳、足三里、三阴交、太冲治急性传染性肝炎；配太冲、肝俞、阳陵泉治传染性肝炎；配胆囊穴、肝俞、足三里、阳陵泉、阴陵泉、太冲治胆囊炎。

注：胆俞、肝俞相近，肝胆相表里，故其功能亦近似。

21. 脾俞穴（脾之背俞穴）

（1）定位取穴：俯卧，第十一胸椎棘突之间下 1.5 寸处取穴。毫针向内斜刺 0.5 ~0.8 寸。

（2）主治病症：腹胀、胃痛、腹痛、膨胀、黄疸、呕吐、泄泻、痢疾、便血、水肿、肩背痛、腰背强、胸肋满痛等病症。

（3）配穴治疗：配肾俞、悬钟、复溜治热痉；配太白、阳陵泉治脾胀；配灸三焦俞、肾俞、章门治虚劳、尿白浊；配中脘治黄疸；配膀胱俞、大杼治热痉引骨痛；配大肠俞治食多身瘦；配小肠俞、委中、人中、膀胱俞、腰俞、神道、脊中、长强治腰脊急强痛；配胃俞治食少身瘦；配灸关元、肾俞、复溜、长强、太溪、足三里、气舍、中脘、大肠俞治泻痢陷下；配肝俞、胃俞、上脘治吐衄血；配膀胱俞治脾虚谷不消；配听宫治心下之悲凄；配胃俞、内关、中脘、公孙、足三里、上巨虚治腹胀、腹痛、泄痢；配膈俞、胃俞、肾俞、足三里、胰俞、三阴交治消渴；配神门、心俞、三阴交治失眠；配期门、太冲、天柱，每日一次中强刺激，治传染性肝炎；配膈俞、脾俞、肾俞、绝骨治糖尿病；配大椎、足三里、三阴交，艾灸，治白细胞减少症；配肺俞、中脘、天枢、足三里治肺结核（脾胃虚弱型）。

注：针刺脾俞穴对调整胃功能作用非常明显，远胜于足三里等远端穴，可使血小板减少性紫癜和脾源性全血细胞减少病人症状好转，血小板数升高；亦可使高胆固醇病人血中胆固醇量下降。

22. 胃俞穴（胃之背俞穴）

（1）定位取穴：于第十二胸椎棘突下1.5寸取穴。毫针向内斜刺0.5~0.8寸。

（2）主治病症：胸肋痛、背痛、筋缩、臌胀、胃脘痛、呕吐腹胀、肠鸣、脱肛等病症。

（3）配穴治疗：配肾俞、神门、内关、中脘、内庭治呕吐；配肾俞、脾俞、足三里治胃寒胀、食多身瘦；配脾俞、足三里、内庭、阴陵泉治腹胀、不嗜食；配幽门、商丘、中府、内关、石门、膈俞、阳关治恶心；配魂门治胃冷食难化；配脾俞、中脘、内关、足三里治胃脘痛、不思饮食；配京门、肺俞、关元治肩背恶寒；配大肠俞、意舍、胃仓治痉挛性肌肉麻痹；胃俞斜刺脾俞、中脘斜刺上脘埋羊肠线治溃疡病；配足三里、中脘，灸肺俞，治肺结核食欲不振。

注：针刺胃俞可使胃蠕动增强，对心肌缺血有较好疗效，对腹部疾患作用较强。

23. 三焦俞穴（三焦之背俞穴）

（1）定位取穴：俯卧，于第一腰椎棘突下旁开1.5寸处取穴。毫针向内斜刺0.5~0.8寸。

（2）主治病症：肠鸣、腹胀、呕吐、腹痛、腹泻、痢疾、黄疸、水肿、头痛、目眩、腰背强痛等病症。

（3）配穴治疗：配小肠俞、下髎、意舍、章门治肠鸣腹胀，欲泄泻；配水分、胆囊穴、大肠俞、上脘、鸠尾、外关、足三里、右章门、右京门治胆石症；配督俞、肾俞、复溜、太溪、次髎治慢性肾盂肾炎；配气海俞、肾俞、大肠俞、太溪、足三里治急慢性肾炎。

注：配肾俞、章门、天枢、气海对泌尿系结石的治疗大部分有效，半数患者可自行排出结石。

24. 肾俞穴（肾之背俞穴）

（1）定位取穴：俯卧，于第二腰椎棘突下旁开 1.5 寸处取穴。毫针向内斜刺 0.5～1 寸。

（2）主治病症：头晕、目眩、夜盲、腹胀、洞泄、食不化、腰膝酸痛、腰背痛等病症。

（3）配穴治疗：配脾俞、悬钟治热痉；配太溪、复溜治肾胀；配内关治面赤热；配灸太冲治虚劳浮肿；配大陵、复溜、石门治心痛如悬；配气海俞、委中、中膂俞治腰痛；配至室、阴谷、太冲治阴痛；配胃仓、复溜治百病水肿；配章门治寒中洞泄不化；配关元、三阴交治遗精白浊；配手三里、合谷治耳内虚鸣；配委中、太溪、白环俞治肾虚腰痛；配阳陵泉、阳辅、绝骨治足挛；配太溪、命门治肾败腰虚小便频；配巨髎治瘀停胸膈；配三间治肩背浮风劳；配急脉、命门治阳痿；配委中、大肠俞、承山、天宗、昆仑治腰背痛；配肝俞、心俞、安眠、神门、风池治头痛失眠；配肝俞、耳门、听宫、听会、翳风、中渚、合谷治耳聋、耳鸣；配关元、复溜、中极、膀胱俞、三阴交治水肿、夜尿症、遗精、阳痿、月经不调、痛经；配关元、足三里、阳陵泉为一组，配水道、中脘、三阴交为二组，每日针一次，两组交替使用，强刺激，10 日为一疗程，治糖尿病；配筑宾、复溜、归来、飞扬、中极治尿路感染；配大肠俞、肾俞、委中、血海、太冲、足三里、三阴交，强刺激治急性肾盂肾炎；配中极、关元、三阴交、复溜、飞扬、子宫穴治肾炎；配精宫、关元、气海、中极、足三里、三阴交、太溪、血海治男性不育症；配昆仑、交信、章门、天枢、气海、腹结、阴交、关元治尿路结石。

25. 气海俞穴

（1）定位取穴：俯卧，于第三腰椎棘突下旁开 1.5 寸处取穴。毫针直刺 0.6～1 寸。

（2）主治病症：经痛、崩漏、痔疾便血、腰背痛、腿膝不利、肠鸣、腹泻等病症。

（3）配穴治疗：配肾俞、隐白、气海治崩漏；配关元、照海、三阴交、大敦治崩漏；配血海、隐白、太冲、肾俞、命门、三阴交治功能性子宫出血；配天枢、气海、水道、大肠俞、小肠俞、膀胱俞、上髎、中髎、足三里、三阴交治膀胱结石。

26. 大肠俞穴（大肠之背俞穴）

（1）定位取穴：俯卧，于第四腰椎棘突下旁开 1.5 寸处取穴。毫针直刺 0.6～1.2 寸。

（2）主治病症：腹胀、腹痛、绕脐切痛、泄泻、便秘、痢疾、肠痛、脱肛、遗尿、腰膝酸痛等病症。

（3）配穴治疗：配肾俞、小肠俞、内庭、足三里治洞泄食不化；配周荣、阴陵泉治食不下、喜饮；配次髎、小肠俞治大小便不禁；配小肠俞治大小便疾患；配天枢、足三里治泄泻、痢疾；配天枢、肾俞、照海、支沟、足三里治便秘；配肾俞、环跳、腰阳关、委中治腰腿痛；配中脘、天枢、支沟、足三里、三阴交、照海治便秘；配环跳、风市、委中治腰腿痛；配膀胱俞、肾俞、八髎、承扶、殷门、会阳、关元、大横、三阴交治膀胱炎；配白环俞、足三里、条口透承山、命门、阳陵泉透阴陵泉治进行性肌营养不良。

27. 关元俞穴

（1）定位取穴：俯卧，于第五腰椎棘突下旁开1.5寸处取穴。毫针直刺0.8~1.2寸。

（2）主治病症：腹胀、泄泻、妇女癥瘕、腰痛等病症。

（3）配穴治疗：配膀胱俞、委中、风门治风劳腰痛；配肾俞、太溪、委中治腰背疼痛；配肾俞、关元、归来、天枢、中极、三阴交治痛经、小腹痛；配脾俞、大肠俞、肾俞治慢性肠炎；配胰俞、脾俞、三焦俞、膀胱俞、肾俞治糖尿病；配肝俞、肾俞、脾俞治痛经；配天枢、肾俞、复溜、三阴交治急慢性肾炎。

28. 小肠俞穴（小肠之背俞穴）

（1）定位取穴：俯卧，于第一骶椎棘突下旁开1.5寸处取穴。毫针直刺0.8~1.2寸。

（2）主治病症：痔疮、便秘、泄泻、痢疾、遗尿、尿血、小便淋沥、尿闭、遗精、白带、腰骶痛、腰腿痛、疝气。

（3）配穴治疗：配中膂俞、太溪、白环俞治腰脊疝痛；配膀胱俞、委中、太溪治腰急强痛；配长强、太溪、膀胱俞、大肠俞治大小便难、淋癃；配鱼际、大陵、气海俞、肝俞治短气；配大肠俞、照海治大小便疾患；配关元、天枢、上巨虚治腹泻痢疾、便秘；配关元、归来、三阴交、肾俞治月经不调、小腹痛；配阳陵泉治崩漏；配肾俞、关元、中极、水道、三阴交治尿闭、遗尿；配大肠俞、关元、足三里、照海、三阴交治便秘、腹泻、痢疾；配大椎、脾俞、肾俞、大杼、相应夹脊治类风湿性脊椎炎。

29. 膀胱俞穴（膀胱之背俞）

（1）定位取穴：俯卧，于第二骶椎棘突下旁开1.5寸处取穴。毫针直刺0.8~1.2寸。

（2）主治病症：小便不利、遗尿、癃闭、淋证、遗精、阴部肿痛生疮、腰骶痛、腰脊强痛、坐骨神经痛、糖尿病、膀胱炎等病症。

（3）配穴治疗：配完骨、小肠俞、太溪、白环俞治小便赤黄；配支沟、足三里、照海治腹痛大便难；配箕门、太溪、复溜、通里、大敦、太冲、委中、神门治遗溺；配脾俞治脾虚谷不消；配肾俞治尿闭、遗尿；配肾俞、关元、中极、水道、阴陵泉、三阴交治尿频、尿急、遗精、阳痿、痛经；配八髎、肾俞、大肠俞、环跳、风市、委中、足三里治腰骶痛、腿痛、下肢瘫痪；配复溜、肾俞、阴陵泉、三阴交治尿道感染；配肾俞、会阴、曲骨、中极、关元、归来、水道、三阴交治前列腺炎。

30. 中膂俞穴

（1）定位取穴：俯卧，于第三骶椎棘突下后中线旁开1.5寸处取穴。毫针直刺1~1.5寸。

（2）主治病症：痢疾、腹胀、疝气、脚气、肾虚消渴、肋痛、腰脊强痛等症。

（3）配穴治疗：配谚谑、肝俞、大肠俞、足三里、脾俞、膈俞治腹胀疝气；配合谷、上巨虚、天枢、足三里治痢疾；配委中、人中、承山、太溪、肾俞、昆仑治腰脊痛。

31. 白环俞穴

（1）定位取穴：俯卧，于第四骶椎棘突下旁开1.5寸处取穴。毫针直刺1~1.5寸。

（2）主治病症：疝气、大小便不利、崩漏、遗精、月经不调、白带、白浊、膝脚不利、腰骶疼痛等病症。

（3）配穴治疗：配承扶、膀胱俞、太溪、大肠俞治大小便不利；配委中、肾俞治腰背痛；配心俞、脾俞、膀胱俞治遗精白浊；配足三里、阳陵泉、委中、昆仑治小儿腰以下瘫痪；配肾俞、关元、中极、三阴交治遗精、崩漏、带下；配子宫、血海、中极、曲骨、水道、三阴交治慢性盆腔炎；配长强、大肠俞、百会、肾俞、承山治脱肛。

32. 上髎穴

（1）定位取穴：俯卧，于第一骶后孔中取穴。毫针直刺1~1.5寸。

（2）主治病症：赤白带下、阴挺、遗精、阳痿、不孕、腰痛、脊反折等病症。

（3）配穴治疗：配孔最、绝骨治热病汗不出；配偏历、复溜治寒热症；配后溪、印堂、风府治鼻衄；配气海、三阴交、血海治月经不调；配环跳、阳陵泉、昆仑、肾俞、下巨虚治偏风、下肢瘫痪、腰痛；配肾俞、关元、中极、水道、三阴交治痛经、月经不调、遗精、阳痿；配足三里、三阴交、血海、子宫、气海、关元、隐白、大敦治功能性子宫出血；配长强、大肠俞、承山治肛裂；配合谷、三阴交、至阴能催产。

注：本穴与次髎、中髎、下髎合称八髎穴，是治疗妇科疾病、二阴疾病、腰腿痛常用穴之一；针刺上髎、三阴交、关元诸穴对阳痿病有一定疗效。

33. 次髎穴

（1）定位取穴：俯卧，于第二骶后孔中取穴。毫针直刺1~1.5寸。

（2）主治病症：月经不调、痛经、赤白带下、阳痿、阴痛、淋浊、腰脊痛、背寒、下肢痿痹及生殖系统疾病。

（3）配穴治疗：配膏肓、委中、承筋治腰脊痛恶寒；配缺盆、委中、阳陵泉、尾骶治脊腰背寒、腰痛、下肢麻痹；配足三里、合谷、上巨虚、三阴交治腹胀、下痢；配关元俞、白环俞、三阴交治赤白带下；配白环俞、肾俞、关元、三阴交、膀胱俞治痛经、赤白带下、阳痿；配肾俞、大肠俞、环跳、足三里、委中、悬钟治腰痛、下肢麻痹；配上髎、至阴、合谷、三阴交可催产。

注：针刺次髎可使膀胱收缩，对无痛分娩有较好疗效，对输卵管结扎有较好的镇

痛效果。

34. 中髎穴

（1）定位取穴：俯卧，于第三骶后孔中取穴。毫针直刺 1～1.5 寸。

（2）主治病症：月经不调、赤白带下、不孕、腰骶部疼痛、腰尻中寒、男子五劳七伤等病症。

（3）配穴治疗：配石门、承山、太冲、中脘、大钟、太溪、照海、承筋治便秘；配足三里、合谷、上巨虚、三阴交治腹胀、下痢；配关元俞、白环俞、三阴交治赤白带下；配大肠俞、天枢、关元、中极、足三里、三阴交治腹胀、下痢；配肾俞、膀胱俞、关元、中极、水道、带脉、三阴交治月经不调。

35. 下髎穴

（1）定位取穴：俯卧，于第四骶后孔中取穴，约当白环俞与督脉之间。毫针直刺 1～1.5 寸。

（2）主治病症：腹痛、便秘、大便下血、小腹急痛、小便不利、白带过多、腰痛及生殖系统疾患。

（3）配穴治疗：配百会、承山治脱肛；配长强、承山治便血及肛门病；配肾俞、关元俞、膀胱俞、关元、中极、归来、带脉、三阴交治痛经、白带过多。

36. 附分穴（手足太阳之交会穴）

（1）定位取穴：于第二胸椎棘突下旁开 3 寸处取穴。毫针斜刺 0.5～1 寸。

（2）主治病症：颈项强痛、背肩拘急、肘臂麻木等症。

（3）配穴治疗：配大椎、肩髎、天井、大杼治肩背拘挛疼痛；配大椎、风门、大杼、肩髎、肩髃、天宗治肩背拘急痛。

37. 魄户穴

（1）定位取穴：俯卧，于第三胸椎棘突下旁开 3 寸处取穴。毫针向内斜刺0.5～0.8 寸。

（2）主治病症：咳嗽、气喘、肺痨、骨蒸发热、肩背痛。

（3）配穴治疗：配中府治咳嗽；配肩井治颈项不得顾；配气舍、谚譆、期门治咳逆上气；配膏肓治痨瘵传尸；配肺俞、风门、大杼、少商、膻中治咳嗽、哮喘；配肺俞、风门、少商、中府、膻中、尺泽治咳嗽哮喘。

38. 膏肓穴

（1）定位取穴：俯卧，于第四胸椎棘突下旁开 3 寸处取穴。毫针向内斜刺0.5～0.8 寸。

（2）主治病症：咳嗽、气喘、肺痨、骨蒸盗汗、咳血、吐血、健忘、头晕目眩、遗精、脾胃虚弱、噎膈、呕吐、完谷不化、四肢倦怠、痈疽发背、乳痈、眼边暴肿发痒、肩胛背痛等。

（3）配穴治疗：配足三里、复溜、涌泉治杂病（无所不治）；配灸肺俞、风门治久咳；配肩井、大杼、肺俞治肩背痛；配肾俞、大杼、肺俞治肺痨；配足三里、脾俞、肺俞、膈俞治骨蒸劳热；配天突、太渊、肺俞、大椎治哮喘；配气海、脑清、神门、关元、足三里治精神萎靡不振。

注：膏肓穴为一切血症常用穴，可增加红细胞数。针刺可缓解支气管痉挛。

39. 神堂穴

（1）定位取穴：于第五胸椎棘突下正中线旁开3寸处取穴。毫针斜刺0.5~0.8寸。

（2）主治病症：心悸、心痛胸闷、气短、心烦失眠、咳嗽、气喘、肩背强急、噎膈、胸腹满等。

（3）配穴治疗：配肺俞、膈俞、中府治噎；配心俞、膻中、内关治胸痛；配风门、大杼、肺俞治咳嗽、气喘、肩背痛。

40. 譩譆穴

（1）定位取穴：俯卧，于第六胸椎棘突下旁开3寸取穴。毫针斜刺0.5~0.8寸。

（2）主治病症：咳嗽、气喘、呃逆、盗汗、肩背痛等。

（3）配穴治疗：配上星、天牖、风池、间使、大杼治疟疾、热病、两肘肿；配膈俞、委中、人中治腰脊强；配中脘、大陵、白环俞治温疟；配足三里、内庭、天枢治腹满；配肺俞、膻中、中府、内关、肩井、膈俞治胸痛引背。

41. 膈关穴

（1）定位取穴：俯卧，于第七胸椎棘突下旁开3寸处取穴。毫针斜刺0.5~0.8寸。

（2）主治病症：胸中噎闷、嗳气、呕吐、脊背强痛等。

（3）配穴治疗：配秩边、委中、绝骨、肺俞、委中、太溪、京骨治背痛恶寒、脊强；配大椎、风门、膏肓、委中、人中、肩髎、天宗治肩背痛、脊强痛。

42. 魂门穴

（1）定位取穴：俯卧，于第九胸椎棘突下正中线各旁开3寸取穴。毫针斜刺0.5~0.8寸。

（2）主治病症：胸胁胀痛、呕吐、肠鸣、泄泻、腰背痛、惊悸、失眠、肋间神经痛等。

（3）配穴治疗：配阳关、中脘、内关治呕吐；配胃俞、足三里、内庭治胃冷、食不化；配心俞、膈俞、膻中、内关治胸背连心痛。

43. 阳纲穴

（1）定位取穴：于第十胸椎棘突下间正中旁开3寸处取穴。毫针斜刺0.5~0.8寸。

（2）主治病症：腹痛、肠鸣、泄泻、黄疸、消渴、胃炎等。

（3）配穴治疗：配期门、阳陵泉、少商、劳宫治食不下；配胆俞、肝俞治目黄；

配大椎、大杼、至阳、肝俞、脾俞治身热目黄；配足三里、太冲、风门、三阴交治身热目黄。

44. 意舍穴

（1）定位取穴：俯卧，于第十一胸椎棘突下正中线旁开3寸处是穴。毫针斜刺0.5~0.8寸。

（2）主治病症：肠鸣、虚胀腹满呕吐、泄泻、背痛恶风寒、黄疸、身热目黄、小便黄赤等。

（3）配穴治疗：配中膂俞、肾俞、胰俞、肝俞治肾虚消渴、汗不出；配中府、内关、膻中、建里治胸闷噎塞；配胰俞、膈俞、脾俞、胃俞、肾俞、足三里、太溪治消渴。

45. 胃仓穴

（1）定位取穴：俯卧，于第十二胸椎棘突下正中线各旁开3寸处取穴。毫针斜刺0.5~0.8寸。

（2）主治病症：胃脘痛、腹胀、小儿积食、水肿、便秘、腰脊背痛、胃炎等。

（3）配穴治疗：配意舍、胃俞、膈俞、脾俞治食饮不下；配合谷、石门、水道、三里、水分、复溜、曲泉、四满治水肿；配脾俞、足三里、内庭、内关治脘腹胀。

46. 肓门穴

（1）定位取穴：于第一腰椎棘突下中线旁开3寸处取穴。毫针斜刺0.5~0.8寸。

（2）主治病症：腹痛、便秘、痞块、腰痛、胃痉挛。

（3）配穴治疗：配肾俞、关元、中极、水道、次髎、三阴交治癃闭、遗尿或尿失禁；配支沟、照海、天枢治腹痛、便秘、痞块。

47. 志室穴

（1）定位取穴：于第二腰椎棘突下旁开3寸处取穴。毫针斜刺0.5~0.8寸。

（2）主治病症：遗精、阳痿、阴部肿痛、小便淋沥、水肿、腰脊强痛等。

（3）配穴治疗：配京门、委中、人中治腰痛；配胞肓、委中、三阴交、复溜、太溪治阴痛肿、腰脊痛；配肾俞、关元、阴交治阳痿、遗精、阴部肿痛；配委中、肾俞治肾虚腰痛；配膀胱俞、肾俞、太溪治肾下垂；配关元俞、委中、殷门治腰部软组织损伤；配肾俞、委中、三阴交治肾绞痛；配气海俞、上髎、补合谷、三阴交（泻）、次髎、太冲，均双侧，止腹痛，无痛分娩。

48. 胞肓穴

（1）定位取穴：俯卧，于第二骶椎棘突下正中线旁开3寸处取穴。毫针直刺1~1.5寸。

（2）主治病症：肠鸣、腹胀、便秘、腰脊强痛、坐骨神经、肠炎、睾丸炎等。

（3）配穴治疗：配秩边、三阴交、太溪、复溜治癃闭；配石门、关元、阴交、中极、水道、曲骨治不得小便；配关元、中极、曲骨、三阴交治癃闭或尿失禁；配肾俞、关元、次髎、膀胱俞、三阴交治癃闭或尿失禁。

49. 秩边穴

（1）定位取穴：俯卧，于第四骶椎棘突下正中线旁开3寸取穴。毫针直刺1~2寸。

（2）主治病症：小便不利、便秘、痔疾、腰骶痛、下肢痿痹等。

（3）配穴治疗：配阳陵泉、委中、昆仑、承山治腿痛；配殷门、阳辅、阴陵泉、阳陵泉治腰腿痛；配阳陵泉、环跳、昆仑、腰1~2夹脊治坐骨神经痛；配百会、神道、命门、肾俞、下髎对隐性骶椎裂引起的排尿困难有一定疗效。

50. 承扶穴

（1）定位取穴：俯卧，于大腿与臀部交界之臀沟中点处取穴。毫针直刺1~1.5寸。

（2）主治病症：腰骶臀股部疼痛、腰脚寒痛、会阴部肿痛、痔疾、大便难、小便不利等。

（3）配穴治疗：配飞扬、委中、承山治痔疾；配环跳、风市、足三里、悬钟治腰腿痛、下肢瘫痪、小儿下肢麻痹；配肾俞、风市、委中、绝骨、阳陵泉、三阴交治腰腿痛、下肢瘫痪、小儿麻痹后遗症；配八髎、肾俞、阳陵泉、关元俞、委中治腰腿痛。

51. 殷门穴

（1）定位取穴：俯卧，于承扶、委中连线上，承扶穴下6寸取穴。毫针直刺1~2寸。

（2）主治病症：腰脊强痛、大腿疼痛、下肢麻痛、坐骨神经痛、小儿麻痹后遗症。

（3）配穴治疗：配肾俞、委中、后溪治腰痛；配经外奇穴腰4~5夹脊、肾俞、八髎、委中治腰椎间盘突出。

注：刺殷门穴、肺俞可缓解支气管哮喘；刺本穴可增加脑的代谢速率，调节脑功能。

52. 浮郄穴

（1）定位取穴：俯卧，在委阳穴上1寸，股二肌腱内侧取穴。毫针直刺1~2寸。

（2）主治病症：臀股麻木、腘筋挛急、下肢外侧麻痹等。

（3）配穴治疗：配承山、阳陵泉、阴陵泉、昆仑治小腿挛急；配承扶、殷门、委中治股麻、腘筋挛急。

53. 委阳穴（三焦之下合穴）

（1）定位取穴：俯卧，于腘窝横纹正中，委中穴外开1寸处取穴。毫针直刺1~1.5寸。

（2）主治病症：癃闭、遗尿、小腹胀满、痔疾、便秘、腰臀强痛、胸部胀满、脚足拘挛疼痛、腋下肿、腰背肌痉挛、膝腘肿痛、腓肠肌痉挛、肾炎、膀胱炎、乳糜尿等病症。

（3）配穴治疗：配殷门、委中、太白、阴陵泉、行间、太溪、人中治腰痛不可俯仰；配志室、中髎、太溪、阴陵泉治小便淋沥；配阴交、水道、石门治小腹坚痛引阴中，不得小便；配阴谷、大敦、箕门、委中治小便难；配厉兑、承山、中封治下肢厥冷；配秩边、承山、阳陵泉治腿挛急；配三焦俞、白环俞、膀胱俞、中极、三阴交治乳糜尿。

54. 委中穴（本经合穴）

（1）定位取穴：于腘窝横纹中取穴。毫针直刺 1～1.5 寸。

（2）主治病症：腰背痛、腘肌挛急、风湿痿痹、干霍乱、手足厥冷、心腹痛、呕吐腹泻、小便不利、遗尿、疔疮、发背、湿疹、乳痛、丹毒、风湿性膝关节炎、坐骨神经痛等。

（3）配穴治疗：配关门、太溪、神门治遗溺；配飞扬、承扶治痔痛；配隐白治衄血不止；配委阳治筋急身热；配下廉治风湿痹；配三里、曲泉、阳陵泉、风市、昆仑、解溪治脚膝痛；配阳陵泉、三阴交、足三里、承山治足弱；刺委中出血，灸肾俞、昆仑，治血滞于下；配昆仑治足踝痛；配复溜、太溪治腰脊痛楚；配足三里、阴陵泉、三阴交治股膝内痛；配足三里、阳辅、解溪、承山治膝痛、股肿；配前谷、太溪、复溜治小便五色；配环跳、居髎治腿股风；配白环俞治背连腰痛；配肾俞、腰阳关、次髎治腰腿痛；配阳陵泉、悬钟治下肢痿痹；配肾俞、关元俞、环跳、足三里、三阴交治腰腿痛、下肢瘫痪、小儿麻痹后遗症；配十宣、人中治中暑；配龈交、人中、肾俞、命门压痛点治急性腰扭伤。

注：针刺委中对膀胱压力、体温有一定的调节作用。

55. 合阳穴

（1）定位取穴：于委中穴直下 2 寸取穴。毫针直刺 1～2 寸。

（2）主治病症：腰脊强痛、下肢痿痹、癫疾、疝气、阳痿、崩漏、带下等。

（3）配穴治疗：配肾俞、次髎、关元、中极、曲骨、太溪、带脉、归来、三阴交治阳痿、带下、痛经。

56. 承筋穴

（1）定位取穴：垂足，于腓肠肌之中央，当合阳与承山之间取穴。毫针直刺 1～1.5 寸。

（2）主治病症：痔疾、腰腿拘急、膝痛、腓肠肌痉挛或麻痹、下肢麻痹等。

（3）配穴治疗：配承扶、委中、承山、阳谷治痔痛、腋下肿；配涌泉、太冲、委中、足跟赤白肉际当中治霍乱转筋；配仆参、委中、阴陵泉治霍乱；配大肠俞、支沟、足三里、照海、三阴交治便秘；配足三里、委中、绝骨、三阴交治小腿麻木；配承扶、三阴交、承山治腿软无力。

57. 承山穴

（1）定位取穴：下肢伸直，足趾挺而向上，腓肠肌部出现人字陷纹，从其尖下取穴。毫针直刺1～2寸。

（2）主治病症：腰背痛、腿痛、痔疾、脱肛、便秘、疝气、腓肠肌痉挛、坐骨神经等病症。

（3）配穴治疗：配承筋治脚胫酸、脚跟痛；配太溪、照海治大便难；配解溪、太白、照海、带脉治大便后重；配复溜治痔血、腹痛；配昆仑治脚踝肿；配脾俞、精宫、长强治脏毒下血；配中封治霍乱转筋；配金门治浑身颤抖、胫酸；配商丘治痔疾、骨疽蚀；配复溜、太冲、血海、绝骨、太白治便血；配昆仑、然谷、委中、下廉、髋骨、风市治脚肿；配昆仑治转筋目眩；配阴陵泉、内关、建里治胸痞满；配然谷治转筋目眩；配长强、百会、二白治痔疮；配肾俞、委中、阳陵泉、后溪、风门、大杼治腰背痛。

注：针刺承山对室性期前收缩有效。

58. 飞扬穴（本经络穴）

（1）定位取穴：于承山穴斜下1寸，直对昆仑穴取穴。毫针直刺1～1.5寸。

（2）主治病症：头痛、目眩、鼻衄、癫狂、腰腿疼痛、痔疾等病症。

（3）配穴治疗：配绝骨、复溜、足临泣治身寒、少气、恶热；配委中、长强、承扶治痔痛；配涌泉、天柱、后顶治颈项痛；配太乙、滑肉门治癫疾吐舌；配肺俞、阳谷、支正治头目眩；配承山、白环俞治痔疾；配环跳、阳陵泉、三阴交治腰腿痛；配肾俞、水道、中极治尿闭崩；配中极、曲骨、膀胱俞、阴陵泉治膀胱炎。

注：针刺飞扬能使肾泌尿功能增强；配大杼、足三里可使血钙增加。

59. 跗阳穴（阳跷之郄）

（1）定位取穴：于足外踝昆仑穴直上3寸处取穴。毫针直刺0.8～1.2寸。

（2）主治病症：眩晕、头痛、癫疾、腰骶痛、足踝痛、腓肠肌痉挛、下肢瘫痪等。

（3）配穴治疗：配天井治瘛疭；配脑户、天柱治头重痛；配环跳、委中、阳陵泉、飞扬治下肢痛；配肾俞、关元俞、风市、委中、行间治腰腿痛。

60. 昆仑穴

（1）定位取穴：垂足，于外踝尖与跟腱水平连线之中点取穴。毫针直刺0.6～1寸。

（2）主治病症：头痛目眩、目痛如脱、难产、胎衣不下、阴肿痛、腹痛泄泻、大便难、胸满暴喘、小儿阴肿、项强、肩背拘急、腰尻痛、脚跟痛、足肿不能着地等病症。

（3）配穴治疗：配委中、人中、肾俞治腰痛不可忍；配京骨、内关、然骨治真心痛；配曲泉、飞扬、前谷、少泽、通里治头晕痛；配丘墟、商丘、照海治草鞋风；配承浆、照海、支沟、三阴交治便毒、痈疽；配足临泣、丰隆、阴陵泉、神门治喘逆；

配太渊、太阳、阳溪治目赤；配鱼际、承山治转筋目眩；配太溪治脚膝痛；配环跳、委中治腰背痛；配悬钟、丘墟、太溪、照海治踝跟骨痛；配次髎、会阳、三阴交治阴部肿痛；配风池、天柱、风门治颈项强痛；配百会、大椎、风池、合谷、间使、后溪、申脉治癫痫、头痛；配仆参、照海治咽头结核。

注：针刺昆仑穴可增强结肠下部直肠蠕动；用泻法对原发性高血压有降压作用。

61. 仆参穴（本经与阳跷之交会穴）

（1）定位取穴：昆仑穴直下 2 寸、赤白肉际处取穴。毫针直刺 0.3 ~0.5 寸。

（2）主治病症：足跟痛、腰痛、霍乱转筋、脚气膝肿、下肢痿弱、癫痫、淋浊吐逆等。

（3）配穴治疗：配金门、太冲治小儿马痫；配足窍阴、至阴、解溪、丘墟治转筋；配太溪、内庭、足三里治两足酸麻；配承山、飞扬、昆仑、太溪治足跟痛；配人中、大陵、十宣治癫痫。

注：仆参穴功能同昆仑，但仆参有醒神开窍、疏经通络之功，对于神志病、晕厥、癫痫及经络循行部位的病症有较好的疗效。

62. 申脉穴（八脉交会穴之一，通阳跷脉）

（1）定位取穴：在外踝直下 0.5 寸，前后有筋，上有踝骨，下有软骨，其穴居中。毫针直刺 0.3 ~0.5 寸。

（2）主治病症：癫痫、头痛眩晕、项强、失眠、中风不语、半身不遂。

（3）配穴治疗：配太冲、太溪、阳跷治腰痛不能举；配隐白、太冲、行间治胫间寒热；配后溪、大椎、间使、前谷治癫痫；配太冲、曲泉、阳溪治目赤肿痛；配昆仑、太溪治草鞋风；配金门、大杼、天柱、足三里治头风、目眩、项强；配风池、间使、大椎治癫痫；配风池、翳风、金门治眩晕；配后溪、风门、大杼治头肩疼痛；配百会、风池、心俞、后溪、人中治癫痫；配风池、翳风、听宫、中渚、太冲治耳源性眩晕；配内关、风池、翳风、安眠、太冲治内耳性眩晕。

63. 金门穴（本经郄穴）

（1）定位取穴：于申脉穴前下方 0.5 寸，骰骨外侧凹陷中取穴。毫针直刺 0.3 ~0.5 寸。

（2）主治病症：前头痛、晕厥、癫痫、小儿惊风、腰痛、下肢痿痹、足底痛、外踝痛等。

（3）配穴治疗：配仆参、承山、委中、承筋治霍乱转筋；配仆参、太冲治小儿马痫；配丘墟、太冲治暴疝痛；配申脉治头风头痛；配听会、听宫治伤寒耳聋；配申脉、手三里、风池、天柱治头风眩晕项颈强；配头临泣、听宫、合谷治耳聋；配丘墟治转筋，加承山、悬钟治小腿酸痛。

64. 京骨穴（本经原穴）

（1）定位取穴：于足外侧缘赤白肉际，当第五趾骨粗隆之前下缘处取穴。毫针直刺 0.3 ~0.5 寸。

（2）主治病症：头痛、项强、目眩、目翳、鼻衄、癫痫、腰背痛、腰腿痛等病症。

（3）配穴治疗：配昆仑、内关、然谷治厥心痛、真心痛；配中封、太冲、悬钟治痿厥；配太阳、前谷治目中白翳；配然谷、太溪、肾俞治足寒；配承山、照海、承筋治脚挛；配申脉、印堂治鼻衄；配大钟、大陵、神门、印堂治惊恐；配风池、天柱治头痛；配心俞、内关、建里、膻中治心胸疼痛；配内关、通里、心俞治心痛；配太溪、公孙、郄上、内关、通里、少府治心肌炎。

65. 束骨（本经输穴）

（1）定位取穴：足外侧缘赤白肉际，当第5跖骨小头后缘取穴。毫针直刺0.3～0.5寸。

（2）主治病症：腰背疼痛、髋骨肿痛、颈项强痛、癫狂、头痛、目眩、耳聋、发背疔疮、腓肠肌痉挛等。

（3）配穴治疗：配飞扬、委中、人中、承筋治腰痛如折；配翳风、听宫、上关、后溪、颅囟治耳聋；配京骨治内眦赤烂；配天柱、风门治项强多恶寒；配期门、胆俞、肝俞、太冲、腕骨治湿热黄疸；配大肠俞、脾俞、天枢、中脘、阳陵泉、上巨虚治痢疾、泄泻。

66. 足通谷穴（本经荥穴）

（1）定位取穴：于足外侧缘赤白肉际第五趾关节前缘处取穴。毫针直刺0.3～0.5寸。

（2）主治病症：头痛、项强、胸满、目眩、鼻衄、癫狂等。

（3）配穴治疗：配章门、曲泉、膈俞、期门、食窦、陷谷、石门、阳陵泉治胸肋支满；配巨阙、内关、建里、太仓、心俞、膻中、神门治心痛；配章门、神门治善恐；配束骨、小肠俞、大肠俞治肠瘕、溃疡、小肠痛；配天柱、大杼、足三里、胃俞、脾俞、膈俞、束骨治胃气下陷、五脏气乱；配天柱、风池、百会、上星、印堂、太阳治头痛目眩；配天柱、百会、大杼治头顶痛。

67. 至阴穴（本经井穴）

（1）定位取穴：于足小趾外侧趾甲角旁约0.1寸处取穴。毫针浅刺0.1寸。

（2）主治病症：头痛、目痛、生翳、鼻衄、小便不利、疝气、胎位不正、难产、胞衣不下、脚膝肿等。

（3）配穴治疗：配曲泉、关元、中极治失精；配鱼际、曲泉、侠溪、合谷、曲池、中膂俞治汗不出；配风门、肺俞、通谷、束骨、昆仑、委中治疮疡从背发；配太阳、至阴（刺出血）、昆仑治外感；配屋翳、风市、曲池治痒疾；配三阴交治胎位不正；配风池、攒竹、瞳子髎治头痛；配太阳、外关、列缺治偏头痛；配风池、百会、天柱、太阳治头项痛；配肾俞、关元俞、白环俞、三阴交治遗精。

注：灸至阴穴对矫正胎位有显效。

八、足阳明胃经经穴（迎香至厉兑46穴）

1. 迎香穴（手足阳明交会穴）

（1）定位取穴：于鼻唇沟、鼻翼外缘中点对瞳孔直下处取穴。毫针向上平刺0.3~0.5寸。

（2）主治病症：鼻塞、鼻渊多涕、鼻衄、目赤肿痛、面浮肿、面痛、面痒、嗅觉减退、鼻炎、鼻窦炎、鼻息肉、面肌痉挛、面神经麻痹、慢性支气管炎、胆道蛔虫症等。

（3）配穴治疗：配合谷、曲池治面痒肿；配上星、五处、禾髎治鼻塞不闻香臭；配头临泣、太冲、悬钟、合谷治赤眼；配合谷、上星、印堂治鼻塞、鼻衄；配人中治鼻不闻香臭；配人中、胆囊穴、足三里、中脘、迎香透四白治胆道蛔虫症；配上星、印堂、曲池、合谷、迎香透鼻通治鼻窦炎。

注：针刺迎香穴对慢性支气管炎有显著疗效。

2. 承泣穴（本经与任脉、阳跷之交会穴）

（1）定位取穴：眼向前平视，当瞳孔直下，眼球下方，眶下缘上方，与眼球之间处取穴。毫针直刺0.5~1寸。

（2）主治病症：眼睑瞤动、目赤肿痛、迎风流泪、雀目、口眼歪斜、耳聋、耳鸣等病症。

（3）配穴治疗：配地仓、大迎、鱼际、哑门、通里治不能言；配肝俞、光明、外关、瞳子髎治视物昏暗；配睛明、风池、曲池、太阳、太冲治青光眼；配睛明治近视眼；配风池、太阳、合谷治迎风流泪；配睛明、风池、合谷、足三里、肝俞、外关、光明、肾俞治视神经萎缩；配健明、球后、风池、脾俞、膈俞、肾俞、肝俞治视网膜色素变性。

注：紧靠下缘缓慢直刺，不宜提插，以防刺破血管引起血肿。禁灸。

3. 四白穴

（1）定位取穴：眼向前平视，当瞳孔直下、眶下缘下方之眶下凹陷孔中取穴。毫针直刺0.3~0.5寸。

（2）主治病症：目赤痛痒、目翳、眼睑瞤动、迎风流泪、口眼歪斜、头痛眩晕。

（3）配穴治疗：配涌泉、列缺、大杼治头痛目眩；配合谷、阳白、地仓透颊车、风池、丝竹空、攒竹治面瘫，口眼歪斜不能闭目；配胆囊穴、天枢、气海、关元治胆道蛔虫；配光明、外关治目不明；配风池治迎风流泪；配太阳治目赤。

4. 巨髎穴（本经与手阳明、阳跷之交会穴）

（1）定位取穴：眼向前平视，于瞳孔垂线与鼻翼下缘之交点处取穴。毫针平刺或斜刺0.3~0.5寸。

（2）主治病症：口眼歪斜、目赤痛、唇颊肿等。

（3）配穴治疗：配天窗、颊车治颊肿痛；配肾俞、脾俞、膈俞治胸膈停留瘀血；

配睛明、地仓透颊车、颧髎、合谷治口眼歪斜；配下关、颊车、合谷治上牙痛；透眶下神经孔对三叉神经痛、甲状腺手术有显著效应。

5. 地仓穴（手阳明、任脉、阳跷之交会穴）

（1）定位取穴：眼向前平视，于瞳孔垂线与口角水平线之交点处取穴。毫针斜刺1~1.5寸，通颊车。

（2）主治病症：口歪、流涎、眼睑瞤动、齿痛颊肿、失音、腹痛等。

（3）配穴治疗：配太渊、足三里治足痿；配条口透承山、上廉治偏风；配颊车、合谷、牵正治口歪；配人中、廉泉、合谷治中风，口吐沫；配合谷、承浆治流涎；配颊车、牵正、人中治口歪；配鱼腰、牵正、迎香、四白治三叉神经痛；配颊车、迎香、合谷治面瘫。

6. 承浆穴（任脉与足阳明之交会穴）

（1）定位取穴：下颌正中线，下唇缘下方凹陷处取穴。毫针向下斜刺0.3~0.5寸。

（2）主治病症：口眼歪斜、唇紧、面肿、齿痛、齿衄、齿肿、口舌生疮、暴喑、癫痫、半身不遂、小便失禁、消渴、小儿遗尿、面瘫、口腔溃疡、癔症失语、糖尿病、癫痫等病症。

（3）配穴治疗：配委中治衄血不止；配前顶、天柱、脑空、目窗治目眩瞑；配胰俞、脾俞、胃俞、意舍、关冲、然谷治消渴嗜饮；配大迎治寒热，口噤；配颊车、地仓、气海治脐风；配金津、玉液、人中、内关、然谷、廉泉、气海、肾俞治消渴；配劳宫（各灸一壮）治舌齿腐；配风府治半身不遂，不能言；配阴陵泉、委中、太冲、膀胱俞、天柱、大敦治小便不禁；配灸太溪、支正、阳池、照海、肾俞、小肠俞、手足小指尖治消渴；配合谷、风府治头痛项强、牙痛；配颊车、合谷治下牙痛；配颊车透地仓、合谷、牵正、太阳、迎香、人中治口眼歪斜；配廉泉治流涎；配太阳、下关、地仓透颊车治口歪；配禾髎、牵正、颊车透地仓、人中、承浆、风池治面瘫；配地仓、内庭、厉兑治口唇疱疹。

注：针刺本穴有镇痛作用。

7. 大迎穴

（1）定位取穴：闭口鼓腮，在上下颌骨边缘出现沟形，按之有动脉搏动处是穴。毫针避开动脉，斜刺0.3~0.5寸。

（2）主治病症：齿痛、颊肿、牙关紧闭、失音、舌强、口眼歪斜、目不能闭、面颊肿等。

（3）配穴治疗：配五里、颊车、臂臑治瘰疬；配颧髎、听会、列缺、曲池治齿痛恶寒；配颧髎、太阳治目眩；配下关、颊车治牙关紧闭；配颊车透地仓治口眼歪斜。

8. 颊车穴

（1）定位取穴：上下齿用力咬紧，有一肌肉凸起，放松时用手切掐酸胀处是穴。毫针斜刺1~1.5寸，可透地仓穴。

（2）主治病症：口歪、齿痛、颊肿、失音、颈项强痛、中风、口噤不语等。

（3）配穴治疗：配颧髎、合谷治口僻痛，恶风寒，不可以嚼；配大椎、天柱、气舍、脑空治颈项强，不得回顾；配百会、承浆、牵正、合谷治牙关脱臼；配人中、百会、承浆、合谷、曲池治中风口噤不开；配地仓、人中、合谷治口眼歪斜；配太溪、龙玄、合谷治牙齿肿痛；配合谷、少商、尺泽、经渠、阳溪、大陵、二间、前谷治喉痹；配风池、肩井、少海、后溪、前谷、合谷、曲池治头强痛；配支沟、外关、列缺、内庭、厉兑治口噤；配水沟、列缺、太渊、合谷、二间、地仓、丝竹空治眼斜；配合谷、头临泣治牙风；配合谷、翳风、风池治痄腮；配睛明、巨髎、颧髎、地仓、合谷治面瘫；配天容、下关、太阳、合谷治上牙痛；配合谷、大迎、翳风、风池、足三里、头维、下关、完骨、内庭治下牙痛；配三阴交、悬钟可使子宫收缩增强，治子宫肥大、下垂。

9. 下关穴（本经与足少阳之交会穴）

（1）定位取穴：闭口，于耳屏前一横指处，当颧骨下的凹陷处，合口有孔，张口即闭。毫针直刺0.5～1寸。

（2）主治病症：耳聋、耳鸣、聤耳、面痛、颈肿、齿痛、口噤、口眼歪斜等。

（3）配穴治疗：配颧髎、合谷、龈交治口僻；配阳溪、关冲、液门、阳谷、外关治耳聋鸣；配大迎、合谷、翳风、完骨治牙齿龋痛；配听宫治耳聋；配合谷治牙痛；配大迎、颊车透地仓、巨髎治面瘫；配外关治耳病；配对侧上关、下关、颊车、对侧合谷、听会、翳风治下颌关节炎；配颊车、翳风治咀嚼肌痉挛；配耳门、翳风、听宫治聋哑。

10. 人迎穴（本经与足少阳之交穴）

（1）定位取穴：于喉结旁开1.5寸有动脉应手之处，避开动脉取穴。毫针直刺0.5～0.8寸。

（2）主治病症：胸闷喘息、咽喉肿痛、头痛、眩晕、瘰疬、狂言、霍乱等病症。

（3）配穴治疗：配天突、气海、膻中治气积胸中；配少商、照海、合谷治咽喉肿痛；配天突、定喘穴治喘逆；配内关、神门治心悸；配太渊治无脉症；配曲池、足三里、太阳、太冲治头晕；透天突配合谷、曲池、足三里、泽前、太溪、内关、三阴交治甲状腺肿；配曲池、丰隆、足三里治高血压；配人中、太冲、足三里、内庭、内关、素髎治低血压。

注：针刺人迎可使肺通气量增加，可使心率减慢，对甲状腺功能亢进有较好疗效。

11. 水突穴

（1）定位取穴：于人迎穴直下胸锁乳突肌前缘，平甲状腺软骨下缘处取穴。毫针直刺0.5～0.8寸。

（2）主治病症：咽喉肿痛、咳嗽、气喘、瘿瘤、呕逆、瘰疬、肩肿等。

（3）配穴治疗：配气舍、少商治咽喉肿痛；配人迎、廉泉、天鼎、扶突、间使、合谷、二间、颊车治声嘶；配少商、照海、合谷治咽喉肿痛；配天突、颊车治瘿瘤；配风门、大杼、百会、气户治咳嗽。

12. 气舍穴

（1）定位取穴：于人迎穴直下锁骨内侧端上缘，距天突 1.5 寸处取穴。毫针直刺 0.3 ~0.5 寸。

注：深部有大动脉及肺，不可深刺。

（2）主治病症：咽喉肿痛、喘息、胸闷、呕逆、瘿瘤、瘰疬、肩肿、颈项强等。

（3）配穴治疗：配天府、少商、臑会治瘿瘤、咽肿；配扶突、合谷、水突治瘿瘤；配天突、廉泉治咽下困难；配气户、内关、膈俞治呃逆；配天突、曲池、合谷治地方性甲状腺肿大。

13. 缺盆穴

（1）定位取穴：于锁骨上窝中点，当锁骨中点上方，胸锁骨乳突肌、锁骨头外缘凹陷中。毫针直刺或斜刺 0.3 ~0.5 寸。

（2）主治病症：咳嗽、胸满、气喘、咽喉肿痛、呃逆、缺盆中痛、肩痛引项、腰痛、瘰疬等病症。

（3）配穴治疗：先取缺盆、人中，后取尾骶，治腰痛不可俯仰；配心俞、肝俞、巨阙、少商、鸠尾治咳唾血；配肺俞、风门、太渊治喘咳；配食窦、少海、复溜、水分、商阳治水肿。

注：孕妇禁针。

14. 气户穴

（1）定位取穴：于锁骨下缘中点，胸骨中线旁开 4 寸处取穴，直对乳头。毫针斜刺或平刺 0.3 ~0.5 寸。

（2）主治病症：咳嗽、气喘、呃逆、胸肋支满、噎膈、吐血、瘰疬、瘿瘤、喉痹、胸背肋痛等。

（3）配穴治疗：配云门、天府、肩井、神门治喘逆上气；配华盖、膻中、肺俞、尺泽、阳陵泉、列缺治胸肋痛、咳嗽喘息；配气户、膻中、库房、屋翳、膺窗治胸前神经痛等病。

注：针刺气户穴对治疗支气管哮喘有一定疗效。

15. 库房穴

（1）定位取穴：于乳头直上，当第一肋间隙中点处取穴。毫针斜刺或平刺 0.5 ~0.8 寸。

（2）主治病症：咳嗽、气喘、咳唾脓血、胸肋胀痛等。

（3）配穴治疗：配中府、尺泽、少商、风门、周荣、尺泽治咳逆上气，呼吸多唾浊沫脓血；配屋翳、肺俞、风门、膏肓俞治上气咳逆；配肺俞、膻中、天突、内关、尺泽治胸痛，咳嗽，吐脓血；配乳根、肩井、少泽、曲泽治乳痈初起。

16. 屋翳穴

（1）定位取穴：于乳头直上，当第二肋间隙中点处取穴。毫针平刺或斜刺 0.5～0.8 寸。

（2）主治病症：咳嗽、气喘、咳唾脓血、胸肋胀痛、遍身风痒、皮肤疼痛、乳痈等。

（3）配穴治疗：配至阴、风市、曲池治痒疾；配大椎、肺俞、膻中、璇玑、少商、尺泽治咳嗽、气喘；配三阳络、透郄门治胸痛、胁肋痛；配膻中、神门、内关治心慌、心悸。

注：针刺屋翳对乳腺增生有疗效。

17. 膺窗穴

（1）定位取穴：于乳头直上第三肋间隙中点取穴。毫针斜刺或平刺 0.5～0.8 寸。

（2）主治病症：咳嗽、气喘、胸肋胀痛、肠鸣腹泻、唇肿、乳痈等。

（3）配穴治疗：配太冲、合谷治唇肿；配乳根、灸神阙、少泽、冲门治乳痈；配内关、膻中治心前区痛；配乳根、膻中、肩井、曲池、上巨虚、太溪、复溜、太冲治急性乳腺炎。

18. 乳中穴

（1）定位取穴：乳头正中，男子约当第四肋间隙中取穴。不针、不灸，取穴标记。可温敷治疗。

（2）主治病症：猝癫疾、小儿暴痫、中暑、胎衣不下等。

注：乳中穴作胸部取穴标志，一般不作针灸治疗用穴。

19. 乳根穴

（1）定位取穴：于乳头直下，当第五肋间隙中点处取穴。毫针斜刺或平刺 0.5～0.8 寸。

（2）主治病症：咳嗽、气喘、呃逆、胸痛、噎膈、腹胀、臂肿痛、霍乱转筋、尸厥、乳痛乳汁少等。

（3）配穴治疗：配膻中、合谷、肩井、少泽治产后乳汁不足；配肩中俞、附分、魄户、中府、内庭、肝俞、心俞、少海、通里治乳汁过多。

注：乳根穴有理气活血，通经下乳之功，是治疗乳部疾患及心前区痛的主穴之一。

20. 不容穴

（1）定位取穴：平脐上 6 寸，旁开正中线 2 寸处取穴。毫针直刺 0.5～0.8 寸。

（2）主治病症：胃痛、呕吐、腹胀、肠鸣、呕血、口干、食欲不振、小儿疳积、咳喘、心痛、胸背肋痛、疝气、雀目等病症。

（3）配穴治疗：配期门、内关、内庭治胃脘痛吐酸；配中极、太冲治疝瘕；配上脘、内关、内庭、大陵治呕吐；配中脘，内庭、内关、足三里、公孙治胃脘痛，腹胀满。

注：针刺不容对阵发性心律不齐有疗效。

21. 承满穴

（1）定位取穴：平脐上 5 寸，身体前正中线旁开 2 寸处取穴。毫针直刺 0.5～1 寸。

（2）主治病症：胃痛、呕吐、吐血、食欲不振、腹胀肠鸣、便溏、哮喘、肋下挛痛、痰饮、身肿、皮肤疼痛等。

（3）配穴治疗：配乳根、内关治嗳气；配中脘、胃俞、合谷、公孙、足三里、太冲治胃痛、腹胀。

22. 梁门穴

（1）定位取穴：于脐上 4 寸处，先取中脘，旁开 2 寸处取穴。毫针直刺 0.8～1.2 寸。

（2）主治病症：胃痛、呕吐、食欲不振、腹胀、泄泻、疝气、脱肛、胃溃疡、胃炎、胃神经官能症等。

（3）配穴治疗：配幽门、内关、后溪治咯血；配阳辅、太溪、复溜治每日性间歇热；配气海、悬钟、上巨虚治胃肠热；配足三里、中脘、公孙、内关治胃气痛，消化不良，大便溏薄；配中脘、内庭、天枢、足三里治食滞、胃痛；配梁丘、内关、日月治反酸，呕吐；配中脘、手三里、足三里、天枢治溃疡病。

23. 关门穴

（1）定位取穴：平脐上 3 寸旁开 2 寸处取穴。毫针直刺 0.8～1.2 寸。

（2）主治病症：胃痛、腹胀、肠鸣、泄泻、便秘、食欲不振、遗尿、身肿、疟疾等。

（3）配穴治疗：配神门、太溪、委中治遗溺漏尿；配中府、中极、太溪、水道、神门治遗尿；配关元、归来、足三里、内庭、水道、三阴交治奔豚、乳弦；配中脘、足三里、关元、天枢、内庭、上巨虚治腹胀、腹痛、腹泻。

24. 太乙穴

（1）定位取穴：平脐上 2 寸旁开 2 寸处取穴。毫针直刺 0.8～1.2 寸。

（2）主治病症：胃痛、肠鸣腹胀、心烦、癫狂、脚气、遗尿等。

（3）配穴治疗：配滑肉门、间使、大椎治癫疾、吐舌；配百会、心俞、膈俞、大椎、太冲、神门、大陵治癫痫、精神病；配天枢、内庭、足三里、上巨虚治腹泻。

25. 滑肉门穴

（1）定位取穴：平脐上 1 寸旁开 2 寸处取穴。毫针直刺 0.8～1.2 寸。

（2）主治病症：胃痛、呕吐、呃逆、脱肛、月经不调、癫痫等。

（3）配穴治疗：配太乙、大椎、腰奇治癫疾，吐舌；配少海、太冲、廉泉、复溜治舌强，吐舌；配足三里、内关、内庭、公孙治胃痛呕吐；配天枢、足三里、下巨虚治泄泻；配阳陵泉、天枢、公孙、内关治胃痛、呕吐。

26. 天枢穴（大肠之募穴）

（1）定位取穴：脐中旁开2寸处取穴。毫针直刺1～1.5寸。

（2）主治病症：腹胀、肠鸣、泄泻、便秘、吐血、呕吐、痢疾、肠痈、月经不调、痛经、经闭、崩漏、赤白带下、不孕、小便不利、水肿、淋浊、臌胀、脐疝、奔豚、面肿、黄疸、腰痛、眩晕、虚损等。

（3）配穴治疗：灸天枢，针关元（补）治尺脉紧，脐下痛；配丰隆、厉兑、陷谷、复溜、太溪、冲阳治浮肿；配支沟、内关、承山治呕吐、霍乱；配厉兑、阴陵泉、内庭治食不化，不嗜食，侠脐急；配足三里、内庭、公孙、外陵治腹中痛；配水分、足三里、内庭治脐腹膨满，食不化；配下脘、上巨虚、照海治泄泻不止，里急后重；配关元、气海、太溪、三阴交治月经不调；配内庭、足三里、三阴交治腹中胀痛，下痢不已；配水道、气海、上巨虚、外陵、三阴交、足三里治赤白痢疾，腹中冷痛；配中脘、委中治霍乱吐泻；配内庭、隐白、气海、照海、内关治赤白痢疾；配外关、中脘、隐白、申脉治痢疾腹痛；配曲泉、阴陵泉、然骨、上巨虚、束骨、隐白、三焦俞、中脘、脾俞、肾俞、大肠俞治痢疾腹痛；配水泉、太溪、三阴交治月潮违期；配照海、支沟治习惯性便秘；配下巨虚、内庭、合谷治泄泻；配足三里、阑尾穴治肠痈；配中脘、关元、合谷、上巨虚、足三里治腹痛泄痢；配上巨虚、阑尾、关元治阑尾炎；配关元、带脉治带下；配下脘、足三里、三阴交、内庭、公孙治腹痛；配京门、内庭、足三里治小腹痛；配上巨虚、足三里治急性菌痢；配气海、大肠俞、小肠俞、上髎治肠麻痹；配阴交、关元、水道、曲骨治痛经；配带脉、复溜、三阴交治卵巢炎；配大巨、气海、上巨虚、内庭、足三里治急性菌痢；配内庭、内关、足三里（均双侧）治急性胃肠炎。

注：针刺天枢对肠功能有调整作用，可使肠功能趋向正常化。

27. 外陵穴

（1）定位取穴：平脐下1寸旁开2寸处取穴。毫针直刺1～1.5寸。

（2）主治病症：腹痛、疝气、痛经、腹直肌痉挛、肠痉挛等。

（3）配穴治疗：配天枢、足三里治腹中尽痛；配太冲、归来、三阴交治疝气；配少海可缓解结肠痉挛；配阴陵泉、上巨虚、天枢治急性菌痢。

28. 大巨穴

（1）定位取穴：平脐下2寸旁开2寸处取穴。毫针直刺1～1.5寸。

（2）主治病症：小腹胀满、小便不利、烦渴、四肢倦怠、偏枯、惊悸不眠、㿗疝、遗精、阳痿、早泄等。

（3）配穴治疗：配地机、太冲、中都治癫疾；配关元、水道、三阴交、急脉治遗精、早泄；配天枢、足三里、三阴交治腹痛。

29. 水道穴

（1）定位取穴：平脐下3寸旁开2寸处取穴。毫针直刺1～1.5寸。

（2）主治病症：小腹胀满、痛引阴肿、小便不利、腰背强直、便秘、痛经、不孕、疝气、肾炎、膀胱炎、尿潴留、腹水、睾丸炎、脱肛等病症。

（3）配穴治疗：先灸水分并水道，后针三里及阴交，治腹满虚胀；配筋缩、人中治脊强；配水分、足三里、复溜、三阴交治腹水；配关元、中极、三阴交、阴陵泉治尿闭，淋痛；配水分、气海治腹水；配肾俞、膀胱俞、关元俞、阴陵泉、三阴交治肾炎；配中极、水道、阴陵泉、三阴交治膀胱炎；配肾俞、膀胱俞、次髎对泌尿系结石有止痛作用。

30. 归来穴

（1）定位取穴：平脐下4寸旁开2寸处取穴。毫针直刺1～1.5寸。

（2）主治病症：小腹痛、疝气、月经不调、不孕、白带、阴挺、阴茎痛、附件炎、卵巢炎、子宫内膜炎、睾丸炎、闭经及男女生殖器病等。

（3）配穴治疗：配大敦、太冲、三阴交治偏坠肾；配太冲治疝气偏坠；配中极、带脉、曲骨、子宫、三阴交治月经不调；配太溪、气海、复溜治阴痒；配气冲治小腹疼痛；配气海、血海、三阴交治子宫内膜炎；配太溪、气海、中极、复溜治滴虫性阴道炎；配子宫、关元、中极、筑宾、三阴交治前列腺炎。

注：针刺归来穴有促进性腺功能的作用。

31. 气冲穴（冲脉所起）

（1）定位取穴：平脐下5寸，正中线旁开2寸取穴。毫针直刺0.5～1寸。

（2）主治病症：外阴肿痛、阳痿、阴茎中痛、睾丸痛、月经不调、不孕、难产、胞衣不下、腹满、疝、腹痛、腰痛、脱肛等。

（3）配穴治疗：配气街、绝骨、足三里、上巨虚、上下廉治胃中热；配章门、太冲治不得卧；配冲门、带脉治带下产崩；配关元、中极治阴茎痛；配曲泉、归来、太冲治疝气；配关元透中极、水道、复溜、三阴交治尿路感染。

32. 髀关穴

（1）定位取穴：在髂前上棘与髌骨外上缘连线和会阴水平线的交点处。毫针直刺1～2寸。

（2）主治病症：腰痛膝冷、下肢麻痹、腹股沟淋巴结炎、膝关节炎。

（3）配穴治疗：配承扶、殷门、委中治股关节痛；配承扶、风市、环跳、阳陵泉、足三里治下肢麻痹、瘫痪。

33. 伏兔穴

（1）定位取穴：髌骨上缘上6寸，髂前上棘与髌骨外上缘连线上取穴。毫针直刺1～1.5寸。

（2）主治病症：下肢瘫痪、麻痹、膝关节炎、妇人诸疾。

（3）配穴治疗：配风市、犊鼻、两膝眼、足三里、上下廉、悬钟，均双侧，治脚弱；配肾俞、环跳、委中、阳陵泉、三阴交治下肢麻痹、瘫痪；配迈步、风市、阴陵泉、陵后治下肢麻痹、瘫痪；配阴陵泉、三阴交、复溜、血海治妇女阴痛痒。

34. 阴市穴

（1）定位取穴：髌骨外上缘3寸，股直肌与股外侧肌之间取穴。毫针直刺1～1.5寸。

（2）主治病症：膝关节炎、下肢瘫痪、腰痛、膝冷、疝气等。

（3）配穴治疗：配太溪、太冲、肝俞治寒疝腹痛；配承山、下廉、复溜、中封、大敦、小海、阴陵泉、关元、肾俞治小腹痛；配少海、手三里治手颤；配环跳、阳陵泉、足三里、风市治腿股转酸难移步；配阳关、太溪、条口灸治两腿如冰。

35. 梁丘穴（本经郄穴）

（1）定位取穴：于膝盖外上缘直上2寸处取穴。毫针直刺1～1.2寸。

（2）主治病症：膝肿痛、下肢不遂、冷痹不仁、胃痛、乳肿痛、血尿等。

（3）配穴治疗：配曲泉、膝眼、阳关治膝不得屈伸；配地五会、少泽治乳肿痛；配中脘、内关、足三里治胃脘痛、反酸；配内外犊鼻、膝阳关、鹤顶、阳陵泉治膝关节痛；配血海、阳陵泉、阴陵泉、足三里治膝关节痛。

注：针刺梁丘可抑制胃酸分泌。

36. 犊鼻穴

（1）定位取穴：屈膝，于髌骨与胫骨之间，髌韧带外侧凹陷中是穴。毫针向后内斜刺0.5～1寸。

（2）主治病症：膝痛、下肢麻痹、屈伸不利、脚气、膝关节炎、膝部神经痛或麻木。

（3）配穴治疗：配梁丘、膝眼、膝阳关、委中治膝关节痛，屈伸不利，扭伤；配梁丘、足三里、血海、阳陵泉治膝关节炎。

37. 足三里穴（本经合穴）

（1）定位取穴：膝眼下3寸二筋间取穴。毫针直刺1～2寸。

（2）主治病症：胃痛、呕吐、噎膈、腹痛、腹胀、呃逆、泄泻、痢疾、便秘、咳喘、咯痰、心悸、胸闷气短、膝胫酸痛、腰痛、急慢性胃肠炎、胃及十二指肠溃疡、胃痉挛、急慢性胰腺炎、腹膜炎、尿闭、休克、动脉硬化、高血压、神经衰弱、贫血、坐骨神经痛、小儿麻痹、四肢麻痹、荨麻疹、神经性头痛、眼疾、半身不遂、癫痫等病症。

（3）配穴治疗：配气街、绝骨、下巨虚、上巨虚泄胃中热；配泻人迎、天突、廉泉、章门、阳陵泉、气街治支胁胃中满，咳喘逆息；配气海、天枢、上巨虚治腹中肠鸣、气上冲胸、喘不能久立；配温留、曲池、中渚、少泽、丰隆治喉痹不能言；配章门、京门、厉兑、内庭、阴谷、络却、昆仑、手三里、内庭、商丘、阴陵泉、曲泉治腹胀满不得息；配阴市、阳辅、委中、蠡沟治腰痛不可以顾；配条口、承山、绝骨、承筋治足下热不能久立；配章门、气海、中脘治气在肠胃不下者；配大敦、人中治不省人事；配阴谷、手三里、解溪、腹通谷、上脘、肺俞、膈俞、三焦俞治诸积；配太白、肝俞、太渊、鱼际、太溪、少商、足窍阴治咳逆；配内庭、手三里治腹胀；配委中、阳陵泉、复溜、然谷、行间、中封、大都、隐白治足寒热；配曲泉、委中、阳辅、三阴交、复溜、冲阳、然谷、申脉、行间、脾俞治足不能行；配期门、内关、建里治胸满、血臌、霍乱、肠鸣、善噎；配陷谷、公孙、太白、章门、三阴交、水分，灸神阙、天枢、胃俞、三焦俞治肠鸣；配灸悬钟治中风先兆；配阳溪、合谷、中渚、阳辅、昆仑、行间、风市、太冲、丘墟、阳陵泉治中风偏瘫（先针无病手足，再针有病手足）；配至阴、合谷、三阴交、曲骨催孕；配肩髃、曲池、太渊、合谷、悬钟、昆仑治中风偏枯，疼痛无时；配璇玑、内庭治胃中宿食；配肩井、太冲、阳陵泉治脚气酸痛；配地五会、耳门、委中治耳鸣腰痛；配二间、少商、合谷治牙痛、喉痛并喉痹；配手三里、内庭治泄泻肚痛诸疾；配阴交、太溪治寒湿脚气；配太冲、条口、中封治行步艰难；配肝俞、膈俞治肝血少，目昏花；配针阴交，灸水分、水道，治腹满、虚胀；配中脘、丰隆治痰；配手三里治食癖气块；配气海治五淋；配悬钟、太冲、三阴交、阳陵泉、阴陵泉治脚痛膝肿；配太冲、天柱、风池治头麻木；配灸两膝眼治膝肿；配承筋、承山治腰腹胀满；配百会、中脘治气虚下陷；配中脘、阳陵泉治胃痛；配天枢治泄泻；配风池治头晕；配环跳、风市、治下肢麻木；配天枢、上巨虚、关元、行间、外陵治慢性肠炎；配阑尾穴、肓俞、府舍、内关、曲池、气海俞、大肠俞治阑尾炎；配内关、间使、大陵、三阴交、阳陵泉、阴陵泉、尺泽、胆俞治妊娠呕吐；配灸关元治痛经；配内关、三阴交、百会、丰隆、合谷、行间治高血压；配下巨虚、阳陵泉、内关治胰腺炎；配合谷、内关、中脘、天枢、大肠俞、次髎治急性肠梗阻；配合谷、内庭、天枢、关元治消化不良；配阳陵泉、太冲、至阴、胆俞、肝俞治急性黄疸性肝炎；配血海、阴陵泉、足三里、三阴交、脾俞、膈俞治白细胞减少症。

注：针灸足三里有强壮作用，为保健要穴。针刺足三里可使胃功能趋向正常化，可使支气管痉挛缓解，对心律不齐有调整作用。

38. 上巨虚穴（大肠之下合穴）

（1）定位取穴：于外膝眼下 6 寸，即足三里直下 3 寸处取穴。毫针直刺 1 ~2 寸。

（2）主治病症：腹痛、腹胀、肠鸣、肠痛、胸肋支满、阑尾炎、痢疾、腹泻及下肢疾病。

（3）配穴治疗：配下巨虚治小便难、尿黄；配足三里、公孙、内关、曲池、天枢治痢疾；配足三里、脾俞、气街治脾胃虚弱、汗泄、妨食；配大肠俞、小肠俞治水泻；配支沟、照海治便秘；配足三里、内庭、天枢治肠炎、菌痢。

注：针刺上巨虚可促进胃肠蠕动，可逐步增强肝巨噬细胞的吞噬能力，一周后达到高峰，两周后出现抑制相。

39. 条口穴

（1）定位取穴：于外踝上 8 寸，外膝眼与外踝尖连线之中点处取穴。毫针直刺 1 ~1. 5 寸。可深透承山。

（2）主治病症：脘腹胀痛、下肢痿痹、转筋跗肿、足底发热疼痛、足冷、脚气、疝痛、咽喉痛、肩周炎、膝关节炎、下肢瘫痪、胃炎、肠炎、扁桃腺炎等病症。

（3）配穴治疗：配足三里、承山、太冲、承筋治足软、足缓难行；先悬钟，次条口及冲阳，透承山，治肩凝症；配至阴、然谷、悬钟、涌泉治足跖热。

40. 下巨虚穴（小肠之下合穴）

（1）定位取穴：于足三里穴下6寸，条口穴下1寸处取穴。毫针直刺1~1.5寸。

（2）主治病症：泄泻、大便脓血、胃脘痛、腰背引睾丸痛、胸胁痛、乳痛、下肢痿痹、足跟及足趾疼痛、下肢浮肿、喉痹、流涎、癫痫惊狂等。

（3）配穴治疗：配上巨虚、太溪治小便黄；配丘墟、大椎治狂；配幽门、上巨虚、太白治泄痢、脓血；配悬钟治胃热不嗜食；配五处、天柱、合谷、曲池、神庭治头风；配丘墟、侠溪、肾俞、足三里、阳陵泉治胸胁满引腹；配足三里、侠溪、鱼际、委中、足临泣、少泽治乳痛；配天枢治泄泻；配小肠俞治飧泄；配气海、阳陵泉治绕脐腹痛；配足三里、天枢、上巨虚治泄泻、痢疾。

注：针刺下巨虚可使胃蠕动增强。

41. 丰隆穴（本经络穴）

（1）定位取穴：条口穴外开1寸处取穴。毫针直刺1~1.5寸。

（2）主治病症：腹痛、咳嗽、痰多、偏瘫、咽喉肿痛、便秘、眩晕、癫狂等。

（3）配穴治疗：配丘墟、内关、膻中治胸痛如刺；配复溜、太冲治风逆四肢肿；配脾俞、膈俞治四肢不收；配合谷、复溜、承浆、阳交治面肿；配膻中、内关、中魁治呕吐痰涎，眩晕不已；配俞府、膻中、足三里治哮喘气促，痰气壅盛；配合谷、解溪、风池、风门、灸虎口治头风眩晕；配合谷、涌泉、少商、天突治喉痹；配膝阳关、委中、阳陵泉、中脘治痰饮流注，两膝红肿疼痛；配太白、胆俞、络却穴治身重倦怠，面黄舌强，腹满作胀，善饿不食；配强间、大椎、大杼、风池治头痛难忍；配中封、条口、太冲治行步艰楚；配神门、安眠治失眠；配足三里、天突、中脘、风门、少商、尺泽治哮喘，咳嗽痰多；配支沟、照海治便秘；配曲池、足三里、血压点治高血压。

42. 解溪穴（本经经穴）

（1）定位取穴：足背踝横纹中，第二趾直上关节横纹，于两筋之间处取穴。毫针直刺0.5~1寸。

（2）主治病症：头面浮肿、面赤、目痛、目翳、头痛、眩晕、眉棱骨痛、腹胀、便秘、善噫、下肢痿痹、霍乱转筋、疟疾、热病汗不出、惊风、谵语、惊悸等病症。

（3）配穴治疗：配条口、丘墟、复溜、太白治膝肿骱酸转筋；配阳溪、太溪、间使治癫疾；配血海、内庭、商丘治腹胀；配阴陵泉、承山治霍乱；配承光、天柱、大杼、内关治目眩头痛，呕吐心烦；配天突、太冲治厥气冲腹；配丰隆、合谷、风池治头风眩晕；配通里治头风，面目赤；配中脘、足三里、内庭治胃脘停食，痛痢不已；配足临泣、百会、肩井、肩髃、曲池、天井、间使、内关、合谷、风市、足三里、昆仑、照海治中风病；配足三里、阳谷、通谷、上脘、肺俞、膈俞、三焦俞治诸积；配神门、阳溪、鱼际、腕骨、少商、公孙、太白、至阴治心烦；配前谷、后溪、水沟、金门、太冲、申脉治癫疾；配上星、百会、风池、尺泽、阳溪、腕骨、少商、公孙、后溪、申脉、昆仑、商丘、然谷、承山、大椎、腰奇治癫疾；配百会治瘛疭；配阳陵泉、承山、委中、太白治霍乱；配承山、太白、带脉治大便下重；配委中、足三里、曲泉、阳陵泉、风市、昆仑治脚脖痛；配委中、足三里、阳辅、承山治膝股肿；配合谷、复溜、厉兑、足三里、商丘治风气面浮肿，喘咳腹胀、痎疟寒热；配合谷、曲池、阳池、后溪、厉兑、风池治伤寒汗不出；配丘墟、照海、申脉、商丘治脚痛；配合谷、曲池治头痛；配肾俞、复溜、内庭、足三里、中脘、阴陵泉治胃炎。

43. 冲阳穴（本经原穴）

（1）定位取穴：于足背最高处，解溪穴下1.5寸处取穴。毫针直刺0.5～0.8寸。

（2）主治病症：胃痛、腹胀、不嗜食、半身不遂、口眼歪斜、足痿无力、脚背红肿、狂疾、前额痛、面肿等病症。

（3）配穴治疗：配丰隆、大陵治狂；配足三里、仆参、飞扬、复溜、条口、完骨治足痿；配束骨、间使、大椎治疟疾；配地仓透颊车治口歪；配曲池治肘中痛；配公孙、天柱、大椎、申脉、照海治颈项、胸膺、足跗疼痛、发狂妄言；配悬钟、足三里、条口治足缓难行；配陷谷、然谷、申脉、八风、中封治足趾肿。

注：针刺冲阳可使胃蠕动减慢，可使心率减慢，增强心肌收缩力。刺时避开动脉。

44. 陷谷穴（本经输穴）

（1）定位取穴：于第二、三跖骨结合部凹陷处取穴。毫针直刺或斜刺0.5～1寸。

（2）主治病症：胃脘痛、肠鸣、腹胀痛、面目浮肿、目赤痛、眼睑下垂、足背肿痛、足跟痛等症。

（3）配穴治疗：配列缺、合谷治面肿；配期门、内庭、内关治产后善噎；配悬钟、足三里治腹满；配石门、阳陵泉治胸肋支满；配太溪、足三里、复溜、侠溪、公孙、太白、委中、涌泉治伤寒身热；配神门、太渊、少商、劳宫、太溪、太白、大敦治噎气；配支沟、前谷、大陵、曲泉、足三里、然谷、行间、足临泣、肺俞治咳逆；配少商、阴市、足三里、曲泉、昆仑、商丘、腹通谷、太白、大都、隐白、行间治腹满；配少商、内关、太溪治烦心喜噎；配上星、间使、丘墟治疟疾阵寒；配太白、天枢、大肠俞治肠痈痛；配下脘、天柱治腹内肠鸣；配足三里、内庭、天枢、下巨虚治腹胀肠鸣；配天枢、大肠俞、小肠俞、足三里、太白、公孙治腹痛；配下关、颧髎治面部浮肿。

45. 内庭穴（本经荥穴）

（1）定位取穴：于第二跖趾关节前方二、三趾缝间的纹端处取穴。毫针直刺0.5～0.8寸。

（2）主治病症：胃痛、腹胀、消化不良、泄泻、便秘、痢疾、肠痈、齿痛、龈肿、口噤、鼻衄、喉痹、面肿、耳鸣、四肢厥逆、足背肿痛等病症。

（3）配穴治疗：配环跳、条口、足三里治胫痛不可屈伸；配厉兑、内关、足三里、公孙治寒疟不嗜食；配上星、印堂、太阳治睛痛；配足三里、三阴交治小腹胀满；配天枢、上巨虚、隐白、气海、照海、内关治赤白痢疾；配泻合谷、补复溜、百劳治伤寒汗多；泻内庭、补合谷、泻复溜、百劳治伤寒无汗；配大都、人中、列缺、中冲、金门、厉兑、隐白、大敦治尸厥；配尺泽、小海、支沟、前谷、足三里、曲泉、照海、太溪、行间、大都治四肢厥；配外关、中脘、隐白、天枢、申脉治里急后重大痛者；配天枢、气海、水分治脐腹胀满，食不化；配中脘、气海、公孙治脾胃虚冷，呕吐不已；配中封、然谷、大敦治小腹胀满痛；配天枢、足三里、三阴交治腹中肠鸣痛，下痢不已；配公孙、内庭、厉兑治久疾不食；配人中、合谷、百会、中极、气海治中暑不省人事；配颊车、合谷、支沟、外关、列缺、厉兑治口噤；配阳交、合谷、太冲治妇女月水正来头晕，小腹痛；配气海、足三里、曲池、合谷、复溜、太溪、行间、三阴交治浑身胀满，浮肿生水；配少海、小海、阳谷、阳溪、二间、液门、太溪、合谷、颊车治牙痛；配太冲、昆仑治足趾节痛，不能行步；配太冲、足临泣、行间治足背红肿痛；配足三里、天枢、合谷治寒疟面肿及肠鸣；配中脘、足三里治霍乱；配太溪、仆参治两足酸麻；配足临泣治小腹胀满；配合谷、颊车、承浆、照海治牙痛，咽喉肿痛；配天枢、上巨虚、内庭、曲池治湿热泻痢；配地仓透颊车、颧髎、攒竹治口眼歪斜；配合谷治扁桃体炎。

46. 厉兑穴（本经井穴）

（1）定位取穴：于第二趾甲爪外侧与爪甲角0.1寸处取穴。毫针点刺出血或浅刺0.1寸。

（2）主治病症：心腹胀满、黄疸、消谷善饥、面肿、水肿、尿黄赤、癫狂、好惊好卧、尸厥、口噤、膝膑肿痛、足胫寒痛、足趾痛、乳痈等病症。

（3）配穴治疗：配三间、冲阳、偏历、小海、合谷、曲池、内庭、复溜治龋齿；配条口、太冲、三阴交治胫寒不得卧；配内庭治疟不嗜食恶寒；配大敦治喜寐；配太溪、足三里、合谷治心腹胀满；配冲阳、合谷、曲池、解溪治热病汗不出；配隐白治梦魇不宁；配中脘、足三里、内庭治胃病；配百会、水沟、中冲治中风、中暑昏厥不省人事；配内关、足三里、中脘治胃病。

九、足少阳胆经经穴（丝竹空至足窍阴44穴）

1. 丝竹空穴

（1）定位取穴：于眉梢外侧凹陷处取穴。毫针平刺0.5~0.8寸。

（2）主治病症：目眩、目赤痛、眼睑瞤动、眨闭不合、齿痛、癫痫、发狂、烦渴、偏正头痛等病症。

（3）配穴治疗：配足通谷、间使治风癫痫疾；配前顶治目上翻，憎风寒；配少海、间使、神门、合谷、后溪、复溜治发狂；配百会、前顶、神庭、上星、风池、合谷、攒竹、头维、列缺治偏正头痛；配目窗、大陵、合谷、液门、上星、攒竹治目赤；配头临泣、风府、风池、阳谷、中渚、液门、鱼际治目眩；配针神庭、百会、前顶、涌泉，灸神阙、鸠尾，治风痛；配百会、合谷治吐痰，透率谷治偏正头风；配耳门治牙痛；配攒竹治目内红肿；配阳白、太阳、攒竹治眼睑下垂；配中渚、列缺、风池治偏头痛；配攒竹、阳白、颊车、头维、下关治面瘫；配人中、百会、合谷治癫痫；配攒竹、太阳、风池、合谷、光明、外关、睛明治目疾。

2. 头维穴（本经与足少阳、阳维之交穴）

（1）定位取穴：取头临泣至神庭间距离入发际0.5寸处取穴。毫针平刺0.5~0.8寸。

（2）主治病症：偏头痛、头晕、目痛、流泪、眼睑瞤动、目视不明等病症。

（3）配穴治疗：配大陵、列缺治头痛；配攒竹、太阳治眼睑瞤动；配睛明、头临泣、鱼腰、风池治迎风有泪；配颧髎、太阳、外关治目眶烂，见风泪出；配攒竹、睛明、目窗、百会、风府、风池、合谷、肝俞、肾俞、丝竹空治目眩；配百会、太阳、合谷、外关、率谷治偏头痛；配风池、角孙、睛明、太阳、合谷、曲池、光明、外关治目赤肿痛，视物不清；配列缺治偏头痛；配天柱、攒竹治头晕目眩；配阳白、颊车透地仓、丝竹空、上关、合谷治面瘫；配合谷透后溪、太冲透涌泉治精神分裂症；配阳白、翳风、颊车透地仓、迎香治面神经麻痹。

3. 颔厌穴（手足少阳、足阳明之交会穴）

（1）定位取穴：在头维与曲鬓连线下1/4与上3/4交界处取穴。毫针平刺0.5~0.8寸。

（2）主治病症：偏头痛、眩晕、耳鸣、癫痫、瘛疭、手腕痛、历节风、小儿惊风、面瘫。

（3）配穴治疗：配悬颅、列缺、外关治偏头痛；配风池、列缺、合谷、太阳治偏头痛；配丝竹空、太阳、支沟、光明治目眩；配腰奇、大椎、百会治癫痫。

4. 悬颅穴（手足少阳、阳明之交会穴）

（1）定位取穴：头维与曲鬓之间弧形线中点取穴。毫针平刺0.5~0.8寸。

（2）主治病症：偏头痛、面肿赤痛、齿痛、鼻衄、神经衰弱、角膜炎等病症。

（3）配穴治疗：配颔厌、列缺治偏头痛；配风池、外关、童子髎、太阳治偏头痛；配丝竹空、太阳、风池治目眦痛；配人中、合谷治面肿。

5. 悬厘穴（手足少阳、足阳明之交会穴）

（1）定位取穴：在头维与曲鬓连线的下1/4与上3/4交界处取穴。毫针平刺0.5~0.8寸。

（2）主治病症：偏头痛、面肿目赤、面浮肿、耳鸣、神经衰弱、三叉神经痛。

（3）配穴治疗：配束骨、大椎、间使治癫疾；配鸠尾、大杼、列缺治热病、偏头痛；配水沟、颊车透地仓、下关、合谷治面瘫；配外关、风池、太阳治偏头痛；配翳风、中渚、听会治耳鸣；配水沟、牵正、迎香、合谷治面瘫、三叉神经痛。

6. 曲鬓穴（本经与足太阳之交会穴）

（1）定位取穴：耳向前入发际1寸，当三焦经角孙穴之前约1寸处取穴。毫针平刺0.5~0.8寸。

（2）主治病症：偏头痛、齿痛、牙关紧闭、项强、暴喑、颞肌痉挛、三叉神经痛等病症。

（3）配穴治疗：配太阳、颊车治龋齿；配翳风、中渚、听会、听宫治耳鸣、耳聋；配肝俞、胆俞、太阳、光明治目昏不清；配睛明、风池、角孙、肝俞、太阳、合谷治目疾。

7. 率谷穴（本经与足太阳交会穴）

（1）定位取穴：耳郭尖上方入发际1.5寸处取穴。毫针平刺0.5~0.8寸。

（2）主治病症：眩晕、小儿急慢惊风、烦满呕吐、咳嗽、偏正头痛。

（3）配穴治疗：配膈俞、丰隆治寒痰；配丝竹空透率谷、印堂、上星治偏正头痛；配风池、百会、太阳治偏头痛；配曲池、印堂、人中治小儿急惊风；配印堂、百会、足三里、神阙（灸）治小儿慢惊风；配风池、太阳、中渚、头维、足临泣治偏头痛。

8. 天冲穴（本经与足太阳之交会穴）

（1）定位取穴：于耳根后缘直上入发际2寸，率谷后0.5寸处取穴。毫针平刺0.5~0.8寸。

（2）主治病症：头痛、癫疾、牙龈肿痛、甲状腺肿等病症。

（3）配穴治疗：配目窗、列缺、风池治头痛；配大横、神门、内关治悲笑；配风池、太阳、百会、角孙、大椎、天柱、间使、合谷治头痛、癫痫。

9. 浮白穴（本经与足太阳之交会穴）

（1）定位取穴：乳突后上方，当天冲与窍阴之间处取穴。毫针平刺0.5~0.8寸。

（2）主治病症：耳鸣、耳聋、齿痛、喉痹、目痛、颈项强痛、瘰疬、瘿气等病症。

（3）配穴治疗：配完骨治龋齿痛；配风池、太阳、头维、外关治偏头痛。

10. 头窍阴穴（本经与足太阳之交会穴）

（1）定位取穴：乳突后方，当浮白与完骨之间取穴。毫针平刺0.5~0.8寸。

（2）主治病症：头痛、眩晕、颈项强痛、口苦、胸肋痛、耳鸣、耳聋等病症。

（3）配穴治疗：配强间治头痛；配侠溪、头临泣、阳辅、阳陵泉治疮疡从鬓出；配翳风、听宫、听会治耳鸣、耳聋。

11. 完骨穴（本经与足太阳之交会穴）

（1）定位取穴：乳突后方下方凹陷处取穴。毫针斜刺0.5~0.8寸。

（2）主治病症：头痛、颈项强痛、口眼歪斜等症。

（3）配穴治疗：配风池、大椎、腰奇治癫狂；配天容、少商、气舍治喉痹；配天牖、扶突、前谷治喉痹颈项肿；配小肠俞、白环俞、膀胱俞、太溪治小便赤黄；配巨髎、合谷治头面浮肿、跗肿；配颔厌、扶突治颈项痛；配风池、大椎、大杼治疟疾；

配太阳、攒竹、肝俞治目疾；配天柱、后溪、悬钟治颈项痛、落枕；配颊车透地仓、攒竹、瞳子髎、合谷治面瘫。

12. 颅息穴

（1）定位取穴：当瘛脉与角孙沿耳轮连线的中点取穴。毫针平刺0.3～0.5寸。

（2）主治病症：耳鸣、耳痛、耳肿痛流脓、头痛、胁肋痛等症。

（3）配穴治疗：配中渚、听会治耳鸣、耳聋；配太冲、合谷治痉挛；配太阳、列缺治头痛；配内关、神门治瘛疭。

13. 本神穴（本经与阳维之交会穴）

（1）定位取穴：于前正中线旁开3寸，入发际0.5寸处取穴。毫针平刺0.5～0.8寸。

（2）主治病症：头痛、目眩、项强、胸胁痛、癫痫、小儿惊风、中风不省人事等病症。

（3）配穴治疗：配前顶、印堂、囟会、天柱治小儿惊痫；配颅息、阳陵泉治胸胁相引不得倾侧；配间使、大椎、身柱治癫疾；配人中、百会、十宣治中风不省人事；配心俞、行间、大陵、大椎、合谷治癫痫。

14. 阳白穴（手足阳明、少阳、阳维之交会穴）

（1）定位取穴：眉中直上1寸处取穴。毫针平刺0.3～0.5寸。

（2）主治病症：头痛、目痛、目眩、视物模糊、眼睑瞤动等症。

（3）配穴治疗：配上星、本神、大都、曲泉、侠溪、三间、前谷、攒竹、玉枕、外关、光明治目系急；配瞳子髎、牵正、颧髎、合谷治面瘫；配肝俞、肾俞、风池、睛明治目疾；配太阳、攒竹、鱼腰治目痛；配攒竹、翳风、四白、地仓透颊车、合谷治面瘫；配攒竹、合谷、光明、复溜治复视；配太阳、头维、童子髎、风池治眼睑下垂；配四白、牵正、地仓治面神经麻痹；配印堂、瞳子髎、四白、攒竹、合谷治电光性眼炎。

15. 头临泣穴

（1）定位取穴：于目中线直上，入发际0.5寸处神庭与头维连线之中取穴。毫针平刺0.3～0.5寸。

（2）主治病症：头痛、目眩、目翳、流泪、耳聋、脑血管意外、癫痫等。

（3）配穴治疗：配风府、阳谷、中渚、液门、鱼际、丝竹空治目眩；配百会、液门、后溪、前谷、肝俞治目泣出；配肝俞、太阳治白翳；配阳谷、腕骨、申脉治风眩；配百会、肩井、肩髎、曲池、天井、间使、内关、合谷、风市、足三里、解溪、昆仑、照海治中风痛；配头维、印堂、鱼腰治泪出；配金门、听宫、听会、合谷治耳聋；配攒竹、瞳子髎、太阳、合谷治目翳流泪；配百会、人中、内关、十宣治中风不省人事。

16. 当阳穴

（1）定位取穴：鬓上1寸，即头临泣后0.5寸。毫针直刺0.3～0.5寸，灸3～5

分钟。

（2）主治病症：眼急痛不可远视。

（3）配穴治疗：灸当阳、头临泣各5分钟治不可远视；针刺头临泣、当阳3分钟治眼急痛。

17. 目窗穴（本经与阳维之交会穴）

（1）定位取穴：于目线直上，入发际1.5寸，即头临泣后1寸取穴。毫针平刺0.3~0.5寸。

（2）主治病症：头痛、眩晕、目赤肿痛等病症。

（3）配穴治疗：配大陵、太阳治目赤；配天柱、风池治头痛；配中渚、完骨、命门、绝骨、丰隆、太白、外关、足通谷、京骨、头临泣、小海、承筋、阳陵泉治头痛寒热；配大陵、太阳、光明、合谷、液门、上星、攒竹、丝竹空治目赤；配百会、申脉、至阴、列缺、合谷、曲池、络却治头晕痛；配陷谷、合谷治头面浮肿；配风池、攒竹、外关、光明、太冲、瞳子髎治目疾。

18. 正营穴（本经与阳维之交会穴）

（1）定位取穴：目中线直上，目窗后1寸处取穴。毫针平刺0.3~0.5寸。

（2）主治病症：头痛、眩晕、目眩、视神经萎缩等病症。

（3）配穴治疗：配风池、太阳、合谷、印堂治眩晕；配外关、风池、太阳、头维治偏头痛；配下关、颊车、太阳、合谷治牙关不利；配风池、率谷、太阳、外关治偏头痛；配合谷、印堂、曲池、百会、风池治眩晕。

19. 承灵穴（本经与阳维之交会穴）

（1）定位取穴：正营穴后1寸处取穴。毫针平刺0.3~0.5寸。

（2）主治病症：头痛、眩晕、目痛、鼻渊、鼻塞、鼻衄等病症。

（3）配穴治疗：配风池、风门、譩譆、印堂、上星、后溪治鼻塞、鼻衄；配百会、天柱、太冲治头顶痛；配迎香治鼻塞；配太阳、合谷、风池治头目眩晕。

注：针刺承灵穴可退热。

20. 脑空穴（本经与阳维之交会穴）

（1）定位取穴：于风池穴直上，枕外隆凸上缘平脑户穴处取穴。毫针平刺0.3~0.5寸。

（2）主治病症：头痛、目眩、心悸、耳鸣、癫狂、颈项强痛、肩颈部痉挛等病症。

（3）配穴治疗：配风池、天柱、大杼、昆仑治后头痛、目眩；配神门、大陵、听会、中渚治耳鸣、心悸。

21. 风池穴（本经与阳维、手少阳之交会穴）

（1）定位取穴：于项后枕骨下两侧凹陷处，当斜方肌上部与胸锁乳突肌上端之间取穴。毫针斜刺0.6~1寸。

(2) 主治病症：偏正头痛头晕、口眼歪斜、吞咽困难、半身不遂、失眠、目赤痛、夜盲、耳鸣、腰背痛、脊膂强痛、肩周疼痛等病症。本穴为治疗头眼、耳鼻、脑、精神、神志疾患及上肢病的常用穴。

(3) 配穴治疗：配天柱、商阳、关冲、合谷、液门治热病汗不出；配目窗、天柱、百会治头痛；配印堂、脑户、玉枕、风府、上星治目痛不能视；配风府、鱼际治寸口脉浮，中风发热头痛；配迎香、水沟、风府治口歪僻不能言；配听会、大椎、复溜治寒热癫仆；灸风池，大椎、臂臑治诸瘿；配五处、光明、外关治目不明；配肺俞、委中治腰背佝偻；配百会、人中治中风仆地；配合谷、太阳、丝竹空治偏头痛；配睛明、合谷、关冲、太阳治胬肉侵睛；配鱼际、合谷、经渠、二间治伤寒汗不出；配命门、复溜治烦满汗不出；配少海、鱼际、少冲、合谷、复溜、足临泣、太白治寒热；配环跳、太冲、间使治疟；配风府治伤寒；配透风府、丰隆先补后泻治偏头风有痰饮；配补风池、泻悬钟治佝偻；配大椎、大杼、合谷、曲池治感冒；配腰奇、内关、人中、大陵、身柱治癫疾；配曲池、足三里、太冲、太阳治头晕；配廉泉、通里、人中治失语；配委中、天柱、后溪治颈项痛；配太阳、风府、合谷治头晕；配丝竹空、大迎、颧髎、合谷、颊车、地仓治面瘫；配大椎、合谷、曲池、外关、太阳治外感发热、头痛；配睛明、承泣、肝俞、光明、足三里治目疾；配颊车、大杼、曲池、天井、外关、合谷、液门治流行性腮腺炎；配大椎、大杼、天突、命门、中渚、扶突治甲状腺肿大；配液门、鱼际、肺俞、手三里、少商（刺出血）治急性喉炎；配合谷、光明、外关治电光性眼炎；配睛明、童子髎、太阳、光明、肝俞、攒竹治视神经萎缩；配大椎、天柱、曲池、阴陵泉治流行性乙型脑炎；配丰隆、曲池、足三里、太冲治高血压；配太阳、百会、上星、足三里、内关、太冲治美尼尔氏综合体头晕、目眩，呕吐。

注：(1) 风池、上天柱（天柱穴上 0.5 寸）为主穴，行导气法，足三里、三阴交均行补法，对治疗内分泌性突眼症有一定效果。

(2) 本穴因近延髓，风寒邪所侵的头脑、鼻疾患，不可施灸，易助热上扰引起头晕脑胀。补复溜，泻太冲、风池防治高血压时，血压过高刺之会巧合脑出血。

(3) 深部为延髓，必须严格掌握进针的深度和角度。

22. 渊腋穴

(1) 定位取穴：当腋中线上第四肋间处取穴。毫针斜刺或平刺 0.5~0.8 寸。

(2) 主治病症：胸满、肋痛、腋下肿、上肢麻痹、肋间神经痛、颈及腋下淋巴结膜炎等病症。

(3) 配穴治疗：配天宗、肩髃、条口治肩痛不举。

23. 辄筋穴（本经与足太阳之交会穴）

(1) 定位取穴：于腋渊前 1 寸，男子约与乳头平齐，当渊腋与天溪（脾经）之间凹陷取穴。毫针斜刺或平刺 0.5~0.8 寸。

(2) 主治病症：胸满、肋痛、喘息、肋间神经痛、神经衰弱等病症。

(3) 配穴治疗：配内关、阳陵泉、中脘、胃俞治呕吐、肋痛；配支沟、内关、阳陵泉治胸肋疼痛；配肺俞、风门、大杼、定喘、孔最治喘不得息；配阳陵泉、外关治肋间神经痛。

24. 日月穴（胆之募穴，本经与足太阴之交会穴）

（1）定位取穴：于乳头直下第七肋间取穴。毫针斜刺或平刺0.5~0.8寸。

（2）主治病症：胃脘痛、呕吐、吐酸、呃逆、腹胀痛、黄疸等病症。

（3）配穴治疗：配大横、天枢、足三里治小腹热、善太息；配丘墟、阳陵泉、支沟治胸肋胀满疼痛；配内关、中脘治呕吐；配阳陵泉、足三里治呃逆、口苦；配期门、章门、阳陵泉、胆囊穴、三阴交治胁肋胆囊疾病；配右日月、右期门治胆石症。

注：针刺日月穴对胆汁分泌有促进作用，对胆囊收缩、利胆、排石有作用。

25. 京门穴（肾之募穴）

（1）定位取穴：第十二肋骨游离端下缘处取穴。毫针直刺0.5~0.8寸。

（2）主治病症：小便不利、尿黄面肿、腰肋痛、腹胀、泄泻、恶寒发热、脊强反折等病症。

（3）配穴治疗：配行间、委中治腰痛不可仰俯；配照海、太溪、水道治尿黄、水道不通；配然谷、上巨虚、阴陵泉治泄泻；配昆仑、内庭治洞泄不化；配石关、人中治脊痉反折；配蠡沟、复溜、中封治小腹肿；配灸关元俞、肾俞，针委中、三阴交治肾虚腰痛；配支沟、阴陵泉、天枢治腹胀；配天枢、中脘、足三里治腹泻。

26. 带脉穴（本经与带脉之交会穴）

（1）定位取穴：于腋中线平脐之交点处取穴。毫针平刺1~1.2寸。

（2）主治病症：妇女小腹痛、阴挺、闭经、月经不调、赤白带下等病症。

（3）配穴治疗：配侠溪、天枢、归来治小腹坚痛，月水不通；配血海、三阴交治月事不调；配关元、气海、三阴交、白环俞、间使治赤白带下；配灸关元、肾俞治肾败；配白环俞、阴陵泉、三阴交治白带多；配中极透曲骨、地机、三阴交治痛经、闭经；配血海、侠溪、关元、肾俞、太溪、三阴交治月经不调；配肾俞、环跳、跳跃、四强治截瘫；配中极透曲骨、地机、复溜、三阴交治子宫内膜炎；配五处、居髎、府舍、照海、太冲，均双侧，治腹痛，可无痛分娩。

27. 五枢穴（本经与带脉之交会穴）

（1）定位取穴：于髂前上棘内侧凹陷处与脐下3寸关元穴相平处取穴。毫针直刺1~1.5寸。

（2）主治病症：小腹痛、疝气、带下、阴挺、便秘、腰胯痛等病症。

（3）配穴治疗：配归来、中极、天枢治卵缩；配气海、足三里、三阴交、天枢、归来、气门治痃癖，膀胱牵小肠痛；配带脉、关元、中极治小腹痛、黄带；配太冲、曲泉治疝气；配三阴交、关元治带下湿疹；配委中、风市、居髎治腰胯痛；配气海、水道、三阴交治小腹疼痛；配水道、支沟、丰隆治便秘；配带脉、中极、子宫治子宫内膜炎；配曲泉、太冲治睾丸炎。

注：针刺五枢对身体下部针麻效果较好。

28. 维道穴（本经与带脉之交会穴）

（1）定位取穴：于五枢穴前0.5寸腹股沟处取穴。毫针直刺1~1.2寸。

（2）主治病症：小腹痛、疝气、月经不调、阴挺、腰胯腿痛等病症。

（3）配穴治疗：配肾俞、关元俞、三阴交调经止带；配巨髎、环跳治腰胯痛；配支沟、照海、天枢治习惯性便秘。

注：针刺维道对下腹部手术有良好的针麻效果。

29. 居髎穴（本经与阳跷之交会穴）

（1）定位取穴：于维道穴后下方3寸髂骨旁，当髂前上棘与股骨大转子最高点取穴。毫针直刺1~1.5寸。

（2）主治病症：腰腿痹痛、足痿、瘫痪等病症。

（3）配穴治疗：配环跳、风市、昆仑、足三里、阳陵泉、悬钟、人中治风痛不能转侧，举步艰难；配环跳、风市、委中、太冲治风湿痛；配阳陵泉、条口、绝骨治下肢外侧痹；配大敦、太冲、中极治疝气；配膈俞、胃俞、足三里、肝俞、脾俞治胃十二指肠溃疡。

30. 环跳穴（本经与足太阳之交会穴）

（1）定位取穴：股骨大转子骨交点与骶骨裂孔连线的外1/3与内2/3交界处取穴，毫针直刺2~3寸。

（2）主治病症：半身不遂、下肢麻痹、腰脊痛、腰胯痛、挫闪腰痛、膝踝肿痛、水肿、坐骨神经痛、髋关节及周围软组织疾病等病症。此穴为回阳穴之一，凡暴病、诸阳欲脱者均宜取之。

（3）配穴治疗：配至阴、阳陵泉治胸肋痛无常处，腰膝相引急痛；配束骨、交信、阴交、阴谷治髀枢中痛不可举；配阳陵泉、上巨虚、下廉、昆仑、太冲、阳辅治脚气偏风；配内庭、条口治胫痛不可屈伸；配风市、昆仑、居髎、足三里、阳陵泉、五枢、阳辅、支沟治风痛不能转侧，举步艰难；配悬钟、足三里、风市治两腿风日夜痛不能止；配阳陵泉、膝眼、丘墟治腿膝酸痛；配风市治风痹、足行麻痹；配风市、阴市、委中、承山、昆仑、申脉治腰足痛；配阳陵泉、丘墟治髀枢痛；配阴陵泉、阳陵泉、阳辅、太溪、至阴治足麻痹；配阳陵泉、风市治冷风湿痹；配悬钟、条口治腿痛躄足；配后溪、足三里、阳陵泉治腿痛；配风市、阴陵泉、阴市治腿股转酸难移步；配居髎、风市、委中治冷风湿痹、风疹；配风池、足三里、间使治冷风膝痹并疟疾；配腰阳关、阳陵泉、悬钟、委中治下肢痹痛；配大肠俞、肾俞、风市、阳陵泉、阴陵泉、足三里、委中、绝骨、昆仑治下肢麻痹、瘫痪。

注：环跳穴对治疗半身不遂效果较好，但如针刺应注意：①初针感差，随针刺疗效好转而针感增强，切不可因针感差而停针；②对强直性瘫痪，用泻法多留针，以疏通经络，运行气血营养全身；③对弛缓性瘫痪用补法，应配合谷、三阴交以补气养血。

环跳穴又是治疗坐骨神经痛的主穴，但针刺时要注意：①沿坐骨神经有灼热疼痛感时应立即拔针，这是因为刺伤了坐骨神经，轻者针后揉按可消失，重者取足太阳经金门，或针刺承扶，委中少泻多留针；②沿坐骨神经有触电感，系针中坐骨神经干，应反复刺激，效果良好；③膀胱经臀部以下，足太阳经与坐骨神经吻合但针感速度慢，患者能描述针感走向，则是刺中了膀胱经络，可治膀胱和肾经病变；若针下有电击样感觉，速度很快，则可治坐骨神经病，对经络病无效。另外针刺环跳对胃分泌功能有一定调整作用，有抗炎退热作用。

31. 风市穴

（1）定位取穴：两手自然下垂，当中指尖止处取穴。毫针直刺 1～2 寸。

（2）主治病症：中风、半身不遂、下肢痿痹、遍身瘙痒、脚气、阴囊肿、疝气、腹鸣、坐骨神经痛、股外侧皮神经炎、膝关节炎、小儿麻痹后遗症、荨麻疹等病症。

（3）配穴治疗：配灸伏兔、犊鼻、膝眼、足三里、上廉、悬钟治脚气、脚弱；配人中、委中、行间治腰疼难移；配阴市治风湿腿痛；配环跳、行间治腰连脚痛；配环跳、绝骨、阴市治腿骨转酸难移步；配悬钟、足三里、阳陵泉治下肢瘫痪；配肾俞、环跳、足三里、委中、三阴交、绝骨治腰腿痛、中风、下肢不遂、小儿麻痹后遗症；配曲池、外关、大椎、血海、三阴交、屋翳治荨麻疹全身瘙痒；配阴市、足三里、绝骨、三阴交、阳陵泉治膝关节炎及下肢瘫痪；配曲池、足三里、风池、阳陵泉、屋翳、复溜、合谷治荨麻疹。

32. 中渎穴

（1）定位取穴：风市穴直下 2 寸处取穴，距腘横纹 5 寸处。毫针直刺 1～1.5 寸。

（2）主治病症：下肢痿痹、半身不遂、脚气、坐骨神经痛等病症。

（3）配穴治疗：配环跳、阳陵泉、阳辅、足三里治下肢痿痹；配阴市、风市、阳陵泉治下肢外侧凉麻、疼痛。

33. 膝阳关穴

（1）定位取穴：大腿外侧中线，阳陵泉穴直上 3 寸处取穴。毫针直刺 1～1.5 寸。

（2）主治病症：膝膑肿痛、腘筋挛急、小腿麻木、鹤膝风、膝关节炎、坐骨神经痛、膝关节及周围软组织疾患。

（3）配穴治疗：配环跳、条口、承筋治胫痹不仁；配风市、条口、足三里治下肢无力；配内外侧膝眼、阳陵泉、太冲、鹤顶治膝关节炎；膝阳关透曲泉、阳陵泉透阴陵泉治膝关节炎。

34. 阳陵泉穴（本经合穴、八会穴之一，筋会）

（1）定位取穴：于腓骨小头前下方凹陷处取穴。毫针直刺 1～1.5 寸。

（2）主治病症：半身不遂、下肢痿痹、小儿惊风、破伤风、癫痫、胸胁胀满疼痛、呕吐、口苦、黄疸、便秘、腰骶痛，膝肿痛、脚气、咳嗽、遗尿、水肿、口舌咽喉及头面肿、寒热头痛、肝炎、坐骨神经痛、胆囊炎、高血压、肋间神经痛、肩周炎、膝关节炎、脉管炎、小儿舞蹈症等病症。

（3）配穴治疗：配灸第七胸椎两旁、阴陵泉治虚劳尿精；配环跳、风市、曲池治偏风，半身不遂；配天池、少商、膻中治喉鸣；配足三里、上廉治腹肋满；配冲阳、太冲、申脉、丘墟治足缓；配肾俞、阳辅、绝骨治足挛；配环跳、丘墟治髀枢痛；配肩井、足三里治脚气酸痛；配环跳、风市、阳陵泉治冷风湿痹；配足三里、悬钟、阴陵泉、三阴交治脚痛膝肿；配曲池治半身不遂；配环跳、太冲治脚连肋腋痛；配长强、照海、大敦治便秘、气秘；配阴陵泉、中脘治胁痛、口苦、呕吐；配泻间使、三阴交治气血瘀滞型胁肋痛；配泻太冲、头针舞蹈区治下肢震颤；配补命门、肾俞、脾俞治气血虚弱性外伤截瘫；配环跳、风市、委中、悬钟治半身不遂、下肢痿痹；配支沟、章门、足临泣治胁肋疼痛；配阴陵泉治疟疾；配胆囊穴、内关、胸8~9夹脊穴治胆囊炎；配足三里、太冲、肝俞、胆俞治急性传染性肝炎。

注：针刺阳陵泉能使胆囊收缩，促进胆汁分泌，对慢性胆囊炎、结石症有治疗效应。

35. 阳交穴（阳维之郄穴）

（1）定位取穴：于小腿外侧，外踝尖上7寸，腓骨后缘外取穴。毫针直刺1~1.5寸。

（2）主治病症：惊狂、癫疾、下肢痿痹、胸胁肿满疼痛、面肿、膝股痛、小腿寒痹、腓浅神经麻痹、坐骨神经痛等病症。

（3）配穴治疗：配头临泣、内关治胸满；配解溪、神门治惊悸怔忡；配悬钟、解溪、阴陵泉、足三里治膝胫痛；配太冲、阳陵泉治胸胁痛。

36. 外丘穴（本经郄穴）

（1）定位取穴：于小腿外侧外踝上7寸，腓骨前缘外取穴。毫针直刺1~1.5寸。

（2）主治病症：颈项强痛、肢痿痹、癫疾、头痛、发热恶风寒、胸胁苦满、痉挛、小儿龟胸等病症。

（3）配穴治疗：配风池、天柱、后溪治颈项强痛；配太冲、肝俞、阳陵泉、支沟治胸肋胀满疼痛；配阳陵泉、肝俞、胆俞、太冲治胸肋胀满疼痛。

37. 光明穴（本经络穴）

（1）定位取穴：于小腿外侧外踝尖上5寸，腓骨前缘处取穴。毫针直刺1~1.5寸。

（2）主治病症：目痛、夜盲、下肢痿痹、乳房胀痛、颊痛、小儿龟胸等病症。

（3）配穴治疗：配囟会、百会、天柱、膈俞、肝俞、上关治目疾；配头临泣、颊车、人中治唇缩；配太阳、泻地五会治眼痒、眼痛；配太冲治痛颊肿、胁肋疼痛；配睛明、外关、合谷治目疾；配养老治目昏；配睛明、承泣、肝俞、风池治目疾；配承泣、肝俞、外关、风池治早期轻度白内障。

注：配针刺太冲对青少年近视眼有效，合谷配太冲、外关配光明，隔日交替使用，用手法运针激发传感，可提高视力，改变屈光度。

38. 阳辅穴（本经经穴）

（1）定位取穴：于小腿外侧，外踝尖上4寸，腓骨前缘处取穴。毫针直刺1~1.5寸。

（2）主治病症：胸、胁、髀、膝下肢外侧、外踝前疼痛，筋脉拘挛，偏头痛，目外眦痛，喉痹，缺盆肿痛，腋下肿，瘰疬，疟，心肋痛等病症。

（3）配穴治疗：配阳交、阳陵泉治髀膝骨痹不仁；配阳关、风市治风痹不仁；配阳交、悬钟、行间、昆仑、丘墟治两足麻木；配丘墟、太冲、足临泣治腋下肿；配太冲治腋肿；配头临泣、章门治厥逆；如脉绝灸间使或针复溜；配风池、太阳、外关治偏头痛；配太冲、支沟、阳陵泉治胸胁痛；配环跳、阳陵泉治下肢外侧痛；配小肠俞、天枢、支沟、照海、阳陵泉治便秘。

39. 悬钟穴（八会穴之一髓会）

（1）定位取穴：于外踝尖上3寸，腓骨后缘取穴。毫针直刺1~1.5寸。

（2）主治病症：中风、半身不遂、颈项强痛、腰痛、髀枢痛、筋骨挛痛、胃中热、大便难、胸胁胀满、疼痛、腋下肿等病症。

（3）配穴治疗：配飞扬、条口、足临泣治畏寒，热病汗不出；配灸风市、伏兔、犊鼻、膝眼、足三里、上廉、下廉治脚气；配内庭治心腹胀满；配百会、膏肓、合谷治疟疾；配昆仑、合谷、肩髎、曲池、手三里、足三里、肩井、上廉、委中治中风半身不遂；配环跳、阳陵泉、解溪治躄足；配条口、冲阳治足缓难行；配足三里、三阴交治寒湿脚气；配足三里、阴陵泉、阳陵泉治脚痛膝肿；配昆仑、丘墟治踝跟骨痛；配天柱、风池、后溪治落枕；配阳陵泉透阴陵泉、风市、环跳治半身不遂；配肾俞、关元、上髎、委中治腰痛；配肾俞、环跳、风市、委中、足三里、阴陵泉透阳陵泉治半身不遂；配侠溪、天柱、风池治头痛。

注：本穴为髓会，是主髓病与足少阳经循行之下肢、髀枢、颈项、胁肋病变的常用穴，与针感有密切关系。足三阳络即悬钟穴，是少阳、太阳、阳明三阳经的大络，应有补阳的功效，与三阴交的作用相对。三阴交是三阴的交会穴，具有育阴的作用。阴虚补三阴交育阴，阳虚补悬钟壮阳，阴虚阳亢应补三阴交、泻悬钟。若阳亢引起的高血压，泻悬钟降压作用快；阴虚引起的高血压，补三阴交后降压效果好。本穴治臁疮可配足三里、阴陵泉，针后艾灸至皮肤发红，由痒至痛为止。悬钟是治贫血常用穴。

40. 丘墟穴（本经原穴）

（1）定位取穴：于外踝前下方，趾长伸肌腱外侧，距跟关节间凹陷处取穴。毫针直刺0.5~0.8寸。

（2）主治病症：胸胁胀痛、下肢痿痹、中风偏瘫、腰胯痛、膝胫酸痛、腋下肿、疝气等。

（3）配穴治疗：配瞳子髎、太阳治目中翳膜；配大敦、阴市、太冲、照海治卒疝；配行间、阳陵泉透阴陵泉、昆仑、太冲、足三里、阳辅、三阴交、复溜治足不能行；配中渎、阳陵泉治胁痛；配蠡沟、阳陵泉治口苦、胸胁髀膝痛；配金门治转筋；配灸昆仑、悬钟治踝跟骨痛；配支沟、阳陵泉治胸胁痛；配风池、太冲治目赤肿痛；配迎香、风池治鼻渊；配中渚、听会治耳聋；配风池、太阳、足三里、太冲治眩晕；配阳陵泉、太冲、胆俞、日月、三阳络治胸胁痛；配解溪、商丘、昆仑治足踝痛；配三阳络治肋间神经痛。

注：针刺丘墟穴可使胆囊收缩及胆管规律性收缩明显加强，对慢性胆囊炎有较好疗效。

41. 足临泣穴（本经输穴，八脉交会穴之一，通于带脉）

（1）定位取穴：于第四、五跖骨底前方，第五趾长伸肌腱外侧凹陷处取穴。毫针直刺0.3～0.5寸。

（2）主治病症：中风偏瘫、痹痛不仁、眩晕、目外眦痛、耳聋、月经不调、头项痛、胸满气喘、缺盆中痛、胁肋痛、周身窜痛、小腿及足跗痛等病症。

（3）配穴治疗：配飞扬、太冲、悬钟治畏寒、热病汗不出；配三阴交、太冲治髀中痛不得行、足外皮痛；配中渚治目眩；配通天治鼻塞；配三阴交、中极治月事不利；配阳谷、腕骨、太冲、申脉治风眩；配光明治眼痒痛；配内庭治腹胀；配地五会、委中、耳门、足三里治耳鸣腰痛；配迎香、照海、光明、太冲、合谷治赤眼；配金门、听会、合谷治耳聋；配颊车、合谷治牙风面肿；配风池、太阳、中渚、外关治偏头痛；配睛明治目疾；配乳根、膻中、天宗、肩井治乳痛；配外关、曲池、合谷治头肩疼痛；配风池、列缺、丰隆治头痛目眩。

42. 地五会穴（本经胆经原穴）

（1）定位取穴：于足背第四、五趾骨间，第五趾长伸肌腱内侧凹陷处取穴。毫针直刺0.3～0.5寸。

（2）主治病症：目赤痛、眼酸痒、耳聋、耳鸣、头痛、胸胁痛。

（3）配穴治疗：配阳辅、申脉、委阳、天池、太冲、足临泣治腋肿；配耳门、听会、足三里治耳鸣、腰痛；配泻光明治目痛眼痒；配乳根、膻中、足三里治乳肿痛；配睛明治目赤肿痛；配阳辅、太冲、足临泣、丘墟治腋下肿痛；配泻阴陵泉、太冲或行间，清利肝胆湿热，治带状疱疹；配外关、内庭、支沟、照海治心烦不欲食，胸胁苦闷，寒热往来。

注：本穴多针少灸。

43. 侠溪穴（本经荥穴）

（1）定位取穴：于足背四、五趾缝端处取穴。毫针直刺0.3～0.5寸。

（2）主治病症：耳鸣、耳聋、目外眦痛、多泪、周身窜痛、四肢浮肿、腹胀、乳痛、半身不遂等病症。

（3）配穴治疗：配丘墟、间使、光明治狂症；配阳辅、颊车、扶突、太冲治瘰疬；配阳关、阳辅、阳陵泉治膝外廉痛；配禾髎、颊车治颌颊肿；配支沟、阳陵泉治胸胁胀满；配太阳、光明、风池治头痛目眩；配翳风、听宫、耳门、听会治耳鸣、耳聋；配内关、阳陵泉、三阳络、膈俞、章门治胸胁胀满疼痛、口苦。

44. 足窍阴穴（本经井穴）

（1）定位取穴：于第四趾甲外侧缘与基底部各作一线，两线交点处取穴。毫针浅刺0.1寸或点刺出血。

（2）主治病症：目眩、目赤肿痛、耳鸣耳聋、喉痹、舌强、失眠、多梦、咳嗽、哮喘、月经不调、神经性头痛、高血压、神经衰弱、结膜炎、肋间神经痛。

（3）配穴治疗：配强间、天柱治头痛；配头维、太阳治偏头痛；配印堂、上星治前额痛；配后溪、天柱治后头痛；配中极、水道、三阴交治月经不调；配翳风、听会治耳鸣、耳聋；配心俞，内关、安眠、神门治失眠、多梦。

十、足厥阴肝经经穴（大敦至期门共14穴）

1. 大敦穴（本经井穴）

（1）定位取穴：从踇趾爪甲外侧缘与基底部各作一线，于交点处取穴。毫针斜刺0.1寸或点刺出血。

（2）主治病症：月经不调、闭经、血崩、阴挺、阴部瘙痒、尿血、遗尿、淋病、癃闭、便频、癫痫、中风、嗜睡、胃脘痛、便秘、卒心痛、疝气、小腹痛等病症。

（3）配穴治疗：配期门、委中、太冲、委阳治阴挺、小便难；配气门、复溜、三阴交治五淋；配照海、太冲治寒疝；配大肠俞、小肠俞、长强治小肠气痛；配期门、太冲治坚痃、疝气；配关元、太冲治肾强疝气；配太冲治七疝；配长强、照海、悬钟、阳陵泉治热秘、气秘；配归来、太冲治疝气；配百会、提托、三阴交、照海治子宫脱垂；配隐白、血海、太冲治崩漏；配太冲、人中、百会、中冲、厉兑治晕厥；配关元、三阴交、太冲、照海治疝气；配隐白、归来、血海、三阴交治崩漏；配中极、气海、百会治阴挺；配三阴交、水道、关元治小儿夜尿症。

注：针刺大敦对大肠蠕动有明显调整作用；加刺神门穴可提高降压作用；为肝经井穴，常用于治急症。

2. 行间穴（肝经荥穴）

（1）定位取穴：于足背第一、二趾缝端凹陷处取穴。毫针直刺0.5~0.8寸。

（2）主治病症：闭经、痛经、月经过多、白带、白浊、阴肿痛、失眠、类中风、小儿惊风、口歪、头痛、眩晕、遗尿、淋病、疝痛、胃脘痛、呃逆、呕血、咽干腹胀、洞泄、腰膝痛、疝气、小腹痛、眼红肿、多泪、小儿垂舌、消渴等病症。

（3）配穴治疗：配天容、膈俞治呃逆；配京门、委中治腰痛；配太冲、照海、然谷治厥心痛、嗌干喜渴；配神庭、然谷治善渴嗌干；配涌泉、水泉治消渴肾竭；配睛明治夜盲症；配环跳、足三里、风市治腰连脚痛；配安眠、神门、内关、百会治失眠；配风池、太阳、合谷治青盲；配风池、太阳、曲池、合谷治头痛、眼红肿痛；配风池、太阳、印堂、足三里治眩晕；配乳根、曲池、阳陵泉、支沟、膻中、周荣治肋间神经痛。

3. 太冲穴（肝经输穴、原穴）

（1）定位取穴：于足背第一、二趾骨之间，跖骨底结合部前方凹陷处取穴。毫针直刺0.6~1寸。

（2）主治病症：头痛、目眩、小儿惊风、癫狂、失眠、下肢痿痹、月经不调、漏下、经闭、腹鸣、腹胀、咽干、喉痹、心痛、胸胁满痛、膝股内侧痛、虚劳浮肿等病症。

（3）配穴治疗：配复溜、膻中、天宗、少泽治乳痈；配行间、内关治厥心痛；配曲泉、内庭治泄痢；配涌泉、解溪治胫酸、膝内踝前痛；配中封、太冲、地机治癫疝精不足；配灸肾俞治虚劳浮肿；配阳谷、光明、昆仑治目急痛红肿；配然谷、隐白治经漏；配交信、隐白、阴谷、血海、三阴交治妇女崩漏；配大敦治阴疝；配少府、中极、照海、曲泉治阴挺出；配补合谷、泻三阴交治横生死胎；配太白、内庭、足三里治腹痛胀满；配曲池、大陵、合谷、足三里、手三里、中渚治手足麻痹；配昆仑、阳陵泉治两足颤抖难移走；配灸神阙、三阴交治溏泄；配足三里、中封治行步艰难；配合谷治手连肩脊痛；配足三里、悬钟、阴陵泉、阳陵泉、三阴交治脚痛膝肿；配百会、照海、阴交治喉急；配迎香、头临泣、太阳、合谷治赤眼；配合谷、印堂治鼻塞；配照海、内关、阴交治舌裂出血；配大敦治七疝；配归来治疝气；配百会、太阳治头晕顶痛；配太溪、照海治阴虚火旺；配百会、人中、合谷、内关治癫狂；配曲池、合谷、足三里治四肢酸痛。

注：针刺太冲有较好的降压作用；配刺内关、素髎对呼吸功能衰竭者有较好疗效；对青少年近视眼也有较好疗效。

4. 中封穴（肝经经穴）

（1）定位取穴：于内踝前下方，当胫骨前肌腱与踇长伸肌腱之间凹陷处取穴。毫针直刺0.5～0.8寸。

（2）主治病症：胸腹胀满、腰冷、阴痛、男子虚劳、遗精、绕脐痛等病症。

（3）配穴治疗：配行间、三阴交、中极治振寒、溲白、尿难痛；配五里、胆俞、脾俞治身黄时有微热；配足三里、内庭、四满治臌胀；配水分、灸神阙治绕脐痛；配然谷、内庭、厉兑、隐白、阴陵泉、肺俞、脾俞、肾俞、小肠俞治不嗜食；配然谷、内庭、大敦治小腹胀满痛；配灸足三里治行步难；配曲泉、照海、太冲治睾丸痛；配合谷、曲池、太冲、肝俞、胆俞、太冲治肝病；配阳辅、太冲治眩晕；配解溪、丘墟、太溪、昆仑治踝关节疾病；配肝俞、翳明治急性传染性肝炎；配后溪、太冲、肝俞、合谷、足三里治急性传染性肝炎。

5. 蠡沟穴（本经络穴）

（1）定位取穴：内踝上5寸，胫骨内侧面近内侧缘处取穴。毫针直刺0.5～0.8寸。

（2）主治病症：小便不利、遗尿、崩漏、阴挺、月经不调、带下、睾丸肿痛、疝气、小腹痛。

（3）配穴治疗：配曲泉、复溜、太冲治睾丸痛；配中极、关元、归来、三阴交治睾丸肿、疝痛。

6. 中都穴（本经郄穴）

（1）定位取穴：内踝尖上7寸胫骨内侧处取穴。毫针直刺0.6～1寸。

（2）主治病症：肋痛、疝气、崩漏、产后恶露不尽。

（3）配穴治疗：配合谷、曲池、中渚、液门、复溜、水分治四肢浮肿；配归来、中极、太冲治疝气；配中极、水道、三阴交、关元治痛经；配太冲、阳陵泉治肋痛、疝气。

7. 膝关穴

（1）定位取穴：胫骨内踝后下方，阴陵泉后1寸处取穴。毫针直刺1~1.5寸。

（2）主治病症：膝部疼痛、历节风、痛风、关节炎等。

（3）配穴治疗：配灸委中、足三里、鹤顶、阴市治两膝红肿疼痛；配梁丘、阴陵泉透阳陵泉、足三里、太冲、犊鼻、血海治膝关节炎。

8. 曲泉穴（本肝经合穴）

（1）定位取穴：屈膝，于膝内侧横纹凹陷处取穴。毫针直刺1~1.5寸。

（2）主治病症：月经不调、痛经、白带、阴挺、遗精、阳痿、小腹痛、癃闭、下肢痿痹、痢下脓血、臌胀、子宫脱垂、阴道炎、前列腺炎、肾炎、疝气、膝关节炎。

（3）配穴治疗：配五里、血海、复溜、太溪治尿血；配阳辅、天池、大巨、阴陵泉、支沟、小海、悬钟、前谷治四肢不举；配阴谷、阳陵泉、复溜治小便不利，止遗尿；配行间治隆闭、茎中痛；配阴跷、大敦、气冲治阴肿；配梁丘、阳关治筋挛膝不能屈伸；配隐白、谚譆、阴郄、迎香治衄血；配照海、大敦治阴挺出；配膀胱俞治风劳；配中封、气海、水分治脐痛；配中封，太冲、商丘、间使治癫疝；配神道、关元、悬颅治身热汗不出；配复溜、足三里、气海、丹田、三阴交治经来血块；配阴陵泉、然谷、束骨、隐白、三焦俞、中脘、天枢、脾俞、肾俞、复溜、大肠俞治泄泻；配太溪、上巨虚、大敦、肾俞、三阴交治阴肿；配中封、太冲、至阴、膈俞、脾俞、三阴交、肾俞、关元、三焦俞治梦遗失精；配太溪、太冲、丹田、脾俞、小肠俞治痢疾；配然谷、阴陵泉、行间、大敦、小肠俞、涌泉、气海治淋癃；配照海、太冲、三阴交、气海、关元治七疝小腹痛；配大杼、风门治风痹痿厥；配百会、气海、三阴交治阴挺；配中极、照海、太冲治阴痒；配关元、中极、太冲、三阴交治疝痛、阴茎痛；配急脉、太冲、三阴交治疝痛。

注：针刺曲泉穴有降压作用。

9. 阴包穴

（1）定位取穴：屈膝，曲泉穴上4寸，股内肌与缝匠肌之间处取穴。毫针直刺1~1.5寸。

（2）主治病症：腹痛、遗尿、小便不利、腰骶痛引小腹、月经不调，尿潴留、腰腿痛等。

（3）配穴治疗：配交信、太溪治月经不调；配至阴、阴陵泉、地机、复溜、三阴交治小便不利；配水道、阴陵泉、关元治小便不利；配中极、水道、三阴交治遗尿；配中极、水道、阴陵泉治小便不利；配太溪、归来、肾俞、关元、三阴交治月经不调。

10. 足五里穴

（1）定位取穴：于气冲穴下 3 寸，长收肌外侧取穴。毫针直刺 1～1.5 寸。

（2）主治病症：小腹痛、小便不利、阴挺、睾丸肿痛。

（3）配穴治疗：配三阳络、天井、厉兑、脑清、三间治嗜卧，四肢不欲动；配太溪、脑清、神门、大钟、照海治嗜睡；配血海、复溜、三阴交治阴囊湿疹。

11. 阴廉穴

（1）定位取穴：曲骨穴旁开 2 寸，气冲穴下 2 寸处取穴。毫针直刺 1～1.5 寸。

（2）主治病症：月经不调、赤白带下、小腹痛、阴门瘙痒、腰腿痛、疝痛、阴肿等病症。

（3）配穴治疗：配关元、归来、太溪、三阴交治月经不调；配曲骨、复溜、阴陵泉、会阴治女阴瘙痒症。

12. 急脉穴

（1）定位取穴：耻骨联合下缘旁开 2.5 寸处取穴。毫针避开动脉直刺 0.5～0.8 寸。

（2）主治病症：小腹痛、疝气、阴挺、睾丸鞘膜积液、阴部肿痛、瘙痒、子宫脱垂等。

（3）配穴治疗：配灸关元、中极治小腹痛；配曲泉、太冲、三阴交治疝痛；配命门、肾俞治阳痿、早泄；配足三里、复溜、曲泉治股内侧肿痛；配提托、中极透曲骨、归来治阴肿、瘙痒、子宫脱垂。

13. 章门穴（脾之募穴，八会穴之一脏会，肝经与足少阳胆经之交会穴）

（1）定位取穴：第十一肋骨游离端的下缘，当肘尖所上处取穴。毫针直刺 0.6～1 寸。

（2）主治病症：腹痛、泄泻、便秘、腹胀、肠鸣、胃脘痛、呕吐、小儿疳积、伤食、呃逆口干、咳嗽、喘息、气短、尿多白浊、胸胁痛、腰脊痛、黄疸等病症。

（3）配穴治疗：配石门、气海、足三里、阴交治奔豚上气；配次髎、命门治腰脊痛；配膈俞、胃仓、大肠俞、关元俞、委中、人中治脊强不得俯仰；配太白、支沟、照海治大便秘结；配期门、中脘、巨阙、气海治奔豚气；配中脘、手三里、足三里、气海、天柱、上脘、腹通谷治积块；配灸中脘治小儿癖积久不瘥；配足三里、内庭、梁门治腹胀，消化不良；配阳陵泉、支沟治胁肋痛；配内关、膈俞治呃逆不止；配天枢、上巨虚治肠鸣泄泻；配足三里、中脘、内关治呕吐、饮食不化；配期门、痞根、胃俞治血吸虫病肝脾肿大；配脾俞、内庭、天枢、足三里治慢性肠炎；配内关、中脘、三阴交、章门透腹结治胃下垂。

14. 期门穴（肝之募穴，本经与足太阴及阴维脉之交会穴）

（1）定位取穴：乳头直下乳中穴，第六肋间，仰卧取穴。毫针平刺或斜刺 0.5～0.8 寸。

（2）主治病症：胸胁胀痛、胃脘痛、咳嗽、哮喘等病症。

（3）配穴治疗：配胃俞、中脘、内关治心下大坚；配缺盆、阳陵泉治胸胁痛；配长强、天突、侠白、神门、中冲治心痛短气；配灸巨阙治上气呃逆、胃满短气；配太渊治青盲；配气海、太冲、大陵、曲池治伤寒发狂；配肺俞、内关治结胸；配章门、丘墟、行间、涌泉治胸连肋痛；配大敦治坚痃疝气；配足三里、尺泽治气喘；配通里、合谷、曲池治伤寒汗不出；配温溜、大椎治项强伤寒；配中封、阳陵泉、胆俞治黄疸；配膈俞、肝俞、中封治胁肋痛；配中脘、内关、足三里治呕吐、食不下；配膻中、内关治胸满痛；配灸足三里治膈肌痉挛；配中封、阳陵泉治肝炎；配膈俞、阳陵泉、肝俞治肋间神经痛；配大椎、足三里、外关治肠伤寒；针右期门、日月治胆管结石。

注：针刺期门对慢性肝炎、早期肝硬化有一定疗效，可使白细胞增多，有助于胆囊运动。

十一、足太阴脾经经穴（隐白至大包，共21穴）

1. 隐白穴（脾经井穴）

（1）定位取穴：足大趾甲爪内侧缘线与基底部之交点处取穴。毫针浅刺0.1寸或点刺出血。

（2）主治病症：腹胀、暴泄、善呕、烦心善悲、梦魇、胸痛、心痛胸满、咳吐、喘息、慢惊风、昏厥、月经过时不止、崩漏、子宫痉挛、半身不遂、小儿惊风、癔症、腹膜炎、急性肠炎等。

（3）配穴治疗：配大敦、人中治尸厥；配委中、印堂治衄血不止；针隐白、灸足三里治下血；配肝俞、胃俞、脾俞、上脘治衄血；配厉兑治梦魇不宁；配百会治尸厥；配涌泉、厉兑、少商、中冲、太冲、神门治厥证；配脾俞、胃俞、足三里、天枢治腹胀；配三阴交、血海、关元、太溪、天枢治月经过多、月经不调；配气海、血海、复溜、三阴交治月经过多。

2. 大都穴（脾经荥穴）

（1）定位取穴：足大趾内侧缘，第一跖趾关节前缘凹陷赤白肉际处取穴。毫针直刺0.3～0.5寸。

（2）主治病症：腹胀、胃痛、食不化、呕逆、泄泻、便秘。

（3）配穴治疗：配鱼际、太渊、太冲、太白治热病，泻之则热去，补之则汗出，汗出太甚，取横脉止之；灸大都5壮，灸商丘、阴陵泉各3壮，治下痢；配隐白、内关、足三里治胃心痛；配太白、内关、足三里治暴泄心痛腹胀；配横骨、委中治气滞腰痛；配环跳、委中治腰腿痛；配经渠、合谷、曲池治热病汗不出；配关元、中极、血海、三阴交治崩漏；配中冲、关冲、合谷、曲池、太冲治四肢厥逆。

3. 太白穴（本脾经输穴、原穴）

（1）定位取穴：足大趾内侧缘，第一跖趾关节后缘凹陷中取穴。毫针直刺0.5～

0.8 寸。

（2）主治病症：胃痛、腹痛、肠鸣、呕吐、泄泻、痢疾、便秘、饮不欲食、胸胁胀痛、腰痛、胃痉挛、慢性胃炎、消化不良、疝气、肠炎、下肢麻痹疼痛等病症。

（3）配穴治疗：配足三里、合谷、内庭、内关、手三里、章门治热病胸满腹胀，呕无所出；配脾俞、胆俞、肝俞治脾胀；配复溜、鱼际、太渊、大都治热病汗且出者；配中渚、照海治大便难；配公孙、天柱治肠鸣；配大都、内关治胃心痛；配温留、足三里、陷谷治腹痛；配阳辅、复溜治身热；配陷谷、上巨虚、天枢、大肠俞治肠痈痛；配丰隆、足三里治身重倦怠，面黄舌强；配公孙、天枢、足三里治食不化；配三阴交、足三里、天枢、中脘、内关治腹胀、腹痛。

4. 公孙穴（脾经络穴，八脉交会穴之一，通于冲脉）

（1）定位取穴：于足大趾内侧后方，正当第一趾骨基底部内侧前下方太白穴 1 寸取穴。毫针直刺 0.6～1 寸。

（2）主治病症：胃痛、呕吐、泄泻、饮食不化、肠鸣、腹胀如鼓、腹中切痛、痢疾、便血、崩漏、带下、痛经、狂症、烦心失眠、足心发热痛难履地等病症。

（3）配穴治疗：配隐白、内庭、太白治多寒热、不嗜食；配内庭、上巨虚、厉兑治久疾不食；配足三里、悬钟、申脉治脚弱无力；配冲阳、灸足三里治脚气；配冲阳、脾俞、胃俞、足三里治胃、脾经病；配内关治心、胸、胃部疾患；配梁门、内关、足三里治胃痛吐酸；配足三里、内关、内庭治上消化道出血；配内关、脐边四穴治急慢性肠胃炎；配涌泉、然谷、复溜、足三里、梁丘治麻风病。

注：针刺公孙穴对胃酸分泌有抑制作用，对小肠运动有调节作用。

5. 商丘穴（本经经穴）

（1）定位取穴：内踝前下方凹陷处取穴。毫针直刺 0.5～0.8 寸。

（2）主治病症：腹胀、肠鸣、泄泻、便秘、食不化，小儿惊风、咳嗽、舌本强痛、怠惰嗜卧、疝气、乳痛、不孕症、阴股内廉痛、足踝痛、两足无力等病症。

（3）配穴治疗：配复溜、承山治痔；配幽门、内关、内庭、腹通谷治呕吐；配神庭、上星、百会、完骨、丰隆、风池、神道、液门、前谷、光明、至阴、大杼治痎疟热；配日月、神门治悲喜太息；配三阴交灸 30 壮治脾虚便秘；配中极、三阴交治绝子；配解溪、丘墟治脚痛；配关元、脾俞、三焦俞治因脾阳不振而引起的慢性腹泻；配地五会、窍阴、条口治脚痛；配合谷、少商、曲池治百日咳；配天枢、内庭、关元、足三里、三阴交治泄泻；配天枢、足三里、阴陵泉治慢性肠炎。

6. 三阴交穴（本经与足少阴、厥阴之交会穴）

（1）定位取穴：于胫骨内侧面后缘，内踝尖直上 3 寸处取穴。毫针直刺 1～1.5 寸。

（2）主治病症：脾胃虚弱、肠鸣、腹胀、腹痛、黄疸、痢疾、霍乱、水肿、癃闭、遗尿、五淋、白浊、遗精、阳痿、早泄、阴茎痛、七疝、月经不调、痛经、闭经、赤白带下、阴挺、崩漏、横生逆产、血晕、胞衣不下、产后血晕、恶露不下或不止、不孕、手足厥冷、咳嗽、鼻衄、喉痹、隐疹、湿痒、髀胫湿痹，及膝股内侧痛、肿胀、麻木等病症。

（3）配穴治疗：配阴陵泉、内庭治飧泄；配石门、水分治水胀；泻三阴交、补合谷可堕胎；灸三阴交、绝骨、昆仑治足踝以上病；配合谷、太冲治难产；配巨阙、合谷、灸至阴治难产、胎衣不下；配气海、大敦、阴谷、太冲、然谷、隐白、中极治血崩；配支沟、人中、足三里治产后血晕不识人；配通里、太溪、行间治经来过多；配气海、中极、带脉、水道、肾俞治月经不调；配气海、关元、归来、天枢治月事不调；配中极、关元、子宫治宫冷不孕；配百劳、肾俞、足三里、内庭、关元治妇女虚损、形瘦、赤白带下；配带脉、关元、气海、白环俞、间使治赤白带下；配肾俞、脾俞、关元治遗精白浊；配曲泉、中封、太冲、至阴、膈俞、脾俞、肾俞、三焦俞治梦遗失精；配曲泉、复溜、太溪、大敦、肾俞治阴肿；配太溪、鱼际、曲骨、中极治阴茎痛、阴汗湿；配阴谷、曲骨、涌泉治阴器痛，小便淋血不止；配阴陵泉、关冲、水道、合谷治小便淋沥不通；配气海、关元、足三里、肾俞治小腹冷痛、小便频数；配关元俞、白环俞、神门、太溪治遗精白浊、小便频数；配灸商丘治脾虚不便；配申脉、照海、支沟、阳陵泉、太溪治妇女大便不通；配曲池、风市、外关、阳陵泉、手三里治四肢风痛；配肘髎、手三里、足三里、上廉、鱼际、风市、膝关治四肢麻痹不仁；配五枢、委中治腰胯痛、寒疝；配悬钟、足三里、风市、环跳治腿寒痹痛；配手三里、腕骨、合谷、悬钟、行间、风市治中风半身瘫痪；配手三里、足三里、大陵、中脘治痞块不散、心中闷痛；配太渊、公孙、隐白、肺俞、阴陵泉治烦闷不卧；配上巨虚、内庭、天枢治腹中胀痛，下利不已；配水道、气海、外陵、天枢、足三里、上巨虚治赤白痢疾、腹中冷痛；配气海、天枢、膻中、大敦、中府、少泽、太渊治脐腹疼痛；配太冲、灸神阙治溏泄；配中冲、肝俞、膈俞、太冲、足三里治血热妄行、吐血、衄血；配太冲、照海、委中治寒湿脚气、发热大痛；配膻中、气海、水分、内庭、天枢、足三里、行间治单腹蛊胀、气喘不息；配复溜、中封、公孙、足三里、太白、水分治臌胀；配心俞、然谷、足三里、气海、肾俞、中极治虚阳血脱；配人中、合谷、足三里、头临泣、复溜、曲池治四肢面目浮肿；配曲池、水分、合谷、足三里、内庭、行间治浑身浮肿；配尺泽、商丘、太白治气逆；配委中、足三里治股膝内痛；配脾俞、血海、合谷治脾病；配水分、手三里治蛊胀；配足三里治寒湿脚气；补合谷、泻三阴交治冷嗽；配气海治白浊遗精；配内关、太冲治舌裂出血；配膀胱俞、肾俞治小便不利；配归来、中极、太冲治疝气偏坠；配中极、曲泉治阴部瘙痒；配关元治痛经；配内关、神门治失眠；配关元、水道治夜尿；配血海、气海、灸关元、支沟治月经不调、经痛；配中脘、血海、气海治月经衍期颜色紫黑有块，小腹作痛；配肾俞、至阴、合谷治横产；配合谷、太冲、昆仑、至阴治滞产；配中极、照海治胎盘滞留；配中脘、内关、足三里治血栓闭塞性脉管炎；配足三里、中脘对胃下垂有较好疗效；配肩外俞、石门可避孕；配关元、中极、肾俞治阳痿。

注：三阴交有健脾和胃，养肝益肾之功，应用极为广泛，为治疗消化系统、生殖系统、泌尿系统和妇产科疾病之主穴，也是下肢病的常用穴。

7. 漏谷穴

（1）定位取穴：于三阴交穴直上2寸当胫骨内侧面后缘处取穴。毫针直刺1～1.5寸。

（2）主治病症：腹胀肠鸣、偏坠、小便不利、遗精、湿痹脚气、腿膝厥冷、麻痹不仁、足踝肿痛，尿路感染、精神病、肩胛部疼痛、下肢麻木。

（3）配穴治疗：配会阳、足三里治腹寒冷气；配曲泉、血海治血瘕；配太冲、太溪治小便不利；配血海、梁丘、足三里、三阴交治膝腿麻木不仁；配太冲、天枢、足三里、内庭治腹胀肠鸣、偏坠疝气。

8. 地机穴（本经郄穴）

（1）定位取穴：阴陵泉穴直下3寸胫骨内侧后缘处取穴。毫针直刺1～1.5寸。

（2）主治病症：腹胀、腹痛、食饮不振、泄泻、痢疾、月经不调、痛经、白带过多、男子精不足、小便不利、水肿、疝痔、腰痛不可俯仰、功能性子宫出血、急性肠胃炎等病症。

（3）配穴治疗：配阴陵泉、水分、幽门、内庭、足三里、小肠俞治不嗜食；配血海、复溜治经事改常；配中都、阳辅治下肢不行；配肾俞、太溪、关元、三阴交、血海治月经不调、痛经；配气海、归来、三阴交治月经不调。

注：针刺地机穴可使胰岛素分泌功能亢进。

9. 阴陵泉穴（本经合穴）

（1）定位取穴：于膝部内侧，胫骨内侧髁之下缘与胫骨粗隆平齐处取穴。毫针直刺1.5寸，深透阳陵泉。

（2）主治病症：腹中寒、不嗜食、腹胀、腹痛、喘不得卧、呕吐、暴泄、阴茎痛、遗精、带下、妇人阴痛、阴挺、小便不利或失禁、水肿、中风、腰痛、腿膝肿痛等病症。

（3）配穴治疗：配涌泉、阳陵泉、内关治热病脐急痛、胸胁满；配关元、中极、复溜治气癃溺黄；配太溪、阳陵泉治失禁遗尿；配隐白、绝骨、内关、内庭治胸中热、暴泄；配地机、足三里、手三里、下脘治腹坚硬；配承山、解溪、委中、太白治霍乱；配阴谷、百劳、中脘、委中、绝骨、太溪、气海治中暑自热、小便不利；配中极、水道、肾俞、三阴交、气海治小便滑数；配承浆、委中、太冲、膀胱俞、大敦治小便失禁；配曲泉、然谷、小肠俞、涌泉、气海治淋癃；配三阴交、关元、合谷治小便淋涩不通；配照海、申脉、三阴交、太溪治妇人大便不通；配曲泉、然谷、束骨、隐白、三焦俞、中脘、天枢、肾俞、脾俞、大肠俞治泄泻；配太溪、足三里、曲泉、脾俞、三阴交治痃癖；配太溪、丘墟、照海治痃癖；配内关治心中烦闷；配太渊、公孙、隐白、肺俞、三阴交治烦闷不卧；配中封、神门、然谷、内庭、厉兑、隐白、肺俞、三阴交治烦闷不卧、不嗜食；配曲泉、行间、太冲、阴谷、三阴交、大敦、太溪、肾俞、中极治阴茎痛；配尺泽、曲池、合谷、手三里、阴交、行间、人中、委中、足三里治挫闪腰痛、胁肋痛；配合谷、曲池、中渚、液门、行间、内庭、三阴交治四肢浮肿；配环跳、阳辅、太溪、至阴治足麻痹；配阳陵泉、膝眼治膝肿痛；配曲池、水分治水肿盈脐；配太冲透涌泉治小肠连脐痛；配承山、内关治心胸痞满；配足三里、太溪治小便不通；配水分、灸中极、足三里、复溜治尿闭、腹水；配天枢、上巨虚、足三里治急性菌痢；配外陵、天枢、上巨虚治急性菌痢。

10. 血海穴

（1）定位取穴：屈膝，髌骨内上缘上 2 寸处取穴。毫针直刺 1～1.5 寸。

（2）主治病症：月经不调、痛经、闭经、阴部瘙痛、产后恶露不尽，功能性子宫出血、子宫内膜炎、睾丸炎、湿疹、荨麻疹、皮肤瘙痒、神经性皮炎、下肢脉管炎、贫血等病症。

（3）配穴治疗：配带脉、三阴交治月经不调；配气海、复溜治五淋；配地机、太溪治妇人经事改常；配冲门、太冲治痃癖；配梁丘、膝阳关、阴陵泉治膝关节痛；配曲池、风市治荨麻疹；配气海、关元、隐白、三阴交治崩漏；配膈俞、肺俞治血不归经；配曲池、委中、风市、三阴交治荨麻疹；配梁丘、足三里、膝眼、阳陵泉治膝关节肿痛；配三阴交、曲池、合谷治风疹；配曲池、列缺、足三里、风市、三阴交治荨麻疹。

11. 箕门穴

（1）定位取穴：于血海穴上 6 寸取穴。毫针直刺 0.6～1 寸。避开动脉。

（2）主治病症：小便不利、遗尿、鼠蹊部肿痛、两股生疮、淋病、尿道炎、腹股沟淋巴结炎、阴囊湿疹等病症。

（3）配穴治疗：配通里、大敦、膀胱俞、肾俞、太冲、委中、神门治遗尿；配然谷、复溜、行间治淋证；配会阳、带脉、三阴交治带下；配中极、曲骨、复溜、三阴交治阴囊湿疹。

12. 冲门穴（本经与厥阴之交会穴）

（1）定位取穴：仰卧，先取曲骨穴，旁开 3.5 寸处取穴。毫针直刺 0.5～1 寸。避开动脉。

（2）主治病症：腹痛、腹胀、小便不利、痔痛、疝气、崩漏、带下、胎气上冲、妊娠浮肿等病症。

（3）配穴治疗：配府舍、足三里治腹满积聚；配阴郄、太冲治阴疝；配大敦、太溪、复溜治五淋不尿；配气冲、阴陵泉治带下产崩；配气海、太冲治痃癖；配关元、中极、肾俞、三阴交治尿闭；配大敦、太溪、三阴交治睾丸胀痛。

13. 府舍穴（本经与足厥阴、阴维之交会穴处）

（1）定位取穴：冲门穴上 0.7 寸处取穴。毫针直刺 1～1.5 寸。

（2）主治病症：腹痛、疝气、腹满积聚、腹股沟淋巴结炎、附件炎、脾肿大、铅中毒、阑尾炎、便秘等病症。

（3）配穴治疗：配内关、合谷、足三里、天枢、三阴交、手三里、复溜治腹满、积聚、浮肿；配气海、提托、子宫、关元、阴陵泉治子宫脱垂；配章门、期门、足三里、灸神阙、地机、行间、中脘、上脘治急性胰腺炎。

14. 腹屈穴

(1) 定位取穴：大横穴下1.3寸处取穴。毫针直刺1~1.5寸。

(2) 主治病症：绕脐腹痛、心痛、胁肋痛、疝气咳嗽等病症。

(3) 配穴治疗：配行间、内关治心痛；配天枢、上巨虚、足三里治泻痢；配内关、中脘治胃挛急；配天枢、下巨虚、中脘、足三里、鸠尾、大横治急性胃肠炎。

15. 大横穴（本经与阳维之交会穴）

(1) 定位取穴：仰卧，先取脐中（神阙穴），旁开各4寸处取穴。毫针直刺1~1.5寸。

(2) 主治病症：中焦虚寒、泄泻、小腹痛、多言善悲、惊恐少力等病症。

(3) 配穴治疗：配天冲、神门治反张悲哭；配中脘、足三里、上巨虚、三阴交治腹痛泻痢；配脾俞、胃俞、三阴交、三焦俞、中脘、天枢治慢性胃痛；配天枢、中脘、关元、足三里、内庭、三阴交治腹痛泄泻；大横透神阙治胃下垂；配足三里治肠道蛔虫；配天枢、足三里治急性肠梗阻。

注：针刺大横对急性胃肠炎有显效，对儿童肠道蛔虫症治疗也有显效。

16. 腹哀穴（本经与阴维之交会穴）

(1) 定位取穴：大横穴上3寸取穴。毫针直刺1~1.5寸。

(2) 主治病症：腹胀、腹痛、便秘、痢疾、脐周痛、肠出血、胃溃疡、胃痉挛、胃酸过多或过少。

(3) 配穴治疗：配太白、内庭治食不化；配中脘、建里、足三里治腹痛；配天枢、隐白、内关治胃痛吐酸。

17. 食窦穴

(1) 定位取穴：任脉旁开6寸的第五肋间取穴。毫针平刺或斜刺0.5~0.8寸。

(2) 主治病症：胸肋胀满、肠鸣、腹痛、翻胃、气喘不得卧、肺炎、胸膜炎、肋间神经痛、腹水、尿潴留。

(3) 配穴治疗：灸食窦50壮，配灸关元200壮，治伤寒太阴证；配灸关元各300壮治休息痢；灸左食窦、关元各200壮治老人大便不禁；配膈俞、三阳络透郄门、阳陵泉治胸胁满痛；配列缺、定喘、天突治哮喘。

注：内部为肺脏，禁深刺。

18. 天溪穴

(1) 定位取穴：仰卧，先取乳中，于其旁开2寸当第四肋间隙处取穴。毫针平刺或斜刺0.5~0.8寸。

(2) 主治病症：胸肋疼痛、乳痈、乳少、咳嗽。

(3) 配穴治疗：配侠溪、复溜治乳中痈溃；配中府、内关治吐逆上气；配内关、尺泽、膻中、少商、天突治胸痛咳喘。

注：内部为肺脏，禁深刺。

19. 胸乡穴

(1) 定位取穴：任脉旁开6寸，于第三肋间隙取穴。毫针平刺或斜刺0.5~0.8寸。

(2) 主治病症：胸胁胀痛、胸痛引背不得卧、胸背痛、肋间神经痛、膈肌痉挛等病症。

(3) 配穴治疗：配内关、足三里、膻中、三焦俞治心痛；配心俞、厥阴俞、建里、内关治胸闷，胸痛引背部。

注：内部为肺脏，禁深刺。

20. 周荣穴

(1) 定位取穴：任脉旁开6寸，于第二肋间隙取穴。毫针平刺或斜刺0.5~0.8寸。

(2) 主治病症：咳嗽、气喘、胸胁胀满、肋间神经痛、膈肌痉挛等病症。

(3) 配穴治疗：配针大肠俞、内庭、足三里治食不化；配天突、云门、中府、尺泽、膻中治哮喘；配内关、神门、心俞治心慌。

21. 大包穴（本经之大络）

(1) 定位取穴：腋中线第六肋间是穴。毫针平刺或斜刺0.5~0.8寸。

(2) 主治病症：气喘、胸闷、胸胁痛。

(3) 配穴治疗：配三阳络透郄门、阳辅、阳陵泉、内关、足临泣治胸胁痛，全身酸痛，四肢无力；配定喘、膻中、内关、云门、中府治气喘胸闷、胸胁痛。

十二、足少阴肾经经穴（涌泉穴至廉泉穴，共28穴）

1. 涌泉穴（本经井穴）

(1) 定位取穴：于足跖心前部正中凹陷处取穴。毫针直刺0.6~1寸。

(2) 主治病症：昏厥、小儿惊风、癫痫、中暑、类中风、中风昏迷、头顶痛、头晕目眩、咽肿、喉痹、胃脘痛、泄泻、大便难、咳嗽、心烦、心痛、胸胁胀满、酸痛、肩背痛、腰痛、膝痛、脑出血、癔症、失眠、晕车船、癫痫、精神病、神经血管性头痛、急性扁桃腺炎、心肌炎等病症。

(3) 配穴治疗：配昆仑、阴陵泉治骨痛阴痹；配阴陵泉、照海、太溪、阳陵泉、廉泉治热病伴脐急痛、胸胁满；配照海、大钟治咽肿痛不可纳食；配然谷、丘墟、解溪治五趾尽痛，足不践地；配神聪、强间治风痫；配太冲治胫酸；配环跳治风疹；配建里治心下痛，不欲食；配陷谷、太溪、足三里、复溜、侠溪、公孙、太白、委中治伤寒身热；配曲泉、然谷、阴陵泉、行间、大敦、小肠俞、气门治淋癃；配腰俞、委中、人中、小肠俞、膀胱俞治腰脊强痛；配太溪、然谷、尺泽、行间、建里、大都、太白、中脘、神门治心痛；配合谷、少商、天突、丰隆治喉痹；配曲池、绝骨、大陵、百劳治发狂不识尊卑；配内关、十宣、大陵、合谷、四花治五心烦热；配带脉、太冲、太溪、大敦治疝气；配少商、足三里、膻中、内关治胸胁痞结；配列缺、丰隆、大陵治痰热结胸；配心俞、足三里、鸠尾、中脘、太冲、少商、巨阙治诸痫；配神庭、百会、前顶、丝竹空、神阙、鸠尾治风痫；配阴交治小肠连脐痛；配鸠尾、太冲、劳宫治五般痫；配关元、丰隆治虚劳咳嗽；配十宣、人中治昏厥、癔症；配少商、合谷治咽喉肿痛；配太冲、百会治头顶痛、头昏；配劳宫、内关治呕逆不止；配京骨、承山治足跖肌痉挛；配足三里、人中治中毒性休克；配人中、劳宫、间使治精神病。

注：涌泉穴有很好的降压作用，灸涌泉有矫正胎位的效果。

2. 然谷穴（本肾经荥穴）

（1）定位取穴：于内踝前下方，舟骨粗隆前下方凹陷处取穴。毫针直刺 0.5～1 寸。

（2）主治病症：月经不调、阴挺、阴痒、阳痿、遗精、白浊、小儿脐风、口噤不开、癫疾、泄泻痢疾、咽肿、癃闭、咳血、喉痹、失音不语、心痛如刺、自汗盗汗、下肢痿痹、足跗痛、转筋、痿厥不能久立、消渴、黄疸、疟疾、热病烦心、胸胁胀痛、寒疝、咽喉炎、膀胱炎、尿道炎、睾丸炎、糖尿病、破伤风、心肌炎、扁桃腺炎等病症。

（3）配穴治疗：配太溪、神门治厥心痛；配京骨、内关、昆仑治胃痛；配太溪、悬钟治热病烦心、足寒多汗；配灸气冲、四满、内庭、章门治饮食不消化；配阴陵泉治心中怵惕恐；配内庭、脾俞治不嗜食；配膈俞、天泉、陷谷、章门、曲泉、天突、云门、肺俞、足临泣、肩井、风门、行间治呃逆；配昆仑、太冲治疟疾多汗；配复溜、合谷治涎出；配太溪、少泽治咽内肿；配关元、肾俞、胆俞、至阳治女劳疸，身目俱黄，发热恶寒，小便不利；配膏肓、人中、委中、肾俞治腰痛起止艰难；配心俞、肾俞、关元俞、中极、三阴交治虚阳自脱；配支沟、复溜、间使、合谷、鱼际、灵道、足通谷治音哑；配阴谷、丰隆、复溜治痰涎；配足三里、鱼际、尺泽、间使、神门、太渊、劳宫、曲泉、太溪、太冲、肺俞、肝俞、脾俞治下血内损；配支沟、前谷、大陵、曲泉、手三里、陷谷、行间、足临泣、少商、肝俞治咳逆；配中封、内庭、大敦、足三里治小腹胀满痛；配阴谷、三阴交、中封、中极、大敦治阳痿；配哑门、少商、鱼际、二间、中冲、廉泉、阴谷治舌强；配足三里、委中、阳陵泉、复溜、行间、中封、大都、隐白治足寒热；配气海、隐白、中极、阴谷、三阴交、太冲、大敦治血崩；配百劳、腕骨、足三里、太冲、涌泉、中脘、膏肓、大陵、胆俞、劳宫、太溪、中封、太冲、复溜、脾俞治黄疸；配承山治转筋目眩；配八风治足趾疼痛；配人中、合谷治小儿脐风；配太冲、内关、涌泉治足趾痛、腹胀。

注：针刺然谷对原发性高血压有降压作用。

3. 照海穴（八脉交会穴之一，通于阴跷）

（1）定位取穴：内踝高点直下 1 寸凹陷处取穴。毫针直刺 0.3～0.5 寸。

（2）主治病症：咽干、目赤肿痛、尿频、月经不调、经痛、带下、阴挺、难产、产后腹痛、恶露不下、四肢浮肿、癫症夜发、半身不遂、便秘、胸闷、嗜睡、慢性咽喉炎、扁桃腺炎、神经衰弱、癔症、癫痫等病症。

(3) 配穴治疗：配申脉、太冲、京骨治癫狂、互引僵仆；配会阴、太渊、消泺治痹病；配申脉治足踝以下病；配水泉、曲骨治妇人阴挺；配章门、太白治咽喉闭塞；配鸠尾、心俞治马痫；配列缺、灸心俞治心痫；配昆仑、京骨、委中、足三里、三阴交治红肿脚气生疮；配丘墟、商丘、昆仑、太冲、解溪治足跟痛；配下脘、天枢、内庭治泄泻不止、里急后重；配少商、风池、颊车治咽喉闭塞；配膈俞、肝俞、大敦、手三里治气块血积；配耳和髎、睛明、攒竹、肝俞、委中、合谷、肘尖、列缺、十宣治目风肿痛、胬肉攀睛；配丘墟、大敦、太冲、阴市治卒疝；配太冲、少府、中极、曲泉治阴挺；配外关、至阴治胎衣不下；配支沟治便秘；配内关下胞衣；配阴陵泉、太冲、气海、关元治七疝小腹痛；配合谷、少商、列缺治咽喉肿痛；配中极、三阴交、曲泉治月经不调；配三阴交治瘫痪引起的足外翻；配申脉、昆仑治下肢行走不便；配昆仑、太溪、申脉治足下垂；配三阴交、神门治失眠；配关元、归来、曲骨、百会治阴挺；配巨厥、内关、大椎、腰奇、丰隆治癫痫。

注：针刺照海穴可促进肾脏泌尿功能。

4. 水泉穴（本经郄穴）

(1) 定位取穴：于太溪穴下 1 寸处取穴。毫针直刺 0.3 ~0.5 寸。

(2) 主治病症：月经不调、痛经、闭经、阴挺、崩漏、小便淋沥、目昏花、腹痛、心下闷痛、子宫脱垂、近视眼、膀胱痉挛等病症。

(3) 配穴治疗：配照海、太溪治淋、漏、月经不来、心下痛；配天枢、三阴交治月潮违限；配气海、关元、子宫、三阴交、提托治子宫脱出、闭经、痛经、月经不调；配关元、中极、归来、三阴交治阴挺、月经不调。

5. 大钟穴（本肾经络穴）

(1) 定位取穴：内踝后下方，当跟腱附着部内侧凹陷处取穴。毫针直刺 0.3 ~0.5 寸。

(2) 主治病症：癃闭、月经不调、腰脊强痛、咳血、气喘、胸中胀满、便秘、呕吐、痴呆、哮喘、口腔炎、食道狭窄、心悸、神经衰弱、癔症等。

(3) 配穴治疗：配郄门、神门治惊恐畏人，神气不足；配太溪、内关治烦心满呕；配然谷、少商、心俞、治咳唾血；配石关、支沟治大便秘；配通里治倦怠嗜卧；配中极、水道、三阴交治遗尿、尿闭；配神门、内关、大溪治心悸、失眠；配水道、归来、中极治癃闭。

6. 太溪穴（本经输穴、原穴）

(1) 定位取穴：于内踝后跟腱前，内踝尖平齐处取穴。毫针直刺 0.5 ~1 寸。

(2) 主治病症：月经不调、遗精、阳痿、尿频、尿黄、失眠、健忘、头痛、目眩、咽喉肿痛、齿痛、耳鸣、耳聋、咳嗽、气喘、咯血、胸痛、胸肋支满、腰脊痛、下肢厥冷痛、霍乱、泄泻、大便难、消渴、寒疝、痃癖、乳痈、肾炎、膀胱炎、咽喉炎、口腔炎、肺气肿、精神衰弱、心内膜炎、胸膜炎、乳腺炎、膈肌痉挛等病症。

(3) 配穴治疗：配然谷、悬钟治热病烦心、足寒多汗；配肾俞、绝骨治臌胀；配后溪、太冲治厥痛；配次髎、足三里、绝骨、膀胱俞治足胫不仁；配少泽治咽中干，口热，唾如胶；配行间、太冲、肓俞、肝俞治寒疝；配隐白、风门、兑端、脑空治衄血不止；配关元、太冲、白环俞治尿黄；配足三里、列缺、太渊治唾血振寒；配鱼际、中极、复溜、三阴交治阴茎痛；配中极、复溜、三阴交治阴茎虚痛；配太渊、人中治上半身痛；配然谷、尺泽、行间、建里、大都、太白、中脘、神门、涌泉治心痛；配足三里、阴陵泉、曲泉、脾俞、三阴交治小腹下痛；配丘墟、足临泣、昆仑治足内踝红肿痛；配人中、合谷、颊车治两颔肿痛；配颊车、合谷、龙玄治牙齿肿痛；配太冲、颊车、合谷治上牙痛；配阳溪、承浆、颊车治下牙痛；配人中、公孙、脾俞、中脘、关冲、照海、足三里治消渴；配关元、太溪、三阴交、白环俞治遗精白浊、小便频数；配申脉、阴陵泉、照海、三阴交治妇人大便不通；配气冲、公孙、三阴交、血海、委中治肾虚脚气红肿、大热不退；配少商、内关、陷谷治心烦喜譩；配曲泉、太冲、丹田、脾俞、小肠俞、上巨虚治痢疾；配阴谷、肾俞、气海、膀胱俞、太冲、关元治小便黄赤；配阴陵泉、丘墟、照海、太冲治疝瘕；配曲泉、大敦、肾俞、复溜、三阴交治阴肿；配中渚、尺泽治咽肿；配环跳、阴陵泉、阳辅、至阴治麻痹；配肾俞、足三里、合谷、听会治耳内虚鸣；配肾俞、委中、白环俞治肾虚腰痛；配带脉、涌泉、太冲、大敦治疝气；配曲泽、通里、劳宫、阳陵泉、照海、大都、太冲、隐白、腹通谷、胃俞、肺俞治呕吐；配神门、太渊、少商、劳宫、陷谷、太白、大敦治噫气；配太阳、申脉、合谷、外关治鬓疮；配飞阳、照海、支沟治背肌痛、便秘、气逆上冲；配昆仑、申脉治草鞋风；配商阳治寒疟；配仆参、内庭治两足麻酸；配复溜、列缺、尺泽、合谷治咳嗽吐血；配肾俞、委中、志室治肾虚腰痛；配神门、厉兑、三阴交治失眠多梦；配太冲治阴虚火旺；配安眠、风池、太冲治耳源性眩晕。

注：针刺太溪穴可改善肺呼吸功能；配针郄门、鱼际可改善因开胸而引起的纵隔摆动；配刺列缺可增强肾泌尿功能。本穴为回阳九穴之一，凡诸阳欲脱者均宜用之。

7. 复溜穴（本经经穴）

（1）定位取穴：于太溪穴直上2寸，当跟腱之前缘处取穴。毫针直刺0.6~1寸。

（2）主治病症：癃闭、五淋、遗精、泄泻、腹鸣、腹胀、腹痛、便秘、痢疾、痔血、嗌干、腰脊强痛、四肢肿、脉细时无、虚劳、肾炎、睾丸炎、功能性子宫出血、尿路感染、小儿麻痹后遗症、脊髓炎、腹膜炎等病症。

（3）配穴治疗：配太冲、少泽、膻中治乳痈；配中封、肾俞、承筋、阴包、承山、大敦治小腹痛；配照海、太冲、中封治嗌干；配丰隆治风逆四肢肿；配太冲、会阳治便血；配束骨、会阳治肠澼；配劳宫治善怒；配申脉、厉兑治足寒；配公孙、中封、太白、水分治臌胀；配水分、灸神阙治水肿气胀满；配阴谷、然谷、丰隆治痰涎；配支沟、间使、合谷、曲池、鱼际、灵道、阴谷、然谷、足通谷治喑哑；配风池、少商、鱼际、少冲、合谷、足临泣、太白、太溪治伤寒寒热；配曲池、合谷、足三里治伤寒大热；配陷谷、太溪、足三里、侠溪、公孙、太白、委中、涌泉治伤寒身热；配灸百劳、间使、合谷治伤寒发狂；配少商、间使、神门、合谷、后溪、丝竹空治发狂；配承山、太冲、太白治便血；配委中、承山、飞扬、阳辅、太冲、侠溪、气海、会阴、长强治五痔；配委中、人中治腰脊痛楚；配合谷、委中、昆仑治脊内牵痛不能屈伸；配申脉、条口、厉兑治足胫寒；配昆仑、合谷、石门、水沟、足三里、曲泉、四满治因气湿食水肿；配合谷、曲池治伤寒；配间使治疟热多寒少；泻合谷、补复溜可止汗；泻复溜、补合谷可发汗；配气海、阴陵泉治泄泻水肿；配肝俞、脾俞、然谷治消渴；配肾俞、水分、气海、足三里、三阴交治腹水；配肝俞、水分、肾俞、筑宾、足三里、翳明治肝硬化；配大杼、肺俞、风门、大椎治肺结核长期发作；配飞扬、肾俞、关元、三阴交、足三里治小儿急性肾炎。

8. 交信穴（阴跷之郄穴）

（1）定位取穴：复溜穴前方0.5寸，胫骨内侧面后缘之间中点处取穴。毫针直刺0.6~1寸。

（2）主治病症：月经不调、崩漏、阴挺、疝气、五淋癃闭、泻痢、便秘。

（3）配穴治疗：配中都、太冲、大巨、曲骨治疝；配阴谷、太冲、隐白、三阴交治妇人漏血不止；配血海、合阳治少气漏血；配关元、中极、子宫治子宫脱出；配三阴交、阴陵泉、隐白、血海治崩漏；配关元、子宫、提托、归来治子宫脱垂；配阴陵泉、隐白、太冲治崩漏；配水道、阴陵泉、中极治癃闭；配肾俞、气海、关元、太溪、三阴交治闭经、月经不调。

9. 筑宾穴（阴维之郄穴）

（1）定位取穴：于太溪穴直上5寸，胫骨内侧面后缘2寸处取穴。毫针直刺1~1.5寸。

（2）主治病症：癫痫、呕吐、疝痛、肾炎。

（3）配穴治疗：配阳谷、后顶、强间、脑户、络却、内关、玉枕治癫痫呕吐；配少海、内关、合谷治呕吐涎沫；配太乙、风池治吐舌；配肾俞、膀胱俞、太溪、三阴交治尿赤、尿痛；配环跳、风市、委中、足三里、昆仑治腿软无力；配复溜、三阴交、肾俞治水肿。

10. 阴谷穴（本经合穴）

（1）定位取穴：于腘横纹内侧按取二筋之间取穴。毫针直刺1~1.5寸。

（2）主治病症：月经不调、崩漏、赤白带下、阴肿痛、阳痿、小便难、膝关节炎。

（3）配穴治疗：配大敦、箕门、委中、复溜、委阳治小便难；配阴陵泉、复溜治小便不通；配然谷、丰隆、合谷、复溜治痰涎；配太溪、肾俞、气海、膀胱俞、太溪、关元治小便黄赤；配关元、气海、三阴交、阴陵泉治小便淋沥；配阴交、然谷、中封、大敦治阳痿；配足三里治中邪霍乱；配中极、急脉、曲骨、归来、太溪治阳痿；配关元、复溜、带脉、上脘治白带多、阴痒、阴部湿疹；配关元、水道治癃闭；配肾俞、关元、复溜、水道、阴陵泉、三阴交治小便不通、阳痿；配蠡沟、复溜治阴痒痛；配膝眼、阳陵泉、足三里、鹤顶治膝肿痛。

11. 横骨穴（本经与冲脉之交会穴）

（1）定位取穴：仰卧，于耻骨联合上缘曲骨旁开0.5寸处取穴。毫针直刺1～1.5寸。

（2）主治病症：小腹胀痛、腰痛、小便不利、遗尿、淋病、遗精、闭经、阳痿、疝气、尿道炎、盆腔炎、附件炎、尿潴留。

（3）配穴治疗：配大巨、复溜、期门治小便难；配大都、气海治气滞腹痛不能立；配关元、太溪、三阴交治小便不利；配肾俞、气海、关元、复溜、太溪、三阴交治月经不调、经闭；配水道、归来、中极、三阴交治尿闭、遗尿。

12. 大赫穴（本经与冲脉之交会穴）

（1）定位取穴：仰卧，于中极穴旁开0.5寸处取穴。毫针直刺1～1.5寸。

（2）主治病症：遗精、男子虚劳、阳痿、阴挺、月经不调、带下、泄泻、痢疾、目赤痛、精索神经痛。

（3）配穴治疗：配然谷、三阴交、复溜治精溢、阴上缩；配中封、太冲治痿厥；配天枢、关元、足三里、太溪、复溜、三阴交治小腹胀痛、月经不调、阴茎疼痛；配灸中封治遗精滑泄；配肾俞、关元、三阴交、复溜、行间治阴茎短缩疼痛、小腹胀痛。

注：针刺大赫穴可影响卵巢排卵机能；配针中极、关元可治疗卵巢功能异常。

13. 气穴（本经与冲脉之交会穴）

（1）定位取穴：于关元穴旁开0.5寸处取穴。毫针直刺1～1.5寸。

（2）主治病症：月经不调、白带、阳痿、宫冷不孕、小便不通、五淋、泄泻、痢疾、肠绞痛、腰脊痛、肾炎等。

（3）配穴治疗：配关元、血海、复溜、三交阴治经闭；配肾俞、关元、三阴交、复溜、行间治阴茎短缩疼痛，小腹胀痛。

14. 四满穴（本经与冲脉之交会穴）

（1）定位取穴：仰卧，于石门穴旁开0.5寸处取穴。毫针直刺1～1.5寸。

（2）主治病症：月经不调、崩漏、带下遗精、白浊、遗尿、疝气、疝瘕、脐下切痛、便秘、腹痛、水肿。

（3）配穴治疗：配然谷、复溜治水肿；配中极、太冲治疝瘕；配石门、血海治脏有恶血，内逆满痛；配隐白、太冲、中极、膈俞治崩漏；配中脘、梁门、膈俞、足三里、手三里、中都治腹部积聚肿块；配膈俞、三焦俞、手三里、足三里、三阴交治腹下部积聚肿块。

15. 中注穴（本经与冲脉之交会穴）

（1）定位取穴：仰卧，于阴交穴旁开0.5寸处取穴。毫针直刺1～1.5寸。

（2）主治病症：月经不调、腹痛、便秘、泄泻、小便淋沥、痢疾、腰腹疼痛、目赤痛、卵巢炎、输卵管炎、睾丸炎、肠炎。

（3）配穴治疗：配太白、照海、支沟治大便难；配支沟、照海、足三里治便秘；配关元、中极、三阴交、次髎、太溪治月经不调。

16. 肓俞穴（本经与冲脉之交会穴）

（1）定位取穴：仰卧，于脐中旁开0.5寸处取穴。毫针直刺1~1.5寸。

（2）主治病症：腹痛、胀痛、呕吐、绕脐痛、痢疾、泄泻、便秘、月经不调、腰脊痛、胃痉挛、疝气、肠炎、膈肌痉挛。

（3）配穴治疗：配期门、足三里、中脘治心下大坚；配横骨、复溜治五淋之久积；配大敦、横骨、气海、归来治气痛；配关元、合谷、足三里、下巨虚、天枢治腹泻；配天枢、内关、阴陵泉、足三里治腹痛，腹胀。

17. 商曲穴（本经与冲脉之交会穴）

（1）定位取穴：仰卧，于脐中上2寸之下脘穴旁开0.5寸取穴。毫针直刺1~1.5寸。

（2）主治病症：腹泻、泄泻、便秘、腹中积聚、目赤痛从眦始、疝气、腹膜炎等。

（3）配穴治疗：配中脘、足三里、大横治腹痛；配支沟、照海、丰隆治便秘；配中脘、天枢、内庭、足三里治腹痛溏泄。

18. 石关穴（本经与冲脉交会穴）

（1）定位取穴：仰卧，于脐中上3寸建里穴旁开0.5寸处取穴。毫针直刺1~1.5寸。

（2）主治病症：呕吐、脾胃虚寒、腹痛便秘、月经不调、痛经不孕。

（3）配穴治疗：配膀胱俞、照海治腹痛大便难；配阴交、关元、中极、子宫治无子；配支沟、照海治大便秘塞、气结心满；配内关、足三里、建里、中脘治呕吐、胃痛腹胀；配膈俞、胃俞、内关、中脘、足三里治食后呕吐、心下坚满。

19. 阴都穴（本肾经与冲脉之交会穴）

（1）定位取穴：仰卧，于脐中上4寸之中脘穴旁开0.5寸处取穴。毫针直刺1~1.5寸。

（2）主治病症：腹胀、腹痛、呕吐、便秘、哮喘、心下烦闷、胸胁痛、目赤痛、不孕。

（3）配穴治疗：配少海、商阳、三间、中渚、间使、合谷、曲池治疟身热；配巨阙、内关治心中烦闷；配太渊、悬钟、肺俞治肺气胀，肋下热满痛；配中脘、足三里、阳陵泉治腹痛消化不良；配大椎、间使、陶道治疟疾；配章门、阳陵泉、天枢治胁痛；配太渊、肺俞、内关、支沟治胸肺病。

20. 腹通谷穴（本经与冲脉之交会穴）

（1）定位取穴：仰卧，先取脐中上5寸之上脘穴，旁开0.5寸处取穴。毫针直刺0.5~1寸。

（2）主治病症：腹痛、腹胀、呕吐、心痛、心悸、胸胁急痛、目赤痛从内眦始、鼻流清涕、咳喘逆、癫痫、惊惧、寒热项强、肋间神经痛等病症。

（3）配穴治疗：配中脘、足三里、内关、上脘治消化不良；配天容、中脘、足三里、公孙、膈俞治胃痛呕吐。

21. 幽门穴（本经与冲脉之交会穴）

（1）定位取穴：仰卧，先取脐上 6 寸之巨阙穴，旁开 0.5 寸处取穴。毫针直刺 0.5~1 寸。

（2）主治病症：腹痛、腹胀、呕吐、泄泻、痢疾、胃脘痛、胸痛引腰背痛、胃痉挛、慢性胃炎、肋间神经痛。

（3）配穴治疗：配玉堂、内关治烦闷呕吐；配内关、中脘、梁丘、足三里、公孙治胃痛、噎膈、呕逆；配尺泽、少商治咳血。

注：不宜深刺，以免伤及内脏。

22. 步廊穴

（1）定位取穴：仰卧，在第五胸肋间隙中任脉中庭穴旁开 2 寸处取穴。毫针直刺 0.5~0.8 寸。

（2）主治病症：咳嗽、气喘、胸胁胀满痛、呕吐、肋间神经痛、鼻炎、胃炎、支气管炎、腹直肌痉挛等病症。

（3）配穴治疗：配阴都、尺泽治喘息；配肺俞、定喘治气喘；配心俞、内关、神门治惊悸、怔忡、胸痛；配阳陵泉、膈俞、三阳络透郄门治胸满肋痛。

注：不可深刺，以免伤及内脏。

23. 神封穴

（1）定位取穴：仰卧，于任脉穴旁开 2 寸第四肋间处取穴。

（2）主治病症：咳嗽、气喘、腹痛胀满、胸膜炎、肋间神经痛、乳腺炎、腹直肌痉挛等病症。

（3）配穴治疗：配膺窗、少泽、膻中治乳痈；配阳溪、内关、阳陵泉治胸满不得息；配肝俞、脾俞、内关、支沟、照海、阴陵泉治胸肋疼痛。

注：不可深刺，以免伤及内脏。

24. 灵墟穴

（1）定位取穴：仰卧，于任脉穴旁开 2 寸第三胸肋间取穴。毫针斜刺或平刺 0.5~0.8 寸。

（2）主治病症：咳嗽、气喘、胸胁胀满、肋间神经痛、胸膜炎、乳腺炎、腹直肌痉挛等病症。

（3）配穴治疗：配内关、足三里、天枢、上巨虚、合谷治急慢性腹泻；配肺俞、膈俞、外关、足临泣、足三里、阳陵泉治胸满、肋痛；配中脘、手三里、内关治呕吐。

注：不可深刺，以免伤及内脏。

25. 神藏穴

（1）定位取穴：仰卧，于任脉穴旁开2寸的第二胸肋间处取穴。毫针斜刺或平刺0.5～0.8寸。

（2）主治病症：咳嗽、气喘、胸肋痛、呕吐、肋间神经痛。

（3）配穴治疗：配灵墟、内关治呕吐胸满；配璇玑、肺俞治胸满项强；配肺俞、膻中、尺泽治咳嗽、胸痛。

注：不可深刺，以免伤及内脏。

26. 彧中穴

（1）定位取穴：仰卧，于任脉穴中线旁开2寸第一肋间取穴。毫针斜刺或平刺0.5～0.8寸。

（2）主治病症：咳嗽、气喘、痰壅、胸肋胀满、肋间神经痛、膈肌痉挛等病症。

（3）配穴治疗：配石门治咳逆上气；配云门治咳逆喘悸；配尺泽、肺俞、大椎、风门、大杼、肩井治支气管哮喘、肺炎；配肺俞、膏肓俞、云门、尺泽、少商、膻中治咳嗽喘息。

注：不可深刺，以免伤及内脏。

27. 俞府穴

（1）定位取穴：在锁骨下缘，任脉穴旁开2寸取穴。毫针斜刺或平刺0.5～0.8寸。

（2）主治病症：咳嗽、气喘、胸痛、腹胀、呕吐、支气管炎、胸膜炎、肋间神经痛。

（3）配穴治疗：配灵墟、内关、神藏、巨阙治呕吐；配神藏、云门、天府治上气喘不得息；配天突、扶突、膻中、肺俞、足三里、中脘、膏肓、气海、关元、乳根治哮吼嗽喘；配乳根、丰隆治气喘、风痰；配内庭、足三里、合谷治消化不良；配风门、大杼、肩井、神藏治咳逆；配风门、肺俞、膏肓、定喘、膻中治咳嗽久喘。

注：俞府穴有调整心率作用，治疗心房颤动常用本穴。不可深刺，以免伤及内脏。

28. 廉泉穴（与阴维经之交会穴）

（1）定位取穴：于喉结上方，当舌骨体下缘与甲状软骨切迹之间处取穴。毫针向舌根上斜刺0.5～0.8寸。

（2）主治病症：舌下肿痛、舌根急痛、舌强口燥、口舌生疮、暴喑、喉痹、中风失语、聋哑、咳嗽、哮喘、食物不化、消渴，舌淡、支气管炎、咽喉炎、扁桃体炎等病症。

（3）配穴治疗：配然谷、阴谷治舌下肿；配中府、内关治胸痛；配金津、玉液、风府治舌强难言；配中冲治舌下肿痛；配通里、人中治舌强不语；配少商、合谷治咽喉肿痛；配地仓治舌缓流涎；配通里、心俞治失语；配合谷、内关、风池、足三里、三阴交、天窗、臑会治甲状腺功能亢进。

注：廉泉穴针刺对甲状腺功能有良好的调节作用。

十三、任脉经穴（曲骨至龈交穴共24穴）

1. 曲骨穴（本经与足厥阴之交会穴）

（1）定位取穴：仰卧，于耻骨联合上缘中点腹白线上脐下5寸处取穴。毫针直刺1~1.5寸，针前排尿。

（2）主治病症：小腹胀满、小便淋沥、遗尿、癃闭、遗精、阳痿、月经不调、带下、子宫脱垂、水肿、睾丸炎、子宫内膜炎、宫颈糜烂、盆腔炎、产后子宫收缩不全。

（3）配穴治疗：配三阴交、中极、水道、肾俞治小便不利；配关元、中极、归来治阳痿、遗精；配三阴交、中极、大敦治痛经；配三阴交、气海、关元、肾俞（用镇静法）治肺结核病遗精；配中极、三阴交、百会、印堂治遗尿；配横骨、子宫、气冲治子宫脱垂；配阴廉、复溜、大敦治功能性不射精症。

注：曲骨穴对膀胱张力有双相调节作用，捻针时可引起膀胱收缩，内压上升，停止时膀胱松弛，内压下降。任脉自曲骨至上脘诸穴孕妇慎用。

2. 中极穴（本经与足三阴之交会穴，膀胱之募穴）

（1）定位取穴：仰卧，于脐中下4寸，曲骨上1寸处取穴。毫针直刺1~1.5寸，针前排尿。

（2）主治病症：遗尿、小便频数、尿闭、泻泄、腹痛遗精、阳痿、疝气、月经不调、带下白浊不孕、虚劳羸瘦、膀胱肌麻痹、尿潴留、尿道感染、盆腔炎、子宫内膜炎。

（3）配穴治疗：配仆参、人中、列缺治恍惚尸厥、头痛；配蠡沟、曲骨、归来、承扶、至阴治小便不利、失精；配阴交、复溜、曲泉治阴痒；配肾俞、气海、太溪、三阴交治经事不调；配隐白、子宫治血崩漏下；配至阴、三阴交治胎衣不下；配石门、肾俞、子宫、百劳、风池、膏肓、曲池、大敦、三阴交治妇女血崩不止；配灸曲骨、中极、膏肓、肾俞治梦遗；配肾俞、膀胱俞、阴陵泉、三阴交、气海治小便滑数；配太溪、复溜、曲骨、三阴交治阴茎虚痛；配肾俞、合谷、太溪、三阴交治月水断绝；配肩井、三阴交、至阴治胎衣不下；配子宫穴治妇女无子；配关元治尸厥；配气海、照海、足三里治便秘；配关元治恶露不止；配子宫穴、三阴交治子宫下垂；配肾俞、膀胱俞、三阴交、关元治遗尿、闭经、遗尿、阳痿、月经不调；透曲骨配水泉、水分、三阴交透悬钟、配复溜治风湿性心脏病引起的腹水；配横骨、归来、曲骨、阴陵泉治遗精、阳痿、早泄；配阴陵泉、三阴交治遗尿；配子宫、三阴交治月经不调；配三阴交、关元、阴谷、支沟、足三里、风府、肾俞、阳关治子宫复归不全。

注：针刺中极、归来、血海可使继发性闭经病人出现出血现象。

3. 关元穴（本经与足三阴之交会穴、小肠之募穴）

（1）定位取穴：仰卧，于脐中下3寸，曲骨上2寸取穴。毫针直刺1~1.5寸。

（2）主治病症：中风脱证、眩晕、头痛、破伤风、尿频、尿闭、尿血、遗尿、遗精、白浊、阳痿、早泄、月经不调、闭经、崩漏、赤白带下、阴挺、恶露不止、胞衣不下、产后腹胀、腹痛、痢疾、便血、脱肛、疝气、尸厥、消渴、偏瘫、水肿、小儿消化不良、肠炎、肾炎、尿道感染、盆腔炎、高血压、神经衰弱等病症。

（3）配穴治疗：配阴陵泉、气海、太溪治气癃尿黄；配灸气门治石淋；配太冲透涌泉治胞转气淋；配太溪、内庭、上巨虚治泄痢；配期门、阳陵泉、少海治肋下胀；配委中、照海、太溪治小腹热而偏痛；配中极、阴交、石门、气海、四满、期门治妇人奔豚；配秩边、气海、阳纲治小便赤涩；配大敦、太冲治睾丸偏坠；配灸气海、复溜治阴毒阴症；配大肠俞、足三里、内庭治大便不禁；配照海、太冲、阴交、曲泉治七疝小腹痛；配肾俞、膀胱俞、飞扬治尿频、遗尿、尿闭；配隐白、血海、足三里治崩漏；配三阴交、地机治经痛；配带脉、复溜、丰隆治赤白带下；配肾俞、三阴交、膀胱俞、足三里治尿闭、遗尿、遗精、阳痿、月经病；配小肠俞、大肠俞、内庭、天枢、足三里治腹泻、腹痛；配太冲治蛔虫；配足三里、三阴交治遗精、阳痿；配复溜、阴陵泉、三阴交治尿路感染；配委阳治尿潴留；配大椎、膏肓、足三里治佝偻病；配气海、肾俞、上巨虚、脾俞、大肠俞、三阴交、足三里治慢性菌痢；配曲骨、肾俞、命门、水道、太溪、复溜、足三里、飞扬、三阴交、然谷治男性不育症；配复溜、水道、三阴交治小儿急性肾炎（刺不留针）。

注：针刺关元对膀胱张力有调节作用，对遗尿有显著疗效。本穴有强壮作用，为保健要穴。

4. 石门穴（三焦之募穴）

（1）定位取穴：仰卧，于脐中下 2 寸取穴。毫针直刺 1 ~ 1.5 寸。

（2）主治病症：腹痛、水肿、疝气、小便不利、呕吐、食谷不化、泄泻、便秘、阳痿、闭经、带下、崩漏。

（3）配穴治疗：配商丘、阴陵泉治小腹坚痛引阴肿；配水分、气海治小腹拘急痛；配三阴交、血海治妇女多子；配归来、太冲治疝气；配灸关元、气海、然谷治消渴；配三焦俞、膀胱俞、关元、隐白、三阴交治尿闭、遗尿、崩漏、月经不调、经痛；配归来、太冲、中极治疝气；配肩井、至阳、合谷、大敦治带下崩漏。

5. 气海穴（肓之原）

（1）定位取穴：仰卧，于脐中下 1.5 寸处取穴。毫针直刺 1 ~ 1.5 寸。

（2）主治病症：胃脘痛、呃逆、呕吐、便秘、泄痢、癃闭、小便赤、遗尿、臌胀、遗精、阳痿、月经不调、痛经、经闭、不妊、崩漏、产后恶露不止、产后腹痛、疝气、腰痛、绕脐痛、四肢厥冷、五脏气虚、气喘、四肢乏力、神经衰弱、慢性阑尾炎、膀胱炎等病症。

（3）配穴治疗：配关元治尺脉迟、下焦有寒；配石门、大敦治崩中漏下；配中极、带脉、太溪、太冲、肾俞、三阴交治月经不调；配行间、足三里、内庭、水分治单蛊胀；配中极、白环俞、肾俞、带脉、复溜治赤白带下；配三阴交、阴陵泉、血海治产后血块痛；配灸关元、中脘治邪客经络；配灸关元治六脉沉细；配灸肾俞、肝俞治四逆；配关元治产露不止；配大敦、阴谷、太冲、然谷、三阴交、中极治血崩；配灸关元、期门、足窍阴治肋痛；配关元、阴陵泉、大敦、行间治遗溺；配中脘、内关、膻中治翻胃吐；配石门、气海、委中治虚证；配足三里、三阴交治五淋；配血海治五淋；配璇玑治喘促；配三阴交、大敦治遗精、白浊；配灸石门、关元治中寒阴证；配阴包、三阴交治子宫脱垂；配足三里，灸关元，治中气下陷；配中脘、内庭、足三里治腹泻；配膻中、太渊治气短；配足三里、肾俞、治虚劳；配百会、关元治气虚；配三阴交、复溜治尿潴留；配中脘、足三里、天枢治腹胀；配维道、子宫、关元、三阴交治子宫脱垂；配肾俞、气海俞、肺俞治虚喘；配复溜治多汗；配中脘、天枢、关元、足三里治胃下垂；配中脘、水分、内庭、足三里治腹泻；配血海、阴陵泉、三阴交、太溪、照海（强刺激）治急性前列腺炎；配命门、腰俞、肾俞治尿崩；配支沟、天枢、足三里、大肠俞治麻痹性肠梗塞；配天枢、上巨虚治急性菌痢。

注：针刺气海穴可提高机体免疫力，可使急慢性肠炎、菌痢、泄泻、便秘等疾病的症状减轻，加快康复；有强壮作用，为保健要穴。

6. 阴交穴（任脉与冲脉之交会穴）

（1）定位取穴：仰卧，于脐下 1 寸处是穴。毫针直刺 1 ~ 1. 5 寸。

（2）主治病症：腹满水肿、小便不利、血崩、带下、月经不调、阴痒、产后恶露不止。

（3）配穴治疗：配气海、印堂、大巨治惊痫；配石门、委阳、阴陵泉、内庭、太溪治小腹坚痛、小便难；配石门、水分、复溜治水肿；配石门、隐白治崩漏；配阳池、人中、三阴交治血晕；配石门治无子；配灸水分、水道，针足三里，治腹满虚胀；配照海、太冲、曲泉治七疝小腹痛；配百会、太冲、照海治喉急；配承山、足三里、内庭治胸膈痞满；配大肠俞、气海、曲池治腰膝拘挛、脐周围痛；配天枢、足三里治腹胀；配子宫、隐白、三阴交、气海治崩漏；配百虫窝、太冲治绕脐痛。

注：孕妇禁针。

7. 神阙穴

（1）定位取穴：仰卧，于肚脐正中取穴。可艾灸、隔姜灸、隔盐灸、隔蒜灸，禁针。可拨气罐，用药贴肚脐行脐疗法。

（2）主治病症：中风脱症、尸厥、不省人事、急慢性肠炎、肠粘连、肠结核、脑出血等病症。

（3）配穴治疗：配石门、天枢、气海治小腹疝气；配风池、百会、曲池、翳风、风市、环跳、肩髃治中风；配水分、三间治肠鸣泄泻；配公孙治腹虚胀如鼓；配水分、气海治绕脐痛；配灸三阴交治五淋；配足三里治肠鸣腹痛；配长强、承山、气海治脱肛；配气海、上巨虚、阴陵泉治泄痢不止；配灸关元治中风脱证；神阙拔罐配刺天枢、足三里治泄泻；配天枢、上脘、内关、足三里治急性胃肠炎；配灸天枢、大肠俞治慢性肠炎；配灸百会、关元治虚脱。

注：神阙穴为临床急救穴之一，宜灸不宜刺。

8. 水分穴

（1）定位取穴：仰卧，脐上 1 寸处取穴。毫针直刺 1～1.5 寸。

（2）主治病症：水肿、小儿陷囟、腰脊强痛、脱肛、绕脐痛、腹泻、肠鸣、吐食、腹水、慢性肠炎、肾炎。为治水肿之重用穴。

（3）配穴治疗：配石门、天枢治腹中拘急痛；配气海、内关治反胃呕吐；配灸神阙、天枢、气海治绕脐痛、腹泻；配百劳、大杼、大陵、心俞、委中治发痧；配建里、足三里、复溜治肚腹浮肿；配灸水道、针足三里、天枢、阴交治腹胀；配足三里、复溜、阴谷治水肿；配气海治水肿；配复溜治水肿；配阴陵泉治水肿；配关元、水道、中极治小便不利；配阴陵泉、天枢、足三里治肠鸣泄泻；配中脘、肺俞、脾俞、肾俞、复溜、三阴交治腹水；配天枢、阴陵泉、内庭、三阴交、地机、足三里治腹水。

9. 下脘穴（任脉与足太阴之交会穴）

（1）定位取穴：仰卧，脐上 2 寸处取穴。毫针直刺 1～1.5 寸。

（2）主治病症：胃脘寒痛、腹胀痛、呕吐、呃逆、肠鸣、泄泻、小便赤、胃痉挛、慢性胃炎、肠炎、胃下垂等病症。

（3）配穴治疗：配足三里、内庭治饮食不化、反胃；配胃俞、脾俞、足三里、内庭、下廉治羸瘦；配足三里、内庭、下巨虚、气海、肾俞、膈俞、中脘、脾俞治翻胃；配中脘、足三里治腹坚；配陷谷、天枢治腹内肠鸣；配天枢、内庭、足三里治肠鸣腹胀；配中脘、内关、足三里治呕吐胃胀痛；配足三里、胃俞、内庭、四缝治胃痛、消化不良；灸下脘、天枢、上巨虚、照海治痢疾；配天枢、气海、关元、上巨虚、足三里治急性菌痢。

注：针刺下脘可提高免疫功能，能促进胃、十二指肠溃疡的愈合。

10. 建里穴

（1）定位取穴：脐上 3 寸，仰卧取穴。毫针直刺 1～1.5 寸。

（2）主治病症：胃脘疼痛、呕吐、食欲不振、腹胀、霍乱、真心痛、胸闷水肿、急性胃炎、心绞痛、腹水、肠炎等病症。

（3）配穴治疗：配内关治胸中苦闷；配水分、足三里、阳陵泉、阴陵泉治腹胀水肿；配内关、公孙、足三里、脾俞、胃俞治胃痛。

注：孕妇禁针。

11. 中脘穴（胃之募。八会穴之一脏会，任脉与手太阳、少阳、足阳明之交会穴）

（1）定位取穴：仰卧，脐上 4 寸处取穴。毫针直刺 1～1.5 寸。

（2）主治病症：胃脘痛、腹胀、呕吐、呃逆、纳呆、疳积、臌胀、肠鸣、便秘、便血、霍乱、肠痈、哮喘、虚劳、痰多、吐血、头痛、失眠、惊悸、急慢惊风、产后血晕、痿症、心痛、阴挺、急慢性胃肠炎、胃溃疡、急性肠梗塞、高血压、精神病。

（3）配穴治疗：配章门治胃胀；配肓俞、内关、期门治心下大坚；配承满、阳陵泉治肋下坚痛；配三间、偏历、历兑、承筋、京骨、昆仑、承山、飞扬、隐白治头热鼻衄；配大陵治目黄、振寒；配大陵、劳宫、足三里、然谷、太溪治黄疸；配灸足三里治翻胃；配期门、丰隆、上廉治喘息不能行；配天枢、内庭、中极、下巨虚治大便泄泻不止；配脾俞、胃俞、中魁、足三里治翻胃吐食；配天枢、足三里、内关治霍乱吐泻；配间使、大椎治温疾；配百会、内关治心下如杯；配照海治蛊毒；配脾俞、天枢、三焦俞、大肠俞、足三里、上巨虚、三阴交治久痢；配足三里、丰隆治痰涎；配气海、内关、膻中治呕吐；配足三里、委中、承山、内庭治霍乱；配足三里、天枢、内关治腹满；配下脘、气海治腹坚；配腕骨、肝俞、胆俞治黄疸；配上脘、脾俞、足三里、内庭治脾痛；配内关治呕吐；配梁门、内关治吞酸；配至阳、胆俞治黄疸；配百会、气海治气虚；配期门、上巨虚治喘息；配公孙、内关、足三里、天枢治胃肠疾病；配曲池、天枢、上巨虚治痢疾；配阳陵泉、四缝治胆道蛔虫症；配足三里、章门、天枢治胃炎、溃疡病，如呕吐加内关；配胃上、足三里治胃下垂；配梁门、天枢、内关、足三里治胃溃疡急性穿孔；配天枢、内关、气海治急性肠梗阻；配至阴、胆俞治黄疸；配足三里、内关、梁丘治胃痛；配气海、足三里、少商、中冲、合谷、隐白、至阴治声门痉挛；配建里、公孙、内庭、足三里治急慢性胃炎；配上脘、梁门（右痛取右梁门，左痛取左梁门）治肠道蛔虫症。

注：对胃肠功能有调节作用，对膀胱张力也有调整作用，对血液也有影响，可使白细胞数值明显上升。深部有胃、胰腺、腹主动脉，直刺不宜太深，瘦弱病人尤慎，肝脾大者不能向右刺。

12. 上脘穴（任脉与足阳明、手太阳之交会穴）

（1）定位取穴：仰卧，脐上 5 寸处取穴。毫针直刺 1～1.5 寸。

（2）主治病症：胃脘疼痛、腹胀痛、肠鸣、霍乱、呕吐、纳呆、泄泻、痢疾、咳嗽、痰多、急慢性胃炎、胃痉挛、胃出血、慢性肠炎、腹膜炎、疝气、支气管炎、胸膜炎、肾炎等病症。

（3）配穴治疗：配期门、章门治寸口脉洪大、胸肋满；配不容、大陵、血海治呕血；配中脘、足三里、内庭、下巨虚治寒中饱食不化；配中脘、下脘治脉细虚胀满；配三焦俞、足三里、内庭治胃胀食不化；配曲泉、上星、陶道、天柱、上髎、悬钟、风池、命门、膀胱俞治烦满汗不出；配中脘、下脘、脾俞、三阴交、足三里、阴陵泉治不吐不泻心中痛；配足三里、章门、阴谷、关元、期门、行间、脾俞、悬钟治臌胀；配神门、间使、大椎治发狂奔走；配中脘、足三里治九种心痛及脾痛胃脘痛；配丰隆治心痛呕吐；配内关、公孙治贲门痉挛；配内关、公孙、手三里、足三里治急性胃痛；配丰隆、风池、申脉、照海、大椎、腰奇、后溪治癫痫；配中脘、足三里、内关、天枢治胃病、呕吐、腹胀。

注：饱食慎刺，禁向右斜刺，不能提插或粗针深刺，以免造成胃肠穿孔或化脓性腹膜炎。

13. 巨阙穴（心之募穴）

（1）定位取穴：仰卧，正中线脐上 6 寸处取穴。毫针直刺 0.5～1 寸。

（2）主治病症：胸痛、心痛、心悸、癫痫、精神分裂、心绞痛、心内膜炎、胸膜炎、急性胃肠炎、胃痉挛、膈肌痉挛、胆道蛔虫等病症。

（3）配穴治疗：配上脘、绝骨治关脉数、胃中有热；配关冲、支沟、公孙、解溪、委中、承山治霍乱；配灸期门治上气咳逆，胸满短气牵背痛；配照海治瘛疭引脐腹，短气；配筑宾治狂妄言怒骂；配关冲、支沟、公孙、阴陵泉治霍乱；配下脘加服茱萸当归汤加大黄治关脉紧、脘下苦满痛；配上脘、悬钟治关上脉数，胃中有客热；配太阳兼服前胡汤治关脉滑实，胸中壅满吐逆；配上脘、石门、盲俞、中注、四满治腹中暴痛汗出；配解溪、然谷、尺泽治少气；配心俞、内关治烦心；配补合谷、泻三阴交治子上逼心，气闷欲绝；配商丘、内关治烦心好吐；配天井、神门、心俞治心恍惚；配膻中、足三里、膈俞治膈痛饮蓄难容；配心俞、通里、神门治心绞痛；配大椎、人中、腰奇、内关治癫痫；配气海、中脘、天突治咳逆上气；配内关、神门、心俞治心痛，心悸；配风池、后溪、申脉治癫痫；配左风池透右风池、内关、足三里治精神分裂症；配间使、阳辅、阳陵泉治风湿性心脏病。

注：对胃下垂有显效（以 7 寸长针从巨阙透左盲俞，针柄与皮肤呈 45°角，慢慢上提，第一次提针 10 分钟，后每提 3 ~ 5 分钟。肝左叶肿大及心脏扩大病人不宜深刺，也不要上斜刺）。本穴为心气不足之反映点，治疗气血虚弱的心悸、烦闷确有良效。

14. 鸠尾穴（任脉络穴，肓之原）

（1）定位取穴：仰卧，于肚脐上 7 寸，剑突下 1 寸处取穴。毫针向下斜刺 0.3 ~ 0.5 寸。

（2）主治病症：心痛、心悸、癫痫、惊狂、胃痛、腹胀、心绞痛、精神病、哮喘、心包炎、支气管炎、急性胃炎、神经衰弱、扁桃体炎、喉头炎、肺气肿、肋间神经痛。

（3）配穴治疗：配灸脐中治少年房多短气；配少冲、商丘、神门治心寒；配中脘、内庭、少商治食痫；配中脘、肩髃、曲池治痫症；配肺俞、中极、四花（先灸）治尸传劳瘵；配灸涌泉、太冲治五般痫；配后溪、神门、大椎、间使治五痫；配后溪、太冲、申脉治癫痫；配梁门、公孙、足三里治胃痛；配心俞治失音；配中脘、丰隆宽胸化痰。

注：对胃肠功能有调节作用，如急性胃肠炎针刺或艾灸足三里、鸠尾有较好疗效。对高血压有降压作用。对肝左叶肿大及心脏扩大病人不宜深刺，更不能向上斜刺，此穴距心、肝、膈较近，施针方向及体位稍有失误易出危险。

15. 中庭穴

（1）定位取穴：平第五肋间的胸骨中线上取穴。毫针平刺 0.3 ~ 0.5 寸。

（2）主治病症：腹胀、噎膈、呕吐、小儿吐乳、心痛、胸满、梅核气、咽痛、哮喘、膈肌痉挛、扁桃腺炎等病症。

（3）配穴治疗：配中府、内关治膈寒吐逆；配府俞、丰隆、意舍治呕吐；配天突、扶突治咽喉梗塞；配内关治呕吐；配足三里、内庭、内关、手三里治腹胀、心痛、胸满。

16. 膻中穴（心包之募，八会穴之气会）

（1）定位取穴：仰卧，两乳头连线中点、胸骨中线处取穴。毫针平刺0.3～0.5寸。

（2）主治病症：咳嗽、气喘、咳吐脓血、肺痈、胸痹、心痛、心悸、心烦、噎膈、呕吐涎沫、产后无乳、疝气、霍乱转筋、尸厥、支气管炎、哮喘、乳腺炎、肋间神经痛、冠心病、心绞痛等病症。

（3）配穴治疗：配华盖、气海治短气不得息；配中府、巨阙、承山、中脘、尺泽治霍乱转筋；配天井、内关治胸脘痛；配玉堂、肺俞、间使、中脘、天枢、肝俞、鱼际、劳宫、太溪治吐血；配中脘、气海、足三里、乳根、支沟治吐血；配少泽、乳根治乳少；配大陵、委中、复溜、少泽、天宗、府俞治乳痈；配灸天突治哮喘；配巨阙治膈痛饮蓄；配中脘、气海、内关治呕吐；配百会、气海治气虚；配心俞、内关治心绞痛；配液门治乳汁少；配天宗治乳胀、乳痈；配肺俞、天突、尺泽、列缺治肺疾；配少泽、合谷、曲池治乳腺炎；配定喘、天突、丰隆、内关治支气管哮喘。

注：膻中穴对心脏功能有调整作用，膻中透鸠尾，配内关、足三里对冠心病人心绞痛有显著疗效；配内关、三阴交能改善急性心肌梗死病人的微循环障碍，降低心脏的前后负荷，减少心肌耗氧量，有利于缺氧时心肌的能量代谢，提高心肌的收缩力，增加心脏射血量，使心功能好转。

17. 玉堂穴

（1）定位取穴：平第三肋胸骨中线上取穴。毫针平刺0.3～0.5寸。

（2）主治病症：咳嗽、气喘、气短、心烦、胸膺疼痛、呕吐、喉痹、两乳肿痛、肺气肿、支气管炎、肋间神经痛、腹膜炎等病症。

（3）配穴治疗：配幽门、内关治烦心呕吐；配膻中、列缺、大杼、风门、尺泽治咳喘；配巨阙、郄门治胸痛；配天突、扶突、廉泉治喉痹、喉塞。

18. 紫宫穴

（1）定位取穴：仰卧，于胸骨中线平第二肋间隙处取穴。毫针平刺0.3～0.5寸。

（2）主治病症：咳嗽、气喘、吐血、喉痹、呕吐、两乳肿痛、胸痛、支气管扩张、肺结核、肺癌、哮喘、胸膜炎、胃出血等病症。

（3）配穴治疗：配玉堂、气海、太溪治咳逆上气心烦；配内庭、涌泉、阳陵泉治胸胁支满；配内庭、阴陵泉、阳陵泉、胆俞治饮食不下；配廉泉、扶突、天突治喉痹咽塞；配内关、膻中治胸痛；配肺俞、风门、定喘、尺泽、天突治咳喘。

19. 华盖穴

（1）定位取穴：仰卧，于胸骨中线第一肋间隙处取穴。毫针平刺0.3～0.5寸。

（2）主治病症：咳嗽、气喘、吐血、胸胁胀痛、喉痛、哮喘、支气管炎、扁桃体腺炎、喉头炎等病症。

（3）配穴治疗：配紫宫、中庭、神藏、灵墟、胃俞、侠溪、商阳、上廉、手三里、气户、周荣、上脘、劳宫、涌泉、阳陵泉治胸胁支满；配尺泽、定喘、丰隆、肺俞治咳嗽气喘；配支沟、丰隆、内关、阳陵泉治胸胁满痛。

注：针刺华盖对甲状腺功能亢进的高血压患者有降压作用，配针哑门可促进骨髓造血功能，对贫血、白血病人有一定疗效。

20. 璇玑穴

（1）定位取穴：仰卧，胸骨正中线上平第一肋关节之间取穴。毫针平刺 0.3 ~ 0.5 寸。

（2）主治病症：咳嗽、气喘、胸满痛、咽喉肿痛、胃中有积、慢性支气管炎、食道痉挛、胃痉挛、肋间神经痛、扁桃体炎等。

（3）配穴治疗：配鸠尾、少泽、少商治喉痹肿痛；配华盖、膻中、肩井、太渊、肩中俞、足三里（上穴全灸）治哮喘；配气海、足三里治羸瘦哮喘；配足三里、内庭治胃停食；配神藏、天柱治胸满项强；配中脘、下巨虚、足三里治食滞胃痛；配中脘、阳陵泉、支沟治胁满痛；配天突、扶突、内关治食道痉挛；配大椎、大杼、风门、肺俞治外感咳喘。

21. 天突穴（任脉与阳维之交穴）

（1）定位取穴：胸骨上窝正中处取穴。针尖向下靠胸骨下刺 0.5 ~ 0.8 寸。

（2）主治病症：咳嗽、气喘、咳脓血、胸痛、肺痈、心痛、面热、咽喉肿痛、暴喑、瘿气、梅核气、噎膈、项肿肩痛、哮喘、支气管炎、甲状腺肿大、扁桃体炎、膈肌痉挛、神经性呕吐、急性胃肠炎、食道癌等。

（3）配穴治疗：配泻人迎、廉泉、阳陵泉、支沟、内关治支肋胃满、喘呼逆息；配天窗、合谷、曲池治面皮热、颈痛；配气海、华盖治咳逆上气；配关冲治气噎；配灸肺俞、肩井、少商、然谷、肝俞、期门、行间、廉泉、扶突，针曲泽、前谷，治咳嗽；配石关、足三里、胃俞、中脘、膈俞、水分、气海、胃仓治噎膈；配俞府、华盖、乳根、风门、肺俞、身柱、至阳、列缺治咳嗽；配灸膻中治哮喘；配筋缩治小儿喉闭；配定喘、膻中、丰隆治哮喘；配内关、中脘治呃逆；配涌泉、通里、内关治失语；配尺泽、定喘、膻中治咳喘；配廉泉、内关、通里治失语；配俞府、膻中、中府治风湿性心脏病引起的咳喘；配尺泽、丰隆、肺俞、曲池、定喘、合谷治慢性支气管炎；配灸中脘 50 壮治哮喘；配曲池、阳陵泉、风池、内关、中封、气舍治甲状腺功能亢进；配天柱、合谷、翳风治地方性甲状腺肿。

注：针刺天突穴对呼吸衰竭有一定疗效，特别对外周性呼吸衰竭有明显疗效；对甲状腺功能亢进患者有较好治疗效果，可使甲状腺缩小，症状消失，基础代谢降低，对地方性甲状腺肿也有明显效果；因对支气管平滑肌有调整作用，对支气管哮喘病人也有治疗效应；配刺膻中使食管蠕动增加，内径增宽。天突为祛痰急救要穴，对痰实症疗效颇佳。天突有降逆破气之功，元气虚损病人不宜使用此穴。本穴深部为脏器，施术时不宜留针及强刺手法，对肺气肿尤慎。

22. 下廉泉穴（阴维、任脉交会）

（1）定位取穴：在颔下喉结止，舌本下曲纹中，在喉结上约 3 分，颔下约一寸即颈部弯曲纹中，毫针刺入0.2~0.5分，灸3~5分钟。

（2）主治病症：重舌、口噤舌根缩、下食难。

（3）配穴治疗：配中冲治舌下肿痛；配少商治咳嗽止气喘息呕沫。

23. 下颐穴（又名断基）

（1）定位取穴：在断基下，当颐下骨陷中，有穴能容豆处，毫针刺0.3寸。

（2）主治病症：马黄、黄疸、瘟疫等。

（3）配穴治疗：配腕骨、泉门治马黄、黄疸；配少商、关冲治寒暑瘟疫。

24. 龈交穴（督脉与任脉、足阳明之交会穴）

（1）定位取穴：提起上唇，于上唇系带与齿龈之移行处取穴。毫针平刺0.3~0.5寸。

（2）主治病症：齿龈肿痛、鼻渊、鼻塞、唇吻强急、鼻中息肉、面赤颊肿、面部疮癣、两腮生疮、鼻中蚀疮、目泪眵多、内眦赤痒痛、目翳、面赤、瘟疫等。

（3）配穴治疗：配颧髎、下关治口僻；配上关、颊车、大迎、翳风治口噤；配风府、天柱治颈项强直；配承浆、大陵、人中治口臭；配合谷、下关、颊车治牙肿痛、口歪、口噤；配长强、委中、人中治急性闪腰岔气。

十四、督脉经穴（泉门至水沟共29穴）

1. 泉门（又名龙门、玉门、前阴）

（1）定位取穴：在横骨阴止际，女子入阴内外之际。毫针直刺0.3~0.5寸，灸十壮。

（2）主治病症：女子不孕、漏下赤白，男子房劳小腹绞痛。

（3）配穴治疗：配下颐治马黄、黄疸；配曲骨治小腹痛。

2. 会阴穴（与任脉、冲脉之交会穴）

（1）定位取穴：男子阴囊后端与肛门前端连线的中点取穴，女子大阴唇联合部与肛门前端连线的中心点取穴。毫针直刺0.5~1寸，不留针。

（2）主治病症：溺水窒息、昏迷、癫狂、惊痫、小便难、遗尿、阴痛、阴挺、月经不调、遗精、阴囊肿、痔、脱肛、便秘、疝气、阴部湿汗、前列腺炎、尿道炎、阴囊湿挛、外阴炎。

（3）配穴治疗：配中极、复溜、三阴交治阴门忽然红肿痛；配肾俞、膀胱俞、下髎、命门治遗精；配蠡沟、复溜、血海治阴痒；配人中、阴陵泉、气海、肺俞治溺水窒息；配气海、中极、归来治阴挺；配中极、关元、三阴交、肾俞治遗精；配素髎、尺泽、少商、合谷、内关、丰隆、太冲治溺水；配长强、秩边治先天性腰骶椎裂引起的排尿困难。

3. 会阳穴

（1）定位取穴：跪伏，于尾骨端外方0.5寸处取穴。毫针直刺1~1.5寸。

（2）主治病症：痢疾、泄泻、便血、痔疾、阳痿、赤白带下、经期腰痛腿痛、阴部瘙痒和阴部皮炎等。

（3）配穴治疗：配长强、中极、八髎、百会、委中、阴陵泉、复溜、承山治痔疮、阴部潮湿及瘙痒。

4. 长强穴（督脉络穴与足少阳、足少阴之交会穴）

（1）定位取穴：跪伏，按取尾骨下端与肛门之间的凹陷处取穴。毫针紧靠尾骨向上斜刺0.6~0.8寸。

（2）主治病症：泄泻、痢疾、便秘、呕血、痔、脱肛、癫狂、遗精、阳痿、腰脊尾骶部疼痛、疝气、慢性肠炎、精神分裂症等。

（3）配穴治疗：配小肠俞、照海、治大便难；配身柱、印堂治小儿惊痫；配灸百会、灸脐中治脱肛；配二白、承山治久痔；配命门、上巨虚治赤白痢；配大敦、小肠俞治小肠痛；配大杼治小肠气痛；配大肠俞、承山、百会治脱肛；配会阴、大肠俞、小肠俞治大小便难、大便下血；配承山、百会、环门治脱肛；配三阴交、太溪治小儿遗尿；配阴陵泉、合谷、三阴交能引产，用三棱针刺长强四周0.3寸处（深0.5~1寸）；配腰奇治癫痫。

注：针刺时，针尖向上与骶骨平行刺入，不得刺穿直肠，以防感染。

5. 腰俞穴

（1）定位取穴：于第四骶椎下骶骨裂孔中取穴。毫针向上斜刺0.5~0.8寸。

（2）主治病症：腰脊强痛、癫痫、下肢痿痹、腹泻、便秘、便血、淋浊、月经不调、白带、遗精、疟疾、尿道感染等。

（3）配穴治疗：配长强、膀胱俞、气冲、上髎、下髎、居髎、委中治腰痛；配中脘、丰隆治温疟、痰疟；配风府、足三里治足不仁；配肺俞、人中治腰脊强直；配涌泉、委中、人中、小肠俞、膀胱俞治腰脊强痛；配环跳、风市治冷风冷痹；配大椎、身柱、神门治癫痫；配百会、大肠俞、承山治脱肛；配中极、百会、大赫、三阴交治慢性前列腺炎。

6. 腰阳关穴

（1）定位取穴：于第四、五腰椎棘突之间取穴。毫针向上斜刺0.5~0.8寸。

（2）主治病症：腰骶痛、下肢痿痹、膝痛、月经不调、遗精、阳痿、便血、痢疾、呕吐、破伤风、疝气、膝关节炎、慢性肠炎、脊柱炎、坐骨神经痛。

（3）配穴治疗：配命门、肾俞、悬枢治多发性神经炎；配肾俞、环跳、阳陵泉、次髎、委中治腰腿痛、下肢痿痹；配关元、中极、次髎、三阴交治阳痿、遗精；配次髎、中髎、膀胱俞、关元俞、中极、曲骨治膀胱麻痹。

7. 命门穴

（1）定位取穴：于第二、三腰椎棘突之间取穴。毫针向斜刺0.5~0.8寸。

（2）主治病症：癫痫、瘛疭、小儿惊厥、惊恐、失眠、头晕耳鸣、虚损、腰痛、脊强反折、遗尿、尿频、遗白浊、阳痿、早泄、带下、痛经、子宫内膜炎、盆腔炎、脊柱炎、肾炎、坐骨神经痛、小儿脑膜炎、破伤风。

（3）配穴治疗：配膀胱俞、上脘、曲差、上星、陶道、天柱、上髎、悬厘、风池治烦满汗不出；配灸肾俞、气海、然谷治阳痿；配灸肾俞、天枢治老者便多，针命门、灸肾俞治肾败腰痛、小便频；配百会、关元治遗尿；配膈俞、血海、足三里治血虚；配肾俞、关元俞、环跳、委中治腰背痛；配灸关元俞、上髎，中髎、次髎治阳痿、遗精、经带病；配大椎、膈俞、脾俞、曲池、足三里治缺铁性贫血；配灸关元、百会、三阴交、中髎治遗尿；配阳关、大肠俞、次髎、阴廉、曲泉、伏兔、血海（弱刺激）治血栓性静脉炎。

注：针刺命门穴对男子性功能障碍及精子缺乏有一定效果。椎间腧穴不宜粗针多次治疗，否则会使脊椎逐渐变形变曲。肾阴不足、肾虚火旺和血虚发热之症不应温补此穴。

8. 悬枢穴

（1）定位取穴：于第一腰椎棘突下取穴。毫针向上刺 0.5～0.8 寸。

（2）主治病症：腰脊强痛、腹胀、腹痛、泄泻、脱肛、肠炎、痢疾。

（3）配穴治疗：配天枢、内庭、足三里、中脘治食积腹胀；配天枢、上巨虚、足三里治泄泻、痢疾；配肾俞、关元俞、命门、委中治腰痛。

9. 脊中穴

（1）定位取穴：于第十一胸椎棘突下取穴。毫针向上刺 0.5～0.8 寸。

（2）主治病症：腹泻、便血、小儿疳积、肾痛、腹胀、吐血、黄疸、腰脊强痛。

（3）配穴治疗：配涌泉、印堂治惊风癫痫；配足三里、中脘、建里、内庭治腹满食少；配中枢、命门、肾俞、4～5 腰椎夹脊穴治下肢瘫痪；配大椎、腰阳关治腰背痛。

10. 中枢穴

（1）定位取穴：于第十胸椎棘突下取穴。毫针向上刺 0.5～0.8 寸。

（2）主治病症：胃痛、腹胀、呕吐、食欲不振、腰背痛。

（3）配穴治疗：配脊中、命门、2～5 腰椎夹脊穴治下肢瘫痪；配中脘、天枢、内庭、足三里治腹满不欲食。

11. 筋缩穴

（1）定位取穴：于第九胸椎棘突下取穴。毫针向上刺 0.5～0.8 寸。

（2）主治病症：癫痫、抽搐、脊强、目上翻、眩晕、脏躁、脊强脊痛、胃痛、黄疸、肝炎、胆囊炎、胸膜炎、癔症、肋间神经痛、神经衰弱。

（3）配穴治疗：配曲骨、阴谷、行间、人中治惊痫狂走癫疾；配水道、关元、归来治脊强；配天突、扶突治小儿吼闭；配印堂、鸠尾、腰奇治癫痫；配中渚、委中、太溪、阳陵泉治脊背强痛；配太冲、风池、百会治眩晕；配太冲、阳陵泉、合谷治抽搐。

12. 至阳穴

（1）定位取穴：于第七、八胸椎棘突之间取穴。毫针向上刺0.5~0.8寸。

（2）主治病症：黄疸、胸胁胀满、咳喘、气短、身热、羸瘦、脊强背痛、腰痛、急性肾炎、肝炎、胆囊炎、胸膜炎、肋间神经痛。

（3）配穴治疗：配内关、公孙、足三里、中脘治胃病；配天突、少商、太渊治咳喘；配中渚、委中、肾俞、肺俞、大杼治腰背痛；配阳陵泉、日月治胁肋痛；配肝俞、脾俞、胆俞、足三里、阳陵泉治传染性肝炎；配照海、血海、阳陵泉、支沟治银屑病；配内关、神门治心律不齐；配胆俞、胆囊穴、迎香治胆道蛔虫病。

13. 灵台穴

（1）定位取穴：于第六、七胸椎棘突之间取穴。毫针向上刺0.5~0.8寸。

（2）主治病症：疔疮、痈疽、咳嗽、气喘、项强、项痛、背痛。

（3）配穴治疗：配合谷、委中、血海（放血）治疔疮；配阳陵泉、内关治胸胁痛；配陶道、间使、内关治间日疟。

14. 神道穴

（1）定位取穴：于第五胸椎棘突下取穴。毫针向上刺0.5~0.8寸。

（2）主治病症：心痛、惊悸、失眠、健忘、中风不语、癫痫、瘛疭、咳嗽、气喘、腰脊强、肩背痛、肋间神经痛。

（3）配穴治疗：配脊中、腰俞、长强、大杼、膈关、水分、脾俞、小肠俞、膀胱俞治腰脊急强；配关元、绝骨治身热头痛；配幽门、列缺、神门、脑清、膏肓俞治健忘；配少海、绝骨治寒热；配心俞治风痫；配安眠、百会、三阴交治失眠头晕。

15. 身柱穴

（1）定位取穴：于第三、四胸椎棘突取穴。毫针向上刺0.5~0.8寸。

（2）主治病症：身热头痛、咳嗽气喘、胸中热、惊厥、癫狂、瘛疭、中风不语、疔疮、发背腰脊强痛、肺炎、肺结核。

（3）配穴治疗：配本神、大椎治癫疾；配肝俞、筋缩、阳陵泉治痉挛；配大椎、大杼、尺泽、少商、肺俞治慢性咳嗽；配大椎、腰奇治癫痫；配中渚、人中、委中治腰脊强痛；配神门、大椎、行间治癫狂痫；配委中、血海、刺血治疔疮；配风门、膻中、内关、列缺治胸闷、咳喘；配膈俞、胃俞、命门、中府、关元、足三里、血海、内庭、丰隆、中脘、风池治贫血；配大椎、风门治百日咳；配关元、足三里（灸）治佝偻病；配大椎、大杼、风门、肺俞治慢性支气管炎。

16. 陶道穴（督脉与足太阳之交会穴）

（1）定位取穴：于第一、二胸椎棘突间取穴。毫针向上刺0.5~0.8寸。

（2）主治病症：头项强痛、恶寒发热、咳嗽、气喘、癫狂、角弓反张、疟疾、汗不出、头重、目眩、虚劳、骨蒸，胸痛、脊背疼痛、小儿麻痹后遗症、荨麻疹。

（3）配穴治疗：灸身柱、肺俞、膈俞、脾俞、膏肓治虚损五劳七伤；配大杼、肺俞治发热；配间使、内关、大椎、曲池治疟疾；配风池、合谷、曲池治发热汗不出；配风门、身柱、天柱、至阳、后溪治头顶脊椎强痛；配曲池、合谷治外感发热；配风池、天柱、支沟治头顶强痛；配腰奇、八髎、人中、内关、丰隆治癫痫。

注：针刺陶道穴如有全身麻电感应立即出针，不宜再刺。可提高机体免疫功能。

17. 大椎穴（督脉与手足三阳之交会穴）

（1）定位取穴：于第七颈椎与第一胸椎棘突间取穴。毫针向上刺 0.5～0.8 寸。

（2）主治病症：热病、恶寒发热、疟疾、骨蒸、劳热、中暑、虚汗、咳嗽、气喘、胁痛、喉痹、癫痫、小儿惊风、角弓反张、霍乱、吐泻、黄疸、项强、肩背痛、腰脊强、五劳七伤、虚损乏力、支气管炎、哮喘、肺气肿、精神分裂、老年初期白内障。为全身退热要穴。

（3）配穴治疗：配长强、大杼均灸治寒热；配诸脏俞及督脊上当中均灸治脊强反折；配腰俞、丰隆治温疟、痎疟；配间使、乳根治脾寒发疟；配间使透支沟，灸大椎七壮，治疟疾寒热；配后溪、合谷、曲池、间使治疟；配风池、风门、列缺治风寒感冒；配太阳、风池、合谷、鱼际治风热感冒；配关元、气海、肾俞治痛痹；配足三里、商丘治脚痹；配膈俞、血海治行痹；配脊中、委中、腰阳关治腰背痛；配曲池、外关、列缺、合谷、风池治外感发热头痛；配脾俞、足三里、三阴交治血液病；配风池、后溪、人中、印堂、申脉治小儿惊风；配中脘、丰隆治支气管炎；配曲池、足三里、脾俞、三阴交治白细胞减少症；配陶道、胸 2 椎夹脊穴、身柱治精神分裂症；配至阴、间使治疟；配间使、后溪、复溜治疟疾；配身柱、肩井、命门治静脉炎；配至阳、肝俞、脾俞，用泻法，采用迎随、疾徐法留针 15 分钟，治急性传染性肝炎（湿热并重型）；配陶道、间使、合谷（于发作前针）治疟疾；配灸身柱治浸润性肺结核。

注：大椎穴针感强，最多不能超二次针感，若针感不引可调针向，不可大幅度提插，达到针感要求后即出针。针刺本穴如感灼热疼痛，可立即针刺本经郄穴；若患者出现酸软无力，站立不稳，可补针环中穴治腰脊病变，针感沿督脉放射，治上肢病，针感达上肢；治下肢病变，针感应达下肢，针感要直达病所，否则无效。针刺本穴对肺功能有一定影响，但需连续一周后，才能出现呼吸增强，肺通气量增加；也可使支气管痉挛缓解，呼吸道阻力下降，对哮喘病有效；心房纤颤常用此穴；对白细胞有调节作用；对早期甲状腺功能的调整作用因手法而不同。

18. 哑门穴（督脉与阳维之交会穴）

（1）定位取穴：枕外隆凸直下后发际正中 0.5 寸处取穴。毫针向下刺 0.5～0.8 寸。

（2）主治病症：舌缓不语、音哑、重舌、头重头痛、颈项强急、脊强反折、中风、尸厥、癫狂、癔症、瘛疭、聋哑、衄血、呕吐、神经血管性头痛、精神分裂症、脑性瘫痪、脑出血、脑膜炎、脊髓炎、喉头炎。本穴为回阳九针穴之一，为醒神醒脑之要穴，治神志及精神障碍效好。

（3）配穴治疗：配通天、天柱、跗阳治头重；配风府、玉枕治脊反折；配阳谷、腕骨、带脉、劳宫治瘛疭；配少商、鱼际、二间、中冲、阴谷、然谷、廉泉治舌强；

配风府、虚丘、通里治中风舌缓、暴喑不语；配关冲、通里治舌缓不语；配人中、腰奇治癫疾；配人中、足三里、神门、大钟治痴呆；配廉泉、耳门、听宫、听会、翳风、合谷治聋哑；配涌泉治中风失音不语；配大椎、水沟、腰奇治癫痫；配兴奋、人中、足三里治脑挫伤后遗痴呆；配大椎、缩筋、腰阳关、人中、后溪、申脉治破伤风；配人中、后溪、丰隆治癫疾；配大椎、翳明、足三里、内关、脊中穴治大脑发育不全。

注：针刺哑门穴若患者全身发颤，不宜再刺，可出针。针刺哑门致使失语，半年之内可取人中、天突、水泉、金门，尚能取效复语，半年以上者很难治愈。哑门穴深部为脊髓，不宜大幅度行针提插以免伤其脊髓，危及生命。本穴可在治癔症瘫痪、失语、对其他情况引起的失语均有效果，但必须全身有麻电感，否则效果差。当全身有麻电感时立即出针，否则会发生意外，重者病人立即身亡，轻则终身失语。

19. 风府穴（督脉与阳维、足太阳之交会穴）

（1）定位取穴：于后发际正中直上一寸当枕外粗隆直下凹陷处。毫针向下刺0.5～0.8寸。

（2）主治病症：癫痫、癔症、中风不语、舌缓、舌急难言、半身不遂、悲恐惊悸、颈项强痛、咽喉肿痛、脑病、脑血管意外后遗症、精神分裂症、神经血管性头痛、颈椎病、流感。本穴为祛风要穴，主治一切癫狂症。

（3）配穴治疗：配昆仑、肺俞、束骨、间使、人中治狂症；配天窗、扶突、劳宫治咽喉病；配腰俞治足不仁；配二间、迎香治鼻衄；配阴谷治狂走；配曲池、合谷、三间、二间、后溪、前谷、委中、申脉、昆仑、厉兑、上星、隐白治衄血；配哑门、廉泉治中风舌缓、暴喑不语；配承浆、天柱治头项强痛；配风池治伤寒；配上脘治呕吐；配尺泽、鹤顶、曲池治鹤膝肿大；配百会治风症；配大椎、本神、身柱、腰奇治癫痫；配百会、太阳、昆仑治头痛；配风池、水沟、太冲、合谷、印堂治小儿惊风；配地仓、合谷治流涎。

注：风府穴有调整胃液分泌作用，可使胃酸和胃蛋白酶高者降低，低者升高；对垂体性高血压风府有降压作用。针时头微前倾，项肌放松，向下颌方向缓缓刺入0.5～1寸，针尖不可向上，以免刺入枕骨大孔，误伤脊髓。

20. 脑户穴（督脉与足太阳之交会穴）

（1）定位取穴：风府穴直上1.5寸，枕骨外粗隆上缘取穴。毫针向下刺0.5～0.8寸。

（2）主治病症：头重、头晕、头痛、面赤、目黄、目痛不能远视、面痛、面肿、癫痫。

（3）配穴治疗：配通天、脑空治头重痛；配听会、风府、听宫、翳风主骨酸眩狂、瘛疭、口噤、喉鸣沫出、不能言；配通天、消泺、天突治瘿病；配大椎、腰奇、后溪治癫疾；配昆仑、后溪治头痛；配风池、支沟治偏头痛；配太阳、风池、内关、听宫、合谷治眩晕、呕吐。

注：针刺脑户穴对脑垂体性高血压有减压作用。

21. 强间穴

（1）定位取穴：于百会、风府二穴连线的中点，脑户穴上方1.5寸处取穴。毫针平刺0.5~0.8寸。

（2）主治病症：头痛、目眩、癫痫、瘛疭、烦心、呕吐、失眠、口渴、颈项强痛、血管神经性头痛、神经衰弱等病症。

（3）配穴治疗：配丰隆、列缺治头痛难禁；配腰奇、内关、丰隆治癫痫；配长强、神门治心烦；配百会、通里、承光治烦心。

22. 后顶穴

（1）定位取穴：于百会穴后1.5寸处取穴。毫针平刺0.5~0.8寸。

（2）主治病症：头顶痛、偏头痛、眩晕、项强、烦心、失眠、血管神经性头痛。

（3）配穴治疗：配外丘、风门、大杼治颈项痛恶风寒；配腰奇、液门、大椎、大陵、阳辅治癫痫；配太阳、百会、合谷治头痛；配中脘、关元、太阳治眩晕；配曲鬓、脑空、通天、天柱、风池、百会、完骨、天牖、头窍阴、曲垣、大杼、手三里治后枕部神经痛。

23. 百会穴（督脉与手足三阳，足厥阴之交会穴）

（1）定位取穴：于头部中线与两耳尖连线的交点处取穴。毫针平刺0.5~0.8寸。

（2）主治病症：头痛、眩晕、头顶痛、惊悸、健忘、中风不语、口噤不开、半身不遂、耳鸣、耳聋、耳塞、风眩头痛、目不能视、目暴赤肿、神经血管性头痛、高血压、脑血管意外、休克、神经衰弱等。

（3）配穴治疗：配神庭、丰隆治痰疟；配颔厌、天窗、大陵、偏历、前谷、听会、后溪治耳鸣；配灸本神、承浆、风府、肩髃、心俞治半身不遂、失音不语；配灸天窗治中风失音；配灸神庭、曲差、上关、下关、颊车、廉泉、本神、天柱、陶道、风门治唇青、眼滞、角弓反张；配风府、五脏六腑俞募治脚气；配脑空、天柱治头风；配合谷、上星、神庭、太阳治正头痛、脑顶痛；配后顶、合谷、中脘、攒竹、足三里、风池治头风顶痛；配二白、精宫、长强治脱肛久痔；配委中治小儿赤游风；配长强、大肠俞治小儿脱肛；配肝俞、脾俞、肾俞、膀胱俞（均灸）治风痉；配肩髃、曲池、风市、足三里、悬钟治风邪入腑手足不遂；配大椎、风池、肩井、曲池、足三里、间使治风邪入脏，气塞涎壅不语昏危；配后顶、合谷治头顶俱痛；配经渠、前谷、人中、间使、大椎治癫疾；配水沟、颊车治嬉笑；配灸尾闾、脐中治脱肛；配鸠尾、上脘、神门、阳跷脉素髎（昼发）、阴跷脉照海（夜发）治痫；配昆仑、丝竹空治风癫痫、目上翻；配环跳治痛风；配曲池、合谷、手三里、委中治浑身发红丹；配鸠尾、承山治脱肛；配气海、维胞治子宫脱垂；配印堂、太阳、合谷治头痛；配十宣放血治高热惊厥；配足三里、膻中、气海治气虚；配风池、大椎、曲池、太阳治高热、头痛；配风池、太阳、睛明、合谷治眼病；配风池、迎香、合谷治鼻病；配中脘、气海、足三里治中气不足；配风府、大椎、曲池治流行性乙型脑炎；配内关透外关治癔症发作；配水沟、十宣、足三里、内关、涌泉治昏厥；配膈俞、胃俞、肾俞、命门、腰阳关、关元、中极（每日艾条灸）治阳痿。

注：5 岁以下小儿及顶骨愈合不好的小儿不得针刺百会穴，对脑积水患者尤应注意。头为诸阳之会，百会穴应少灸多刺，非风寒或寒邪所致的头脑疾患不可轻用艾灸。对肝郁化火所导致的头晕脑胀、失眠、烦躁，可用三棱针点刺出血，加泻行间、涌泉降火解郁。热极的小儿急惊风、惊厥、抽搐、昏迷，先以十宣放血清解毒开窍，继以重泻百会平肝熄风，效果好，立竿见影。为防百会灸后热毒内攻，应刺百会出血，对垂体性高血压有降压作用，对失血休克有升压作用，针刺百会可使癫痫大发作脑电图趋于规则化。

24. 前顶穴

（1）定位取穴：于百会穴前 1.5 寸头顶正中线处取穴。毫针直刺 0.3 ~ 0.5 寸。

（2）主治病症：癫痫、瘛疭、头晕、目眩、小儿急慢惊风、头顶痛、鼻渊、鼻塞、目赤肿痛、目视不明。

（3）配穴治疗：配后顶、颔厌治风眩，偏头痛；配五处治头风目眩；配眉头、水沟均灸治小儿急惊风；三棱针刺前顶、百会治目暴赤肿；配水沟、合谷治面肿虚浮；配印堂、腰奇、百会、瘛脉、太冲治小儿惊痫；配太阳、印堂、合谷治头晕目眩；配长强、瘛脉、印堂治小儿惊痫；配百会、风池、申脉、太冲、印堂、攒竹治头晕目眩。

25. 囟会穴

（1）定位取穴：于上星穴后 1 寸、百会穴前 3 寸处取穴。毫针平刺 0.3 ~ 0.5 寸。

（2）主治病症：头晕、目眩、目赤暴肿、鼻渊、鼻衄、鼻痔、鼻痈、小儿暴痫、小儿惊风、脑虚冷痛、头风生白屑、神经性头痛、血管性头痛、高血压、鼻炎等。

（3）配穴治疗：配百会、天柱、膈俞、上关、光明治目视不明；配本神、前顶、天柱、头临泣、印堂治小儿惊痫；配上星、印堂治鼻衄；配百会、前顶治头风；配足通谷治鼻渊；配百会、人中治卒暴中风；配玉枕治头风；配百会、印堂、太阳治头晕；配支沟、血海、三阴交治血虚头晕。

注：若针刺囟使人头眩目暗，急针百会、风府二穴救之。

26. 上星穴

（1）定位取穴：于前发际中点入发际 1 寸处，神庭穴后 0.5 寸处，百会穴前 4 寸处取穴。毫针向下斜刺 0.3 ~ 0.5 寸。

（2）主治病症：头痛、眩晕、头面虚肿、目赤肿痛、迎风流泪、鼻渊、鼻衄、鼻痔、鼻痛、癫痫、小儿惊风、神经血管性头痛、三叉神经痛、角膜炎等。

（3）配穴治疗：配谚语、天牖、风池、合谷、曲池治热病汗不出、面浮肿、癫疾、目肿痛不能视、鼻衄；配囟会、前顶、脑户、风池治面赤肿；配肝俞、阳白、本神、大都、曲泉、侠溪、三间、前谷、攒竹、玉枕治目疾；配大椎治痰疟；配脑户、风池治癫狂；配风池、天柱治头眩；配前顶、大陵、公孙治头肿；配悬钟、印堂、囟会治鼻衄；配百会、风池、合谷治头风牵引脑顶痛；配风池、脑空、天柱、少海治脑痛；配前顶、百会、百劳、阳谷、合谷、关冲、昆仑、侠溪治头风；配曲池、合谷治脑寒泻臭；配风府、禾髎、风池、水沟、百会、百劳、风门治鼻渊、鼻痔；配百会、神庭、前顶、攒竹、丝竹空、风池、合谷治眼目风热；配素髎、迎香、合谷治鼻出血；配太冲、合谷、迎香治鼻炎；配风池、百会、天柱治头晕目眩。

注：小儿前囟未闭严禁针灸。

27. 神庭穴（督脉与足太阳、足阳明之交会穴）

（1）定位取穴：于前发际中点直上0.5寸，百会穴前4.5寸处取穴。毫针向下斜刺0.3~0.5寸。

（2）主治病症：头痛、目眩、目赤肿痛、泪出、目翳、雀目、鼻渊、鼻衄、癫痫、急慢性鼻炎、精神病、神经性呕吐、结膜炎、泪腺炎等。

（3）配穴治疗：配百会、丰隆治痰疟；配兑端、地仓、合谷、承浆治癫疾呕沫；配大椎、本神、百会、后顶、玉枕、天冲、大杼、曲骨、尺泽治癫疾；配水沟、丰隆治寒热头痛，喘咳；配攒竹、迎香、风门、合谷、至阴、通谷治鼻清涕出；配丝竹空、神门、人中治风痫目不识人；配上星、百会、囟会治风头眩；配百会、前顶、涌泉、丝竹空，灸神阙1壮、鸠尾3壮，治风痫；配上星、囟会、百会、前顶，均刺出血，治目翳；配神门、内关、三阴交治失眠；配风池、合谷、印堂、太冲治小儿惊风；配印堂、神门、三阴交治失眠；配上星、睛明、前顶、光明、外关、太阳治头痛目疾。

28. 素髎穴

（1）定位取穴：于鼻夹端正中取穴。毫针向上刺0.3~0.5寸。

（2）主治病症：鼻塞、鼻衄、鼻渊、鼻疮、酒渣鼻、喘息不利、鼻歪口癖，新生儿窒息、惊厥、昏迷、小儿急惊风、休克、低血压、心动过缓、鼻炎等。

（3）配穴治疗：配内关、心俞、神门治心悸；配迎香、合谷、曲池治酒渣鼻；配上星、印堂、迎香治鼻衄；配内关、涌泉用于触电后抢救；配十宣、涌泉治昏厥；配内关、足三里治中毒性休克；配兴奋穴、内关治心动过缓、低血压；配内关、少冲、少泽、中冲、会宗、人迎、水沟、涌泉、中都（中强刺激，留针，持续或间歇捻转至血压稳定）治休克。

注：刺素髎对新生儿窒息有较好疗效，对呼吸频率、节奏等各种异常呼吸均有改善，对休克治疗有良好作用。

29. 水沟穴（督脉与手足阳明之交会穴）

（1）定位取穴：人中沟的上1/3与下2/3交界处取穴。毫针向上刺0.3~0.5寸。

（2）主治病症：昏迷、晕厥、中风口噤、口眼歪斜、面肿唇动、癫痫、急慢惊风、牙关紧闭、脊膂强痛、挫闪腰痛、寒热头痛、鼻塞、鼻衄、目赤痒痛、牙痛、霍乱、瘟疫、暑病、黄疸、消渴、遍身浮肿、心腹绞痛、胀满、胃痛不止、气冲心胸、厥逆、腰屈不能伸、糖尿病。本穴为急救首选要穴，用于各种急症，尤以神志昏迷为佳。

（3）配穴治疗：配龈交治癫痫互引；配天牖、迎香治鼻不收涕、不知香臭；配龈交、人中治口歪；配灸大椎、肝俞治肝风占喉不能言、眼暗；配上星、风府治鼻流清涕；配百会、神门、金门、间使、昆仑、巨阙治大小五痫；配合谷、金津、内庭、百会、中极、气海治中暑；配中冲、合谷、哑门、大敦治中风不省人事；配委中、人中治腰脊强痛；配太渊、上关、太溪治上牙痛；配列缺、阳溪、大陵治喜笑；配海泉、承浆、合谷、玉液、长强治口舌生疮；配头临泣、神门、合谷治不识人；配中脘、人中、气海治中恶不省人事；配承浆、金津、玉液、曲池、劳宫、太冲、行间、商丘、然谷、隐白治消渴；配曲池治佝偻；配委中、人中治腰脊闪痛；配颊车、承浆治中风吐沫；配前顶治面肿虚浮；配间使治邪癫；配少商、印堂、涌泉治小儿惊风；配大陵治口臭；配中脘、气海、曲池、合谷、中冲、足三里、内庭治中暑；配会阴、中冲治溺水窒息；配合谷透劳宫治癔症；配长强、手三里、透温留、风市、足三里治风湿性关节炎；配十宣、涌泉、委中治中暑；配合谷、十宣治中风昏迷；配大敦、行间、隐白治血崩；配内关、涌泉、足三里治中毒性休克；配涌泉、素髎、内关、灸气海、关元治休克；配合谷、阴陵泉、内关、风池、涌泉治惊厥；配阴郄、列缺、大陵、神门治癔症。

注：水沟为醒脑开窍穴，应急于多种类型的神志昏迷病人，对一般轻型，气血弱的昏迷病人轻刺、浅刺即可苏醒；对阳实症重型的昏迷病人，需向鼻中隔深刺1~1.5寸，重用泻法，方能取效，出针后有暂时鼻衄，不治自愈。施术鼻针期间，病人有抽鼻皱眉、哭闹、喊叫、喷嚏、用手擦鼻、拔针等动作，即苏醒征兆，应持续施针让病人彻底苏醒为是。针刺水沟对呼吸功能调整有相对特异性，对呼吸中枢衰弱有很好效果，有明显抗休克作用，可使心脏功能增强。

十五、经外奇穴

（一）头颈部奇穴：共31穴

1. 神聪穴

（1）定位取穴：先取百会穴，向前后左右各开1寸取穴。毫针直刺0.3~0.5寸。

（2）主治病症：头痛、目眩、失眠、健忘、癫痫、中风偏瘫、大脑发育不全、脑积水及头顶痛。

（3）配穴治疗：配发际、虎口、太阳治头痛；配承命、大椎、鬼哭、百会透四神聪治癫疾；配印堂、哑门、建里、内关、通里、三阴交治精神分裂症。

2. 发际穴

（1）定位取穴：于前发际之中点，对准鼻尖处取穴。毫针直刺0.3~0.5寸。

（2）主治病症：癫痫、头痛、眩晕、小儿风痫等。

（3）配穴治疗：配鼻交、印堂、虎口、当阳、跗趾聚毛、四神聪治眩晕。

3. 当阳穴

（1）定位取穴：二目平视，前发际上1寸，正当瞳孔处取穴。毫针直刺0.3~0.5寸。

（2）主治病症：头痛、眩晕、目赤肿痛、风眩、感冒、鼻塞。

（3）配穴治疗：配散笑、印堂治鼻塞。

4. 伴星穴

（1）定位取穴：督脉上星穴旁开3寸处取穴。毫针直刺0.3~0.5寸。

（2）主治病症：偏头痛、眩晕、癫痫、鼻息肉等。

5. 印堂穴

（1）定位取穴：于二眉之间中点取穴。毫针向下刺0.3~0.5寸。

（2）主治病症：头痛、鼻衄、鼻渊、目痛、眼昏、面疔疮、舌病、小儿惊风、失眠、面神经麻痹、三叉神经痛、产后血晕、高血压、疟疾、呕吐等。

（3）配穴治疗：配印堂透左右攒竹治女子惊风、头风、呕吐、眼晕花；配攒竹、当阳、头维、合谷治二眉角痛；沿皮透攒竹，先左后右，弹针出血，治头重如石；配迎香、合谷治鼻炎；配太阳、风池治头痛；配曲池、丰隆治高血压；配神门、三阴交治失眠。

6. 鱼腰穴

（1）定位取穴：于眉毛中点，正对瞳孔处陷中取穴。毫针斜刺0.3~0.5寸。

（2）主治病症：眉棱骨痛、眼睑瞤动、眼睑下垂、目赤肿痛、目翳、急性结膜炎、眼肌麻痹、眼睑缘炎、近视、面神经麻痹、眶上神经痛、偏正头痛等。

（3）配穴治疗：配耳尖治目生翳膜；配合谷治近视眼；配攒竹、四渎、内关治眶上神经痛；配瞳子髎、攒竹、翳明治白内障。

7. 鱼尾穴

（1）定位取穴：于目外眦约0.1寸处取穴。毫针斜刺0.3~0.5寸。

（2）主治病症：急性泪腺炎、结膜炎、巩膜炎、角膜炎、麦粒肿、偏头痛、头旋、面神经麻痹及痉挛、齿龈炎等。

（3）配穴治疗：配睛明、太阳点刺出血治目赤肿胀，怕日羞明。平刺，沿皮向外横刺。

8. 睛中穴

（1）定位取穴：平卧，目直视，于瞳孔中点是穴。

（2）主治病症：白内障。

（3）注：古代刺法，先用布擦目外，以冷水淋一刻，方将三棱针于目外角，离黑珠一分许，刺入0.5分之微，然后入金针，约数分深，旁入自有上层转拨向瞳仁轻轻而下，斜刺定目角，即能见物，饭倾出针。轻扶偃伏，仍用青布搭目外，再以冷水淋3日夜止。即金针拨障术治白内障手法。

9. 太阳穴

（1）定位取穴：于眉梢与目外眦连线的中点向外1寸凹陷处取穴。毫针平刺0.3~0.5寸。

（2）主治病症：目疾、头痛、偏正头痛、牙痛、风热感冒、面神经麻痹、三叉神经痛、脑膜炎。

（3）配穴治疗：配鱼尾、鱼腰、睛明、上迎香、攒竹治眼睑炎；配灸百会、四神聪、头临泣、听会、耳尖、风池、光明、率谷治患眼、偏正头痛；配灸颊车、耳门、听会、耳尖、风池治睛斜视；刺太阳穴出血，灸大骨空、小骨空治眼暴赤肿痛、眼窠红；配耳尖放血治急性结膜炎；配翳风治牙痛；配印堂、合谷治感冒头痛。

10. 颞颥穴

（1）定位取穴：于眉毛外端与目外眦角连线的中点处取穴。毫针平刺 0.3～0.5 寸。

（2）主治病症：头痛、眩晕、眼疾、面神经麻痹。

11. 球后穴

（1）定位取穴：正坐平视，由眼内外角向下引一垂线，二线之间分四分，其外 1/4 与 3/4 交界处，眼眶下缘处是穴。毫针直刺 0.3～0.5 寸。

（2）主治病症：视神经炎、视神经萎缩、视网膜色素病变、玻璃体混浊、青光眼、近视、内斜视。

（3）配穴治疗：配风池、曲池、合谷、太冲治青光眼；配睛明、风池、养老、光明治视神经炎；配神门治癔症眼蒙；配睛明、翳明、太阳、合谷、肝俞治角膜翳、虹膜睫状体炎；配翳明、睛明治视神经萎缩。

注：针刺时不宜提插捻转，退针后压迫局部 3 分钟以防出血，如局部青紫，先用冷水敷法止血，待血止后改用热敷法。眼周青紫约 1 周后消退，并不影响视力。此穴针刺不宜过深，以免伤及视神经或刺入颅腔，并注意针刺方向，避免刺伤眼球。

12. 鼻交頞中穴

（1）定位取穴：以指从眉心沿鼻茎按下，至鼻骨最高处微上凹陷中取穴。毫针直刺 0.3～0.5 寸。

（2）主治病症：癫痫、口噤、卒倒、善睡、健忘、头晕、角弓反张、脑溢血、脑震荡不省人事。

（3）配穴治疗：配中泉治脑溢血；配新识治角弓反张。

13. 上迎香穴

（1）定位取穴：在鼻唇上端尽处鼻两侧，鼻骨外下缘，于鼻翼软骨交接处取穴。毫针直刺 0.3～0.5 寸。

（2）主治病症：鼻塞、鼻衄、鼻中息肉、嗅觉减退、急性鼻卡他（多涕）、萎缩性鼻炎、肥大性鼻炎、过敏性鼻炎、鼻窦炎、迎风流泪、眼睑瞤动、眼睑缘炎。

（3）配穴治疗：灸上迎香二穴，配灸天府二穴，肝俞二穴治久流泪；配上星、印堂、合谷治慢性鼻炎；配攒竹、列缺治鼻窦炎。

14. 散笑穴

（1）定位取穴：于迎香穴外下方鼻唇沟之中点处取穴，微笑时鼻唇沟更为明显。

毫针直刺0.3~0.5寸。

（2）主治病症：鼻塞、面疔疮、面神经麻痹、急性鼻炎、颜面组织炎等。

（3）配穴治疗：配当阳治鼻塞；配鼻环治口疔。

15. 内迎香穴

（1）定位取穴：于鼻孔内与上迎香相对鼻黏膜上取穴。毫针斜刺0.1~0.3寸。

（2）主治病症：中恶、卒死喉闭、中暑、急惊、目赤肿痛、鼻痒、不闻香臭、咽喉肿痛、眩晕头痛等症。

注：本穴一般用三棱针刺出血，故对出血体质人忌用。

16. 鼻流穴

（1）定位取穴：于鼻孔部鼻中隔与鼻翼间之中点处取穴。毫针平刺0.3~0.5寸。

（2）主治病症：鼻塞、鼻流浊涕、鼻炎、嗅觉减退、中风、面神经麻痹、三叉神经痛、咀嚼肌痉挛等病。

17. 牵正穴

（1）定位取穴：在耳垂前0.5寸与耳中点相平处寻找结节或敏感点取穴。毫针直刺0.5~0.8寸。

（2）主治病症：面瘫、口疮、口臭、下齿痛、腮腺炎等。

（3）配穴治疗：配地仓、风池、阳白治面神经麻痹；配翳风、合谷治腮腺炎；配承浆、龈交、地仓、合谷治口腔溃疡。

18. 夹承浆穴

（1）定位取穴：先定承浆穴，于承浆穴外侧，各开0.5寸处取穴。毫针向上斜刺0.2~0.5寸。

（2）主治病症：牙龈肿痛、口歪、面颊浮肿、面肌瞤动、面瘫、三叉神经痛、唇口疔疮、齿龈溃烂、急性牙髓炎。

（3）配穴治疗：配女膝、唇里治齿槽眼肿及脓疡；配攒竹、四白治面痉挛；配下关、合谷治三叉神经痛。

19. 颊里穴

（1）定位取穴：张口，沿口角向口腔内1寸的颊黏膜上取穴，与口角相平。毫针斜刺0.3~0.5寸。

（2）主治病症：口疳、口眼歪斜。

（3）配穴治疗：配龙门、枢边治黄疸。

20. 悬命穴

（1）定位取穴：将上唇翻起，于上唇系带中央取穴。毫针平刺0.3~0.5寸。

（2）主治病症：神识错乱、神昏谵语、癫狂、小儿惊痫。

（3）配穴治疗：配脑清治神识错乱；配印堂治小儿惊痫。

21. 聚泉穴

（1）定位取穴：张口伸舌，医者用纱布牵住舌尖，在舌背正中缝，陷中取穴。毫针斜刺0.1～0.3寸。

（2）主治病症：舌强、舌缓、舌苔、味觉减退、哮喘、久咳不愈、消渴等。

22. 唇里穴

（1）定位取穴：将下唇往下掀，暴露下唇黏膜，在其与承浆穴相对处取穴。毫针斜刺0.3～0.5寸。

（2）主治病症：口噤、口臭、面颊肿痛、齿龈炎、口腔炎。

（3）配穴治疗：配机关、会阴治口噤。

23. 金津、玉液穴

（1）定位取穴：张口，舌尖向上反卷，上下门牙住舌头，暴露舌下静脉，约当静脉中点处是穴，左为金津，右为玉液。毫针斜上刺0.3～0.5寸。

（2）主治病症：口疮、舌肿、舌强、呕吐。

（3）配穴治疗：配十宣、海泉治重舌肿胀，热极难言；配少商治双蛾；配承浆治消渴；配长强治口内生疮；配廉泉、风府治舌强难言；配水沟、承浆、曲池、劳宫、太冲、行间、商丘、然谷、隐白治消渴。

24. 海泉穴

（1）定位取穴：正坐张口，舌转卷向后方，于舌系带中点处，约当金津、玉液穴之中间稍后方取穴。毫针向上斜刺0.3～0.5寸。

（2）主治病症：重舌肿胀、舌缓不收。

（3）配穴治疗：配少商、合谷治单乳蛾；配聚泉治呃逆；配肝俞、金津玉液治消渴。

25. 燕口穴

（1）定位取穴：腮微鼓，于两口角赤白肉际（皮肤与黏膜移行部）处取穴。毫针斜刺0.3～0.5寸。

（2）主治病症：癫痫、小儿惊风、口裂诸肌痉挛、面神经麻痹、三叉神经痛。

（3）配穴治疗：狂走刺人或欲自死，骂詈不息，称鬼神语。配针人中、颊车、地仓、承浆、印堂、百会、四神聪。

26. 地合穴

（1）定位取穴：于承浆穴直下方，下颌骨正中向前突起之高点取穴。毫针斜刺0.3～0.5寸。

（2）主治病症：头面疔疮、牙痛等。

（3）配穴治疗：配鼻尖、颊车、印堂、合谷治头面疔疮。

27. 耳尖穴

（1）定位取穴：将耳郭向前折压，耳尖端取穴。毫针点刺0.1～0.3寸。

（2）主治病症：目赤肿痛、眼生翳膜、急性结膜炎、沙眼、麦粒肿、偏正头痛、颜面疔疮。

（3）配穴治疗：配灸百会、神聪、头临泣、听会、风池、光明、太阳治患眼偏正头痛；配太阳治角膜溃疡；配耳穴眼、肝、脾治麦粒肿；配印堂治沙眼；配鱼腰、中泉、鬼当治目翳不见光。

28. 翳明穴

（1）定位取穴：当翳风穴后1寸乳突前下方取穴。毫针直刺0.3～0.5寸。

（2）主治病症：近视、远视、老视、雀目、早期白内障、青光眼、视神经萎缩、耳鸣、失眠、神经性头痛、眩晕、精神病、腮腺炎等。

（3）配穴治疗：配承泣、鱼腰、丝竹空、睛明、攒竹、风池治近视；配耳门、中渚、外关、听会、瘈脉，哑门、陵下、四渎治药物中毒性耳聋；配印堂、内关、三阴交治失眠；配球后、睛明治早期白内障；配风池、上睛明、球后治视神经萎缩；配四渎、风池、哑门、内关、太冲治内耳性眩晕。

29. 安眠穴

（1）定位取穴：翳明穴和风池穴连线的中点处取穴。毫针直刺0.3～0.5寸。

（2）主治病症：失眠、眩晕、烦躁、癔症、头痛、心悸、癫狂、耳鸣、高血压。

（3）配穴治疗：配内关、三阴交治失眠；配人中、大椎、陶道治精神分裂症；配曲池、丰隆治眩晕。

30. 上廉泉穴

（1）定位取穴：廉泉穴与下颌骨中点连线的中点，即下颌骨下1寸处取穴。毫针向上斜刺0.3～0.5寸。

（2）主治病症：舌强、舌面溃疡、舌下神经麻痹、流涎、语言不清、哑、失语、口腔炎、急性咽喉炎等。

（3）配穴治疗：配承浆、地仓治流涎；配哑门、合谷治语言不清；配增音、哑门治乙脑后遗症失语；配旁廉泉、合谷治癔症性失语。

31. 洪音穴

（1）定位取穴：廉泉穴旁开5分处取穴。毫针向内斜刺0.3～0.5寸。

（2）主治病症：急慢性喉炎、声音嘶哑、喉头刺痒疼痛、声带疾患、咳嗽多痰、癔症性失语、舌肿大。

（3）配穴治疗：配旁廉泉、上廉泉、合谷治癔症性失语。

（二）躯干部奇穴共17穴

1. 肋头穴

（1）定位取穴：平卧，于胸骨两侧第2、3肋间隙，第2、3肋头下缘，左右共4穴。毫针点刺出血。

（2）主治病症：咳嗽、哮喘、支气管炎、胸膜炎、呼吸困难、呃逆、肋间神经痛。

注：本穴多用灸法，患左灸右，患右灸左。

2. 小儿龟胸穴

（1）定位取穴：平卧，于第2、3、4肋间隙，胸部正中线左右旁开2.5寸处，左、右共6穴。毫针点刺。

（2）主治病症：小儿鸡胸。

注：本穴多用灸法，10分钟灸3壮。

3. 乳上穴

（1）定位取穴：平卧，先定胃经乳中穴，于乳中穴直上1寸取穴。

（2）主治病症：乳痈妒乳、肋间神经痛。

注：本穴多用灸法，艾条灸10分钟，3～5壮，一般不针。

4. 胸膛穴

（1）定位取穴：平卧，于任脉膻中穴两侧，胸骨体边缘处取穴。毫针点刺。

（2）主治病症：咳嗽、哮喘、咳血、噎膈、食管痉挛、呕吐、乳痈、胸痹、心悸、咽干等。

注：本穴多用灸法，艾条灸10分钟3～5壮。

5. 龙颔穴

（1）定位取穴：仰卧，在胸骨中线上，胸骨剑突联合部直上1.5寸处取穴。毫针斜刺0.3～0.5寸。

（2）主治病症：胃脘疼痛、噎膈、呕吐、喘息、胸痛等。

6. 胃上穴

（1）定位取穴：下脘穴旁开4寸是穴，即大横穴上2寸取穴。毫针直刺0.3～0.5寸。

（2）主治病症：胃痛、胃下垂、胃胀等。

7. 脐上脐下穴

（1）定位取穴：仰卧，在神阙穴上下各5分处取穴。毫针直刺0.5～0.8寸。

（2）主治病症：小儿发育不良、腹部膨胀、肠鸣下痢、肠炎、腹直肌痉挛、水肿、疝气、妇科病。

8. 长谷穴

（1）定位取穴：仰卧，于神阙穴旁开2.5寸，即天枢穴旁开5分处取穴。毫针点刺，多用艾条。

（2）主治病症：下痢、泄泻、消化不良、慢性胃肠炎、肾病、水肿、多汗、四肢乏力等。

（3）配穴治疗：配灸横纹、连脐相去7寸、长平（章门）治多汗、四肢不举少力；配灸胃俞治小儿羸瘦食不化；配腰下治直肠炎。

9. 脐中四边穴

（1）定位取穴：仰卧，于脐中各开1寸，上下左右共4穴。毫针点刺，用艾条灸。

（2）主治病症：胃脘痛、腹中雷鸣、消化不良、泄泻、急慢性胃肠炎、胃痉挛、胃扩张、小儿暴痫、小儿一切痉挛性疾病、水肿、疝气、痢疾、食物中毒、角弓反张等。

（3）配穴治疗：配灸中脘治小儿暴痫、腹中雷鸣。

10. 三角灸穴

（1）定位取穴：仰卧，以患者两口角长度为一边，作一等边三角形，将顶角置于患者脐心，底边呈水平线，于两底角处取穴，艾条灸。

（2）主治病症：疝气、腹痛、绕脐痛、冷心痛、肠炎、泄泻、胃痉挛、奔豚气绕脐上冲、妇人不孕等。

（3）配穴治疗：配关元、归来治狐疝。

注：本穴用于灸法，艾炷灸5～7壮，艾条灸10～15分钟。

11. 经中穴

（1）定位取穴：仰卧，于气海穴旁开3寸处取穴。毫针直刺0.5～0.8寸。

（2）主治病症：大便不通、腹泻、肠炎、月经不调、赤白带下、小便不通、五淋、腹膜炎。

（3）配穴治疗：配天枢、支沟、照海治大便秘塞；配曲泉、淋泉、肾俞、膀胱俞、委阳、复溜治五淋；配关元治赤白带下；配子宫、交信治月经不调。

12. 绝孕穴

（1）定位取穴：仰卧，于神阙穴直下2.3寸处取穴。艾条灸。

（2）主治病症：妇人欲绝孕、痛经、腹痛、腹泻、痢疾等。

注：本穴用于灸法，艾条灸5～15分钟，一般不针。

13. 利尿穴

（1）定位取穴：仰卧，于前正中线神阙穴与耻骨联合上缘连线中点取穴。毫针直刺0.5～0.8寸。

（2）主治病症：癃闭、淋沥、血尿、遗尿、腹痛、泄泻、痢疾、肠炎、胃下垂、子宫下垂、肾炎。

14. 气门穴

（1）定位取穴：仰卧，于脐中处开3寸，再向下3寸处取穴。毫针直刺0.5～0.8寸。

（2）主治病症：妇人不孕、产后恶露不止、崩漏、阴挺、癃闭、淋证、小儿疝气、睾丸炎、小腹痛。

（3）配穴治疗：配灸胞门（关元左2寸）治妊胎不成，堕胎腹痛，漏胞见赤。

15. 提托穴

（1）定位取穴：仰卧，于乳头直下，平脐下3寸处取穴。毫针直刺1~1.5寸。

（2）主治病症：阴挺、疝气、腹痛、腹胀、痛经、肾下垂等。

（3）配穴治疗：配中极透曲骨、足三里、三阴交治子宫脱垂；配急脉、曲泉、太冲治腹股沟斜疝。

16. 子宫穴

（1）定位取穴：仰卧，于耻骨联合上缘旁开3寸，再向上1寸处取穴。毫针直刺0.8~1.2寸。

（2）主治病症：子宫脱垂、痛经、月经不调、不孕、子宫内膜炎、子宫血肿、附件炎、盆腔炎、肾盂肾炎、膀胱炎、睾丸炎、疝气、臌胀虚肿、阑尾炎、腰痛等。

（3）配穴治疗：配三阴交、隐白，用灸炷直接灸3壮，治功能性子宫出血，有少量出血者再配灸关元、气海、三阴交各50壮；配归来、关元、筑宾、三阴交治前列腺炎；配维胞、足三里治子宫脱垂；配关元、血海、阴陵泉治慢性盆腔炎；配中极、阴陵泉治白带过多。

17. 羊矢穴

（1）定位取穴：仰卧，于曲骨穴相平的腹股沟上按之有小核处取穴。艾条灸。

（2）主治病症：附睾炎、生殖器病变、疝气偏坠、小腹胀急、脱肛等。

（3）配穴治疗：配灸通天、胸膛治瘿瘤。

（三）项背腰部奇穴共26穴

1. 新设穴

（1）定位取穴：于风池穴直下，项后发际下1.5寸斜方肌外缘，约当第4颈椎横突端取穴。毫针斜刺0.5~0.8寸。

（2）主治病症：颈项强痛、后头痛、枕神经痛、项肌痉挛及扭伤、肩胛部疼痛、咳喘、角弓反张、咽喉肿痛、颈项淋巴结肿大等。

（3）配穴治疗：配天柱、天容、颈2~6夹脊（双）治项肌瘫痪。

2. 颈臂穴

（1）定位取穴：头转向对侧，使胸锁乳突肌隆起，于锁骨内1/3与外2/3点处直下1寸胸锁乳突肌、锁骨头肌腹后缘处取穴。毫针平刺0.5~0.8寸。

（2）主治病症：上肢痿痹，肩、臂、手指麻木、疼痛等。

（3）配穴治疗：配曲池、阳池治桡神经麻痹；配臂中、内关治臂神经麻痹；配小海、支正治尺神经麻痹。

3. 百劳穴

（1）定位取穴：先定大椎穴，由大椎穴向上2寸再旁开1寸处取穴。毫针直刺

0.5～0.8寸。

（2）主治病症：咳嗽、气喘、肺结核、颈肌痉挛、项部扭伤不能回顾、骨蒸潮热、盗汗、自汗、瘰疬、百日咳、妇人产后浑身疼、角弓反张等。

（3）配穴治疗：配肺俞、中脘、足三里治咳嗽红痰、疟疾先热后寒；配曲池、绝骨、膏肓治热多寒少；配后溪、间使、曲池治寒多热少；配后溪、曲池、孔最、列缺、手五里、鱼际、中府、膈俞治肺结核咯血；配天井、肘尖、瘰疬治局部颈淋巴核；配天柱、新设、天鼎、天容、夹脊胸1～5椎、风府、崇骨、风池、肩中俞、天牖治颈肌瘫痪。

4. 崇骨穴

（1）定位取穴：在身体后正中线于第六、七颈椎棘突之间取穴。毫针平刺0.5～0.8寸。

（2）主治病症：咳嗽、气喘、感冒、百日咳、支气管炎、肺结核、颈项强痛、落枕、癫痫、疟疾。

（3）配穴治疗：配大椎、陶道、太溪、后溪、间使、复溜、神门、章门、脾俞治疟疾。

5. 血压点穴

（1）定位取穴：于第六、七颈椎棘突之间崇骨左右各旁开2寸处取穴。毫针直刺0.5～0.8寸。

（2）主治病症：高血压、低血压、头项痛、落枕等。

6. 定喘穴

（1）定位取穴：于身体后正中线第七颈椎下缘，大椎穴左右各旁开0.5寸处取穴。毫针向内刺0.5～0.8寸。

（2）主治病症：哮喘、咳嗽、支气管炎、肩背痛、上肢痛不举、瘫痪、麻痹、落枕、荨麻疹、后头痛。

（3）配穴治疗：配膻中、内关、大椎、丰隆治哮喘；配天突、大椎、丰隆治百日咳；配风门、肺俞、合谷治支气管炎；配天突、璇玑、膻中、内关、丰隆治支气管哮喘。

7. 臣觉穴

（1）定位取穴：患者两手相抱肩，于肩胛骨内上角边际患者中指尖处取穴。毫针直刺0.5～0.8寸。

（2）主治病症：狂走、喜怒悲泣、癔症、肩胛痛。

（3）配穴治疗：配手逆注、浊浴治歇斯底里症。

8. 巨阙俞穴

（1）定位取穴：于第4、5胸椎棘突之间旁开1.5寸取穴。毫针直刺0.5～0.8寸。

（2）主治病症：心痛、失眠、心脏诸病、咳嗽、哮喘、胸膈中气、支气管炎、肋间神经痛。

9. 胃管下俞穴

（1）定位取穴：于第8、9胸椎棘突之间旁开1.5寸处取穴。毫针直刺0.5～0.8寸。

（2）主治病症：胃脘痛、腹痛、呕逆、胰腺炎、咳嗽、胸膜炎、支气管炎、胸胁痛、肋神经痛、消渴、咽干等。

（3）配穴治疗：配肺俞、脾俞、肾俞、足三里、太溪治糖尿病；配少府、心俞、太渊、肺俞治上消；配内庭、三阴交、脾俞、胃俞治中消；配太溪、太冲、肝俞、肾俞治下消。

10. 浊浴穴

（1）定位取穴：于第十胸椎棘突下取督脉中枢穴，由中枢穴左右各旁开2.5寸处取穴。毫针直刺0.5～0.8寸。

（2）主治病症：胆病、口苦无味、食欲不振、惊恐、癔症、胸满、无力等。

（3）配穴治疗：配通关、长谷、竹杖、中魁治食欲不振。

11. 灸哮穴

（1）定位取穴：以绳环患者颈项下垂至鸠尾骨尖切断，然后转向后背，绳之中点平喉结，绳端至背上之处取穴。艾条灸。

（2）主治病症：哮喘、咳嗽、支气管炎、肺炎。

（3）配穴治疗：配四华、患门、痰喘、经门、巨阙俞治喘息。

注：本穴用艾条灸5～15分钟，一般不针。

12. 灸痨穴

（1）定位取穴：立正位，背部从中趾尖经足心至腘横纹之长为变，自鼻尖沿正中线量至背脊尽处为标点，旁开半口寸处取穴。艾条灸。（左口角至右口角为一口寸。）

（2）主治病症：肺哮、咳喘、咳吐脓血、虚劳盗汗、面黄消瘦、神疲乏力、神经衰弱。

13. 竹杖穴

（1）定位取穴：于身体后正中线与脐相对处，约当第二腰椎棘突上取穴。艾条灸。

（2）主治病症：脏毒肠风及下血不止、食欲不振、痔疾、脱肛、慢性肠炎、肠结核、吐血、衄血、小儿脐肿、恶寒发热、阴挺、腰痛、脑膜炎、脊髓疾患。

（3）配穴治疗：配下极俞、痞根治腰痛。

注：本穴用灸法，用艾条灸5～15分钟，一般不针。

14. 接脊穴

（1）定位取穴：俯卧，于背部正中线第十二胸椎棘突与第一腰椎棘突之间凹陷处取穴。艾条灸。

（2）主治病症：小儿赤白痢疾、腹痛、腹泻、脱肛、消化不良、胃痉挛、慢性肠炎、癫痫、疝气、脊背神经痛、腰痛。

15. 痞根穴

（1）定位取穴：于第一、二腰椎棘突之间左右旁开3.5寸处取穴。艾条灸。

（2）主治病症：肝脾肿大、胃痛、翻胃、肝炎、胃炎、肠炎、胃扩张、胃痉挛、痞块久不愈、腰痛、疝痛、肾下垂、咳逆等。

16. 肘椎穴

（1）定位取穴：于命门穴稍下方，近下一椎棘突处左右旁开1寸处取穴。毫针直刺0.5~0.8寸。

（2）主治病症：胃脘痛、腹痛、腹泻、呕吐、胃痉挛、胃扩张、胃出血、胃炎、肠炎、肠出血、痢疾、霍乱、腓肠肌痉挛。

17. 肠风穴

（1）定位取穴：于第二腰椎命门穴左右各旁开1寸处取穴。毫针直刺0.5~0.8寸。

（2）主治病症：肠风下血、诸痔、胃出血、肠出血、黄疸、遗尿、遗精、腰痛。

（3）配穴治疗：配二白、竹杖治痔疮；配会阴、长强、承山治痔出血。

18. 腰眼穴

（1）定位取穴：俯卧，于第四腰椎棘突下腰阳关穴左右各旁开3.5~4寸凹陷处取穴。毫针直刺0.5~0.8寸。

（2）主治病症：腰痛、月经不调、带下、腰部软组织扭伤、腰椎骨质增生、尿频、遗尿、肾下垂、睾丸炎、痨瘵、传尸、梅毒、肺结核、虚劳羸瘦、消渴、小腹痛等。

（3）配穴治疗：配委中、肾俞、阿是穴治慢性实证腰痛；配肾俞、委中治腰痛；配脾俞、肾俞治肾下垂。

19. 下极俞穴

（1）定位取穴：俯卧，于身体正中线第三、四腰椎棘突之间凹陷处取穴。毫针直刺0.5~0.8寸。

（2）主治病症：腹痛腹泻、腰痛、下肢痛、小便不利、遗尿、膀胱炎、肠疝痛。

20. 十七椎穴

（1）定位取穴：俯卧，第一腰椎棘突下凹陷处取穴。毫针直刺0.5~0.8寸。

（2）主治病症：腰骶痛、腿痛、下肢瘫痪、坐骨神经痛、小儿麻痹后遗症、外伤性截瘫、痛经、功能性子宫出血、转胞、肛门疾患。

（3）配穴治疗：配灸玉泉可治转胞；配腰部夹脊穴治下肢瘫痪；配秩边、关元俞治腰骶痛；配中极、三阴交、太溪治痛经。

21. 下腰穴

（1）定位取穴：俯卧，于身体后正中线上第二、三骶椎棘突中点取穴。艾条灸。

（2）主治病症：泄痢、肠炎、难产等病。

（3）配穴治疗：配竹杖治慢性肠炎。

注：本穴用艾条灸 5～15 分钟，一般不针。

22. 淋泉穴

（1）定位取穴：俯卧，当尾骨尖端直上 1 寸左右，旁开 0.5 寸取穴。艾条灸。

（2）主治病症：一切淋病及小便不利。

（3）配穴治疗：配经中、蹞趾横纹治五淋。

注：本穴用灸法，艾条灸 5～15 分钟，一般不针。

23. 腰奇穴

（1）定位取穴：俯卧，于后正中尾骨尖端直上 2 寸处，约当第二、三骶椎棘突之间取穴。艾条灸。

（2）主治病症：癫痫、失眠、头痛、便秘等。

24. 尾穷骨穴

（1）定位取穴：俯卧，于尾骨尖端上 1 寸左右旁开 1 寸处，共 3 穴。艾条灸。

（2）主治病症：便秘、痔疮、肛门肌痉挛、腰痛不能仰俯、骶骨神经痛、淋病、尿闭等。

（3）配穴治疗：配委中、十七椎、腰 4－5 椎夹脊治腰痛。

注：本穴宜艾灸 5～15 分钟，一般不针。

25. 闾上穴

（1）定位取穴：俯卧，从尾闾骨端向上量至尽处是一穴，左右横开各二穴，共 3 穴。艾条灸。

（2）主治病症：痔疮、肠风下血等。

注：本穴宜艾条灸 5～15 分钟，一般不针。

26. 夹脊穴

（1）定位取穴：俯卧，于脊椎棘突两侧，后正中线旁开 0.5 寸处，自第一胸椎至第五腰椎，每侧 17 穴，左右共 34 穴。毫针向内斜刺 0.5～0.8 寸。

（2）主治病症：胸 1～3 治上肢疾患，胸 1～8 治胸廓及胸腔内疾患，胸 6～腰 5 治腹腔内疾患，胸 11～腰 5 治腰骶疾患，腰 2～5 治下肢疾患。

注：选穴和配穴可根据静脉、神经根和节段的分布、穴位的压痛反应点等方面选择使用。

（四）上肢部位奇穴共27穴

1. 十宣穴

（1）定位取穴：手指尖端去指甲游离缘0.1寸处取穴。毫针点刺。

（2）主治病症：昏迷、晕厥、休克、中暑、癫痫发作、癔症、小儿惊厥、热病、咽喉肿痛、吐泻、指端麻木、扁桃体炎、高血压等。

（3）配穴治疗：配人中、大椎、鸠尾治癫狂；配大椎、耳尖治高热或中暑；配十王、气端、十二经井穴治截瘫；配曲泽、劳宫、委中、行间治痉证热入营血。

2. 十王穴

（1）定位取穴：伸指，沿指甲根正中点向上皮肤部移行约0.1寸处取穴。毫针点刺。

（2）主治病症：昏迷卒死、高热中暑、霍乱、小儿惊厥、感冒等。

（3）配穴治疗：配十二井穴治中暑痧症；配夹脊治霍乱转筋。

3. 小指尖穴

（1）定位取穴：于小指端去指甲游离缘0.1寸处取穴。毫针点刺。

（2）主治病症：百日咳、哮喘、黄疸、消渴等。

（3）配穴治疗：配灸两足小趾头、项椎治消渴、小便数。

4. 八邪穴

（1）定位取穴：微握拳，于第1~5指缝纹逢端取穴。毫针斜刺0.5~0.8寸。

（2）主治病症：手指发麻、手背肿痛、手指关节疾患、头痛、项痛、咽痛、齿痛、目痛、烦闷、疟疾、毒蛇咬伤等。

（3）配穴治疗：配曲池、内关、阳池、合谷、外劳宫、足三里、中脘、悬钟、陷谷治多发性神经炎；配内关、阳池治鹅掌风；配后溪、三间治手指麻痛；配外关治手指发麻。

5. 虎口穴

（1）定位取穴：拇指、食指分开，于指蹼缘中点上方赤白肉际处取穴。毫针向内斜刺0.5~0.8寸。

（2）主治病症：头痛、失眠、眩晕、牙痛、唇紧、乳蛾、烦热盗汗、心痛、肩胛手臂痛。

（3）配穴治疗：配灸承浆治小儿唇紧。

6. 大骨空穴

（1）定位取穴：屈大拇指，于指关节背横纹中点取穴。艾条灸。

（2）主治病症：目痛、目翳、风眩、烂眼、内障等。

（3）配穴治疗：配小骨空治烂眼、冷泪；配十宣治吐泻之疾。

注：本穴多宜灸法，艾条灸5~15分钟。

7. 大指甲根穴（中商穴）

（1）定位取穴：伸拇指，于爪甲后1分作一直线，再沿指甲尺桡边缘各作一直线，于老商、少商连线中点即中商穴。毫针点刺。

（2）主治病症：咽喉肿痛、乳蛾、口颊炎、喉头炎、昏迷急救、高热、流感、腮腺炎。

（3）配穴治疗：针治上述病症，先针三间穴，配尺泽、合谷点刺，壮者出血，虚者不出血。

8. 凤眼穴

（1）定位取穴：于拇指骨关节横纹赤白肉际处取穴。毫针点刺。

（2）主治病症：夜盲、目生白翳、五指麻木、屈伸不利、心腹烦闷。

（3）配穴治疗：配小指关节尖治目生白翳、五指不能屈伸。

9. 中魁穴

（1）定位取穴：于中指背侧近端指关节横纹中点取穴。艾条灸。

（2）主治病症：呕吐、翻胃、噎膈、呃逆、鼻衄、牙痛、白癜风。

（3）配穴治疗：配劳宫、少商、太白、、公孙、足三里、膈俞、心俞、胃俞、三焦俞、中脘、大肠俞治噎食不下；配中脘、气海、支沟、足三里、照海、劳宫治翻胃吐食。

注：本穴宜灸，艾条灸5～15分钟，一般不针。

10. 小骨空穴

（1）定位取穴：于小手指背侧近端指关节横纹中点取穴。

（2）主治病症：目赤肿痛、目翳、烂眩风眼、耳聋、喉痛、指关节痛。

（3）配穴治疗：配大骨空治各种目疾。

注：本穴艾条灸5～15分钟，一般不针。

11. 五虎穴

（1）定位取穴：握拳，手背掌指关节突起，于第2、4掌骨小头交点取穴。

（2）主治病症：手指拘挛。

注：本穴宜灸，艾条灸5～10分钟，一般不针。

12. 拳尖穴

（1）定位取穴：握拳，手指掌指关节突起，于第二掌骨小头之交取穴。

（2）主治病症：目翳、睛痛、目赤、癜疯、赘疣。

（3）配穴治疗：配灸睛明治卒生翳膜，两目疼痛不可忍。

注：本穴宜灸5～10分钟，不宜针。

13. 威灵、精灵穴

（1）定位取穴：于手背第2、3、4、5掌骨之间约手腕背横纹和掌骨小头连线中点平处。毫针点刺。

（2）主治病症：急性腰扭伤、腰肌劳损、手臂红肿疼痛、腕关节炎、卒死、痰壅气促、小儿急慢惊风等。

14. 外劳宫穴

（1）定位取穴：位于手臂中央与劳宫穴相对处，第2、3掌骨缝间取穴。毫针直刺0.3~0.5寸。

（2）主治病症：手臂红肿、手指麻木、五指不能屈伸、落枕、颈椎综合征、腹泻、便溏、腹痛、消化不良、小儿惊风、脐风。

（3）配穴治疗：配新设治头颈强痛。

15. 中泉穴

（1）定位取穴：于手腕背侧横纹上，阳溪与阳池穴连线中点处取穴。毫针直刺0.3~0.5寸。

（2）主治病症：胸中气满不得卧、肺胀满膨膨然、咳嗽、气喘、胃脘疼痛、唾血、腹中诸气痛、腹胀及胃痉挛、心痛、脑溢血、掌中热、腕关节痛、前臂诸肌痉挛麻痹症、目翳、癔症、疝痛等。

16. 四缝穴

（1）定位取穴：于手掌2、3、4、5指掌面指骨关节横纹中点处取穴，两手共8穴。毫针点刺。

（2）主治病症：小儿疳积、腹泻、肠道寄生虫、百日咳、咳嗽气喘、指痛等。

（3）配穴治疗：配内关、合谷治百日咳；配足三里治小儿消化不良；配中脘、章门、脾俞、胃俞、足三里、公孙治脾胃虚弱型疳积。

17. 手踝穴

（1）定位取穴：于手腕背侧，桡骨茎突之交点处取穴。艾条灸。

（2）主治病症：手指痉急不能屈伸、上下齿痛等。

注：本穴宜灸5~15分钟，不针。

18. 龙玄穴

（1）定位取穴：先于桡骨茎突上方，腕横纹上1.5寸取肺经列缺穴，寻其静脉即穴。艾条灸。

（2）主治病症：下齿痛、下牙疳、牙颊痛、手痛等。

（3）配穴治疗：配合谷、承浆、肾俞、三间、二间治下牙痛。本穴宜灸10~15分钟，不针。

19. 二白穴

（1）定位取穴：于曲泽穴与大陵穴连线上1/3与下1/3交界处相平，桡侧腕屈肌腱左右两侧各一穴，两手共4穴。毫针直刺0.5~0.8寸。

（2）主治病症：痔疮、脱肛、痔漏、里急后重、前臂痛、胸胁痛。

（3）配穴治疗：配百会、精宫（志室）、长强治脱肛、久痔；配长强、腰阳关、次髎、三阴交治痔疮；配次髎、长强、会阳、承山治湿热瘀滞型痔疮。

20. 臂间穴

（1）定位取穴：于掌长肌腱与桡侧屈肌腱之间腕横纹上 2.5 寸处取穴。毫针直刺 0.3～0.5 寸。

（2）主治病症：疔疮、痈疽、前臂痛、手麻木。

21. 手逆注穴

（1）定位取穴：于曲泽穴与大陵次连线之交点取穴。毫针直刺 0.5～0.8 寸。

（2）主治病症：癔症、狂癫哭泣、前臂疼痛、上肢麻痹或痉挛、胸肋痛。

（3）配穴治疗：配合谷透劳宫、养老、神门、内关透外关、手三里、抬肩治脑血管意外；配肩髃、曲池、合谷、环跳、足三里治类风湿关节炎；配曲池、合谷治上肢偏瘫、前臂神经痛。

22. 泽前穴

（1）定位取穴：于尺泽穴前 1 寸处取穴。毫针直刺 0.5～0.8 寸。

（2）主治病症：上肢麻痹、前臂痉挛、甲状腺肿大等。

（3）配穴治疗：配人迎透天突、合谷、内关、足三里、三阴交、太溪治甲状腺功能亢进；配天突、曲池、合谷、人迎、水突治甲状腺肿。

23. 肘尖穴

（1）定位取穴：屈肘约 90°角，于尺骨鹰嘴突起之夹端取穴。

（2）主治病症：痈疽、疔疮、肠痈、瘰疬等。

（3）配穴治疗：配肩尖、人迎、肩外俞、天井治瘰疬延颈生。

注：本穴宜用灸 5～15 分钟，不宜针。

24. 夺命穴

（1）定位取穴：于肩髃穴与尺泽穴连线之中处取穴。毫针直刺 0.5～0.8 寸。

（2）主治病症：昏厥、失神、晕针腹痛、腹膜炎、白癜风、丹毒、上臂酸痛、目眩。

25. 肩前穴

（1）定位取穴：于肩锁关节内侧凹陷处取穴。毫针直刺 0.5～0.8 寸。

（2）主治病症：肩痛不举、肩周炎、上肢瘫痪、上臂内侧痛。

26. 肩头穴

（1）定位取穴：于肩锁关节之凹陷中即肩髃穴内上方处取穴。毫针直刺 0.5～0.8 寸。

（2）主治病症：肩周炎、上肢麻痹或疼痛、三角肌麻痹、瓣疾、牙痛。

27. 后腋穴

（1）定位取穴：于肩后部，腋后皱纹头处取穴。毫针斜刺 0.5～0.8 寸。

（2）主治病症：颈项瘰疬、瘿瘤、手臂酸痛不举、扁桃体炎。

（3）配穴治疗：配风池治瘿瘤；配内外踝上、板门治扁桃体炎。

（五）下肢部奇穴共24穴

1. 气端穴

（1）定位取穴：伸足，于十趾尖端取穴。毫针点刺。

（2）主治病症：头痛、眩晕、中风急救、足趾麻木、足背红肿、足痛、脚气等。

（3）配穴治疗：灸两手小指头及两小趾头、颈椎治消渴小便数；配八风治脚气。

2. 独阴穴

（1）定位取穴：在第二趾跖侧面，远端趾节横纹中点取穴。毫针点刺。

（2）主治病症：女子干哕、吐血、难产死胎、胎衣不下、经血不调、腹痛、胃痛、呕吐、卒心痛、胸胁痛、疝气、食河豚中毒等。

（3）配穴治疗：配合谷、三阴交治妇人难产；配灸太冲、内关、尾穷骨治干呕吐、奔豚、积聚、小肠疝气、死胎、胎衣不下、胸痛、吐冷酸水；配灸关元、间使、太冲、太溪、三阴交、肾俞治脐下结块；配灸太冲、三阴交、关元治胞衣不下，属气虚配关元、三阴交，属血瘀配中极、气海、三阴交、肩井。

3. 足心穴

（1）定位取穴：于涌泉后1寸处取穴。毫针点刺。

（2）主治病症：头痛、眩晕、癫痫、小儿惊风、抽搐、妇人血崩、下肢痉挛、足底痛、昏迷急救。

（3）配穴治疗：配灸承山、劳宫、完骨、脐中治肠痈。

4. 八风穴

（1）定位取穴：于足五趾各趾间缝纹头尽处取穴。毫针向上斜刺0.3~0.5寸。

（2）主治病症：足跗肿痛、脚弱无力、脚气、趾痛、末梢神经炎。

（3）配穴治疗：配陵后、足三里治下肢及足趾麻木。

5. 里内庭穴

（1）定位取穴：于足底第2、3趾间与内庭穴相对处取穴。毫针点刺。

（2）主治病症：足趾疼痛、小儿惊风、癫痫、急性胃痛。

6. 女膝穴

（1）定位取穴：于足跟后正中线赤白肉际处取穴。毫针平刺0.3~0.5寸。

（2）主治病症：惊悸、癫痫、气逆、牙槽风、齿龈炎、齿槽脓疡、吐泻、转筋等。

（3）配穴治疗：配灸脐上、下各1寸治鬼击；配灸涌泉治霍乱转筋；配委中治牙槽风、腹痛。

7. 大脚趾里横纹穴

（1）定位取穴：俯卧，在足大趾跖侧面，远端趾关节横纹中点处取穴。毫针点刺。

（2）主治病症：疝气、睾丸炎等。

8. 营池穴

（1）定位取穴：足向内翻，在内踝下缘前、后各见一凹陷处取穴。毫针平刺0.3～0.5寸。

（2）主治病症：赤白带下、月经过多、子宫出血、子宫内膜炎、肠出血、尿闭、足趾关节炎等。

（3）配穴治疗：配灸肾俞、血海、带脉、中封、三阴交、中极、气海、命门、神阙治淋带赤白。

9. 内踝尖穴

（1）定位取穴：于足内踝骨之间高点处取穴。毫针点刺。

（2）主治病症：脚气、小腿内侧肌群痉挛、小儿不语、牙痛、扁桃体炎。

（3）配穴治疗：配外踝尖、中指节、合谷、太溪、下关治齿神经痛。

注：本穴宜针刺出血为宜。

10. 外踝尖穴

（1）定位取穴：于足外踝骨之高点处取穴。毫针点刺。

（2）主治病症：脚气、小腿外侧肌群痉挛、十趾拘急、小儿垂舌、牙痛、牙痈、扁桃体炎、小便淋沥。

（3）配穴治疗：配内踝尖穴治齿痛、扁桃腺炎。

注：本穴宜针刺出血为宜。

11. 阑尾穴

（1）定位取穴：于足三里与上巨虚二穴之间压痛最明显处，足三里穴下约1.5～2寸处取穴。毫针直刺1～1.5寸。

（2）主治病症：急慢性阑尾炎、胃脘痛、消化不良、急慢性肠炎、下肢麻痹、足下垂等。

（3）配穴治疗：配右下腹阿是穴、足三里治单纯性阑尾炎；配上巨虚、天枢、地机治肠痈。

12. 胆囊穴

（1）定位取穴：于阳陵泉穴直下1寸左右之压痛最明显处取穴。毫针直刺1～1.5寸。

（2）主治病症：急慢性胆囊炎、胆石症、胆道蛔虫、下肢痿痹、胸胁痛。

（3）配穴治疗：配阳陵泉、期门、肝俞、胆俞、足三里治急性胆道蛔虫、胆道疾患，症状严重者再加配日月、行间，发热配曲池；配丘墟、内关治胆囊炎。

13. 陵后穴

（1）定位取穴：于阳陵泉后方，腓骨小头后缘凹陷处取穴。毫针直刺 1～1.5 寸。

（2）主治病症：膝胫酸痛、膝关节炎、下肢瘫痪、下肢麻痹、足下垂、足内翻、坐骨神经痛、腓神经痛。

（3）配穴治疗：配环跳、阳陵泉、委中、绝骨、太冲治坐骨神经痛、下肢瘫痪。

14. 膝眼穴

（1）定位取穴：屈膝，于髌骨下缘髌韧带两侧凹陷处取穴。毫针向内平刺 1～1.2 寸。

（2）主治病症：膝关节酸痛、膝关节炎、鹤膝风、腿痛、脚气、下肢麻痹、下肢痿软、下肢无力、中风、肾绞痛、疥疮等。

（3）配穴治疗：配曲池、合谷、足三里、绝骨治遍身疥癞；配伏兔、阳陵泉治膝关节痛；配梁丘、阳陵泉治膝关节炎；配委中、压痛点治膝部软组织损伤。

15. 膝旁穴

（1）定位取穴：于腘横纹内外两端纹尖处取穴，双腿共 4 穴。毫针平刺 0.5～0.8 寸。

（2）主治病症：腰痛不能仰俯、冷痹、脚筋挛急、脚酸不能久立。

16. 鹤顶穴

（1）定位取穴：于髌骨上缘中点上方凹陷处取穴。毫针直刺 0.5～0.8 寸。

（2）主治病症：鹤膝风、腿足无力、下肢痿痹、瘫痪、脚气、膝关节酸痛、膝关节炎。

（3）配穴治疗：配膝眼、三阴交治鹤膝风；配膝眼、髋骨治膝关节炎。

17. 百虫窝穴

（1）定位取穴：于髌骨内上角上 3 寸，血海穴上 1 寸取穴。毫针直刺 0.5～0.8 寸。

（2）主治病症：皮肤瘙痒、风疹、湿疹、下部生疮、蛔虫。

18. 髋骨穴

（1）定位取穴：于梁丘穴外开 1 寸处取穴。毫针直刺 0.5～0.8 寸。

（2）主治病症：腿痛、膝关节红肿疼痛、白虎历节风痛、鹤膝风、下肢无力、瘫痪脚气等。

19. 环中穴

（1）定位取穴：侧卧，先定胆经环跳穴和督脉腰俞穴，于二穴连线中点处取穴。毫针直刺 1.5～1.8 寸。

（2）主治病症：坐骨神经痛、腰痛、腿痛等。

20. 臀中穴

（1）定位取穴：侧卧，于股骨大转子和坐骨节二连线中点取穴。毫针直刺 1～

1.5 寸。

（2）主治病症：下肢瘫痪、麻痹、小儿麻痹、坐骨神经痛、足冷、荨麻疹等。

（3）配穴治疗：配环跳、髀关、伏兔、委上、委中、足三里、阴陵泉、跟平、照海、太溪、申脉、昆仑治小儿麻痹后遗症。

21. 关仪穴

（1）定位取穴：于膝外侧中线，腘窝横纹上 1 寸凹陷取穴。毫针直刺 0.6～1 寸。

（2）主治病症：妇人阴中痛引心下、小腹绞痛、腹中五寒等。

22. 纠内翻穴

（1）定位取穴：承山穴向外开 1 寸，毫针直刺 2～3 寸。

（2）主治病症：下肢瘫痪足内翻。

（3）配穴治疗：配丰隆、悬钟、昆仑、申脉治足内翻。

23. 纠外翻穴

（1）定位取穴：承山穴向内开 1 寸，毫针直刺 2～3 寸。

（2）主治病症：下肢瘫痪，足外翻。

（3）配穴治疗：配地机、三阴交、太溪、照海治足外翻。

24. 跟平穴

（1）定位取穴：内外踝高点连线与跟腱交会处。毫针直刺 0.5～0.8 寸。

（2）主治病症：下肢瘫痪足下垂。

（3）配穴治疗：配承山治足下垂。

第三章　针灸临床诊断治疗

一、温邪疫毒传染疾病

1. 流行性感冒

流行性感冒（简称流感），是由流感病毒通过飞沫传播引起的一种急性呼吸道传染病，冬季较为多见，可散发流行。

诊断要点：起病急，有发热、恶寒、头痛乏力、全身疼痛，发热一般持续38℃～39℃，2～3天渐降，随后出现鼻塞、流涕、喷嚏、咽痛、干咳等症状。本病流行期间有呼吸道症状，如咳嗽、咯痰、胸痛；也有消化道症状，如恶心、呕吐、腹泻；个别人并发肺炎、鼻窦炎、中耳炎、乳腺炎、单纯疱疹、脑炎。

根据中医辨证分风寒、风热两类。

风寒：恶寒、发热、头痛、无汗、全身疼痛、流涕、舌苔薄白、脉浮紧。针风池、合谷、列缺、外关、风门、大杼。

风热：发热、汗少、头痛、咽痛、口渴、舌苔薄黄、脉浮数。针风池、合谷、大椎、曲池、风门、肺俞。流涕加迎香；头痛加太阳、印堂；背痛楚加肺俞，拔火罐；咳嗽加太渊、天突；咽痛加少商放血；见有呕吐、恶心、胸闷、头重者，加内关、足三里、中脘、太阳；腹泻加天枢、上巨虚。均用针刺凉泻手法，每日治疗1～2次。

葛某，男，67岁。退休干部。突然高热41℃，头痛，周身烦痛，服西药三日仍不退烧，症状不减，针刺加服中药三剂，热退症减病愈。齐某，男，48岁。干部。突然发热39℃，头身痛，后背发冷麻，乏力。针刺加服中药二剂，体温正常康复。陆氏解毒清热汤：金银花、连翘、菊花各30克，桑叶、芦根各20克，薄荷、甘草、黄芩、蝉蜕各15克，柴胡10克，生石膏、滑石各25克。水煎，每日一剂，三次服。咳嗽重加前胡、杏仁各15克，橘红20克；痰多加川贝母15克，海浮石30克。针灸配服中药，临床治疗244例，均在七日内治愈。

忌口与食疗：

（1）流行性感冒禁食油腻、厚味及补益之品，如参类、桂圆、荔枝、枸杞子、甲鱼、燕窝、酸性食品及饮料，膻腥异味。驴肉忌荆芥及河豚、无鳞鱼、蟹，苏叶忌鲤鱼，薄荷忌蟹肉，桔梗禁猪肉。

（2）风热型感冒忌辛辣助热动火食品，如辣椒、胡椒、花椒、生姜、韭、葱、桂皮、茴香、羊肉、狗肉、牛肉、鸡肉，以及烟酒类。

（3）风寒型感冒忌食寒凉，如猪肉、银耳、柿子、西瓜、荸荠等。

感冒是由外邪侵袭人体肌表而引起，治疗总以驱邪外出为是，故凡有碍驱邪的食物均应忌口。平时一直服用补益剂者，感冒期间也应停服，必待邪净病愈方可补养。

2. 病毒性肝炎

病毒性肝炎是肝炎病毒引起的消化道传染病。多数急性患者半年内恢复，少数发展为慢性。本病包括甲、乙型肝炎。甲型肝炎主要通过接触口传染，乙型肝炎患者和乙肝病毒携带者一般通过输血、注射血制品等途径传染。目前还有一种非甲非乙型肝炎。本病分为急性肝炎、慢性肝炎。急性分黄疸型、无黄疸型、重型三种。慢性有迁延型、活动型、淤胆型肝炎。

诊断要点：以综合性诊断为主，包括流行病学：接触、注射、饮食、污染等。症状、体征和发病过程，可结合肝功能试验。本病潜伏期，甲型肝炎2～6周，乙型肝炎1～6月，非甲非乙型肝炎为6～12周。

（1）急性黄疸型肝炎：起病急，有恶寒、发热、食欲不振、恶心、呕吐、上腹胀不适、明显乏力等症状，发病数日后尿色加深，继而皮肤、巩膜出现黄疸，体检发现肝大，并有压痛或叩击痛，肝功能检查血清谷丙转氨酶明显升高，絮状反应阳性，血清总胆红素在1.0毫克以上，尿红素及尿胆原阳性，黄疸期约持续2～6周或更长时间，然后逐步恢复，黄疸消退，症状好转。

（2）无黄疸型肝炎：发病缓慢，消化道症状及有关体征与黄疸型相似，一般不发热，临床表现亦较轻，病程中始终无黄疸出现，大多数患者肝功能检查血清谷丙转氨酶升高，部分无临床征象，容易漏诊。

（3）重型肝炎：极少数急性黄疸型肝炎患者，黄疸迅速加深，短期内出现腹水、肝掌、蜘蛛痣、肝臭、全身出血，及各种精神症状（如烦躁、狂躁、抑郁），甚至昏迷，肝脏进行性缩小，脾脏肿大，血清谷丙转氨酶短期内升高后迅速下降，血清总胆红素常高达10毫克以上，凝血酶原时间延长明显，血浆白蛋白、总胆固醇降低。

（4）迁延性肝炎：部分急性肝炎，特别是无黄疸型肝炎，病程超过半年以上，而病情没有明显好转，仍有食欲不振、肋痛、乏力，肝功能持续或反复轻度异常。

（5）慢性活动型肝炎：病程迁延1年以上，病症持续明显，食欲不振，疲乏无力，腹部胀痛，腹泻，肝痛，低热，失眠，肝大偏硬，常伴有脾大、蜘蛛痣、肝掌，肝功能检查持续异常，絮状反应呈强阳性。

（6）淤胆型肝炎：长期梗阻性黄疸皮肤瘙痒，黏土色大便，疲乏无力，食欲一般，肝大，肝功能正常，但黄疸指数、血清总胆红素、碱性磷酸酶长期增高。

根据中医辨证，本病的致病因素不外乎感温邪疫毒，内伤饮食情志而致，在临床上根据不同症状与全身情况分为以下六个证候类型。

①湿热内蕴：巩膜、皮肤呈橘黄色，发热口渴，神疲乏力，右胁疼痛，上腹不适，饮食不振，恶心呕吐，大便秘结不爽，小便黄赤短少，舌苔白腻或黄腻，脉象弦数或濡数。大多急性黄疸型肝炎属此类型。针大椎、至阳、期门、肝俞、胆俞、腕骨，待退黄后针阳陵泉、阴陵泉、太冲、大敦、中封，均用泻法。

②热毒内隐：高热口渴，烦躁不安，黄疸迅速加深，胸腹胀满，便秘尿少，神昏谵语，四肢抽搐，衄血、吐血、便血，皮肤斑疹。舌质红绛、脉象弦滑而数。见于重型肝炎患者。针中冲、劳宫、大敦、曲泉、少冲、少府、人中、百会，配曲池、陷

谷、阳交、章门、行间，均以针刺泻法不留针，同时可十宣出血刺法。

③肝胃不和：右胁胀痛，胸闷腹胀，食欲不振，口中黏腻，嗳腐恶心，时有呕吐，大便溏薄，舌质淡红，苔白腻，脉弦。无黄疸型肝炎和部分慢性肝炎属此类型。针脾俞、胃俞、足三里、内关、内庭、天枢、太冲、脾俞、胃俞、手三里，用补法；内关、太冲用泻法，留针30分钟。

④气滞血瘀：面色晦暗，右胁刺痛，肝脾肿大，脘腹胀满，大便不调或有蜘蛛痣、肝掌，舌质紫黯，脉象弦涩。慢性肝炎型患者针肝俞、膈俞、期门、章门、支沟、阳陵泉、太冲、血海、曲泉、照海，均用泻法，留针30分钟。

⑤气阴两亏：右胁隐隐胀痛，头晕眼花，疲乏无力，失眠多梦，烦躁易怒，五心烦热，腰疲膝软、时有低热，舌质红而少苔，脉细数无力。部分慢性肝炎患者有此表现。针内关、百会、印堂、神门、章门、期门、三阴交、太溪、太冲、曲泉、足三里，均用补法，留针30分钟。

⑥寒湿中阻：面色萎黄，巩膜皮肤黄染，皮肤晦暗，畏寒肢冷，脘腹胀满，口淡不渴，神疲乏力，大便不实，舌质淡，舌苔白腻，脉濡缓沉迟。见于部分淤胆型肝炎类型。针大椎、大杼、至阳、脾俞、胆俞、中脘、足三里、复溜、三阴交，用平补平泻手法，留针30分钟。配穴：脘腹痞满加中脘、内庭，恶心、呕吐加内关，失眠多梦加神门、内关、足三里。急性肝炎每日针2～3次，病重者3～4次，慢性肝炎每日或隔日一次。

刘某，男，38岁，工人。胃纳差，乏力，面色暗黑，右肋疼痛，小便赤，脉细涩，舌苔薄白腻。证属肝失疏泄，络脉瘀阻。治宜养肝降酶，温化活血。先宜疏肝化瘀，配服中药养肝降酶。选方：陆氏悦肝汤。丹参、平地木、六月雪、白花蛇舌草、黄芪、鱼腥草各30克，当归、柴胡各15克，红花、桂枝、绿萼梅各5克，延胡索10克。水煎，每日一剂，三次服。针刺加服中药48剂，恢复正常，康复工作。徐某，男，9岁。体倦嗜睡，口苦咽干，胸肋胀满，呕恶纳呆，小便短黄，面色无华，舌苔薄黄，脉弦而数。诊为湿热为患，内阻中焦，脾胃不和，升降失常，熏蒸肝胆。治宜清热化湿，和胃降逆，疏肝利胆。陆氏疏肝汤：蒲公英、茵陈各45克，生山栀、柴胡、白芍、郁金、枳壳、山楂、甘草各10克，金银花、板蓝根各15克，云苓18克，大黄5克。黄疸重者可多用茵陈60克，蒲公英减至30克；黄疸不明显可重用蒲公英至60克，茵陈减至30克；肝区痛明显加延胡索10克；肝大明显加红花6克、丹参10克；便溏大黄可不用；呕吐明显加竹茹6克。若服药半月余麝浊和麝絮持续不降者，可减去蒲公英、金银花、板蓝根，加黄芪20克，党参、丹参、黄精各15克。针灸配服中药，对症治疗，两月即可恢复健康。临床治疗31例，均获康复。病情复杂者可查《陆氏中医诊治验方》对症选方。

忌口与食疗：

绝对禁饮酒。饮酒助湿热，对肝细胞有毒副作用。忌辛辣、胡椒、花椒、生姜、大蒜、桂皮、大茴香、小茴香、羊肉、牛肉、咖啡等辛辣助热动火食物。忌猪脑、羊脑、牛脑、肥牛肉、肥羊肉、猪肉、黄油、酥油、鱼子、虾米、蟹、鱿鱼、鸭、鸡、鹅、鹌鹑、蛋黄等高脂肪高胆固醇食物。忌蘑菇、豌豆、豇豆、浓鸡汤、鱼汤、肉汤等富含嘌呤的食物和不新鲜食物，避免增加肝脏负担，否则会加重病情，甚或促成脂肪肝。忌用或慎用对肝脏有损害的化学药物，如异烟肼、对氨水杨酸、利福平、苯巴比妥类、锑剂、四环素、红霉素、青霉素、二性霉素、磺胺类、甲磺丁胺、呋喃、嘧啶、他巴唑、甲基睾丸酮和口服避孕药等，这些药物会引起中毒性肝损伤。肝炎病人的饮食以清淡为宜，宜食富含各类维生素的新鲜蔬菜和水果。凡滞湿助热动火及过分加重肝脏负担的食物均应忌食。

3. 脊髓灰质炎（小儿麻痹症）

脊髓灰质炎是一种由病毒引起的急性传染病，常通过消化道、呼吸道传染，流行于夏秋季节，多见于1~5岁小儿，部分病人可发生弛缓性麻痹，故又名小儿麻痹症。

（1）诊断要点：发热、咽痛、咳嗽、纳差、腹泻、多汗等。有消化、呼吸道与全身症状，1~4天内诸症消失。继而出现、头痛、嗜睡、肢体疼痛麻木、感觉过敏、腰骶部疼痛，并再度出现发热现象，部分病人有脑膜刺激征。发病3~8天体温开始下降，出现肢体弛缓性瘫痪，常见于一侧或两侧肢体不对称，尤多见于下肢。感觉存在，腱反射消失，极少数病人出现中枢呼吸衰竭、中枢性循环衰竭，亦可因瘫痪影响腹肌、肋间肌、膈肌，出现语言减弱、咳嗽低沉，甚至呼吸困难，还伴有眼球运动失调、吞咽困难、神志不清等。退热后数天，瘫痪不再发展，大多可在半年内或一年间趋向痊愈。少数形成肢体萎缩畸形等后遗症，如瘫（运动功能障碍）、软（肌肉韧带松弛、肌张力减低）、细（肌肉萎缩）、冷（皮温降低）、变（肌腱挛缩、关节畸形、姿态异常）等特点。本病须与多发性神经根炎鉴别，后者无发热等前驱症，瘫痪逐渐进行，可延续数周，扩展到整个肢体，有双侧性、对称性的特点，并伴有感觉障碍。

（2）治疗：针灸适用于本病恢复期与后遗症阶段。按痿症进行治疗：上肢瘫痪针大椎、肩井、肩髃、曲池、手三里、外关，配肩髎、肩贞、颈5~7夹脊穴；下肢瘫痪针命门、肾俞、环跳、髀关、伏兔、风市、殷门、阴陵泉、足三里、阳陵泉、腰1~5夹脊，配秩边、委中、昆仑、悬钟、解溪；项背腰肌瘫痪针风池、天柱、大杼、气海俞、肾俞、命门、上髎、夹脊；腹肌瘫痪针中脘、建里、天枢、带脉、关元、气海。当出现瘫痪时立即针灸，手法宜浅刺多针，不留针或少留针，每日一次，病程久者宜深刺，手法用中度刺激，留针30分钟，其间行针2~3次，每日或隔日治疗一次。

4. 流行性乙型脑炎

本病由乙型脑炎病毒引起。由蚊子传播，是中枢神经系统急性传染病，流行有季节性，潜伏期10~15天。

（1）诊断要点：流行季节7~9月，如遇有突然发热、头痛、呕吐、嗜睡或烦躁现象，并在2~3天内逐渐加重时，首先考虑本病。重症患者可迅速出现昏迷、惊厥或呼吸困难，小儿常见凝视、惊跳。

典型患者病程可分四阶段：①初热期（起病后3天左右）：体温38℃~39℃左右，头痛，精神疲倦、嗜睡，恶心、呕吐，颈部轻度强直。②重症期（病程4~10天）：

体温越来越高，可达40℃以上，各种症状逐渐加重，神志昏迷，昏睡，甚至见抽搐、强直，少数则软瘫，严重病人出现中枢神经呼吸衰竭。③恢复期：重症期过后体温渐降，各种精神、神经症状逐渐趋向好转，严重者可有神志迟钝、痴呆、失语、吞咽困难、面肌瘫痪、四肢强直性瘫痪，少数出现软瘫，经积极治疗半年可以恢复。④后遗症：发病后仍留有精神神经症状，其中以失语瘫痪及精神失常为多见，经积极治疗大多能逐渐恢复。

中医称本病为暑瘟、暑痫，根据卫气营血辨证，初热期病在卫分，极热期病在气分或营分。若呈重型与暴发型者则为暑温热毒直犯营血。至于恢复期及后遗症，大多为阴亏风动，经脉瘀阻等所致。

（2）治疗：针灸治疗一般适用于恢复期及后遗症，在重症期时则可作为中西医结合治疗的辅助方法，常可对症取穴。重症期，高热、昏迷：针风府、风门、人中、大椎、天柱、曲池、合谷，针刺泻法留针15分钟，同时用三棱针点刺十二井穴出血。抽搐：针风府、玉枕、百会、四神聪、后溪、间使、条口、合谷、劳宫，用泻法留针30~60分钟，其间可根据情况行针以加强治疗效果。头痛：太阳、印堂、风池、头维、风府、外关、合谷、列缺，泻法，留针30分钟。呕吐：内关、足三里、金津、玉液，针刺泻法，留针15~30分钟。狂躁：风府、大椎、身柱、神门、大陵、足三里、合谷、内关、太冲，针刺泻法，同时用三棱针点刺中冲、大敦、少冲刺血。恢复期与后遗症治疗吞咽困难：风池、颊车、天突、上廉泉、金津、玉液、合谷，平补平泻，留针10~15分钟。失语：风府、哑门、廉泉、通里，用毫针平补平泻，留针10~15分钟。耳聋：百会、耳门透听宫、听会、中渚、外关、翳风，平补平泻，针10~15分钟。失明：外关、睛明、瞳子髎、风池、合谷、攒竹、球后、养老、光明，两组穴位交替针刺，可配肝俞、肺俞、肾俞、膈俞，平补平泻，除睛明、球后二穴不留针，其余穴位留针15~20分钟。神志痴呆迟钝：大椎、人中、内关、百会、神门、脑清、三阴交、足三里，平补平泻，除人中穴外其余留针15~20分钟。面肌瘫痪：颊车、地仓、下关、翳风、迎香、合谷，毫针平补平泻，留针15~20分钟。颈软不举：百劳、身柱、陶道、大杼、大椎，毫针平补平泻，留针15~20分钟。下肢瘫痪：环跳、风市、委中、足三里、承山、阳陵泉、阴陵泉、悬钟、昆仑、解溪，毫针平补平泻15~30分钟。上肢瘫痪：颈臂、肩髃、肩髎、肩贞、曲池、手三里、外关、合谷，毫针平补平泻15~30分钟。每日治疗一次，10~15次为一疗程，休息3~5日再进行下一疗程。

王某，男，18岁。学生。心中不适，欲呕，纳差，乏力，晨起畏寒发热，头痛剧烈，神昏嗜睡，伴抽搐，脉弦数，舌质红苔黄少津。诊为温热疫毒，内扰心包犯脑。治宜清热解毒，镇逆熄风。陆氏乙脑汤：当归、钩藤各15克，石膏30克，云母15克，连翘、贯众各30克。腹痛加白芍、陈皮各12克；呕吐加法半夏10克；大便秘结加大黄5克。水煎，每日一剂，三次服，兼症消失则分别停用加味药。高某，女，7岁。嗜睡已三天，发热头痛，抽搐，体温40℃，脉搏130次/分钟，神志不清，瞳孔对光反射迟钝，肌张力增强，脉弦数，舌红苔黄。诊属暑热邪毒，耗损气津，又伤气血。治宜凉营泻热，化痰止疼，清心开窍。用三棱针点刺中冲、少冲、大敦、少商，凉营泻热；针足三里、丰降、合谷、曲池，化痰止疼；针内关、神门、四神聪、百会，清心开窍。由于暑热邪毒伤气血过重，即取方陆氏利脑汤：石膏、磁石各30克，金银花、连翘、山栀子、地龙、钩藤各15克，大青叶、板蓝根、石菖蒲、郁金、远志各10克，川贝母8克。水煎，每日一剂，三次服。一般3剂见效，8剂即愈。较复杂的病情可查《陆氏中医诊治验方》对症取方。

5. 流行性腮腺炎

流行性腮腺炎是病毒经呼吸道侵入而引起的传染病，多发于儿童，成人亦可感染，冬春季节较易发病。中医称为痄腮。

（1）诊断要点：与流行腮腺炎病人有接触史，起病发热，一侧或双侧耳下部肿胀，表面不红，肿胀腺体边界不清，触诊有弹力感，压痛不明显，咀嚼时局部胀痛加重，腮腺管口可见红肿。少数病人有并发脑膜炎、睾丸炎、胰腺炎、卵巢炎等可能。

（2）治疗：毫针针翳风、听会、颊车、牵正、合谷。发热加曲池、大杼；肿胀甚者用三棱针点刺少商、商阳出血；并发睾丸炎者加血海、曲泉、行间、太冲、三阴交，行徐疾泻法，留针15～30分钟，运针2～3次，每日一次。

吴某，男，7岁。患儿自两日前发冷发热，体温40℃，两腮肿痛，进食困难，神昏嗜睡，脉滑数。此为外感风湿邪毒，气血运行受阻，蕴结腮部。治宜清热解毒，疏风散结，软坚消肿。用三棱针点刺少商、商阳出血清热解毒，毫针针翳风、听会、颊车、合谷、曲池清热散结消肿。由于患儿体弱，进食困难，家人治病心切，因而配合中药内服外用。陆氏消腮汤：板蓝根45克，大青叶、连翘、荆芥穗、海藻各6克，金银花15克，蒲公英30克。水煎，每日一剂，三次服。重症两日三剂作6次服。大便秘结加大黄6克；恶心呕吐加姜半夏、竹茹各6克；神昏嗜睡加郁金、菖蒲各6克。外用消肿散：乳香、没药各30克，木香、菖蒲各45克，王不留行、青黛、生大黄各60克。共研粉，用鸡蛋清调为糊状，外敷腮肿处，每日敷三次。临床治疗68例，针刺加服中药、外用药敷三元疗法，七日内均获痊愈。

6. 百日咳

百日咳是由百日咳嗜血杆菌所引起的小儿急性传染病。中医称为顿咳、痉咳。多发于冬春二季。

（1）诊断要点：初期和感冒相似，但咳嗽逐渐加剧，日轻夜重，7～10天呈现阵发性痉咳，咳则连声不断，剧烈咳嗽后有深长吸气如鸡鸣样，咳出黏痰或吐乳食，痉咳暂停，可有低热，或不发热，痉咳期一般4～6周，其后咳嗽逐步减轻，转入恢复期。因痉咳可引起眼睑、面部浮肿，并出现针尖样出血点，结膜出血，鼻衄，痰中带血等。乳儿症状不典型，表现为阵发性屏息、青紫及窒息。

（2）治疗：初期取风门、大杼、列缺、合谷，配大椎、少商，针刺泻法不留针。痉咳期：大椎、肺俞、身柱、尺泽、丰隆配曲池、合谷，用针刺泻法不留针。恢复期：肺俞、脾俞、太渊、足三里、阴陵泉，用针刺补法。用三棱针刺四缝穴挤出黄色或白色黏液，每日或隔日一次，可与毫针同时应用。百日咳并发肺炎，若见昏迷抽搐中毒脑炎症状，要积极配合西医抢救。

汤某，女，8岁。顿咳已月余，咳甚呕吐痰涎，口干渴，舌质红，脉数。诊为寒邪恋肺，日久化热，津炼为痰，影响及胃。治宜清肺下气，化痰滋阴。用三棱针点刺少商、商阳出血，四缝穴点刺挤出黏液，清热化痰理胃。毫针针大椎、肺俞、身柱、尺泽、丰隆，配曲池、合谷化痰清肺，滋阴理胃。后期毫针针肺俞、脾俞、太渊、足三里、阴陵泉化痰理气，强身健脾胃，促进食欲。由于患儿病久体弱，寒邪侵肺，日久化痰，伤其肺胃，因而配服陆氏止咳汤：生地、熟地、麦冬、天冬各12克，百部、桑白皮、沙参、枇杷叶、车前子、冬瓜仁各10克，葶苈子2克，苏子3克，川贝母3克。水煎，每日一剂，三次服。临床治疗78例，针刺加服中药3～5剂即愈。

百日咳治疗分痰热阻肺、邪热犯肺、痰热交阻、痰热蕴肺、风温袭肺、痰阻气道六种类型，可查《陆氏中医诊治验方》对症治疗。

7. 细菌性食物中毒

细菌性食物中毒是由于食用被细菌或其他毒素污染的食物而引起的中毒性疾病。常见肠炎杆菌、嗜盐杆菌所致者，偶有葡萄球菌、肉毒杆菌引起者。

（1）诊断要点：以急性胃肠炎症状为主，症见恶心、呕吐、腹痛、腹泻，并伴有发热等。肠炎杆菌食物中毒，潜伏期4～24小时，起病急，恶寒，高热呕吐，腹痛腹泻，大便呈水样、恶臭，亦可带有少量脓血。嗜盐杆菌食物中毒，潜伏期9～20小时，多因进食被污染的腌制食品所致，上腹部绞痛剧烈，腹泻多为水样便，大便如洗肉水。葡萄球菌食物中毒，潜伏期为2～5小时，呕吐特别严重，呕吐物可含有胆汁、血液或黏液，体温正常或略有升高，一般1～2天症状消失，迅速恢复。肉毒杆菌食物中毒，潜伏期12～36小时，多因进食含有肉毒杆菌外毒素的罐头食物所致，临床以中枢神经症状为主，如眼肌和舌肌瘫痪，言语或呼吸困难等。

（2）治疗：天枢、上巨虚、关元、足三里、内庭。呕吐加内关、神门；发热加大杼、风池、合谷、曲池、绝骨；腹痛加中脘、建里、气海；四肢厥冷，血压降低者，加灸神阙、百会；转筋者加委中、条口、承山。针刺用泻法，重刺激1分钟左右，留针20～30分钟，其间每10分钟行针一次，神阙穴隔盐灸15～60分钟，每日治2～3次，待症状消失或减轻为止。中毒症状严重者加刺双侧肓俞与阴交；水分深约3～12毫米（1～4厘米）；血压下降、面色苍白或发绀者可深刺15毫米（5分）左右。重度休克、神志昏迷者，可用直径0.7～0.9毫米粗针针刺双侧足三里、条口穴。

沙某，女，33岁，农民。产后数天食冷水浸凉面一碗，食后熟睡，醒后小腹胀满剧痛，发热不能进食。曾在某医院注射氨基比林、吗啡、阿托品等药，虽痛缓解，数小时后疼痛如前，四肢发凉，腹下坠，解少量灰黑色黏液便，便后疼痛不减，体温39.8℃，小便正常。持续5天用青霉素、链霉素等药物，腹痛高热无明显好转，病人请求针灸治疗。中医诊为寒冷停食，产后体虚，凝结下焦。治宜清积祛寒解毒。陆氏解毒汤：焦山楂、二丑各15克，麦芽、建曲、延胡索各10克，川厚朴2克，木香、炮姜各5克，白术6克。水煎，每日一剂，三次服。服药一剂泻下冻胶样黏液便二次，腹痛停止，体温下降正常，又服一剂，泻下稀软便。三剂去二丑，大便、体温均正常，诸症皆除康复。

8. 细菌性痢疾

细菌性痢疾是由痢疾杆菌引起的肠道传染病，多发于夏秋季节，临床上分急慢两种。

（1）诊断要点：多见于夏秋二季，起病急，恶寒发热，腹痛，每天腹泻十余次至数十次，里急后重，常伴有恶心、呕吐，大便初呈水样，后排脓血便，量少、黏稠，鲜红色或粉红色，大便镜检有大量红细胞、白细胞，并有巨噬细胞，左下腹压痛，大便脓血培养有痢疾杆菌生长，属于急性痢疾。发病急骤，可在腹痛、腹泻尚未发生时即有高热、惊厥、神志不清，并出现休克、呼吸衰竭，多见于儿童。病程在两个月以上，反复急性发作或持续慢性腹泻，大便经常或间歇有脓血黏液，后期可出现贫血、营养不良，常由急性痢疾迁延而来，是属慢性痢疾。

中医辨证：急性痢疾多属湿热内蕴，肠胃炎积滞；中毒性痢疾属疫毒痢，为湿热灼伤营血而致；慢性菌痢又称休息痢，为久痢不愈，脾肾虚寒而致。

（2）治疗：内庭、上巨虚或足三里、天枢，配曲池、合谷、内关，用针刺泻法，留针 30 分钟。中毒性痢疾加合谷、下巨虚、大椎、十宣出血。若食入即吐，不思饮食者加中脘、内庭。慢性痢疾刺脾俞、胃俞、肾俞、大肠俞、三阴交、阴陵泉、足三里，并灸神阙、关元、气海，用平补平泻或补法，留针 30 分钟。急性者每日 2～3 次，慢性者每日 1 次。控制高热：大椎穴以三棱针速刺放血，于针眼处扣上半个花椒皮，以胶布固定，并针刺大杼、间使，若仍不退热，加神门、内庭、侠溪。若体温在 39℃～40℃以上者，可用小瓷盅蘸香油及少量温水由风府至大椎、大椎至长强各刮一道，由脾俞至白环俞两侧各刮一道，以刮至局部红紫为度。如有四肢厥冷者可刮委中、尺泽。治惊厥：合谷、内关、涌泉、下巨虚、百会、印堂、人中、素髎、风府，每穴捻转 2～3 分钟，可选 4～5 穴治疗，针刺后可留针 20～25 分钟。抗呼吸衰竭：迎香、身柱、肺俞、承浆、少商，针刺 1～3 次，用于哭泣样呼吸。若呼吸浅表不规则等，加扶突、云门、风池。抗循环衰竭：十宣、风池、尺泽、委中、内关、条口、素髎、人中、百会、昆仑、上巨虚、侠溪，针刺后留针 20～30 分钟。必要时可配合西医补液治疗，予升压呼吸兴奋药物及抗生素治疗。如久治不愈转为慢性者，可用艾灸药物脐法治疗。

袁某，女，36 岁。患痢疾已七年，曾住院治疗，用合霉素等药，治疗后经常复发，口渴乏力，里急后重，带脓血便，每日十余次，此后每年住院治疗，多在夏季或秋季复发，后求中医治疗。经诊：舌赤苔薄黄，脉缓无力。此乃湿热久蕴，留滞大肠。治宜调和气血，泄热导滞，解毒止痢，健脾滋肾。毫针针内庭、足三里、天枢、中脘、脾俞、胃俞、三阴交，灸神阙、关元、气海健脾胃，调和气血，泄热导滞，解毒止痢。由于患者久痢七年，体虚大便长期脓血，因而配服中药促进早日康复。陆氏止痢汤：当归、白芍各 50 克，槟榔、枳壳各 15 克，莱菔子 10 克，甘草、肉桂各 5 克，酒大黄 7 克。水煎，每日一剂，三次服。

临床治疗 21 例，用双元疗法，均在七日内康复，随访三年未再复发。

忌口与治疗：

1. 湿热型痢疾禁食油腻、荤腥、多渣（纤维）、辛辣刺激性食物，如肥肉、猪油、海鱼、虾、蟹、牛奶、鸡蛋、韭菜、芥菜、辣椒、胡椒、黄酒、啤酒、葡萄酒、米酒、米醋、咖啡等，以免壅滞湿热。蔗糖、黄豆、甘薯、地瓜等要少吃，以免胀气。

2. 寒湿型痢疾除忌食油腻荤腥之物外，还忌食寒湿冷腻的食物，如茄子、黄瓜、冬瓜、柿子、香瓜、蟹、田螺、河蚌、甲鱼等。

3. 恢复好转期，脾胃虚弱，应忌食生冷、坚硬、滑腻之物，如凉拌蔬菜，油炸、油煎食物，冷饮，豆类，瓜果等。严禁各种酒类和吸烟。

饮食是痢疾发病的重要原因，过食肥腻、荤腥、辛辣、酒类、生冷瓜果、饮料及不洁食物，以致湿热内结或寒湿滞肠，及不节饮食，是引发本病的主要原因，所以调理饮食，重视忌口很重要。凡助湿生热、生冷不洁及不容易消化的食物均应忌口。

9. 破伤风

破伤风是由破伤风杆菌引起的急性感染。中医称为破伤风、产后风、脐风、四六风等。

（1）诊断要点：有外伤史，发病初首先出现不安，易受刺激，继则肌肉痉挛性强直，面部各小肌群最先受累，咬肌痉挛，张口困难，牙关紧闭，呈哭笑面容，若咽肌痉挛则吞咽困难甚至窒息，背肌痉挛则角弓反张，痉挛向下扩延，波及全身，可伴发疼痛，常因呼吸困难、麻痹而死亡。每次抽风由数秒至数分钟不等，严重者痉挛频发，可引起肌肉断裂、骨折或脱臼。任何刺激如光亮、关门声、冷风、震动均可引起痉挛发作，怕光怕水声。神志始终清楚，体温一般不高，常有重度出汗、全身脱水及电解质平衡失调。少数患者肌肉痉挛只局部限于伤口附近，称为局限性破伤风。

（2）治疗：大椎、大杼、风府、筋缩、腰阳关、颊车、合谷、水沟、曲池、太冲、大敦、复溜、然谷。牙关紧加人中、地仓透颊车、合谷、承浆；角弓反张加身柱、条口、后溪；四肢抽搐加手三里、足三里、阴陵泉、阳陵泉；呼吸紧促加尺泽、内关、膻中、少商、扶突、天突。用针刺泻法，每日 1～2 次。本病为重危之症，宜综合治疗，积极抢救。何某，男，38 岁。足部外伤 12 日，牙关紧闭，张口困难，项背强直，角弓反张，大便结，小便不通，苦笑，腹硬如板，拘紧抽搐，大汗淋漓，呼吸、说话、吞咽困难，面青紫，脉紧苔腻。证系风邪侵入经络，内外相引，肝风妄动。治宜祛风定痉、解毒。毫针刺人中、地仓透颊车、合谷、曲池、条口、后溪、手三里、尺泽、内关、天突、少商、扶突，用凉泻手法定痉祛风，清热解毒。由于病者危重，因而采取多元疗法，鼻饲中药陆氏救命汤：羌活、防风、草乌、川芎、大黄、法半夏、川乌、全蝎、僵蚕、蜈蚣、蝉衣、天南星、天麻、白芷、白附子、甘草各 10 克，琥珀、朱砂各 3 克。水煎，每日一剂，三次服，可用鼻饲管注入。三剂后抽搐停止，换玉真加味汤：蝉衣 15 克，天竹黄、僵蚕各 10 克，天麻、川芎、羌活、白芷、南星、全蝎、防风、酒大黄、白附子各 6 克。

10. 肺结核

肺结核为结核杆菌由呼吸道侵入肺内感染而成，有原发性和继发性二类。原发性多见于儿童，全身反应较强；继发性多见于成年人，病变有局限性倾向，以局部反应为主。中医学文献中虚劳、痨瘵、骨蒸等病的某些内容，即指本病而言。

（1）诊断要点：全身症状有肢体倦怠、四肢无力、易于烦躁、长期低热（粟粒性肺结核有不规则高热）、面颊潮红、盗汗、食欲减退、体重减轻、妇女月经不调等。呼吸道症状有咳嗽痰少、咯血（痰中带血或大口咯血）、胸痛（不限于一定部位，时现时隐，多呈钝痛）。胸透、痰液细菌培养可帮助确诊。根据中医辨证，本病分为阴虚、阳虚两大类。阴虚：咳嗽痰少、痰中带血、午后潮热盗汗、颧红、咽干、口燥、心悸、失眠、五心烦热、纳少形瘦、舌质红、脉细数。阳虚：咳嗽气短、咯血、畏寒、自汗、神疲乏力、食欲不振、大便溏薄、时有下肢浮肿、腰膝酸软、面色苍白、舌质淡、脉虚无力。

（2）治疗：肺俞、风门、大椎、孔最、足三里。阴虚加太溪、三阴交、复溜；阳虚加膻中、关元、气海；咯血加血海、膈俞、鱼际；咳嗽加太渊、列缺、少商；盗汗加阴郄、委中、复溜；心烦失眠加神门、内关；食欲不振加公孙、中脘、内庭；大便溏薄加天枢、内庭、足三里；低热加间使、大杼、鱼际；经闭加血海、太溪、脾俞；遗精加志室、中极、关元、肾俞、三阴交。阴虚用毫针浅刺，平补平泻手法或补法。阳虚用艾灸脐中、气海、关元、膻中、肾俞等，每日或隔日一次，10～15 次为一疗程。陈某，男，46 岁，工人。头痛发热，胸前苦闷，乏力，瘦弱，眼窝凹陷，结膜充血，唇干，舌破苔薄，咽部充血，口渴颧红，睛赤，尿涩，便燥，脉大而数。诊为肺热咯血。先针肺俞、风门、大椎、孔最、足三里、血海、膈俞、鱼际益气止血，配服中药益气固脱。陆氏益气固脱汤：生石膏 60 克，玄参、麦冬各 12 克，生地 60 克，黄芩、黑山栀、大蓟、小蓟、旱莲草、熟大黄、炒蒲黄、阿胶（烊化）、三七粉（冲服）、茜草炭各 6 克，生赭石、生龙骨、生牡蛎各 30 克（先煎），仙鹤草 15 克。便秘者熟大黄改为生大黄。水煎服，每日一剂，三次服。经针灸配服中药 30 日康复。重症每日两剂 4 次服，中西医配合方能恢复健康。

忌口与食疗：

1. 绝对禁忌烟酒及辛辣刺激性食物，如辣椒、生姜、洋葱、韭菜等。

2. 忌食羊肉、狗肉、猪头肉、公鸡、虾、蟹等生痰动火之发物。

本病为肺阴亏耗，阴虚火旺，所以饮食应忌生痰动火及辛辣刺激性食物，多食维生素含量多的饮食，如牛奶、鸡蛋、鱼肝油、鸡、鸭、鱼、肉、海参、紫菜、豆制品、花生、芝麻、核桃及各种新鲜水果。

11. 疟疾

疟疾是由疟原虫引起的传染病，多发于夏秋两季。感染疟原虫后一般经过 2～4 周的潜伏期才会发病。

（1）诊断要点：发作时先寒战后高热，兼有头痛、口渴、烦躁、骨节疼痛、时有恶心、呕吐等，发热时体温可上升到 40℃左右，随后全身出汗，体温下降正常，发作呈规律性，且有周期性特征。间日疟隔日发作一次，三日疟每隔两天发作一次，恶性疟则每天或隔天一次。少数病人恶性疟凶险发作，以出现头痛、呕吐、昏迷、谵语、面色苍白、软弱无力、呼吸浅表、脉细弱等虚脱状态或胃肠道症状突出者为特征。久病不愈可引起脾肿大和贫血。发热时白细胞轻度增高，热退时减少，长期发作者红细胞、血红蛋白均明显减少。血涂片检查疟原虫阳性者可确诊。

（2）治疗：大椎、风门、间使、后溪、陶道。疟疾发作时加十宣放血；四肢抽搐者加人中、内关、太冲；久疟不愈者加脾俞、肺俞、胃俞、足三里；脾肿大者加章门、太冲、痞根。应在疟疾发作前两小时针刺，初病者用泻法，久病者用补法，针刺得气后留针 15 ~ 30 分钟，也可以不留针，每日一次，连续治疗 3 ~ 6 日。朱某，男，36 岁。先寒发抖，盖被仍抖，后发热出汗。有一日一发，三日一发，其病型为酷疟。针刺大椎、风门、间使、后溪、陶道。在发病前两小时针刺，用凉泻手法。由于患者病型为酷疟，所以配服中药清热杀虫。陆氏止疟方：煅云母、猪苓、炒蜀漆各 10 克，当归、防己、白薇、黄芩、法半夏各 6 克，柴胡 12 克。寒多者去黄芩，加龙骨 10 克；热多者去半夏，加知母 8 克；纳呆者加草果 8 克；久疟不止者加当归、白术、牡蛎各 10 克，生姜 4 克，红枣 5 枚。水煎，每日一剂，于疟发前一小时服。

12. 血吸虫病

血吸虫病是日本血吸虫寄生在人体门静脉内所致的传染病。由尾蚴侵入人体而引起，多见于我国南方水网地区。临床分急性、慢性、晚期三种。晚期血吸虫病属于中医蛊胀、癥积范畴。

（1）诊断要点：有流行疫区水接触史，急性期表现为恶寒，高热，腹痛，腹胀、腹泻，排出带血黏液，干咳少痰，皮疹，肝脾肿大，血白细胞增多，嗜酸性粒细胞可达 15% ~ 90%，发病 2 周后，粪检时可见血吸虫卵。慢性期：多次少量感染，轻者见乏力、食欲不振、轻度腹泻，较重者可见消瘦、贫血、劳动力减退、腹痛、腹泻、大便带血、肝脾肿大、少数腹内痞块，粪检阳性。晚期：反复大量感染后，虫卵侵害肝脏而致血吸虫性肝硬化，表现为腹壁静脉曲张、肝脾肿大、腹水，甚至大量呕血，儿童可引起发育障碍。粪便检查常用沉淀孵化法可以查出虫及孵出毛蚴，是为确诊依据。

（2）治疗：治疗血吸虫的药物主要是锑 273、血防 846（血防片、乳干粉）等。针灸治疗可减轻药物反应，有辅助作用。如有消化道反应针内关、足三里、中脘、天枢、内庭；头痛头晕针百会、合谷、曲池、太阳、印堂、上星；呼吸道症状针列缺、尺泽、少商；心律不齐针神门、内关、间使、巨阙；关节疼痛针肩髃、臂臑、曲池、复溜、大杼、委中、阳陵泉；抽搐针条口、曲池、后溪、人中、太冲、少商，用平补平泻，得气后留针 15 ~ 30 分钟。其间间歇运针，每日 1 次，重者 2 ~ 3 次。适用于锑 273 治疗出现副作用者。乔某，女，渔民。开始发热，畏寒，怕风，乏力，纳差，腹部胀满，下肢隐痛，大便稀，小便少、色黄，体温 39.3℃，脉弦数，舌淡红，苔黄，贫血面容，肝脾肿大。中药方：苏木、当归、乌药、党参、白术、云苓、莪术各 15 克，法半夏 12 克，甘草 8 克。水煎，每日一次，三次服，同时给予杀虫剂治疗。

13. 丝虫病

丝虫病是班氏丝虫及马来丝虫寄生于人体肠道外组织所致的寄生虫病。临床有急性期、慢性期之分。针灸治疗主要适用慢性期见乳糜尿、象皮肿者，也可配合海群生治疗。

（1）诊断要点：急性期有淋巴管炎与淋巴结炎，以四肢、股部、腹股沟及肘部为多见，局部呈淋巴结肿大疼痛，淋巴管肿胀压痛，常可触及，并出现自近端向远端的红线，可伴有寒战、发热、纳差、肌肉关节酸痛、精索炎、附睾炎、睾丸炎等。慢性期：淋巴管阻塞而出现淋巴管曲张、淋巴管肿胀、阴囊积液、鞘膜积液等。乳糜尿较为常见，发作时小便呈乳白色，混有血液呈粉红色，静置后不久即凝结分为三层，乳糜血尿凝结成块，阻塞尿道则排尿困难，间歇性反复发作，尿液混浊度可因疲劳、进食多量脂肪而提高。象皮肿最为常见，下肢膝关节以下最为常见，皮肤与皮下组织增厚，皮肤粗糙，逐渐变硬，有折沟和疣状结节，可产生继发感染，阴囊部位也发生象皮肿。血涂片检查发现微丝蚴可确定诊断。

（2）治疗：治乳糜尿取肾俞、膀胱俞、足三里、阴陵泉、委阳、脾俞、三焦俞，配血海、复溜、曲泉、阴郄、心俞、神道。用捻转提插法，得气后留针 20 分钟，每日或隔日 1 次，10～15 次为一疗程。灸法：百会、膻中、神阙、水分、中极、关元、大包、气户，配俞府、气冲、阿是压痛点。隔饼灸，下垫五香散药末，每穴灸 5～7 壮。药饼由白附子、生草乌、丁香、苍术、茴香、乳香、细辛、没药各 45 克，蜂蜜 150 克，鲜葱、生姜各 30 克制成。五香散：细辛、白芷、丁香、木香、茴香各 45 克，研粉制成。若见胸闷腹胀，肢重纳呆，尿乳黄色，淋沥不畅，舌苔黄腻，脉濡数，证候偏于湿阻者，宜用毫针与灸法兼施或间隔交替使用。若见头晕乏力，腰酸畏寒，肢浮肿，小便乳白色，舌胖苔白，脉濡细，证候偏于阳虚者，宜以灸法为主。若见消瘦、盗汗、心烦失眠、小便粉红色或鲜红色，舌质红、脉细数，证候偏于阴虚者宜以毫针刺法为主。

治疗象皮肿：毫针按患部取穴，以肝、脾、肾三经为主，胃、胆、膀胱三经次之，取行间、太冲、曲池、血海、中封、蠡沟、膝眼、三阴交、漏谷、阴陵泉、公孙、商丘、复溜、照海、太溪、昆仑、仆参、委中、委阳、阳陵泉、阳交、悬钟、足三里、上巨虚、下巨虚、条口、解溪，配环跳、风市、阴市、梁丘。每次取 3～5 穴，交替使用，每日 1 次，8 次为一疗程，休息 8 日后再继续第二疗程。

解除海群生药物反应：取曲池、复溜、太阳。腹痛纳差针足三里；恶心、呕吐加内关；腰酸加肾俞、环跳、阳陵泉；发热加列缺。除复溜穴用针刺补法外，其他穴均用针刺泻法。每次捻转 1 分钟，每 5 分钟捻转 1 次，留针 15～30 分钟。

14. 布氏杆菌病

布氏杆菌病是布氏杆菌引起的急性和慢性传染病，属于自然疫源性疾病，经常接触病畜（牛、羊、猪）的饲养人员最易受传染，多发于春末夏初或夏秋。

（1）诊断要点：接触病畜及其分泌物，或食用传染病食物生乳、乳制品与未煮熟的畜肉，经皮肤、黏膜及消化道而感染。本病典型表现为起病急缓不定，发热，全身不舒，畏寒，乏力，游走性关节痛，出汗，神经（坐骨神经、肋间神经、三叉神经）痛，并可伴有睾丸炎、附睾炎、肝脾肿大，偶见皮疹和皮下结节。发热持续1周至数周，以后间歇数周，继后体温再次升高，如此波状起伏，可连续达数月。不典型患者可无明显急性期，呈疲乏无力、出汗、头痛、纳少、腹泻或便秘、腹痛、失眠、背痛、关节肌肉酸痛等症状，也有在急性期仍有背痛、关节痛、坐骨神经痛、乏力、盗汗低热，迁延多日等症状者。白细胞正常或减少，淋巴细胞相对增高。骨髓血细菌培养阳性，有牛羊猪型布氏杆菌。血清凝集试验、补体结合试验可帮助诊断。根据中医辨证，本病由湿热疫毒所致。

（2）治疗：大椎、大杼、合谷、曲池、复溜、足三里，用针刺泻法，留针15～30分钟，每5分运针一次，根据临床症状加减配穴。上肢痛加肩髃、养老、手三里；下肢痛加环跳、风市、阴陵泉、阳陵泉、委中；有睾丸炎者加太冲、复溜、三阴交、行间、侠溪，或针耳穴外生殖器区；头痛加太阳、百会、太冲；出汗加三阴交、复溜。每日或隔日1次，10次为一疗程，间隔2～3天未愈者可再针1～2疗程。

二、心脏血管疾病

1. 休克

休克是由多种原因引起的急性周围循环衰竭的临床综合征，是各种严重疾病的综合征，其病理基础在于有效循环血量不足，全身组织器官血液灌注不良。根据不同原因，可分为心源性休克、脓毒性休克、过敏性休克、出血性休克、创伤性休克。属于中医厥证、脱证、亡阴、亡阳范畴。

（1）诊断要点：皮肤苍白，肢端发冷，发绀，尿量减少，血压下降，低于基础血压25%以上，表情淡漠或定向障碍。若伴有呼吸微弱，口唇紫绀，舌质胖，脉细无力者，属气脱。甚则亡阳。若伴有口渴，烦躁不安，舌质淡，脉微而数或芤大者，属血虚脱，甚则属亡阴。若神志不清，甚至昏迷，呼吸微弱，心音低钝，脉沉细欲绝，较难触及者，属气血俱脱，阴阳衰竭之证。

（2）治疗：素髎、神门、内关为主，配人中、少冲、少泽、中冲、条口、涌泉、脑清。先刺主穴，持续运针，中强度刺激，待收缩压上升到80mmHg以上，可逐渐延长捻转针的间隔时间。如血压稳定在此水平达3小时，可停止针刺而出针。如血压上升不明显，则加配穴或加电针刺激。

2. 心律失常

心律失常是指心律起源部位、心搏频率和节律以及冲动传导等方面任何一项异常变化。一般可根据其发生机理分为冲动形成异常与冲动传导异常两大类。前者包括窦性心律失常（过速、过缓、不齐等）、期前收缩、阵发性心动过速、心房颤动等。后者包括各部位的传导阻滞等。心律失常可由自主神经功能失调或冠心病、心肌病、风湿性心脏病等引起。

（1）诊断要点：

心律失常的诊断：脉象，心电图，心悸，眩晕，胸闷，气短乏力，脉象可呈促、结、代等表现。根据中医辨证，心律失常可分为心气虚、心阴虚、心阳虚、心血瘀阻四种证候类型。

心气虚：面色苍白，气短乏力，心悸胸闷，舌质淡，脉细缓兼结代。

心阴虚：两颧潮红，五心烦躁，失眠，头晕眼花，心悸胸闷，口干舌燥，舌质红，脉细数或促，时兼结代。

心阳虚：面色苍白，畏寒肢冷，气短而喘，心悸胸闷，神疲乏力，足踝浮肿，小便短少，舌质淡胖，脉沉迟或虚数，时兼结代。

心血瘀阻：胸闷疼痛，痛有定处，唇甲紫暗，气短，心悸，头晕眼花，舌质紫黯或有瘀斑，脉结代、弦涩。

（2）治疗：

毫针：内关、神门、大陵、心俞、厥阴俞、肾俞。心气虚者加膻中、气海、足三里；心阴虚者加三阴交、阴陵泉、安眠、肾俞、太溪；心脉痹阻者加膻中、膈俞、条口、三阴交、列缺；心阳虚者加素髎、大椎、关元、足三里、内庭。每次取2个主穴，配穴2个，交替使用，平补平泻手法，一般留针10～20分钟，心动过缓者留针5～15分钟。心气虚、心脉痹阻、心阳虚者可配合温和灸法，每日或隔日1次，10次为一疗程，未愈者休息5天再行治疗。心俞、厥阴俞可以华佗夹脊穴4～5穴代替。针刺俞穴时针尖向前内与皮肤呈45度角，针刺深度为45毫米（1.5寸）。李某，男，56岁。活动后气短、胸闷，心跳49次/分钟，四肢乏力，舌淡红，苔微黄，脉跳缓并期前收缩，每分钟8～10次。证系气阴不足，心神不安。治宜益气养阴，安神宁心。毫针刺Ⅰ组：内关、神门、大陵、膻中、气海、关元、足三里、三阴交、太溪；Ⅱ组：厥阴俞、心俞、肾俞、膈俞、大椎，宣通气血，养心安神。由于患者久病体虚，气阴不足，因而配服中药促进早日康复。陆氏养阴汤：生黄芪、玉竹各30克，丹参、柏子仁各15克，灵磁石60克（先煎），夜交藤30克，炙甘草3克。快速心律失常可重用苦参至30克。若缓慢型心律可去苦参。水煎，每日一次，三次服。病情复杂者可查《陆氏中医诊治验方》对症取方。

3. 慢性风湿性心脏病

慢性风湿性心脏病是由风湿病反复发作或急性风湿病未能及时控制，影响心脏而造成的慢性心脏瓣膜病变。临床上最常见者为二尖瓣病变或二尖瓣合并主动脉瓣病变。属于中医心悸、心痹、喘、水肿等范畴。

（1）诊断要点：

有风湿病史，二尖瓣狭窄，劳累后呼吸困难、咳嗽、咯血、紫绀，甚则可有端坐呼吸与右心衰竭症状（水肿、肝脏肿大压痛、体循环静脉瘀血），两颧紫红，口唇青紫，心尖部第一心音亢进，滚筒样舒张期杂音及二尖瓣开放拍击音。后期第一心音亢进，开放性拍击音消失或减轻，心前区胸骨左缘有抬举样搏动。

二尖瓣关闭不全：疲倦乏力，心悸，劳累后呼吸困难，甚则咳嗽、咯血、端坐样呼吸。心尖瓣部出现响亮的性质粗糙、音调高、时限较长的全收缩期吹风样杂音，并向左腋或背部传导。

主动脉瓣关闭不全：心悸、头部搏动感，胸前区不舒，甚者劳累后呼吸困难，心绞痛或昏厥，胸骨左缘第3～4肋可听到音调高、响度轻、递减性舒张早期吹风样杂音，并向心尖部传导，舒张压下降，脉压差增宽，水冲脉，动脉枪击音，毛细血管搏动。

主动脉瓣狭窄：头晕眼花，疲乏无力，甚至出现劳动后呼吸困难，心绞痛或昏厥，主动脉瓣呈一响亮而粗糙的收缩期杂音，并伴有震颤，杂音向颈部传导，在收缩中期最响，常合并充血性心力衰竭、急性肺水肿、心房颤动、动脉栓塞等严重并发症。可配合X线、心电图检查帮助诊断。

根据中医辨证，可分为气滞血瘀、心血不足、心肾阳虚等证候类型。

气滞血瘀者：两颧紫红，唇甲青紫，心悸气促，头晕眼花，咳嗽咯血，胸闷心痛，胁部痞块胀痛，全身浮肿，舌质紫黯或有瘀点，脉细数或结代。

心血不足者：面色皖白或萎黄，心悸怔忡，头晕眼花，神疲乏力，失眠健忘，气短汗出，舌质淡，脉细弱或结代。

心肾阳虚者：心悸气促，活动时加重，甚则不能平卧，面色无华，头晕胸闷，自汗肢冷，全身浮肿，小便短少，舌质苔白，脉沉细或结代。

（2）治疗：

取双侧内关穴，同时进针，直刺0.5～1寸，得气后同时捻转，捻转幅度120°～180°，捻转两分钟后再留针15分钟。

根据不同症状表现，可配大棱、大杼、风门、间使、神门、通里、心俞、膈俞、厥阴俞。咳嗽者加列缺、尺泽、少商；气短者加中府、定喘、膻中、肺俞；咯血者加孔最、血海、膈俞、太冲；水肿者加水分、曲泉、阴陵泉、中极、复溜。

根据中医辨证，心血不足者加条口、足三里、三阴交；心肾阳虚者加关元、气海、天枢；气滞血瘀者加血海、太冲、期门、章门、带脉、气海。

主穴：配合其他穴位3～4穴，隔日一次，10～12次为一疗程。沈某，男，32岁。关节肿痛，心悸，面色苍白，浮肿，腹胀痛，耳鸣，乏力，现又发生胸间剧痛，牵引后背，手脚冰凉，大汗出，口唇紫绀，脉沉细迟，舌淡红、边蓝，苔薄白。诊为风湿性心脏病。毫针刺内关（双侧同时下针，强刺激凉泻法）、大陵、大杼、风门、间使、神门、心俞、膈俞、厥阴俞、水分、曲泉、阴陵泉、中枢、复溜、条口、足三里、三阴交，上穴可分两组轮流实施。患者心血瘀阻，久病体虚，加针血海、太冲、带脉、章门，并配服中药祛风湿温阳。陆氏温阳汤：熟附片（先煎）、云苓各30克，生黄芪60克，桂枝、白芍、山萸肉、炮干姜、威灵仙、全蝎、乌梢蛇各10克，五味子、薤白、巴戟天各12克，蜈蚣2条，桑枝25克，夏枯草15克，甘草3克。水煎，每日一剂，三次服。

4. 冠状动脉硬化性心脏病

本病系冠状动脉硬化后心肌供血障碍而引起的疾病。心肌缺血可导致心绞痛、心肌梗死、心律不齐、心力衰竭、心脏扩大等。冠心病心绞痛属中医胸痹范畴，心肌梗死属于厥证、真心痛、脱证等范畴。

（1）诊断要点：

中年以上，体检发现心电图有 S－T 段压低、T 波倒置等心肌缺血现象。心绞痛系胸骨后或左前胸发作性绞痛，或呈缩窄痛，或呈明显压迫感，可反射至左肩、左手尺侧，甚至颈部、喉部，多发生在体力活动、情绪激动、饱餐、受寒之时。休息或含服硝酸甘油片后，即可在数分钟内缓解。

心肌梗死表现为胸骨后或心前区突然出现持续性疼症或紧迫感，与呼吸运动无关，常放射至颈、臂或上腹部，可持续半小时以上，休息或服用硝酸甘油片后均不见好转。有时可伴有心律不齐、休克、心力衰竭，甚至猝死。心电图呈 S－T 段抬高、T 波倒置和病理性 Q 波。

根据中医辨证本病可分为以下五种证型：

气滞血瘀：心胸绞痛，痛有定处，痛彻肩背，胸闷气短，心悸，唇紫，舌质黯，脉细涩或结代。

痰浊瘀滞：胸闷紧迫，甚或有窒息感，气短喘促，痰黏色白，舌质黯，舌苔白腻，脉弦滑。

气阴两虚：心悸气短，胸闷，心痛，头晕目眩，神疲乏力，失眠，舌质偏红或有瘀斑，脉细弱或细数、结代。

阳气虚弱：心悸气短，喘促，胸闷，心痛，腰酸乏力，畏寒肢冷，面色苍白，唇甲青紫或淡白，舌质淡紫，脉沉细或结代。

心阳欲脱：面色唇甲青紫，冷汗淋漓，四肢厥冷，胸闷心痛，心悸，气喘加剧，神志淡漠或不清，脉微细欲绝。

（2）治疗：

毫针针内关、条口、神门、通里、肾俞、膻中、心俞、厥阴俞，配曲池、足三里、间使。气滞血瘀者加膈俞、阴郄；痰浊瘀滞者加太渊、丰隆；气阴两虚者加三阴交、太溪；阳气虚弱者加关元、肾俞；心阳欲脱者加灸关元、气海。

内关穴针刺 30～45 毫米（1～1.5 寸），强刺激，使针感向上臂传导；膻中穴沿皮下透鸠尾穴进针 75 毫米（2.5 寸）；心俞、厥阴俞针尖斜向脊柱进针 30 毫米（1 寸）。每次取主穴 2～3 对，配穴 3～4 对，得气后留针 20～30 分钟，其间可行针 3～4 次，每日 1 次，10 次为一疗程。周某，男，60 岁，退休干部。心悸，胸闷痛，头晕，痰多，恶心，苔厚腻，脉弦滑结代。诊为肾阳虚衰，营血虚少，脉道不通，导致心失所养而发病。治宜回阳益气，活血化瘀，健胃止痛。毫针针Ⅰ组：内关、条口、神门、通里、膻中、曲池、足三里、间使；Ⅱ组：肾俞、心俞、厥阴俞、膈俞、太渊、丰隆。两组交替使用，用平补平泻手法。由于患者年老体虚，久病导致心血失养，肾阳虚弱，心阳欲脱，加灸关元、气海、肾俞。每穴艾条灸 10～15 分钟，并配服中药回阳益气，促使早日康复。陆氏益气活血汤：丹参、制附子各 30 克，生黄芪 50 克，人参、白芍、陈皮、川芎、桃仁、当归、生山楂各 10 克，炙甘草、鸡内金各 12 克，肉桂 6 克。水煎附子一小时后再加它药，炮制 40 分钟，每日一剂，三次服。

忌口与食疗：

1）禁忌烟酒、辛辣等刺激性食物。

2）禁忌肥肉、动物内脏、椰子油、熏鱼、鱿鱼、蚌、蟹、螺、蛋黄等高胆固醇食物和含饱和脂肪酸食物，少食禽畜肉类动物蛋白食品。

3）忌暴饮暴食，饭菜只能七成饱，过饱横膈上升，影响和压迫心脏，使心率加快，血压升高。

4）忌糖类和多糖食品。如果糖、蔗糖可使血脂升高，导致肥胖；肥人多痰，多食易致瘀阻，加重病情。

5）忌偏嗜咸食，每日盐摄入量3～5克，咸菜、腌制品、含盐多的炒菜要少吃。咸多则血凝泣。

6）忌食胀气食物，如白薯、黄豆、浓茶、咖啡等。

7）避免情绪波动，要保持大便通畅。

本病以气血瘀阻发病，饮食亦以通利为宜，多食蔬菜、水果等疏导之品，少食肥腻、黏滞之物。本病常兼见血压增高，可参照高血压病篇进行忌口与食疗。

5. 高血压病

高血压病是以动脉血压增高为主要表现的常见血管疾病，呈慢性过程。高血压一般是指40岁以下成人收缩压高于140mmHg，舒张压高于90mmHg。40岁以上年龄每增高10岁，正常收缩压标准增加10mmHg，但舒张压标准不变。由于中枢神经系统功能紊乱引起的高血压称为原发性高血压；因泌尿系统疾病、慢性肾炎、肾动脉狭窄与嗜铬细胞瘤引起者，则称为继发性高血压。本病属中医眩晕、头痛范畴，而高血压脑病及因高血压引起的脑血管意外，则属于中风范畴。

（1）诊断要点：

早期可无症状或表现为头痛、头胀、耳鸣、眼花、心悸、失眠等，症状的轻重与高血压的严重程度可不成正比。体检除血压升高外，可无其他体征，或有左心轻度肥大及主动脉瓣区第二心音亢进。

疾病早期高血压可长期相对稳定，也可逐渐恢复正常。部分患者经多年后可逐渐影响心、脑、肾等，引起冠状动脉病变、高血压性心脏病、脑血管意外、肾小动脉硬化。如血压突然升高，出现激烈头痛、心动过速、心绞痛、视力模糊、气急、面色潮红或苍白，称高血压危象。

如血压急剧升高出现剧烈头痛、眩晕、恶心、呕吐、惊厥、昏迷，则为高血压脑病，一般可见于急进型高血压。

根据中医辨证可分为肝阳上亢、痰湿中阻、阴虚阳亢、阴阳两虚四种证候类型，前两型属实证，后两型属虚证。

肝阳上亢：头晕眼花，头目胀痛，急躁易怒，面红目赤，口苦咽干，舌红脉弦数。

痰湿中阻：头晕眼花，头部有压重感，胸闷恶心，食欲不振，肢体麻木或浮肿，舌苔厚腻，脉滑。

阴虚阳亢：头晕眼花，视力减退，耳鸣，失眠，多梦，腰膝酸软，面部有烘热感，舌质红，脉弦数。

阴阳两虚：头晕眼花，心悸，耳鸣，畏寒肢冷，腰膝酸软，夜尿多，男子阳痿，面目虚浮，舌淡苔白，脉沉细。

（2）治疗：

取穴：风池、血压点、曲池、足三里、丰隆、太冲、内关。肝阳上亢者加太冲、悬钟、阳辅；痰湿中阻者加丰隆、阴陵泉，针刺泻法；阴虚阳亢者加三阴交、太溪；阴阳两虚者加关元、气海，针刺补法。同时可根据症状进行加减，头痛头胀者加百会、太阳、印堂、合谷；心悸失眠者加神门、通里；腰酸者加肾俞、命门、大肠俞；耳鸣者加翳风、听宫、耳门、中渚；胸闷者加建里、内关、膻中、膈俞。每日或隔日一次，10～15 次为一疗程。

李某，男，49 岁，干部。经常头痛失眠，晕眩，四肢麻木，语言不利，反应迟钝，动作缓慢。舌红苔白腻，脉弦滑，脉搏 86 次/分钟。证系风痰上逆，治宜镇肝熄风，清热化痰。毫针针刺血压点、风池、曲池、内关、足三里、丰隆、太冲、阴陵泉，用凉泻法镇肝熄风，清热化痰降压，并配服中药宁心安神化痰降压，促使早日康复。陆氏降压汤：石决明 40 克，代赭石 30 克，珍珠母 25 克，牛角丝 20 克，旋覆花、天麻、全瓜蒌、钩藤、牛膝各 15 克，陈胆星、制半夏各 10 克，蜈蚣 3 条，全蝎 5 克。水煎，每日一剂，2 次服。

忌口与食疗：

1）禁忌烟酒、浓茶、咖啡、芥末、辣椒、胡椒、花椒等香辣调味品。

2）节制饮食，忌过饥过饱，暴饮暴食。

3）少食咸味食物，如咸菜、咸肉、酱菜、腌制品、海腥等。咸味伤血，每日盐摄入量限制在 3～5 克。

4）忌食肥肉、动物内脏、蟹黄、蛋黄、禽畜肉及蛋乳类高脂肪、高胆固醇食物。

5）降压药忌用茶水送服，服利血平、降压灵、优降宁等降压药物，忌同时饮用酒类饮料。

本病多属阴虚阳亢、热症，以选用清淡、凉润食物为宜，忌油腻肥厚及辛辣食物。荤腥以水产鱼类为好，河蚌、鲍鱼、园鱼、海蜇、乌贼等都能滋阴益肾，于本病甚宜。饮料以菊花茶为好。

6. 心脏神经官能症

心脏神经官能症是神经官能症的一种特殊类型，以心血管功能失常为主要表现而兼有其他神经官能症的症状，一般无心脏器质性证据，但可与其同时存在，属中医心悸、怔忡范畴。

（1）诊断要点：

症状多而易变，一度好转后易复发，少数病程长达数年或数十年。症状常在受惊、情绪激动或久病后首次出现，入睡前、将醒未醒、刚醒来及情绪波动时最易发作，劳累与情绪变化可使症状加重。心悸，心前区过度刺痛，部位不固定，气短，经常有叹息样呼吸，表情紧张，心情焦虑，手掌汗多，两手颤抖，失眠多梦，记忆减退。体检无异常发现。根据中医辨证，可分为气血不足、阴虚火旺、痰火扰心、心阳虚弱四种证型。本病以虚证为多见。

气血不足：心悸怔忡，神疲乏力，失眠健忘，头晕眼花，气短自汗，面色萎黄。舌质淡红，脉细弱，劳累后易发作。

阴虚火旺：心悸，心烦，失眠，头晕眼花，耳鸣，面部时有火烘感，口干，盗汗，腰酸，舌质红，脉细数，情绪变化易引起发作。

痰火扰心：心悸时发时止，受惊易作，胸闷不舒，心烦易怒，失眠多梦，痰多黏稠，口干苦，小便黄，便秘，舌苔黄腻，脉弦滑。

心阳虚弱：心悸气短，动则更甚，面色苍白，畏寒肢冷，头晕，胸闷，舌淡苔白，脉沉细无力，时有呕吐痰涎等。

（2）治疗：

毫针针刺心俞、肾俞、内关、间使、神门。气血不足者加膈俞、脾俞、足三里、三阴交、血海；阴虚火旺者加太溪、复溜、肾俞、太冲；痰火扰心者加丰隆、灵道、郄门、尺泽；心阳虚弱者加关元、气海，用艾条灸。除痰火扰心者用针刺泻法之外，其余均用针刺补法或平补平泻法，每次选3～4穴，交替使用，每日一次，15次为一疗程。

卓某，女，38岁，干部。经常心慌，胸闷不舒，多疑、多虑，心烦易怒，失眠多梦，乏力，纳差，心动过速，脉细数，舌质红，苔薄黄。诊为心脏神经官能症。治宜镇心安神，疏肝解郁。毫针针内关、神门、间使、心俞、肾俞，用平补平泻法。关元、气海用艾灸，每穴10～15分钟，镇心安神，扶阳补虚。并配服中药疏肝解郁，镇心安神，促早日康复。陆氏定心汤：菖蒲、当归、香附、佛手、远志各10克，桂枝6克，柏子仁12克，丹参、党参、龙骨、炒枣仁、牡蛎各15克，朱砂、琥珀各2克（研粉冲服）。水煎，每日一剂，2次服。

7. 无脉症

无脉症是多发性大动脉炎的一种表现，常由锁骨下动脉或肱动脉狭窄、闭塞所引起。其特点为桡动脉搏动消失，上肢表现缺血症状。中医称为脉痹。

（1）诊断要点：

可无任何症状，或时感一侧或两侧上肢无力，有发凉、酸麻及疼痛感，上肢运动后症状更明显。一侧或两侧上肢脉搏微弱或不能扪及，血压仅在70mmHg～80mmHg处听到，或不能测得，足背动脉搏动正常，下肢血压正常或增高。有时在颈部的锁骨上及胸锁乳突肌外侧可听到收缩期或来往性杂音。在活动期可有低热、血白细胞计数增高、血沉增快。X线胸片或主动脉逆行造影，可见主动脉弓或锁骨下动脉局部狭窄。

（2）治疗：

毫针针内关、大陵、神门、通里、太渊、尺泽、曲池、条口、心俞、肾俞、复溜、膈俞、风池、肩井。用轻而短暂的刺激，使局部疲麻即可，留针5～10分钟。邓某，女，41岁，干部，连云港人。全身肌肤发酸，麻痹，逐渐消瘦，无脉。曾多处治疗年余未有效果，故求中医针灸。诊见形体消瘦，精神萎靡，面色无华，发枯焦，语言低微，少气懒言，头晕，眼花，耳鸣，心跳，气短，胸闷，月经后期色淡量少，舌质较淡无苔，双侧颈动脉、桡动脉、腋动脉、足背动脉均消失。合诊为气虚血痹，大动脉炎。先针刺，治当益气养血，通痹复脉，用热补手法。选用陆氏复脉汤：生黄芪、鸡血藤各15克，桂枝、白芍、当归、熟地、牛膝、生姜各10克，白术、薏仁、金银花各20克，大枣8枚。水煎，每日一剂，三次服。针灸配服中药30日康复。

临床治疗68例，针灸配合中药，均在30日左右痊愈，脉能摸到，体力恢复，精力充沛，后访三年未有反复。

8. 病毒性心肌炎

病毒性心肌炎是指各种病毒引起的心肌急性或慢性炎症。临床表现有上呼吸道感染，心悸，胸闷，气短，重者心律失常，心衰，心源性休克或猝死。邓某，男，36岁，工人。胸闷，心悸，气短，低热38℃，曾在大医院诊断为心肌炎，决定住院治疗，本人和家属不同意，经亲戚介绍，求中医针灸治疗。经诊，胸闷，心悸，心烦不安，舌红，苔黄腻，舌下瘀紫，舌边齿痕，脉细数有结代。证系心气阴两虚，痰火内壅，瘀血阻滞。拟方针刺益气养阴，解胸脾之闷。配服中药陆氏五参生脉汤，祛痰化瘀，清心、定悸、安神。病人和家属同意治疗8天观察。

针刺取穴用毫针，建里、内关、神门、足三里、照海为一组，大杼、风门、厥阴俞、心俞、太溪、委中为二组，除建里穴外均取双穴，均用平补平泻手法。陆氏五参生脉汤：党参、丹参、北沙参各30克，玄参、苦参各12克，麦冬、郁金各15克，五味子6克，降香、瓜蒌皮、薤白各10克，金银花、板蓝根各30克，射干15克，白薇、地骨皮各12克，益母草15克，桃仁、赤芍、丹皮各10克，生黄芪、茵陈各30克，山楂15克。水煎，每日一次，三次服。8天见效，16天痊愈。临床针刺配服中药治疗79例，16天治愈43例，24天治愈25例，32天治愈11例。病毒性心肌炎病情复杂，可查《陆氏中医诊治验方》对症取方，配合针灸治疗，治愈率达百分之百。此症不治可延数年不愈，且能危及生命。

忌口与食疗：

1）急性期有心力衰竭、心率快、浮肿者绝对禁盐或少盐饮食。

2）绝对忌烟酒类、醋、辣椒、胡椒、姜、葱、蒜及冷饮、冰冻水果和其他刺激性食物。

3）服用强心药，如洋地黄、毒毛旋花甙K、西地兰、地高辛等时，严禁饮酒和酒类饮料。强心甙类药物有剧毒，易溶于乙醇，服药前后饮酒，会加强这些药物的毒性，导致严重后果。即使服中药、针灸也绝对禁饮酒类。

三、血液系统疾病

1. 贫血

血液中红细胞和血红蛋白量显著低于正常则称为贫血。贫血为一种常见的综合征，其原因很多，临床上可分为失血性、溶血性和造血不良性三类。造血不良性贫血包括缺铁性贫血、维生素 B_{12} 与叶酸缺乏所致的大红细胞性贫血，以及骨髓造血机能减退所致的再生障碍性贫血。

（1）诊断要点：

①急性贫血：由急性失血所致者，主要表现为周围循环衰竭，血压下降，休克等。速度较慢失血则有头晕、口渴、乏力、昏厥、脉细数等症状。急性溶血者呈发热、贫血、黄疸、腰痛、血红蛋白尿和脾肿大。

②慢性贫血：头痛、头晕、眼花、耳鸣、畏寒、乏力、心悸、气短、失眠、食欲不振、恶心呕吐、腹胀、面色苍白，甚至有浮肿、心脏扩大、心尖区收缩期杂音。

③病史：体格检查、周围血象和骨髓象的细胞学检查等，可帮助进一步做出病因和贫血程度的诊断。

④慢性贫血根据中医辨证可分为心脾两虚、肝肾阴虚、脾肾阳虚三种证候类型。

心脾两虚：心悸，失眠，疲乏无力，气短，食欲不振，腹胀，大便溏薄，面色苍白，舌质淡，脉细。

肝肾阴虚：头晕，眼花，耳鸣，盗汗，腰膝酸软，五心烦热，舌质红而少苔，脉细数。

脾肾阳虚：面色晦暗或萎黄，形寒肢冷，时有浮肿，食欲不振，夜尿多，舌质淡，苔白腻，脉沉细。

（2）治疗：

①毫针针大椎、膈俞、肝俞、心俞、命门、足三里、阴陵泉、天枢、内庭、三阴交、曲池。心脾两虚者加心俞、脾俞、神门、内关；肝肾阴虚者加肝俞、肾俞、复溜、太溪；脾肾阳虚者加肾俞、关元、气海。均用针刺热补手法，每次选 4～5 穴，交替使用。每日 1 次，10 次为一疗程。

②灸法：大椎、华佗夹脊、心俞、膈俞、膏肓、足三里。配肝俞、脾俞、肾俞、胃俞、三阴交、曲池。每次选 3～4 穴用温和灸，每穴 5 分钟，或以隔姜灸每穴 5～15 分钟，每日或隔日 1 次，10 次为一疗程。

急性失血和溶血所致贫血不宜用针灸。

忌口与食疗：

1）忌饮浓茶，尤其在吃饭或服药时，禁饮浓茶，因茶中所含的单宁能抑制铁的吸收。

2）服用抗贫血中的铁剂，如服用硫酸亚铁应忌食茶、奶，以免降低铁的吸收率；禁食豆腐，因豆腐中含钙质酸盐等，与铁相结合则发生沉淀，影响吸收。服用补血的中药当归时，忌食荤面；服用生地时，忌食诸血、葱、蒜、萝卜等。

贫血并不是指血少，而是指循环在血管中的红细胞数量和血红蛋白的含量比正常数值要低。制造红细胞和血红蛋白所必需的物质主要是铁、蛋白质和少许铜。由于铜需要量很少，一般食物已经够用，因此纠正贫血主要在于补充食物中的铁和蛋白质。日常生活中含铁最多的食物是鸡、鸭、鹅、牛、猪的肝脏、肾脏、心脏等，其次为动物瘦肉和蛋黄。菠菜、芹菜、番茄、杏、桃、李、红枣含铁质也较为丰富。铁需要在酸性环境中才能被人体吸收，故还必须同时选食富含维生素 C 的食物，如新鲜蔬菜和水果等。

2. 白细胞减少症

本病可由感染、放射性物质、药物（如氨基比林、保泰松）等引起，也可继发于脾机能亢进、肿瘤、再生障碍性贫血、白血病等疾病。相当于中医虚劳范畴。

（1）诊断要点：

①周围血象白细胞计数低于4000/微升，计数多在2000～4000微升之间，分类计数示粒细胞百分率轻度降低。早期骨髓象正常，后期出现抑制状态。

②可伴有乏力、头昏、低热、腰腿酸痛、失眠等症状。

③呈慢性或良性病程。

④若发病急骤，发热，极度乏力，咽痛，口咽部黏膜溃疡甚至坏死，后即发展到阴道、直肠、皮肤等处。白细胞计数在2000/微升以下，中性粒细胞显著减少（低于1000/微升）者，称为粒细胞缺乏症，愈后不良。

⑤红细胞及血小板计数正常，出血、凝血时间正常。可与再生障碍性贫血与白细胞不增多性白血病鉴别。

（2）治疗：

毫针：足三里、内庭、阴陵泉、复溜、太冲、三阴交、膈俞、脾俞、血海，配大椎、太冲、绝骨、天枢、肝俞、肾俞等。均用双侧穴，每次选2～3穴，每日或隔日1次，12次为一疗程。用针刺补法或轻刺手法，局部得气即可，出针后用艾条灸20～30分钟。粒细胞缺乏症宜中西医结合治疗。尹某，女，38岁，教师。头昏，乏力，腰酸，食欲不振，肢体麻木不舒，沉重，失眠多梦，面黯无华，舌质淡红，苔薄白，脉沉细无力。诊为心脾两虚，肾气不足；白细胞减少症。先针灸滋阴补心肝，配服中药滋阴养血。陆氏养血汤：丹参、生黄芪、党参各20克，山药35克，白术、柏子仁、茯苓、砂仁、远志、枸杞子、当归、狗脊（去毛）各15克，酸枣仁、菟丝子各25克。水煎，每日一剂，三次服。针灸配服中药20日康复。

临床治疗28例，针刺配服中药，均于30日恢复健康，后访未反复。

3. 血小板减少性紫癜

血小板减少性紫癜是临床较常见的一类出血性疾病，可分为原发性、继发性两种。原发者与自身免疫有关，继发性者则与药物、感染、脾功能亢进、骨髓内占位病变等有关。

（1）诊断要点：

①出血症状：以皮肤紫癜为主，多见于四肢部位，其次为鼻衄、皮下出血、牙龈出血与妇女月经过多。少数有血尿、消化道出血或颅内出血。

②实验室检查：血小板计数减少，一般每微升5万以下，出血时间延长，血块收缩不佳，毛细血管脆性试验阳性，凝血时间正常，凝血酶原时间正常。骨髓象呈巨核细胞数正常或增多，分类以幼稚型为主，产血小板巨核细胞减少，血小板形成减少。

（2）治疗：

毫针：膈俞、脾俞、肝俞、复溜、血海、三阴交、太冲。先针膈俞、脾俞，针尖呈45°角向脊椎方向针刺，捻转提插，进针60毫米（2寸），得气后留针5分钟。然后直刺血海、三阴交，得气后留针30分钟，每日1次，30次为一疗程。针刺宜用于慢性病程者，急性者则不宜，继发性血小板紫癜需查明原因对症治疗。宜配中药治疗。苏某，女，18岁。全身皮肤见大小不等紫点与瘀斑，两下肢密集，面色无华、苍白，舌面有出血，大便干结，舌质淡红，苔白黏，脉弦细数。诊为热毒入血，血热伤络。治宜清热解毒，凉血止血。陆氏凉血汤：羊蹄根、水牛角、仙鹤草、岩柏、夜交藤各30克，连翘、红枣、合欢皮各15克。水煎，每日一剂，三次服。血小板减少性紫癜分血瘀于肌、脾阴虚血躁、热毒入血肌、风火热毒伤肌、阴虚内热气不摄血、脾肾两虚气血亏六种类型。对症选穴、配方疗效显著，临床治疗大约月余康复。

忌口与食疗：

1）忌香燥、辛辣、动火和温补的食物，如葱、姜、蒜、韭菜、桂皮、胡椒、芫荽、蘑菇、烟、酒、醋、牛、羊、狗肉等，以免助热动血，耗津伤血。

2）忌食鱼、虾、蟹、牛奶等腥味发物。血得热则行，得寒则凝，本病常见情况是热盛动血和阴虚火旺，实火虚火都能熏灼血脉，逼迫血液妄行，因此要禁忌辛辣、香燥食物。

久病不愈，反复发病出血，而出现气虚不能摄血的情况时，可以适当温补，选食含胶质较为丰富和含优质蛋白的食物，如骨髓、肉类、肉皮、蹄筋、奶、蛋、鱼、豆及豆制品等。

四、呼吸系统疾病

1. 急性支气管炎

急性支气管炎是病毒和细菌感染、理化性刺激或过敏反应等对支气管黏膜所造成的急性炎症，是呼吸系统的常见病。属中医外感咳嗽范畴。

（1）诊断要点：

①一般先有鼻塞、流涕、咽痛、头痛、畏寒、发热、声嘶、肌肉酸痛等上呼吸道感染症状。

②咳嗽为主要症状。开始为干咳、胸闷，过1～2天后有痰，初为清稀黏液，后转为脓性黏痰。

③胸部听诊可闻及粗糙呼吸声，并有干、湿性粗啰音。用力咳嗽或咳痰后，啰音性质与部位易改变或消失。X线检查大多正常或肺纹理增粗。

④根据中医辨证，本病多分为外感实证，可分为风寒、风热两种证候。

风寒型：咳嗽，痰稀色白，发热畏寒，无汗，头痛鼻塞，身体疼痛，脉浮紧，舌苔薄白。

风热型：咳嗽，痰黏稠色黄，咳而不爽，发热恶风，有汗，口渴，咽痛，脉浮数，舌苔薄黄。

（2）治疗：

风寒型：列缺、合谷、肺俞、风池、风门、大杼。

风热型：尺泽、曲池、肺俞、鱼际、丰隆、绝骨、大杼。

咽痛者加刺少商出血；发热者加大椎、外关；头痛者加太阳、头维、印堂、列缺；痰多者加丰隆；鼻塞者加迎香、印堂。均用针刺泻法，每日1次。针灸对本病有一定疗效，但感染严重者，应配合药物治疗。葛某，女，38岁。因淋雨受凉，恶寒发热，咽痒，咳嗽。西医诊为急性支气管炎，用过青链霉素、庆大霉素、棕色合剂、非那根、可待因等药物，仍然咳嗽频剧，咳时弯腰曲背，小便自遗，长夜不寝，心烦。舌淡红，苔薄白，脉浮紧。诊为寒气郁肺，失其肃降。治宜温化水饮，开郁清降。先针刺开郁清降，配服中药温化水饮。陆氏温化汤：生石膏120克，半夏30克，麻黄、桂枝、白芍、干姜、五味子、大枣、甘草各20克，细辛8克。水煎，每日一剂，三次服，3日愈。

临床针刺配服中药治疗18例，均于2~3天内痊愈。

2. 慢性支气管炎

慢性支气管炎的发生与空气污染、吸烟、感染、过敏以及自主神经功能失调、气候变化等多种因素有关。是常见病和多发病，属中医内伤咳嗽、痰饮范畴。

（1）诊断要点：

①病程缓慢：症状逐渐加重。患者常有长期吸烟或吸入刺激性气体及尘埃的病史。

②咳嗽，痰多，痰呈黏液泡沫状，冬季与每天清晨、傍晚咳痰尤多。

③常有反复的呼吸道感染，畏寒，发热，咳嗽痰黏稠，甚至呼吸急促。

④本病长期不愈，可发展为肺气肿、肺源性心脏病。

⑤胸部可闻及两肺下部鼾音、湿啰音和哮鸣音，亦有局限于一侧者，后期常伴有桶状胸。肺部叩诊高清音，心浊音界缩小，肺部呼吸音减低，呼气延长。

⑥根据中医辨证，本病可分为肺气虚、脾气虚、肾气虚三种证候类型。

肺气虚者：咳嗽，痰清稀色白，气短懒言，神疲乏力，畏风自汗，易感冒，舌淡苔白，脉细。

脾气虚者：咳嗽痰多，咯痰黏稠而量多，纳少腹胀，神疲乏力，大便溏薄，舌淡苔白腻，脉细。

肾气虚者：咳嗽，气喘，不得平卧，动则尤甚，腰酸腿软，畏寒肢冷，面目与下肢浮肿，舌质淡，脉沉。

（2）治疗：

肺气虚者：列缺、太渊、肺俞、膻中、气海。脾气虚者：脾俞、阴陵泉、足三里、丰隆、太渊。肾气虚者：复溜、肾俞、太溪、天突、气海。多以补法或平补平泻法，每日或隔日1次。如合并呼吸道感染者，可按感冒与急性支气管炎治疗。

王某，男，48岁，农民。咳嗽不止，胸闷气逆，泡沫痰多，头痛怕冷，恶风无汗，曾服用利嗽平、棕色合剂、气管炎丸等药均无效，故求中医治疗。经诊，脉浮滑，舌质红润，苔薄白。诊为寒邪犯肺，肺失宣降。治宜宣肺止咳，祛痰平喘。先针刺宣肺止咳，配服中药祛痰平喘。陆氏宣肺汤：炙马兜铃、百合各15克，炙麻黄、炒杏仁、甘草、桔梗、百部、五味子、川贝母各6克，前胡、紫菀、麦冬各10克。稀泡沫痰且喘急加制南星6克；痰多加半夏、橘红、云苓各10克；胸痛痰壅盛者加瓜蒌皮、枳壳各6克；胸闷气急者加苏子梗、款冬花各10克；肺热、便干、喘急者加莱菔子、桑白皮各10克；咳嗽频频连声不已者加生阿胶10克（烊化）；气虚心悸加党参16克。治疗8日愈。

慢性支气管炎分寒邪犯肺、肺脾气虚两型。临床针灸配服中药治疗80例，均于10日内康复。可查《陆氏中医诊治验方》对症取穴取方。

忌口与食疗：

1）禁忌酸辣刺激性食物，如浓茶、咖啡、醋、辣椒、胡椒、石榴、银杏、桂皮等。

2）禁忌烟酒、肥厚、油腻、油炸食物，如红烧肥肉、烧鸡、烤鹅、鸭、糯米、油饼等。

3）忌过食咸味食品，如海腥、腌腊制品等。

4）忌食牛、羊、狗肉等温热动火食物。可参照感冒篇忌口食疗。

3. 支气管哮喘

支气管哮喘是一种常见的、发作性的肺部过敏性疾病。其发生与地区、职业接触和遗传等因素有关。中医称之为喘息哮喘。

（1）诊断要点

①发病季节以秋、冬二季为多。

②可由反复的上呼吸道感染或吸入外界过敏性抗原（如花粉）等诱发。前者称为内因性哮喘，后者称为外因性哮喘。

③典型发作前常有咳嗽、胸闷、鼻痒、咽痒、连续喷嚏等先兆症状。

④突然发作：顿时胸部胀闷，呼吸困难（伴见呼吸延长），哮鸣，干咳，为减轻气喘，患者被迫坐起，严重者可有紫绀、静脉怒张、大量冷汗出现。发作停止前，先咳出大量黏痰，随即呼吸通畅。每次发作时间数分钟或数小时不等，如持续至数日，则称为哮喘持续状态。

⑤体检见胸廓膨胀、隆起，呈桶状胸，胸锁乳突肌紧张，腹壁强直，肺部叩诊呈高清音，听诊呼吸音减弱，呼吸延长，伴有干啰音及哮鸣音；如伴肺部感染时，则有湿性啰音。

⑥根据中医辨证，本病可分为实证和虚证两种。实证分风寒、痰热两类；虚证分肺虚、脾虚、肾虚三类。

风寒型者：呼吸困难，喉中有痰鸣声，咳嗽痰少，痰质稀色白或带泡沫，恶寒无汗，肢体疼痛，舌质白滑，脉浮。

痰热型者：呼吸困难，咳嗽气粗，阵咳面赤，痰黄黏稠，咯痰不利，口渴烦躁，或伴有发热，舌苔黄腻，脉滑数。

肺虚型者：面色苍白，自汗恶风，气喘息短，少气无力，精神疲倦，舌质淡，脉细弱。

脾虚型者：面色萎黄，食欲不振，气喘息短，神疲乏力，痰多色白易咯出，便溏腹泻，舌胖嫩，苔厚腻，脉濡滑。

肾虚型者：面色黧黑，气急息促，动则尤甚，心悸头晕，耳鸣，腰酸，下肢冷，舌质淡，脉沉细无力。

（2）治疗：

①毫针：

风寒型：大椎、尺泽、风门、合谷、天突、大杼、少商、肺俞。

痰热型：大椎、膻中、孔最、鱼际、丰隆。实证均予针刺法，每日1次。

肺虚型：定喘、膏肓、肺俞、太渊、大杼、足三里、气海。

脾虚型：肺虚方加脾俞、足三里、关元、天枢。

肾虚性：肺虚方加肾俞、命门、关元、太溪。虚实均以针刺补法，隔日1次。

②灸法：

肺虚型：大椎、肺俞或风门、膻中。脾虚型：大椎、肺俞或膏肓、天枢、中脘。肾虚型：大椎、命门、肺俞或膏肓、气海或肾俞、大椎、肺俞、风门、膏肓。每次灸5~7壮，气海、肾俞5~7壮，中脘7~9壮，膻中3~5壮。

何某，女，39岁，农民。患支气管哮喘已十年之久，每年冬春受凉发作2~3次，服用麻黄素或中药即可缓解，近年发作频繁，输液、吃药、打针无效，故求中医针灸治疗。先针灸疏通气血，配服中药扶正祛邪止喘。陆氏平喘汤：制南星、法半夏、桔梗、川贝母、杏仁、生甘草、细辛、五味子各30克，生麻黄、白苏子、款冬花、生紫菀各20克，麻油500克，白蜜250克，生姜汁250克。先将前12味药放入麻油内浸泡24小时，再煎枯去渣，滤净，然后加入白蜜及生姜汁熬成膏，以滴水成珠为度，约900克。于每日五更鸡鸣时开水冲服一小匙，儿童酌减。针灸配服中药治疗10日愈。

临床辨证分寒邪犯肺、痰积喘咳、肺脾气虚、肝气郁结、痰火犯肺、肾气虚，肺气虚弱等七种类型。临床针灸配服中药治疗89例，均在半月内康复。支气管哮喘有多种类型，可查《陆氏中医诊治验方》对症辨证取方。

忌口与食疗；

1）忌烟酒、辣椒、胡椒、芥末、葱、蒜、韭菜、浓茶等刺激性食物。

2）忌鱼、虾、蟹、羊、牛、肉、公鸡、鸡蛋、蜂蜜、巧克力等食物。

3）忌酸咸食物，如腌制海味、酱类瓜果、酸辣萝卜、雪里蕻、腌制蔬菜、味精等。

4）忌食肥厚、油腻食品，如肥肉、虾、蟹、黄鱼、带鱼、汽水、黄豆、红薯、土豆、芥菜、南瓜等。

5）忌羊、牛、狗肉和辛辣等热性食物。

6）忌食冷、寒、咸性食物，如梨、荸荠、生菜、竹笋、苦瓜、西瓜、绿豆芽等。

7）忌油炸食物、煎炸食品。

8）降气化痰治哮喘药物中，半夏忌羊肉、羊血，饴糖、厚朴忌豆类。

本病诱发因素较多，故预防发作特别重要，应注意避免接触引起过敏的物质，如花粉及发物，更应注意避免感受风寒引起呼吸道感染，追本求源调养才能取得较好疗效。

五、消化系统疾病

1. 慢性胃炎

慢性胃炎可分原发性和继发性二种。本病属于中医“胃脘痛”“痞满”等病症范畴。

（1）诊断要点：

①疼痛：一般在进食不久疼痛发作，有时亦有如溃疡病的周期性、节律性疼痛，疼痛多不剧烈，但亦有剧痛者。多见于肥厚性胃炎。

②消化不良：食欲减退、上腹部不适、胀满、嗳气、恶心、呕吐。

③萎缩性胃炎：可见有贫血、消瘦、舌炎等，并伴有轻中度慢性无痛性腹泻。

④体检有弥漫性上腹部压痛，萎缩性胃炎可有贫血与舌萎缩。

⑤根据中医辨证，本病可分为肝胃不和、痰饮停聚、脾胃虚寒、胃阴不足四种类型。

肝胃不和：脘腹胀满，痛引胁肋，嗳气泛酸，时有恶呕，舌苔薄腻，脉弦。

痰饮停聚：胃脘痞满，呕吐涎沫，心悸，头晕目眩，舌苔白滑，脉滑。

脾胃虚寒：胃脘隐痛，喜按喜暖，大便溏薄，面色苍白，疲乏无力，舌质淡，脉沉迟。

胃阴不足：胃脘隐痛，有灼热感，口渴欲饮，面色无华，形体消瘦，舌质红，脉细数。

（2）治疗：

肝胃不和：中脘、内关、阳陵泉、绝骨、肝俞、足三里、太冲。用平补平泻手法，留针 15～20 分钟。

痰饮停聚：内关、足三里、丰隆、胃俞、肝俞、脾俞。用平补平泻法，可加温针，留针 15～20 分钟。

脾胃虚寒：脾俞、肝俞、胃俞、中脘、足三里。用针刺补法，留针 15～30 分钟，针后可隔姜灸。

胃阴不足：三阴交、阴陵泉、足三里、胃俞、脾俞、章门。用平补平泻法，留针 30 分钟，每日或隔日治疗 1 次，10 次为一疗程。每疗程间隔 5～7 天。

本病呈慢性过程，针灸治疗时间较长，需坚持治疗，配服中药。周某，女，36 岁，农民。吐食，吐出烂肉状物 4 块。胃脘痛百日，三月来每日晚饭后吐食，夜间加重，吐出物先饮食、后酸水，胃脘胀痛，且连肩背，若得嗳气则觉舒服。近五日来每日吐烂肉物有 5～6 块，形如粉笔，外观淡红。证为中焦虚寒，健运失司，痰饮食积。

治宜温中散寒，健脾化饮，开导清结。陆氏健脾汤：党参、茯苓、山楂、瓦楞子、代赭石、瓜蒌仁各30克，白术25克，肉桂、大黄、枳壳、川厚朴各10克，苏子6克，甘草3克，生姜3片，大枣5枚。水煎，每日一剂，三次服。服8剂后又吐黏液凝固体10余块，吐酸大减，食欲增加。又于原方去肉桂、山楂、瓦楞子，加山药30克、当归15克、砂仁6克。又进四剂，诸症皆除。

忌口与食疗：

1）忌暴饮暴食，饥饱无常，纠正不良饮食习惯，饮食要定时定量。

2）忌食生冷、坚硬、煎炸、粗糙、纤维过多的食物。如冷饮和荸荠、雪梨、柿子、黄瓜、丝瓜、菜瓜、长瓜、茄子、竹笋等寒凉瓜果，及油酥点心，如油炸饼、炸油条、炸糕、烙饼等。

3）忌烟酒、浓茶、咖啡及辣椒、胡椒、芥末等辛辣芳香调料。

4）胃酸过多者，忌食醋、话梅、杨梅、山楂、橘、柚、柠檬、菠萝、石榴、乌梅、鸡、肉、鱼、蘑菇汤等。少吃糖类食物。

5）胃酸过少者，忌食碱性食物，如苋菜、芹菜、海带、牛奶、豆制品等。

慢性胃炎的起病原因与不良的饮食习惯有关，或饥饱不均，暴饮暴食，或长期吸烟、饮酒、喝茶，嗜食辛辣刺激性食物，使胃黏膜反复受到刺激，形成慢性炎症。一般可出现两种情况：一种是胃黏膜经过长期发炎，逐渐萎缩变薄，分泌胃酸的腺体大部分消失，因而胃酸缺乏，形成萎缩性胃炎。浅表性胃炎也可与萎缩性胃炎并存。另一种情况是胃黏膜受炎症刺激后，反而变得肥厚，分泌胃酸腺体增生，出现胃酸过多现象，成为肥厚性胃炎。因此慢性胃炎忌口，应着重保持良好的饮食习惯。

2. 胃十二指肠溃疡

胃十二指肠溃疡又称消化道溃疡，是常见的消化系统疾病。胃小弯、幽门前区、贲门区与十二指肠球部为本病好发部位，其发生与遗传、地理环境、食欲、情绪、吸烟、药物等因素有关。属中医学胃痛、吞酸等范畴。

（1）诊断要点：

①较长期上腹部疼痛，呈周期性、规律性发作，与饮食有关，饮食和碱性药物有止痛作用。疼痛有胀痛、灼痛、酸痛、刺痛、空腹痛等，上腹部有压痛。

②伴有恶心、呕吐、嗳气、泛酸、食欲不振等消化系统症状，体重减轻，疲乏无力等。

③胃小弯溃疡疼痛发生于食后半小时或2小时，持续约1～2小时消失，疼痛规律，进食则痛，一般不呕吐，上腹部剑突下或稍偏左压痛。

④十二指肠球部溃疡疼痛发生于食后2～4小时，持续到下次进餐时才缓解，得食则缓解痛止，并有夜间痛醒发生。大多有泛酸、嘈杂感。

⑤合并症有胃穿孔、上消化道出血、幽门梗阻等。

⑥根据中医辨证，本病可分为气滞、血瘀、郁热、痰湿、脾胃虚寒、胃阴不足六种类型。

气滞：胃脘胀痛，痛引两肋，情绪波动则加剧，嗳气，反酸，食欲不振，舌苔薄脉弦。

血瘀：胃脘刺痛，部位固定，时间较长，痛彻胸背而剧烈，拒按，或有呕血，便血，舌质紫黯或有瘀斑，脉弦涩。

郁热：胃脘灼热样疼痛，进食后疼痛不止，或食入易痛，口渴喜饮，泛酸，嘈杂，便秘，舌质红苔黄，脉弦数。

痰湿：胃脘胀痛，胸闷腹胀，呕吐痰涎沫，胃部有振水声，头晕，心悸，舌苔白腻，脉弦滑。

脾胃虚寒：胃脘部隐隐作痛，喜暖，喜按，得食则痛势缓解，泛吐清水，神疲乏力，舌质淡，脉沉迟。

胃阴不足：胃脘部隐隐作痛，有灼热感，嘈杂似饥，或饥而不能食，口干，便秘，舌质红，苔少光剥，脉弦细。

（2）治疗：

毫针：内关、中脘、足三里、内庭。气滞加太冲，阳陵泉、气海、期门；血瘀加膈俞、公孙、太冲、复溜；郁热加陷谷、悬钟，内庭；痰湿加丰隆、阴陵泉、三阴交；脾胃虚寒加脾俞、肝俞、胃俞；胃阴不足加三阴交、脾俞、胃俞、阴陵泉。

实证用针刺泻法，虚证用针刺补法，痰湿型和脾胃虚寒型者可在针后加灸（或用温针法，除内关之外均可）。得气后可留针 20～30 分钟。每日 1 次，发作期剧烈者可日针 2～3 次。崔某，女，38 岁，教师。长期胃痛，纳呆，气短，亦见腹痛，肠鸣，腹泻，消化不良，脉弦细，舌红，苔黄腻。证属肝气犯胃。治宜疏肝理气，和胃消食。先针灸疏肝理气，配服中药和胃消食。陆氏消食汤：焦三仙、莱菔子各 45 克，香附 25 克，藿香、陈皮、佛手各 15 克，木香 6 克，槟榔片、甘草各 10 克。脾虚热盛者加白术、茯苓各 15 克；脾气虚者加党参 20 克；中焦虚寒者加砂仁、草豆蔻各 12 克；血瘀胃脘者加蒲黄、五灵脂各 10 克；吞酸加瓦楞子 25 克；胃热加生石膏 30 克、黄芩 10 克；食欲正常者去焦三仙、莱菔子；无心下痞去槟榔片；胃阴盛者适当减少理气药，加天花粉、麦冬各 15 克。水煎，每日一剂，三次服。

临床治疗数十年，针灸配服中药 8～10 日即治愈。胃十二指肠溃疡有血瘀、郁热、痰热、虚热、胃阴不足五种类型，可查《陆氏中医诊治验方》辨证取方。

忌口与食疗：

1）忌烟酒、浓茶、咖啡，及辣椒、胡椒、葱、蒜、辣油、咖喱等辛辣调味品。

2）忌食豆类，甘薯、芋头等易胀气难消化食物，及韭菜、芹菜、泡菜、老菜帮等多纤维菜。

3）忌油煎炸、烟熏、生拌食品和腌制品，如腌菜、酱菜、酱瓜、腌制海味等。

4）忌过酸、过甜的食物，如食醋、酸菜、蜜饯、果酱、糖果等，以免胃酸分泌过多，使疼痛、嗳气加重。

5）忌浓缩肉汁、肉汤、鸡汤、蘑菇汤等刺激胃酸分泌过多的浓汤。

胃十二指肠溃疡病因是饮食不节，暴饮暴食，饥饱无度和情绪因素等。若反复发作可导致大出血、幽门梗阻、穿孔等严重病症。

3. 胃下垂

胃下垂是指胃的弯弧线最低点下降至两髂嵴连线以下，十二指肠球部向左偏移的一种内脏下垂病。多由腹壁紧张度变化，腹壁脂肪缺乏，肌肉松弛，腹压减低引起。

（1）诊断要点：

①腹胀，食后加重，平卧减轻，恶心嗳气，胃痛无周期性规律性，时有便秘腹泻，或两者交替出现。

②全身呈瘦长体型，头晕眼花，心悸，乏力，时有昏厥。

③上腹部可扪及主动脉强烈搏动，同时伴其他内脏下垂体征。

④胃肠检查（钡餐），胃小弯弧线最低点在髂嵴线以下。

（2）治疗：

胃上（脐上2寸、下脘穴旁开4寸）、关元、气海、天枢、梁丘、足三里。针刺胃上穴时可用26号125毫米（5寸）长针，宜透过肌层，针尖向气海或关元穴。如胃下垂不到6厘米者，取气海穴；超过6厘米者取关元穴。在二穴针后再作托胃手法，用右手虎口托住胃底部，用力缓缓向上托移，反复数次，以助胃上提。

腹胀加天枢、上巨虚；胃痛者加梁门、足三里、公孙；久病体虚加三阴交、脾俞、肝俞、胃俞。隔日1次，10～20次为一疗程。

体弱者配无痛穴（通里穴上1寸）向上沿皮浅刺；伴胃炎溃疡病、神经衰弱，配内关、足三里，弱刺激不留针；气虚者配关元留针30分钟。饭后30～90分钟治疗为佳，针后卧床15～30分钟。

治疗胃下垂宜配合适当的体育锻炼，注意饮食营养，少食多餐，避免暴饮暴食，进食后宜平卧一段时间为佳。同时配服中药可促进早日康复，治愈率高。周某，男，39岁。脘腹胀满、下坠，嗳气频多，纳差，大便不爽，舌质红，苔白腻，脉沉弦缓。证系脾虚气滞，升降失调。治宜升提固托，补中益气。先针刺升提固脱，配服中药补中益气。陆氏生固汤：黄芪30克，白术、枳壳各20克，防风15克，木香、砂仁各8克。水煎，每日一剂，三次服。临床治疗58例，配合针灸四剂见效，八剂病除。后访二年未有复发，并发胖。此方乃陆氏秘方，对胃扩张、肠下垂、疝气、脱肛、子宫下垂均有良效。周某，女，26岁。胃痛、腹胀，食量逐渐减少，身体虚弱，乏力，面黄，舌苔薄白，脉沉缓无力。证系中气下陷，脾胃虚弱，胃下垂。采用补中益气，升提举陷法治疗。取中脘透下脘、天枢透外陵、气海透关元、足三里。用热补法留针20分钟，针16次，症状完全消失。

二组法治疗胃下垂。用1.5寸毫针，压手进针法进针后，中脘向下斜刺透下脘，梁门向下斜刺透关门，足三里用补法留针20分钟。

三组法治疗胃下垂。用1.5寸毫针，压手进针后用补法，天枢向下斜刺透外陵，气海向下斜刺透关元，留针20分钟。

热补法：温经散寒，舒筋活血，补气升阳。

主治：中风脱证、瘫痪麻痹、风湿痹症、腹痛泄泻、阳痿遗精等一切虚寒症。

操作方法：医者左手食指紧按针穴，右手将针刺入穴内，候到气至，左手加重压力，右手拇指向前连续捻按 3～5 次；候针下沉紧，针尖拉着有感应的部位连续急插慢提 3～5 次，拇指再向前连续捻按 3～5 次，针尖顶着产生感觉的部位守气；候针下继续沉紧，产生热感。根据病情留针 10～20 分钟，缓慢将针拔出，急按闭穴位。凉泻手法与热补手法反而行之。

凉泻手法：消炎镇痛，消肿，治一切实症。

4. 胃黏膜脱垂

胃黏膜脱垂系胃黏膜松弛，时而脱入幽门管所致的消化系统疾病。

（1）诊断要点：

①常见有上腹部不规则疼痛，疼痛部位与性质类似十二指肠球部溃疡，但无节律性，进食及服用碱性药物亦不能缓解。

②伴有嗳气、泛酸、腹胀等症状。

③上消化道出血为本病重要症状，出血前数小时可见恶心、呕吐。

④本病有些患者可无症状表现，亦有与十二指肠球部溃疡同时发生而为其症状所掩盖。

⑤有时可出现幽门阻塞症状，但很快消失。

⑥本病须依靠 X 线胃肠钡餐检查确诊。

⑦根据中医辨证，本病可分为胃寒与血瘀两类。

胃寒：胃痛，腹胀，嗳气，吞酸，时有恶心呕吐，食后腹胀胃痛加剧，舌质淡，苔白，脉沉弦。

血瘀：胃痛，肠鸣，腹胀拒按，右腹为甚，辗转不得卧，左侧卧略舒，右侧卧加重，口渴，咽干，恶心呕吐，甚而呕血，舌有瘀斑，脉弦涩。

（2）治疗：

胃寒：中脘、梁门、足三里、内庭。中脘、梁门直刺 60 毫米（2 寸），用捻转泻法，针后加灸；足三里直刺 1～1.5 寸，用捻转提插补法，留针 15 分钟，针刺后加灸。

血瘀：上脘、中脘、大陵、足三里、太冲、三阴交。上脘、中脘直刺 1.5～2 寸，用捻转泻法，其余穴位提插捻转用泻法，得气后留针 15 分钟。每日治疗 1 次，10 次为一疗程。

本病轻者可用针灸治疗。如上消化道出血反复发作，严重幽门阻塞，上腹剧痛不止者，则宜外科手术治疗。

冯某，男，48 岁，干部。进食不舒，每饭后胃痛，日渐消瘦。诊为中气不足，胃气不和；胃黏膜脱垂。先针灸升提固脱，配服中药补中益气。治宜补中益气，投入陆氏补中益气汤：黄芪 35 克，党参 20 克，白术、陈皮各 12 克，柴胡、升麻各 8 克，甘草 4 克，川楝子 15 克，炒枳壳、延胡索各 12 克。水煎，每日一剂，三次服。临床治疗 68 例，施针刺配中药双元疗法均获康复。后访三年未见反复，体重有不同程度增加。

5. 胃肠神经官能症

胃肠神经官能症是神经功能紊乱在胃肠道的表现，以胃肠运动与分泌功能紊乱症状为主，但常伴有其他官能症状。在病理上无器质性变化。

（1）诊断要点：

①起病缓慢，呈持续性或反复发作。

②泛酸，嗳气，厌食，恶心，呕吐，食后腹胀，上腹不舒或疼痛，临床以神经性呕吐、神经性嗳气为多见。

③肠神经官能症：腹胀、腹痛、肠鸣、腹泻、便秘、情绪性腹泻与结肠过敏。

④伴有全身疲乏，失眠、健忘、心悸、胸闷、盗汗、遗精等其他症状。

⑤精神因素常可引起发作。无任何器质性病变。

（2）治疗：

内关、神门、足三里、内庭、中脘、脾俞、肺俞、胃俞。腹胀、腹泻加天枢、上巨虚；便秘者加支沟、照海；呃逆者加天突、膈俞；盗汗、遗精者加太溪、复溜。用针刺补法或平补平泻手法，留针15～30分钟，隔日治疗1次，15次为一疗程。

本病用针灸有一定疗效，宜结合中药和适当的心理治疗。刘某，男，38岁，干部。呕吐、吐酸，上肢痛有灼热感，纳差，体形消瘦，解黑便，心烦口苦，腹痛牵引对侧背部，夜寝不安。舌淡红，苔白薄、微黄，脉弦细。治宜疏肝理气，清胃活血。先针刺疏肝理气，配服中药清胃活血。陆氏理气汤：柴胡、黄芩、乌药、郁金、生蒲黄各10克，百合20克，丹参、党参、蒲公英、牡蛎各15克，九香虫3克。水煎，每日一剂，三次服。临床治疗48例，针刺配服中药双元疗法均20日愈。此方乃陆氏秘方，并能治疗胃及十二指肠溃疡、慢性胃炎、十二指肠球炎，证属肝胃不和，肝郁气滞，血瘀肝胃郁热者，只要能加减运用，配合针灸，都能取得良效康复。

6. 膈肌痉挛

膈肌痉挛又称呃逆，是一种不自主的膈肌间歇性收缩而致的症状。多由空气被突然吸入呼吸道内，同时因声带关闭而引起。胃胀、癔症、妊娠、伤寒、菌痢危重阶段与胃癌等亦可发生本病。

（1）诊断要点：

呃逆连声，短粗频繁，可持续至几小时不停，甚至昼夜不停，亦有间歇发作延长至数月不愈者。如兼见形体壮实，呃逆者响亮有力为实证；形体消瘦，神疲乏力，呃逆声低微无力为虚证。

（2）治疗：

天突、膈俞、肝俞、脾俞、内关。实证加巨阙、内庭，虚证加关元、气海、足三里。实证用针刺泻法，虚证用补法。留针30分钟，其间每隔5～10分钟行针1次。轻症可用针刺，重症用灸法为佳。

可令患者闭目，术者突然捏住患者鼻子1～2分钟或压眼球至酸胀程度，或用捻纸触鼻孔引喷嚏，均有效果。

葛某，女，18岁，学生。呃逆频作月余，影响饮食和休息。曾多处求医无效，前来求治。此女属热证呃逆。先针刺疏通气血，配服中药泻热止呃。陆氏止逆汤：柿蒂50克，钩藤、生石膏各40克，白芍、麦冬各35克，地龙、橘红、竹茹各25克，半夏15克，全蝎8克，甘草10克。水煎，每日一剂，三次服。

寒症呃逆组方：柿蒂、人参各50克，干姜、丁香、吴茱萸、半夏、炙甘草各10克，橘红25克。水煎，每日一剂，三次服。临床实践证明，辨清寒热，对症下针，配服中药，方能药到病除，一般针8天、服8剂病可获痊愈。

7. 溃疡性大肠炎

溃疡性大肠炎又称溃疡性结肠直肠炎，是一种原因不明的大肠非特异性炎症。病变部位主要是直肠和乙状结肠，以大肠黏膜充血，水肿变脆，接触后易出血，形成浅小溃疡，继则发展融合成广泛不规律的大片溃疡为特征。

（1）诊断要点：

①腹泻、腹痛，粪便中带有黏液脓血是本病的主要症状。

②急性暴发型：以起病急骤，突然每日大便数十次，排出大量脓血黏液便，伴腹胀、腹剧痛、高热、心动过速，甚至虚脱为主要临床表现。

③慢性型：以腹痛腹泻、黏膜脓血便持续数月或数年之久，反复发作为临床表现。

④本病可并发贫血、肝损害、关节炎、肠穿孔、大出血、腹膜炎。

（2）治疗：

关元、气海、天枢、中脘、建里、大肠俞、足三里、脾俞、肝俞。每日1次，每次留针30～60分钟，用平补平泻手法，可加灸。灸天枢、中脘、气海、关元、神阙、足三里、大肠俞，艾条灸，每日1次，每次10～15分钟。马某，男，56岁，农民。腹痛腹泻已三年多，每日大便3～5次，近来腹泻加重，并有黏液，带血，舌质淡红，舌苔薄白，脉沉迟。证属湿热肠癖。治宜活血逐瘀，清热祛湿。陆氏逐瘀汤：桃仁、乌药、川芎、当归、香附、车前子各15克，丹皮、赤芍、延胡索、红花、枳壳、五灵脂、甘草、黄连各10克，山楂炭50克，蒲公英50克。水煎，每日一剂，三次服。临床治疗36例，针刺配服中药治疗8天见效，16天愈，最多者30天痊愈。

8. 过敏性肠综合征

过敏性肠综合征，是大肠功能紊乱、运动失调而引起的一种以腹部不适、矢气多、便秘或腹泻为特征的肠道功能性疾病。既往称本症为肠神经官能症、结肠过敏症。属中医痛泻或肝脾泻等范畴。

（1）诊断要点：

①肠道症状以腹部不适，腹痛、腹胀、多矢气、腹泻或便秘为主。

②常伴有全身精神症状，如失眠、头晕、健忘、头昏、头痛、注意力不集中、胸闷、烦躁、厌食、食而无味、消化不良等。

③本病患者多有易激动、多愁、多疑等症状。

（2）治疗：

天枢、中脘、关元、气海、足三里、阴陵泉、三阴交、大肠俞、脾俞、胃俞、肝俞、肾俞，配内关、行间、照海、公孙、尺泽。用平补平泻手法，每次选3～5穴，每日1次，10次一疗程。

灸法：中脘、天枢、神阙、关元、气海、足三里、三阴交，用艾条温和灸 10~15 分钟，10 次一疗程。

9. 便秘

便秘是指排便时间超过 48 小时，大便干燥硬结，排出困难，排便后有残留感和不适感，伴有腹部胀满坠胀、头昏乏力等症状。有的人习惯 2~3 天排一次便，只要排出通畅，无痛苦，就不能视为便秘。排便时有痛苦症状，即使每日一次，也可视为便秘。

（1）诊断要点：

①弛缓型：是慢性便秘中最常见的类型，找不到明确原因的便秘，都属于此型。一般无特殊痛苦和腹痛，以便意感淡漠或消失，大便三天或三天以上一次，排出困难，腹满不适，食欲不振等消化道症状为主。常伴有头痛，眩晕、倦怠、疲劳、心悸、舌苔厚腻等全身症状。有的可在左下腹乙状结肠处扪及膨大充盈的肠管。长期忽视便意，不按时排便是引起此类型便秘最常见原因，所以又称习惯性便秘。老人、孕妇、素体虚弱之人、大病之后所患之便秘，长期服用泻药或灌肠，食量不足、纤维素及水分不足所致便秘，低血压、体质肥胖、内脏下垂以及内分泌紊乱、缺乏 B 族维生素、中毒及药物所致之便秘，都属于此型。

②痉挛型（运动失调性便秘）：一般认为由自主神经系统失调，副交感神经亢进而致。临床上较少见。以便秘或腹泻交替出现，下腹部有不适感或钝痛，排便后腹痛可减轻，排出粪便如兔粪或山羊粪，食欲不振、嗳气等消化道症状为主。可伴有头痛、眩晕、心悸、疲乏、烦躁等全身症状。左下腹降结肠和乙状结肠可扪及因痉挛变硬的索状肠管或发硬的粪块。此型多见于过敏性肠炎、肠结核、胃和十二指肠溃疡及神经过敏症等。

③直肠型（直肠排便困难症）：是指粪便进入直肠后排出困难或滞留过久，紧张的劳动者，运动员，旅行者，肛瘘、痔、直肠过长或脱垂、肛门括约肌迟缓等疾病患者易发生本病。以肛门下坠、排便困难、有排出不净和残留感为主要症状，直肠指诊可触及粪块。

④器质性便秘：是指大肠发生形态异常而致粪便通过障碍形成的便秘。如肠肿瘤、肠扭转、肠套叠、腹腔手术后便秘、肠粘连、肠腔狭窄而形成的便秘。

（2）治疗：

支沟、照海、天枢、大肠俞、中脘，配长强、三阴交、足三里。热秘者加曲池、内庭；气滞者加行间、照海；脾肾虚传导无力，不能蒸化津液，温运肠道，加脾俞、肾俞、胃俞、气海、照海；久服泻药，致不服泻药就不能排便者，加艾条灸中脘、神阙。实秘、热秘用泻法，虚秘、寒秘用补法加艾灸。每日 1 次，10 次为一疗程。刘某，女，38 岁，教师。自觉喉有梗塞疼痛，有时走窜至胸部，胸闷微痛，时欲叹息，喘粗气，小便黄，大便干燥，苔薄白，脉沉小，七日未见大便。诊为肺失宣降，气机郁滞，虚型便秘。毫针先针行间、照海，艾条炙天枢、中脘、神阙，配服中药温运顺气通便。陆氏通便汤：桔梗 8 克，炙紫菀 15 克，郁金、炒枳壳各 10 克，甘松 12 克，甘草3克，炙杷叶12克，炒山栀10克，淡豆豉8克。水煎，每日一剂，三次服。肺郁扰神加远志10克、夜交藤30克；肺郁痰阻加菖蒲、陈皮、橘络各10克；肺郁肠痹者加瓜蒌、麻仁、大黄各8克；肺郁阴血不足加白芍、当归、鸡血藤各15克；肺郁气虚加党参、黄芪各20克。

临床治疗中药调配得当，配合针灸均快速取效。

六、泌尿系统疾病

1. 肾小球肾炎

肾小球肾炎简称肾炎，是双侧肾脏肾小球病变为主的泌尿系统病变疾病。临床上分为急性肾炎和慢性肾炎两种。急性肾炎与链球菌感染有关，慢性肾炎大多原因不明。目前多认为肾炎是自身免疫反应性疾病。属中医“水肿”“腰痛”“虚劳”范畴。

（1）诊断要点：

①急性肾炎：发病前2~4周往往先有溶血性链球菌感染，如咽炎、扁桃体炎等。眼睑浮肿、少尿、血尿、血压升高，可伴有发热、恶心呕吐。儿童可见面色苍白、食欲不振、精神委顿与轻度浮肿。尿常规检查有蛋白、红细胞及管型。严重者可并发高血压脑病、心力衰竭，甚至出现急性肾功能衰竭与尿毒症症状。

②慢性肾炎：初发时，儿童多为急性，成人大多为慢性。隐匿型可无特殊症状，或有腰酸、头晕、乏力等。尿常规检查有蛋白及少量红细胞、管型。肾病型则持续性水肿，大量蛋白尿，血浆白细胞降低，胆固醇及血脂质升高。高血压以血压显著升高（尤以舒张压升高为主）为主要表现，头痛、头晕、视物模糊、鼻衄等，浮肿与尿变化较轻。恶性型见急性肾炎症状，浮肿严重，心动过速，心电图示心肌损伤，血浆蛋白低，非蛋白氮升高，可迅速发展为肾功能衰竭。

（2）治疗：

①急性肾炎：风池、飞扬、关元、三阴交、复溜、水道、大椎、合谷、曲池、列缺、足三里、阴陵泉。每次选3~4穴，以针刺泻法，每日治疗1次。

②慢性肾炎：肾俞、脾俞、大肠俞、小肠俞、关元俞、气海、三阴交、足三里、复溜、曲泉、阴陵泉，每次选3~4穴，以针刺补法，隔日治疗1次。王某，男，18岁。发热，水肿，尿少，面色苍白，眼周晦暗，全身水肿，阴囊肿大发亮，脐凸，背平，足心平，小便色黄，腹部及下肢肌肤有多处水泡。大便三天一次，24小时尿量不足500毫升，纳差，恶心，脉沉涩，舌胖嫩，边有瘀点，舌下络脉淡紫细长。证属脾肾阳虚，湿瘀互结，蕴滞三焦，水气化溢。治宜益气化瘀，淡渗泄水，佐以扶阳。先针刺益气化瘀，配服中药补肾扶阳。陆氏清化益肾汤：生黄芪、冬葵子、益母草、土茯苓、白茅根各45克，当归、浙贝母、白术各15克，益智仁20克，丹参30克。尿少，浮肿明显加石韦、车前草各30克；有胸水、腹水用蟋蟀、蝼蛄各7只，研粉两次冲服；有血尿者加琥珀3克冲服；瘀血明显，舌有紫色瘀点加红花10克、水蛭1克冲服；面苍白短气加人参10克；口干不饮，舌质偏红加生地、女贞子各12克；舌质偏淡加熟地、枸杞子各15克；背寒、怕冷，便溏，血压偏高加怀牛膝15克；食少难

消加谷芽、麦芽各30克，鸡内金15克；尿蛋白加芡实、金樱子各12克，鱼鳔粉每次2克冲服；外感者加金银花、连翘、板蓝根各15克；曾用过激素者加菟丝子15克、鹿角霜20克。治疗中按病情加减用药，配合针灸，均能取得满意疗效。

2. 肾盂肾炎

肾盂肾炎是常见的泌尿系统感染疾病。临床可分为急性、慢性两种。以女性为多见。属中医“淋证”“腰痛”范畴。

（1）诊断要点：

①急性肾盂肾炎：病程在6个月以上。起病多急骤，寒战，发热，腰酸痛，尿频，尿急，尿痛，排尿困难，并有灼热感，每次排出量少，肾区有叩击痛。

②慢性肾盂肾炎：病程超过6个月以上，病已多年，泌尿系统症状可不明显，可有腰酸、乏力、消瘦、贫血症状，有的伴不明原因发热呈间歇性。病情可反复发作，发作时可有急性尿系感染症状。

实验室检查：急性肾盂肾炎尿常规检查见白细胞、红细胞增多，偶有少数颗粒管型，尿直接涂片可找到细菌。慢性肾盂肾炎以尿细菌培养为检查手段，急性发作时尿常规检查亦呈上述异常变化。

（2）治疗：

①急性肾盂肾炎和慢性肾盂肾炎反复发作者：毫针取膀胱俞、三阴交、阴陵泉为主，配尺泽、曲池、外关。以针刺泻法，每日1次。

②慢性肾盂肾炎者：取肾俞、膀胱俞、关元俞、气海、三阴交，配足三里、阴陵泉、命门、志室、太溪、复溜。以针刺补法，隔日1次，15次为一疗程。

针灸治疗能缓解本病的泌尿系统症状，一般需同时应用中药或抗菌药物。佟某，男，28岁，工人。腰痛，尿频尿急，尿时有灼热感，小腹坠痛不舒，乏力，口黏不欲饮，尿混浊，舌苔黄腻，脉濡数。证系邪毒内结，湿热蕴积，脉络瘀滞。治宜清热化湿，通淋解毒。先针刺清热化湿，配服中药通淋解毒。陆氏通淋汤：车前子、滑石、连翘、忍冬藤各20克，金钱草25克，木通、萹蓄、瞿麦、萆薢、大蓟、小蓟、黄柏各15克。水煎，每日一剂，三次服。

临床治疗根据病人病情适当调整针方、药方，治疗48例均获良效，最多治三个疗程诸症皆除，康复后随访三年未见复发。

肾炎忌口与食疗（适用于肾小球肾炎和肾盂肾炎等肾病）：

1）限制食盐和水的摄入。应该根据尿量和浮肿程度来限制食盐和水分，有严重浮肿，高血压，少尿的患者，应无盐饮食，每天摄入水分不宜超过800~1200毫升。浮肿消退，尿量增多，血压下降后才改用少盐饮食，每日食盐限制在3克以内，故海腥咸寒、咸肉、咸菜、酱菜等均忌口。

2）忌辛辣刺激性食物，如胡椒、辣椒、芥末、咖啡、酒类，葱、姜、蒜、香菜、茴香、韭菜等富含挥发性的食物，及动物内脏、浓鸡汤、肉汤等。忌一切含蛋白质丰富的食物，如肉类、蛋类和豆制品等。因为蛋白质在人体内通过新陈代谢形成的废物绝大部分靠肾脏排出体外，肾炎使排泄功能发生障碍，废物不易排除，如果再吃蛋白质则必然使大量废物滞留体内，进一步加重肾脏的负荷，对肾炎恢复不利，引起中毒症状，甚至发展为尿毒症，危及生命。

3）忌食富含钾的食物，如豆类、豆制品、花生、莲子、西瓜子、葵花子、蘑菇、萝卜、海带、虾米等，以减轻肾脏负担。无论急性肾炎或慢性肾炎均忌烟酒、辛辣刺激之品，并根据病情忌盐和蛋白质、荤腥食品。疾病初期或有毒废物滞留时，应摄食高糖、低蛋白、低脂肪饮食。肾炎迁延不愈呈慢性过程时，若肾功能较好，蛋白质可以不忌，同时选用富含维生素的食物。如伴高血压要限制饮食中的饱和脂肪酸与胆固醇的摄取量。如见贫血应补充富含铁质、维生素 B_{12}、叶酸的食物如木耳、大枣、桂圆及各种绿叶蔬菜等。

七、内分泌系统及代谢疾病

1. 单纯性甲状腺肿

单纯性甲状腺肿是以缺碘致甲状腺肿物质或酶缺陷等原因所致的代偿性甲状腺肿大，可为地方性或散发性，一般不伴有甲状腺功能失常。中医称为瘿病。

（1）诊断要点：

①散发性甲状腺肿：多见于女性，常在青春期、妊娠期、哺乳期及经期发生或加重。腺体通常轻度肿大，呈弥漫性，质较软，病程较久者可出现结节，很少伴有压迫症状。基础代谢率、血清蛋白结合碘、甲状腺吸碘率大多正常。

②地方性甲状腺肿：发生于甲状腺肿流行地区，在青春发育期以前已呈甲状腺肿，至青春期更为明显。其肿大程度不一，直径 5～7 厘米呈粗颈，直径 7～9 厘米，颈部外形有改变，直径超过 9 厘米多数伴有结节。

（2）治疗：

①毫针刺气瘿穴（在水突穴近处状腺肿块上偏外侧）、天突、扶突，配合谷、曲池、风池、中渚、颈 3～5 夹脊。针气瘿穴时，针体呈 45°角自腺体边缘向肿块中心进针，用鸡爪刺法；天突穴向后下方进针 30～45 毫米（1～1.5 寸），不可提插，其他穴酌情选用。甲状腺结节处，以左手拇指、食指固定肿块，在结节周围将针刺入皮下，然后针尖向内斜一直刺到结节基底部，得气后轮流提插捻转 2 分钟再出针。可配天柱、大杼、内关、曲骨，隔日一次。适用于结节性甲状腺肿。

②灸法：天突、通天、膻中、云门、臂臑、曲池、风池、大椎、气舍、臑会、天府、冲阳、复溜、中封，每次取 3～4 穴，艾条灸 5～10 分钟，隔日 1 次。

针灸对散发性甲状腺肿与地方性甲状腺均有一定效果，但如有结节，宜内服中药及碘剂药物。方某，女，35 岁。颈中部右侧有一肿块 5cm×5cm 大小，质较硬，表面光滑，界限清楚，经某医院诊断，建议手术治疗，病人和家人都不同意，前来求中医诊治。诊为气结痰血凝结于颈部。治宜清解肺胃之热毒，配以理气活血，软坚散结，佐以疏肝解郁化痰。先针灸理气活血，配服中药疏肝解郁化痰。陆氏软坚汤：地丁、蒲公英、刘寄奴、漏芦、金银花、连翘各 30 克，柴胡、海藻各 15 克，玄参、香附、浙贝母、皂刺各 12 克。头痛头晕者加川芎、菊花各 15 克；热象不明显去蒲公英、地丁，减漏芦用量至15克；气虚者加黄芪30克；心悸失眠者加柏子仁、生石膏、生牡蛎各15克；心烦加山栀10克。水煎，每日一剂，三次服。

临床治疗39例，针刺配服中药，均于8日内治愈，肿块全消，随访两年未见复发。

2. 甲状腺功能亢进症

甲状腺功能亢进症为常见的内分泌疾病，较多见于女性，因精神创伤、发育、月经、妊娠、感染疾病等因素，可导致大脑皮层机能紊乱，引起甲状腺分泌旺盛，腺体增生肥大。属于中医瘿病范畴。

（1）诊断要点：

易兴奋、消沉，情绪易激动，失眠，两手平举时可见手指快而细微颤动。眼球突出，有时一侧较明显。甲状腺普遍增大，质软，可触到震颤，可听到来往性血管杂音。心悸，劳动时气促，脉搏100～150次/分钟，收缩压增高。重者心脏稍扩大，并有收缩期杂音、心房颤动、期外收缩，甚至心力衰竭等甲状腺功能亢进性心脏病症状。怕热、易出汗，尤以手掌更明显，部分病人有低热。大多食欲亢进，体重反而减轻，有时可有腹泻，女性见月经紊乱。本病因感染、手术等可引起危象，症见高热、极度心动过速、烦躁、呕吐腹泻、尿少、谵语，甚至昏迷。血压初期增高，后期下降，而呈周围循环衰竭。

根据中医辨证，本病因肝气失调，痰瘀互结而成瘿肿、目突；肝郁化火，日久伤阴而致烦躁、怕热、低热、易出汗、舌红少苔等阴虚症状，并可发展为心、肝、胃火偏旺；如见气短乏力、纳少浮肿，大便次数增多，则为气虚表现。

（2）治疗：

间使、内关、神门、风池用泻法，三阴交、太溪、照海、复溜用补法。均用提插捻转相结合手法，以中度刺激为宜，得气后留针30分钟。根据不同兼症，尚可结合以下穴位针刺。甲状腺肿大，针水突、颈4～5夹脊。根据甲状腺肿大情况，须调整水突穴针刺方向，若见双侧弥漫性肿大者，以双侧水突穴为中心，针体作45°角横刺入腺体1/2以上，再在双侧各斜刺1针；若见单侧腺肿大，则在病侧水突穴刺入腺体2/3许，并将针再提至皮下，分别朝三个方向斜刺。

突眼病加针上天柱（天柱穴上5分），针体呈75°角，向内斜刺30毫米（1寸）；风池用平补平泻手法，使针感到眼区；若眼睑挛缩或眼球活动不灵者，配攒竹、阳白透鱼腰；伴有复视者，配睛明、照海；气短乏力者腹泻加足三里，隔日治疗1次，30次为一疗程。

针刺治疗可配合甲状腺药物进行治疗。石某，女，38岁，服务员。心烦出汗已五年，并感觉颈部发胀，胸闷，心悸，消瘦，手震颤，食欲亢进，每天进食2斤，大便溏，每日三次，眼球突出，心率108次/分钟，脉细数，舌淡苔薄白。诊为肝郁气结，阴虚火旺。治宜养阴解郁，软坚散结。先针刺软坚散结，配服中药养阴解郁。陆氏解郁汤：海浮石、龙骨、牡蛎、北沙参、天冬、麦冬、生地、天花粉、昆布、海藻各15克，五倍子、浙贝母各10克，玄参15克，生山药30克。口渴加乌梅、石斛各15克；气虚加太子参30克；阳痿加淫羊藿15克；肝郁化热加夏枯草15克。水煎，每日一剂，三次服。本病分阴阳失调、肝郁气结、阴虚火旺、气阴虚兼痰结、肝郁痰凝、气结不舒、气阴不足、痰结颈部、肝肾阴虚九种证型。临床治疗78例，调整处方，辨清症状，针方、药方调整治疗，一疗程均有明显效果，二疗程痊愈。后访均无反复。

甲状腺功能亢进中医分九种证型，病变复杂，可查《陆氏中医诊治验方》对证配方。施行针灸配合中药双元疗法，疗效显著，治愈率高。

忌口与食疗：

1）忌猪肉、猪油、黄油、奶油、酥油、糖果、果脯、蜜饯、食糖、麦乳精、麦芽糖等肥厚油腻食品。

2）忌烟酒、辛辣刺激性食物，如醋、羊、牛、狗肉、辣椒、胡椒、蒜、桂皮、芥末、茴香、咖啡、浓茶及油炸食物。

3）忌食萝卜、橘子、苹果、梨、葡萄等水果。

本病是气、痰、瘀三者壅结颈部所致，突出表现为阴虚火旺，所以饮食上要忌助痰滞气，动火伤阴的油腻、香燥、辛辣之食物。应注意摄取含碘的海藻、紫菜、海蜇、海鲜食物。本病与精神恐吓、紧张、劳累、内分泌有一定关系，因而对病人心态治疗，采取针灸、安神治疗，大有疗效，且很突出。

3. 糖尿病

糖尿病是由于胰岛素功能减退而引起的碳水化合物代谢紊乱。中医称消渴。

（1）诊断要点：

临床以多饮、多食、多尿、形体消瘦等症状为主，实验室检查有血糖升高和糖尿。常伴有疲乏无力、皮肤瘙痒、四肢酸痛麻木、性欲减退、慢性腹泻。

根据发病年龄，糖尿病可分为幼年型及成年型两类。其中幼年型大多属胰岛素依赖型糖尿病，成年型大多属非胰岛素依赖型。根据病情轻重，可分为轻、中、重三型。

糖尿病患者常并发酮症酸中毒、感染、心血管病变、肾脏病变、神经病变、眼部病变等。

诊断本病主要依靠尿糖、血糖、糖耐量试验。典型病例有“三多”症状，提示本病，轻症无症状者完全依靠实验室检查。

中医认为本病多属阴虚燥热，间有累及肾阳不足者。根据“三多”症状各有偏重，临床分为上、中、下三消。

上消：烦渴多饮，口干舌燥，大便如常，小便频多，舌边尖红，苔薄黄，脉洪数。属肺热。

中消：消谷善饥，形体消瘦，大便秘结，舌苔黄燥，脉滑实有力。属胃热。

下消：小便频量多，尿如脂膏或尿甜，口干，舌红，脉沉细而数。属肾虚损。甚至出现饮一溲二，尿如脂膏，面色黧黑，阳痿，舌淡苔白，脉沉细无力，则属阴阳两虚、气阴大亏之症。

（2）治疗：

针刺胰俞、肺俞、肝俞、脾俞、足三里、复溜、太溪。口渴多饮者加少商、鱼际、膈俞；多食善饥消瘦者加脾俞、胃俞、中脘、气海；多尿者加关元、复溜、水泉；有知觉障碍、痛、麻等周围神经病变者，加灸曲池、足三里；伴心悸怔忡者加心俞、内关；并发慢性腹泻加灸天枢，针公孙。

主穴中背俞穴用弱刺激，不留针，其他穴位可用中等刺激留针 10 ~ 15 分钟。隔日 1 次，10 次为一疗程。侯某，男，51 岁，干部。面色苍白，四肢无力，多食善饥，小便有甜味，如脂膏，频数量多，口干舌淡，苔白，六脉沉细无力。此患者病久，气阴消耗，肾阳虚弱，下焦约束无权，元气耗散。治宜升元气滋肾阴阳，平其渴饮，健脾胃。先针灸升元气，平其渴饮，并服中药滋肝补肾，健脾胃，助升元气。由于久病体虚，采取针灸配服中药治疗。陆氏止消汤：淮山药 35 克，生黄芪、知母、山茱萸各 20 克，葛根 10 克，鸡内金 8 克，天花粉 15 克。水煎，每日一剂，三次服。

糖尿病分湿热不解、胃阳亢、脾阴亢、肾气虚衰、脾阴不足、阴虚火旺、阴虚阳亢、津固淫热等多种证型，必须辨证下针，配服中药，方能取得满意疗效。

忌口与食疗：

1）忌过食肥甘。除每日规定的主食外，禁食额外的食物，如糕点、糖果、果酱、蜂蜜、蜜饯、甜食、奶油、葡萄、甘蔗、地瓜、甘薯、藕粉、胡萝卜及冰淇淋含糖高的食物。控制大米、面粉等主食的餐量。

2）忌烟酒、厚味，如各种酒类，油煎、油炸食物，肥肉及动物内脏等多胆固醇的食物。

3）忌辛燥刺激性食物，如辣椒、胡椒、肉桂、姜、茴香、丁香、芥末、咖啡等。

4）忌乱服温燥药物。嗜服壮阳类药物导致燥热伤阴，是糖尿病发生的重要原因。如肾气丸、右归丸、全鹿丸、大菟丝子丸、青娥丸等温燥之药导致消渴糖尿。

5）服用抗糖尿病药物，如胰岛素、甲苯磺丁脲、氯磺丙脲、优降糖时，禁饮各种酒类。

6）养阴药治糖尿病忌口。如天门冬禁食鲤鱼，麦门冬禁食鲫鱼，地黄禁食诸血、葱、蒜、萝卜。

糖尿病即消渴症，主要表现为三多一少，即：吃多、喝多、尿多和体重减少。应考虑患者体重、年龄、性别和劳动量等因素后，对进食的碳化合物、脂肪、蛋白质进行合理分配。

4. 单纯性肥胖症

当进食热量多于人体消耗量，且以脂肪形式储存体内，并超过标准重量 20% 者，称肥胖症。若无明显内分泌代谢病因者，则称为单纯性肥胖症。

（1）诊断要点：

根据发病年龄与脂肪组织病理，可分为体质性肥胖症与获得性肥胖症。前者自幼肥胖，脂肪组织遍布全身，饮食等控制不能见效，对胰岛素较不敏感。后者 20 ~ 25 岁之后开始肥胖，主要分布于躯干，饮食控制见效，对胰岛素经饮食控制后敏感性可恢复正常。男性脂肪分布以颈及躯干为主，女性以腹以下、臀部及四肢为主。轻度肥胖可无症状，中重度肥胖者可见疲乏无力，少动嗜睡，气促懒言，心悸胸闷等症状，且易引起高血压、动脉硬化、冠心病、胆石症等疾病。

（2）治疗：

耳穴埋针法：三焦、肺、内分泌。每次1穴（双侧），轮流埋入皮内针，留针5天后取出，再埋下一穴位，6次为一疗程。

忌口与食疗：

1）禁食含动物脂肪多的食物，如黄油、奶油、油酥、点心、猪油、肥鹅、烤鸭、花生、核桃、油炸食物，经过腌、熏、晒、烤的肉，香肠比猪肉更易使人发胖。

2）禁食高胆固醇的食物，如动物的肝、脑、内脏，鱼子，蛋黄，蟹黄等。

3）忌食含嘌呤多的食物，如牛、羊、兔、鸡、鸭、鹅、鸽的肉类，动物肝、肾、脑等内脏和扁豆、花生等。

4）忌食甘薯、马铃薯、藕粉、果酱、蜂蜜、糖果、蜜饯、乳糖、果汁、巧克力、啤酒、葡萄酒、咖啡等。

5）限制食盐，每天摄入3～6克，因食盐能刺激食欲。

随着肥胖的程度加剧易引发其他疾病，如高血压、糖尿病、肺心病、冠心病、胆石症、脂肪肝、痛风等。这些并发症发病的原因多与脂肪堆积、体重超标导致心血管负担过重及内分泌代谢紊乱所致，所以肥胖忌口应引起大众的充分重视。

5. 高脂血症

血浆脂质中一种或多种成分的浓度超过正常标准，称为高脂血症。临床分为原发性和继发性两种。原发性病因不明，大多有家族和遗传史；继发性高脂血症多见于动脉粥样硬化、冠心病、糖尿病、肾病综合征、肝内外胆管梗阻性疾病患者。

（1）诊断要点：

40岁以下人群胆固醇和甘油三酯含量分别在180毫克%和110毫克%以下者为正常，分别在220毫克%和160毫克%以上者属血脂过高，处于两者之间属血脂偏高。诊断本病主要依靠血脂测定与脂蛋白电泳检查。

（2）治疗：

针刺内关、血海穴，单侧穴针刺，快速进针，施提插加小捻转手法，得气后留针20分钟，每分钟同样手法行针一次，每次2分钟，隔日1次，左右穴位交替10次为一疗程。休息3～5天后再进行第二疗程。针公孙、复溜、三阴交、曲泉、中脘，针刺得气后留针20分钟，10次为一疗程。忌口与食疗参照单纯性肥胖症。

八、结缔组织及变态反应性疾病（关节炎）

关节炎分风湿性关节炎、类风湿性关节炎和肥大性关节炎（骨关节炎），是由自身免疫性增强、感染、代谢紊乱等原因引起的关节性疾病。中医统称为痹症。

（1）诊断要点：

①风湿性关节炎：多发生于青少年。发病前伴有呼吸感染，关节疼痛，多呈游走性，且以大关节为主。急性发作时，关节局部红肿、热痛，伴有全身发热，急性期过

后不留关节畸形或强直性病理损害。部分患者可伴有心脏瓣膜病变，活动期血沉增高，X 光片常无关节异常表现。

②类风湿性关节炎：多发生于中青年。关节损害多为对称性，常侵犯指、趾或脊柱关节，常有关节肿痛、畸形或强直。发病过程大多缓慢，但也有急性发作而发热、关节红肿者，很少伴有心脏瓣膜病变。实验室检查可发现类风湿因子，活动期血沉升高。晚期可见肌肉萎缩、肌腱挛缩，X 光摄片检查有骨质疏松、关节腔狭窄等现象。

③骨关节炎（肥大性关节炎）：多发生于中年以上。常损害负重及着力关节，发病部位以脊椎关节（颈、腰）、膝关节、髋关节为多。发病缓慢，局部无红肿、热痛急性炎症表现，疼痛以晨起为重，活动后有好转，劳累后又加重。一般无活动障碍、关节强直与肌肉萎缩。X 光摄片可见骨赘形成。

根据中医辨证，本病可分风痹、寒痹、湿痹、热痹。

风痹：关节疼痛呈游走性，痛无定处，兼见恶寒、发热、脉数等症。

寒痹：关节疼痛剧烈，痛处有冷感，得热痛缓解，兼见形寒肢冷，脉弦紧等。

湿痹：关节疼痛固定不移，有局部酸胀疼痛感、沉重感，可见肢体麻木、浮肿、脉濡。

热痹：关节疼痛、红肿，有局部热感，疼痛拒按，活动受限，兼见发热、口渴、咽痛多汗、小便短少、脉数等。

（2）治疗（毫针）：

肩关节炎：肩髃、肩髎、肩贞、臑俞、肩井。

肘关节：曲池、尺泽、小海、天井、外关、手三里。

腕关节：阳池、外关、阳溪、腕骨、养老。

掌指关节：八邪、合谷、后溪、中渚。

骶髂关节：关元俞、小肠俞、白环俞、秩边、下髎。

髋关节：环跳、居髎、阳陵泉、悬钟、阴陵泉。

膝关节：鹤顶、膝眼、梁丘、阴陵泉、阳陵泉、膝阳关、血海。

踝关节：解溪、商丘、丘墟、昆仑、太溪、申脉、照海、太冲。

跖趾关节：八风、公孙、束骨、陷谷、足临泣、金门。

颈椎关节：大椎、天柱、风池、列缺、风门。

脊柱关节：夹脊穴、背俞穴的相应部位、殷门、委中、人中、绝骨、大杼。

腰骶关节：腰阳关、关元俞、白环俞、委中、昆仑、八髎。

风痹加风门、大杼、膈俞、肝俞；寒痹加肾俞、关元；湿痹加足三里、三阴交、阴陵泉、脾俞；热痹加大椎、大杼、曲池、合谷。风寒风湿用针，针后加灸，热痹则用针刺泻法，并在关节局部以三棱针刺放血。每日或隔日一次，10 次为一疗程。

关节炎（包括风湿性关节炎、类风湿性关节炎、肥大性关节炎，病毒性关节炎、外伤性关节炎等）忌口与食疗：

1）忌食含嘌呤多的食物，如牛、羊、兔、鸡、鸭、鹅、雀、鸽的肉类，肉汤，各种动物肝、肾、胰、脑和内脏，扁豆，花生等。

2）忌酒类和各种酒类饮料，忌吸烟。因酒类含甲醇、乙醇，烟含尼古丁，增加血液黏稠度，麻痹神经。

3）忌食酸及辛辣刺激性食品，如醋、杨梅、杏、李、浓茶、咖啡、辣椒、胡椒等。因酸性之物不利尿酸的排出。

嘌呤是人体中组成蛋白质的重要成分，主要来源于食物或由体内合成。嘌呤在体内分解后生成尿酸，经由肾脏排出体外。当体内嘌呤积产过多，超过肾脏排泄能力时，尿液充分在体内积蓄，形成结晶，这些结晶沉淀于肾脏形成肾结石；沉积于关节或皮下则形成结节，所以减少尿酸的形成，加速尿酸排出，对预防和治疗关节炎病症极为重要。健康者和患者都要少吃含嘌呤多的食物，多吃些有利尿作用的蔬菜，如冬瓜、西瓜、赤豆、牛奶、鸡蛋、玉米、水果、干果、甘薯、马铃薯、卷心菜、芹菜、茄子、白菜等。

④痛风

痛风是指人体内尿酸代谢异常，病毒阻塞产生剧痛的一种病症。属湿热痹症范围。王某，男，38 岁，转业军人。入疆两年开始发病，至今已 14 年。初期仅在足蹈趾关节处红肿热痛，以后逐渐累及右足踝关节和右膝关节，且经常反复发作。发作时剧痛难忍，红肿如脱，全身汗如雨淋，尤以足蹈关节痛甚，日轻夜重。局部注射吗啡、封闭，疼痛不能缓解。在新疆军医院检查血尿酸为 6.25mg%，确诊痛风，经服用秋水仙碱止痛效果显著，但头晕、恶心等副作用反应太大。以后发病症状逐渐加重，发作时间逐渐延长，间隔时间缩短。病人不能接受秋水仙碱及可的松治疗，经朋友介绍求中医针灸治疗。经诊，见患者痛苦面容，由人扶持架双拐而来，两下肢关节疼痛，右足大趾、右踝关节及右膝关节红肿热痛。小便黄赤，舌苔黄黑厚而湿润，脉细数。证系湿热下注，风湿阻瘀经络。治宜宣通经络，清热排毒。拟方：针刺宣通经络，配服中药清热解毒。病人和亲人同意治疗。毫针刺双侧阳陵泉、足三里、阴陵泉、绝骨、三阴交、解溪、中封、太冲、八风。另服陆氏痛风汤：苍术、当归、赤芍、滑石、黄柏、川牛膝、木瓜、萆薢各 15 克，苡仁、鸡血藤各 35 克，青黛 8 克，知母、丝瓜络、木通各 10 克。水煎，每日一剂，三次服。8 剂见效，16 剂愈。后访三年未见复发。临床针灸配服中药治疗痛风 18 例，均于 20 日内治愈。

忌口与食疗：

1）忌食酸辣及刺激性食物如醋、杨梅、杏、浓茶、咖啡、辣椒、胡椒等。因酸性食品不利尿酸的排出，同时还会增加尿酸。

2）忌烟酒类及酒类饮料，烟含尼古丁，酒含甲醇、乙醇，会增加血液黏稠度，同时麻醉神经，对针灸产生不利影响。

3）忌食含嘌呤多的食物，如牛、羊、兔、鸡、鸭、鹅、鸽肉类，动物的肝、肾、脑等内脏和扁豆、花生等。

嘌呤是人体中组成蛋白质的重要成分，主要来源于食物或由体内合成。嘌呤在体内分解后生成尿酸，经由肾脏排出体外。当体内嘌呤积产过多，超过肾脏排泄能力时，尿液充分在体内积蓄，形成结晶，这些结晶沉淀于肾脏，形成肾结石；积沉于关节或其他部分，皮下则形成结节。所以结石病和关节炎、疼痛症，大多与嘌呤有关，人体健康忌口是多么重要。患者宜选用有利尿作用的蔬菜，如冬瓜、西瓜、丝瓜、苦瓜、赤小豆、苡仁、玉米、水果、马铃薯、卷心菜、芹菜、茄子、白菜、鸡蛋、牛奶等。

九、物理、化学、生物因素疾病

1. 中暑

中暑是因较长时间日光暴晒或高温引起，为夏季常见病，常在体弱或机体过于疲劳时发生。属中医“中暍”“暑热”“痧症”“暑厥”等病范畴。

（1）诊断要点：在高温情况下出现全身疲乏无力、头痛、胸闷、口渴、大汗、四肢麻木、恶心等症状时，即为中暑先兆。体温升高至38.5℃以上，或面色潮红，皮肤干热，甚至面色苍白，恶心呕吐等为轻度中暑（出现汗多肢冷、面色苍白、心悸气短、神志不清、昏迷、四肢抽搐、腓肠肌痉挛，血压降低等症状）。

（2）治疗：

轻症：大椎、大杼、风门、曲池、合谷、太冲、陷谷。均以强刺激手法，四肢穴位留针15～30分钟。

重症：人中、十宣、十二井、曲泽、委中。除人中针刺外，其余穴位均用三棱针刺血。昏厥者加百会、涌泉；恶心、呕吐加内关、足三里；四肢抽搐加后溪、阳陵泉；腓肠肌痉挛加承山、承筋；口渴加金津、玉液；汗出脉绝，血压降低者，加灸气海、关元、神阙，用隔姜灸、隔盐灸，壮数不限。

2. 晕动病

由于车船或飞机不规则颠簸，耳内前庭受到过度刺激而造成前庭机能紊乱所致情绪紧张，忧郁或嗅闻不良气味等亦为促发本病因素。

（1）诊断要点：在乘车船途中发生头晕、头痛、眼花、恶心、呕吐、乏力，甚至突然晕厥、面色苍白、血压下降等。严重者可引起脱水、酸中毒、水盐代谢紊乱等。

（2）治疗

百会、内关、神门、气海、关元、足三里，用平补、平泻手法。突然昏厥者刺人中、涌泉；血压降低者加灸关元、气海、神阙；坐车船前可针刺内关、足三里预防。

3. 溺水

溺水是由于大量水液进入呼吸道，引起窒息、缺氧，造成代谢性酸中毒，甚至心跳、呼吸停止。

（1）诊断要点：

面部青紫肿胀，双眼充血，鼻腔、口腔、气管充满泡沫，肢体冰冷，不省人事，胃内充满积水，上腹胀大。严重者呼吸心跳停止，瞳孔散大。

（2）治疗：

先针素髎、会阴、内关、涌泉、尺泽、少商，均用强刺激手法，持续捻转10～15分钟，如仍不苏醒可用粗针针刺会阴穴，直刺45毫米（1.5寸）。

救治溺水者，先清理口腔污物，将舌头拉出口外，保持呼吸通畅，迅速将胃积水倒出，并立即进行人工呼吸。针刺可配合上述措施进行，针刺会阴穴对溺水者神志苏醒有一定效果，但针后3分钟无效者则难救治。

4. 一氧化碳中毒

一氧化碳中毒又名煤气中毒。凡含碳物质不完全燃烧均可产生一氧化碳，因通风不良，大量吸入致使中毒。

（1）诊断要点：

①轻度中毒：头晕、眼花、剧烈头痛、心悸、四肢无力、恶心、呕吐、脉数。

②中度中毒：除上述症状外，神志不清，经抢救后很快苏醒，无明显并发症、后遗症。

③重度中毒：除具有部分中度中毒症状外，昏迷时间较长，虽经抢救意识仍不能很快恢复，且伴有肺炎、肺水肿、心肌损害、体温升高等并发症，即使神志恢复后，仍在2周至1月左右出现严重的神经系统后遗症。

④慢性中毒：面色苍白、四肢无力、消化不良、全身不适、体重减轻及各种神经衰弱症状。

（2）治疗：

人中、百会、上星、风池、合谷、内关、足三里、涌泉。以人中、合谷为主，不效时配其他穴位，均用强刺激手法，留针30分钟、其间不断捻转行针。

推拿、刮痧：推印堂穴，捏中冲、内关、外关、昆仑、太溪、承筋，可配针刺同时进行。用食指与中指捋捏颈下两侧及喉结处，至局部皮肤呈紫红色为止。

急性中毒者必须积极抢救，将患者置于通风环境吸氧，保持呼吸道畅通，及时给予强心剂、呼吸兴奋剂等药物治疗。针刺可在中毒现场即刻进行，有利患者恢复。对慢性中毒者可按贫血、神经衰弱进行针灸治疗。

5. 戒烟

吸烟可引起慢性支气管炎、舌炎、喉炎、咽炎、肺癌、冠心病等疾患。吸烟过多者应该戒烟，但戒烟可出现许多症状，可用针刺穴位帮助戒烟。

（1）诊断要点：

戒烟后，出现心烦意乱，手足无措，食欲不振，若有所失等症状。

（2）治疗：

合谷、曲池、丰隆、足三里。针刺得气后反复轻插重提，大幅度快频率捻转。每日治疗1次，10次为一疗程。

十、外科疾病

（一）一般外科疾病

1. 丹毒

丹毒是由溶血性链球菌侵入皮肤黏膜后而引起的网状淋巴管急性炎症。

（1）诊断要点：

发病前常有发热、畏寒、全身不舒等症状，发热可持续至皮肤损害消退时。病变部位多在小腿和面部。损害先为略高出皮肤的水肿小片红斑，迅速蔓延成鲜红一片，如丹涂脂染，边缘明显，表面光滑发亮，触之坚实，间有大疱，有压痛，偶有化脓或坏死，患处附近可触到肿大淋巴结。反复发作可引起局部象皮肿，尤以小腿多见。本病发生常伴有病灶，如面部丹毒可见鼻腔黏膜损害，小腿常见足癣。

中医称本病为丹毒，发于头面称抱头火丹、大头瘟，发于下肢称流火、赤游丹。多由外感湿热火邪，内伏血分热邪，郁于肌肤而发。

（2）治疗：

大椎、风门、大杼、曲池、陷谷、委中、血海、复溜、阿是穴、三阴交。发热加合谷、曲池；头痛加太阳、风池、列缺；惊厥加水沟、印堂、后溪、阳陵泉；呕吐加内关、内庭、足三里；便秘加丰隆、上巨虚。均用泻法。血海、委中、阿是穴刺络放血，留针5～15分钟，每日1次，7次为一疗程。治疗丹毒应与全身治疗并重，需卧床休息，多饮水，对出现中毒症状、高热者，给予大剂量青霉素，效果颇佳。并注意局部病灶处理，严防并发败血症、肾炎、蜂窝组织炎等危重病变。

徐某，男，21岁。右脚面感觉疼痛，发冷，体温38.5℃，局部红肿，疼痛，伴头痛，纳差，尿黄。诊为湿热下注丹毒。治宜凉血解毒，利湿清热。先针刺利湿清热，配服中药凉血解毒。选陆氏解毒汤：金银花、地丁、生石膏各30克，蒲公英25克，赤芍、黄柏、牛膝各10克，大青叶32克，生地15克。水煎，每日一剂，三次服。临床治疗10例，针灸配服中药10日内即可治愈。

忌口与食疗；

禁忌烟酒及刺激性食物，如辣椒、大蒜、大葱、胡椒、韭菜、牛、羊、狗肉、鸡、雀肉、浓茶、咖啡。

本病多由血分有热，火毒侵犯肌肤或破伤感染而引起，所以应忌口，以免助毒动火，加重病情。并应卧床休息，多饮白开水，适当增加营养，如牛奶、蛋汤、藕粉等流质饮食；应选食萝卜、胡萝卜、苋菜、马齿苋、蒲公英、小蓟、黄瓜、丝瓜、苦瓜、菊花等清热解毒的食物；若火毒兼温肿胀明显者，可选食冬瓜、西瓜、葫芦、黑豆、赤小豆、绿豆、蚕豆、豆芽、竹笋、苡仁、猪肾、鲤鱼、青鱼、鲫鱼、泥鳅等有清热利湿作用的食物。

2. 多发性疖病

本病为多发性化脓性细菌感染所致。

（1）诊断要点：

好发于项部、背部、臀部。多见于20～40岁青壮年男性，初起局部潮红，次日肿痛结块高突，呈圆形或椭圆形，约2～3天成脓，溃后脓出黄稠，再经2～3天即可收口，或先有黄白脓头，自行溃破，出脓即愈。有的在原发疖处及附近继续延生，缠绵不休，如星状罗布，少则几个，多则数十不等。有的散布于身体各部位，数目由几个到十几个不等。时愈时作，缠绵不断。一般无身体症状，重者可有寒热、头痛、口苦舌干、便秘溲赤、脉数苔黄等症。

（2）治疗：

毫针：复溜，疖肿周围阿是穴2～4穴。配疖肿所在经络，循其经远隔部位1～2穴针刺泻法，每日1次，留针20分钟。

灸法：疖肿局部用艾条灸，以局部焮红面不痛者为度，每日1～2次。

针灸对疖肿初起效果好，在脓肿形成期应切开排脓，同时针灸促进消炎。

3. 血栓闭塞性脉管炎

血栓闭塞性脉管炎是一种动脉、静脉被侵犯、进行性缓慢的疾病。其形成与寒冷、潮湿、烟硷中毒及精神刺激诸因素有关。好发于男性。属中医“脱疽”范畴。

（1）诊断要点：

多数发于25～40岁男性，常发于四肢末端，以下肢为多见，患者有吸烟、寒冻、小腿外伤史。初起患肢沉重、怕冷、麻木，足端有针刺痛，小腿肌肉有抽搐痛，开始跛行，受冷后疼痛加剧。足背动脉减弱无力，或伴有浅静脉迁移性血栓性静脉炎。中期局部皮肤发冷，患肢抬高后皮肤发白，下垂则暗红、疼痛，持续行走困难，夜寐不安，患肢肌肉逐渐萎缩（亦有水肿者），足背皮肤萎缩，汗皮脱落，趾甲变厚，并有粟米样黄色淤点反复出现，足背动脉搏动消失或微弱。后期患肢皮肤暗红，皮肤上起黄疱并逐渐变黑色，呈浸润性蔓延，甚则波及足趾、足背，肉枯筋萎，呈干性坏死，溃破、腐烂，疮口流黑色水，有腐肉，气味恶臭，疼痛剧烈，不得安眠，足背动脉波动消失，发热，口干，食欲减退，便秘，小便黄赤。舌苔黄腻、舌质红，脉细数。

（2）治疗：

阳陵泉、阴陵泉、悬钟、复溜、照海、三阴交、解溪、曲池、外关，配足三里、太冲、行间、公孙、委中、承山、八风、少海、合谷、八邪、夹脊。针刺用捻转，先泻后补，中等刺激手法留针30分钟，疼痛者用重刺激。每日1次，每次3～5穴，10次为一疗程。

灸法：艾条取患处周围穴位用隔姜灸、隔蒜灸，灸至舒服为限。治疗本病早期为宜，应严禁吸烟，注意保温，防冻伤及外伤。

朱某，女，37岁，工人。双下肢冷痛，有点跛行，冬天加重，行走数十步困难。舌苔薄白，边有瘀点，脉弦数细。经查双下肢皮肤苍白，冰冷，足背动脉微弱近失，双脚趾端色稍紫，腘动脉可明显扪及。诊为血栓闭塞性脉管炎。证属寒湿入络，气血瘀滞，阻塞血脉。治宜活血化瘀，温通经络。先针灸活血化瘀，配服中药温通经络。选方陆氏通络汤：当归30克，木通、秦艽、桂枝、牛膝各15克，威灵仙25克，细辛

6 克，土鳖、虻虫、水蛭各 3 克，红花 10 克，丹参 20 克。水煎，每日一剂，三次服。临床治疗 38 例，经针灸和中药配服治疗两个疗程治愈，后访三年均未复发。

忌口与食疗：

1）禁忌烟酒、辛辣刺激性食物。

2）阳虚寒凝，忌寒凉冷腻食物，如茄子、黄瓜、柿子、紫菜、冬瓜、香瓜、蟹、蚌、鹅、鸭及肥肉等。

3）阳虚毒热型者，忌香燥温热，耗津动火的食物，如葱、姜、蒜、韭菜、桂皮、胡椒、辣椒、醋，牛、羊、狗肉及煎、炸、炒食品。

本病因脾肾亏虚，寒湿侵袭，引起机体气血不通，血脉凝滞，不能营养四肢末端所致。故应选食含优质蛋白食物，如瘦肉、鱼肉、蛋奶、豆制品、动物肝脏，以增强抗病能力；同时适当吃些活血养血化瘀之品，如鸡、鹅、鹿血、山楂、桂花、大枣、桂圆、荔枝、桑椹、枸杞子等。

4. 血栓性静脉炎

血栓性静脉炎是指静脉发炎，同时有血栓形成。长期卧床、静脉曲张创伤、手术、感染和血管疾病等常易造成静脉血栓形成。临床可分浅静脉炎、局限性深静脉炎、多发性深静脉血栓形成等类型。

（1）诊断要点：

一般发生在下肢静脉，多在左侧。病变在大隐静脉者，多发生在静脉曲张时。局部红肿、压痛、疼痛，久则出现条索状硬结，如多次复发，病变静脉周围皮肤有色素沉着。病变在小腿静脉者，多见于手术卧床不起者，自觉症状不明显，可有腓肠肌疼痛、肿胀、压痛，将足背弯曲疼痛加剧，踝关节下水肿，疼痛皮肤发白，大腿内侧显著压痛，久则可见腰酸腿软，肢冷麻木，患肢增粗。急性发作有发热，血栓脱落产生肺栓塞，可出现胸痛、呼吸困难、紫绀、咳嗽、咯血，严重可伴休克。

（2）治疗：

阴陵泉、阳陵泉、三阴交、风市，配足三里、承山、申脉、委中、照海、绝骨、丰隆、条口、复溜、解溪。每次选 5 穴，以捻转补法为主，中等刺激，留针 30 分钟，每隔 1～2 日针治 1 次，连续治疗 15 天停针 10 天。针灸能行气活血、通络，可配合中药治疗，必要时也可手术治疗。

杨某，女，63 岁。左下肢肿胀疼痛，肤色暗红，按之凹陷，有灼热感。脉弦略数，舌黯红、少苔。证为肝肾阴虚，气郁血瘀，湿热毒邪阻于下肢血络。治宜活血化瘀，清热祛痰通络。先针刺活血化瘀，配服中药清热祛痰通络。陆氏化瘀汤：忍冬藤 60 克，玄参、当归各 30 克，川芎、赤芍、桃仁、牛膝、防己、威灵仙、甘草各 15 克，青风藤 20 克，红花 12 克。30 日治愈。患肢深部肿胀明显者加土茯苓、苡仁各 20 克；红肿疼痛，局部有热感者，加连翘 20 克；疼痛甚者加土鳖虫、乳香、没药各 8 克；脾肾虚加黄芪、桑寄生各 20 克；偏阴虚者舌红、少苔，脉细数，减威灵仙，加生地、石斛各 25 克。水煎，每日一剂，三次服。外用熏洗方：透骨草、芒硝各 30 克，防风、艾叶、当归各 12 克，乳香、没药、大黄各 10 克，苏木 20 克。水煎熏洗患处，每剂可洗三天。临床治疗35例，使用针灸、服药、熏洗三元疗法治疗30日，治愈28例，50日治愈21例。后访均无复发。

5. 急性乳腺炎

急性乳腺炎大多是由金黄色葡萄球菌感染引起的，细菌可由于乳头侵入，也可直接侵入乳管，上行到乳腺小叶。中医称为乳痈。

（1）诊断要点：

患者多为产后月余的哺乳妇女，或怀孕6～7月的孕妇，尤以初产妇为多见。发病部位多在乳房外上方，常为单发。初起恶寒、高热，患侧乳房体积增大并有搏动性疼痛，哺乳时尤甚。局部无块或有块，皮色或白或红，发炎部位变硬，有明显压痛，成脓的乳房肿块增大、焮红疼痛，并有时持续性啄痛，肿块在短期内软化，按之应指。患者乳头内可有脓液排出，溃后流出黄稠厚脓，则肿消痛减；可伴有头痛、口干、呕吐、便秘等症。治疗应及时适当，若在2～3日内寒热退清，肿消痛减，则有炎症消散希望；若寒热不退，肿痛加剧，约10日左右成脓，溃后仍身热不退，脓流不畅，肿痛不减，则可转变为囊性乳腺病。疮口流乳汁者，收口较慢，甚至待断乳后方能收敛。

（2）治疗：

膻中、曲池、足三里、合谷、内关，配少泽、乳根、屋翳、天宗、肩井、大椎、中渚、外关、行间。针刺用泻法，留针30～60分钟，留针时捻转提插3～5分钟。每日1次，重者可2次，6日为一疗程。针刺对乳腺炎初起效果好，应配合热敷、中西医综合治疗，成脓应手术排脓。刘某，女，34岁，干部。产后二月喂乳中突然两乳房肿胀，三日后全身不适，恶寒发热，两乳房局部红肿，灼热，疼痛，恶心，口干，小便短赤，大便秘，脉洪数，苔薄白。证为肝气郁结，胃热瘀滞，导致经络阻塞。治宜清热解毒，通乳散结，舒肝和胃。先针刺疏肝和胃，配服中药清热解毒，通乳散结。由于产妇病情重，疼痛恶心，大便秘结四日未排，恶寒发烧，情绪紧张，因而采取配服中药双元疗法。陆氏通乳汤：蒲公英、王不留行、金银花各15克，连翘、穿山甲、牛蒡子、生地各10克，柴胡、赤芍各6克，甘草3克。气虚加党参、黄芪各20克；痛甚加乳香、没药各8克；热甚口渴加黄芩、花粉、山栀子各12克。水煎，每日一剂，三次服。如系急性化脓性乳腺炎，改为瓜牛汤：全瓜蒌、金银花、蒲公英各30克，牛蒡子、天花粉、柴胡、黄芩、栀子、连翘、青皮、陈皮、皂刺、赤芍各10克，生甘草3克。水煎，每日一剂，三次服。临床治疗89例，针灸、中药相配合，均获良好效果。急性乳腺炎有的可于七日内康复。

6. 乳腺增生病

乳腺增生病常见于25～40岁妇女，其发生与卵巢功能失调有关，多数患者黄体分泌减少，雌激素量相对增多，在临床上往往与乳腺癌混淆。中医称为乳癖。

（1）诊断要点：

多发生于30～40岁之间妇女。一般多为两乳房放生多个大小不同的颗粒状或索状块物，肿块边界不清，质硬不坚，表面光滑，或呈结节状，皮核不相亲，推之可动。结块能随情绪变化而消长，或在经前增大，经后缩小，但不溃破。有痛感，经前重，经后轻。患者常为不孕妇女，或患病后不易受孕。有时从乳头流出少量淡黄色、咖啡色或血性分泌物。

（2）治疗：

针屋翳、乳根、膻中、天宗、肩井、足三里、内庭、复溜，配太冲、三阴交、外关、中渚、行间、肾俞、膈俞、脾俞。针刺以中度刺或强刺泻法。留针30分钟，行针2~3次，每日1次，10次为一疗程，每疗程隔5天。在针刺过程中可配合中西药物综合治疗，则效果更好。马某，女，30岁，农民。乳部可扪及条索状肿块，质稍硬，边缘不甚明显，肿胀痛，舌淡，脉沉细。证系肝郁痰凝、血虚所致。治宜疏肝解郁，化痰散结。采用针灸疏肝解郁，配服中药化痰散结。陆氏瓜当汤：瓜蒌30克，当归、橘核、昆布、海藻、荔核各15克，乳香、没药、甘草各4克。水煎，每日一剂，三次服，15日康复。月经期停止服用。临床配合针灸治疗98例，肿块完全消失，治疗时间最短为15天，最长为50天。

7. 淋巴结核

淋巴结核是由结核杆菌引起，多发于颈、腋及上胸部，常伴有肺结核病。中医称之为瘰疬。

（1）诊断要点：

多见于儿童、青壮年，病程缓慢。多发于颈、腋、胸部。常先发生颈淋巴结核，在颈侧皮下出现硬结节，结节逐渐增大并与皮肤粘连，局部皮肤变红，肿大的结节渐次变软，穿破、溃烂，形成瘘管和瘢痕。

（2）治疗：

膈俞、肝俞、脾俞、胃俞、膏肓、肺俞、足三里、三阴交。针刺或后加灸，用平补平泻手法，每日1次，10次为一疗程。配合中西药治疗效果更佳。

聂某，女，36岁，农民。结核已三年，久治不愈，颈部上下皆是，脓血不收，身体很弱。诊其症为气郁痰壅，阻塞经络。治宜理气化痰，消肿散结。先针刺理气化痰，配服中药消肿散结。陆氏秘方：蜈蚣30条，全蝎100克，白芥子15克。共研细粉为30包，每包分为两份，每份装入1个鸡蛋，搅匀、蒸熟后药蛋共食之。每日早晚各1个，30天为一疗程。临床治疗38例，针灸配合药蛋治疗30天，均获得康复，后访三年未复发。可查《陆氏中医诊治验方》对症选方治疗。

忌口与食疗：

1）忌食辛辣、油腻食物，如辣椒、胡椒、花椒、荤腥肉鱼类。

2）忌羊、牛、狗、鸡、雀肉等。

3）忌烟酒。

本病中医称瘰疬，又称老鼠疮。主要由痰、火、气结聚而成，但肝肾不足是本病之本，当以补养为宜，谷类、豆类、蛋乳、肉类均可不忌。其中面筋、莲子、桂圆、红枣、百合能养脾补肺益气，核桃能培肾，乌鸡、鸽子、鹌鹑能调精补益，可经常食用；还可以多吃海带、紫菜、蟹、蛤蜊、海蜇、牡蛎等咸凉食品，即养阴又能化痰软坚。

8. 下肢慢性溃疡

本病多发于经久站立者及下肢伴有静脉曲张者，中医称之为臁疮。

（1）诊断要点：

病者踝骨上臁或内臁初期先痒后痛，焮红漫肿，破烂，滋水淋沥，形成溃疡，溃疡经久不愈，疮口下陷，边缘形成缸口，疮面肉芽灰白或暗红色，有渗脓脓痂，可并发湿疹。

（2）治疗：

血海、足三里、阴陵泉、三阴交、商丘、太溪。用平补平泻手法，每日 1 次，7 天为一疗程。配合中药治疗效果佳。仲某，男，48 岁。下肢溃痛，发热，盗汗，乏力，流脓血。在多家医院久治无效，故求中医诊治。诊为正气衰弱，肌肤疮疡，久不收口。治宜清热解毒，温通经络。先针刺清热解毒，选处方温经通络。方用陆氏感染外洗方：金银花、连翘、黄柏、苦参各 10 克，川椒 6 克，艾叶 30 克，冬青叶 50 克，大葱 3 根。水煎，外洗患处，每日两次。临床针灸配合外洗治疗 48 例，经 15 日治疗获愈者 23 例，20 日治愈 15 例，30 日治愈 10 例。

9. 鸡眼

因经常摩擦、受压，长期步行，足畸形，鞋过紧，鞋底硬，或外因硬物，均易引起鸡眼。

（1）诊断要点：

鸡眼为豌豆大小，微黄，圆锥形角增生质坚硬，尖端向内压痛，妨碍步行。

（2）治疗：

局部消毒，将火针烧红，对准鸡眼底部中心刺入，穿透角质层至顶端患者感到疼痛时出针。针后碘酒消毒，外贴胶布，不要洗脚，防止感染，鸡眼多在 10 天内坏死脱落。若 30 天仍未脱落，可再用火针烧红针一次。

用艾条灸鸡眼中心，以知痛为度，一般灸 3～5 天，鸡眼枯死，10 天后脱落分离。

10. 褥疮

本病多发于经久卧床者，由于局部组织的血管神经受压，发生营养障碍所致皮肤全层坏死。

（1）诊断要点：

多见于经常卧床不能自动翻身的患者，多发于枕骨部、脊柱、肩胛、坐骨结节、骶骨、股骨粗隆、足外踝及足跟部等，皮肤初呈苍白色，可出现水泡破裂溃疡，创面可蔓延扩大，向深部侵犯，侵至肌肉、骨骼形成坏死，易感染引起败血病。

（2）治疗：

灸法：对准疮面熏灸，使灼热感向深层肌肉透入，以病人能忍受为度，每处每次灸 10～15 分钟，每日 1 次，直至患处结痂为止。治疗褥疮应加强护理，并结合局部药物清洗等。

11. 肋软骨炎

肋软骨炎为临床常见病，好发于成年人。

（1）诊断要点：

多于第2、3肋骨与肋软骨交界处，局部轻微隆起，并有压痛。局部疼痛常呈针刺样痛或隐痛。

（2）治疗：

肩井、风门、大杼、阳陵泉、期门、内关、阿是穴（患肋上下缘距中线旁开2寸和4寸处共4穴）。胸闷痛加太冲、内关；病程久加太溪；牵引背痛加肺俞、膏肓。刺肩井穴，要将针以45°角向胸骨切迹后缘方向刺15～18毫米（5～6分），用捻转泻法，使酸胀感传至胸壁和上肢。内关穴，斜刺30毫米（1寸），针尖向肘部方向刺入30毫米（1寸）。每日1次，7日一疗程。许某，女，25岁，农民。右侧肋骨胸骨二肋疼痛，局部有点突起，胸部感闷热已年余，胸肋不能触碰。某医院曾按骨结核治疗四月无效，疼痛加剧，不能转身，胸间热感加重，患侧上肢不能抬举，局部不红，终日疼不可忍，夜不能寐，故来求中医针灸治疗。经诊发育正常，体温37℃，脉弦少数，舌苔黄。诊为风湿入侵经络，毒热交炽，气血壅遏不通为患。治宜清热解毒，疏通气血。先针刺疏通气血，配服中药清热解毒。陆氏通血汤：金银花、蒲公英、地丁、黄芪各18克，连翘、黄柏、桔梗各12克，乳香、没药各10克，防风5克。水煎，每日一剂，三次服。临床治疗68例，针灸配合中药治疗均在15日内痊愈，后访尚无复发者。

（二）腹部疾病

1. 脂肪肝

脂肪在肝内过量存积，称为脂肪肝。脂肪肝形成的原因甚多，尤其与饮食不节、膳食中热量过多、身体肥胖关系密切。

张某，男，46岁，干部。患者身胖、肚大，皮肤肥厚，满身脂肪堆积，臃肿。体重99千克，身高168厘米，平时爱吃肉类，贪酒，曾患乙肝，经中医治愈，后发胖体肥。在医院诊为脂肪肝、肥胖症，故再次求中医诊治。经诊，身胖如肿，腹大如鼓，皮肤如棉，头晕目眩，乏力，面色苍白，两目色黯，舌质胖嫩，苔白厚腻，心悸畏寒。证系肝郁脾湿，阳气不足，脂肪郁结之病变。拟方：针刺减肥，活血化瘀。配服中药疏肝化瘀利脂，健脾化湿减肥。病者同意治疗。毫针刺内关、公孙、太溪、三阴交、建里、曲泉、复溜，均用凉泻法，除建里穴外，均取双穴。每日1次，10次为一疗程。

陆氏消脂汤：生熟、山楂各120克，炒麦芽、谷芽各25克，炒神曲、苍术、白术、猪苓、茯苓、泽泻、香附、丹参各15克，青皮、陈皮、桂枝、甘草各10克，厚朴12克，何首乌30克，生莱菔子30克。水煎，每日一剂，三次服，8剂见效，16剂痊愈。临床针刺、中药、食疗三元疗法治疗138例，疗效突出，16天治愈28例，32天治愈60例，48天治愈50例。

忌口与食疗：

1）忌食动物脂肪及煎、炸、烤食物。

2）忌食糖多的食物，尽量不吃甜食，如蜜饯、藕粉、干果、哈密瓜、荔枝、桂圆、点心、糖食等。因为食糖多也能转化为脂肪。

3）忌食高热量食物、各种酒类及调味品，如啤酒、葡萄酒、肉汤、鸡汤、鱼汤。少食盐，因为盐能增加食欲。要少食，只能吃八成饱，不吃零食。脂肪肝若治疗不当，可发展为门脉性肝硬化，应引起重视。宜选食一些富含胆碱与泛酸丰富的食物，如胡萝卜、苋菜、菠菜、白菜、西红柿、卷心菜、冬瓜、茄子、黄瓜、丝瓜、苦瓜等。

2. 急性阑尾炎

急性阑尾炎是常见的急性腹部外科疾患，发病以青壮年为多，粪石、异物或寄生虫梗阻阑尾管腔及细菌感染是引起急性阑尾炎的主要原因。早期为单纯性阑尾炎，有自愈之可能。蜂窝组织性阑尾炎可局限化，形成阑尾脓肿，坏死性阑尾炎则易穿孔，形成弥漫性腹膜炎。属中医肠痈范畴。

（1）诊断要点：

起初有发热、头痛、恶心呕吐、身倦乏力、食欲减退、便秘或腹泻等症状，突然急性腹痛，初起在腹部中线脐周或上腹部呈阵发性钝痛，逐渐加重，数小时后转移到右下腹阑尾点附近，呈持续性疼痛，可有阵发性加剧、绞痛。右下腹阑尾点有固定压痛，重者可有反跳痛、腹肌紧张。约有60%～80%病人在阑尾穴（足三里与上巨虚）之间有压痛，两侧都可出现，但右侧为多见。

（2）治疗：

毫针刺阑尾穴、上巨虚、天枢；高热加合谷、曲池、绝骨、大杼、复溜；呕吐加内关、中脘、内庭；体虚者加关元、足三里。针刺以捻转提插泻法为主。初期于12小时针刺1～2次，每次留针30～120分钟，并间歇运针，症状好转后逐步减少针次，缩短留针时间，配合中药治疗效佳。徐某，男，37岁。上腹痛拒按，发热38℃，恶心，呕吐，后疼痛转移至右下腹部。经化验后诊为急性阑尾炎，劝其手术治疗，本人拒绝手术，要求针灸配服中药治疗。诊为湿热郁积，气血瘀滞，小肠积热成毒。治宜活血行气，清热解毒。毫针刺阑尾穴、上巨虚、天枢、足三里，用凉泻法疏通气血；配服中药活血化瘀，清热解毒。选用陆氏化瘀解毒汤：败酱草、蒲公英、金银花各50克，丹皮、木香、延胡索、桃仁各12克，当归20克，地丁30克，大黄10克。热甚者去赤芍、当归，加知母、石膏各15克；呕吐加法半夏、竹茹各12克；腹胀加莱菔子15克；腹痛剧者去赤芍、木香，加乳香、没药各12克，白芍15克。水煎，每日一剂，三次服，8日内康复。

临床治疗87例，针灸配合中药8日内均获康复。如阑尾脓肿，需改用陆氏脓肿内消汤：白花蛇舌草、金银花、败酱草、生黄芪、连翘各60克，赤芍、白芍、丹皮、生苡仁各30克，桃仁、炮山甲、延胡索、炒川楝、炙乳香、炙没药各10克。水煎，每日一剂，三次服。临床实践证明，以陆氏消肿汤加减配合针灸治疗阑尾炎脓肿确有良好效果，多数病人3天热即可全退，疼痛消失，8天包块消失，血象恢复正常，因此可减少手术之苦。后访未见后遗症者。具体验方可查《陆氏中医诊治验方》辨证治疗。

3. 急性肠梗阻

肠内容物的正常运行发生障碍而不能顺利通过肠道，即称为肠梗阻。根据发病基本原因，可分为机械性、动力性和血运性肠梗阻。根据肠壁血运有无，又可分为单纯性和狭窄性者。临床上还可根据梗阻部位分为高位小肠梗阻、低位小肠梗阻和结肠梗阻。狭窄性和单纯性肠梗阻后期能造成肠坏死、感染和中毒，可威胁生命。

（1）诊断：

①腹痛：阵发性绞痛，开始时较轻，逐渐加剧到高峰，然后逐渐减轻至消失。经过一段时间后，又可能再度发作。机械性肠梗阻者腹中部呈阵发性绞痛，狭窄性肠梗阻者在阵发性绞痛过后常仍有持续性腹痛，麻痹性肠梗阻则为持续性胀痛。

②呕吐：早期为反射性呕吐，晚期为反流性呕吐。小肠高位梗阻者呕吐频繁，吐出胃十二指肠液及胆液。小肠低位梗阻者呕吐发生晚，吐出物呈粪汁样。结肠梗阻仅在晚期发生呕吐。

③腹胀：腹胀是肠梗阻中较晚期出现的症状。低位肠梗阻较明显，高位小肠梗阻则不明显，麻痹性肠梗阻腹胀尤为明显。

④排便和肛门排气：急性完全性梗阻无排便、排气；但部分肠梗阻或早期高位小肠梗阻，可能有少量排便排气；狭窄性肠梗阻可能排出血性液体。

⑤单纯性肠梗阻：早期全身症状无明显变化，后期可有水电解质平衡紊乱，狭窄性肠梗阻可出现腹膜炎及全身感染中毒现象。

⑥腹部可见局部隆起和肠蠕动波。单纯性肠梗阻腹软，无压痛及反跳痛；绞窄性肠梗阻腹部有压痛和肌紧张；机械性肠梗阻早期常见肠鸣音亢进，有气过水声或高音调金属声音；麻痹性肠梗阻则肠鸣音消失。

⑦X线高位腹部透视，可见小肠扩张、积气，肠内有阶梯样液平面。低位小肠梗阻时可见多个阶梯样液平面，平卧位可见扩大的空肠呈鱼骨样。有明显结肠袋形，若出现孤立的胀气肠袢位置又固定，压痛明显，应疑有肠绞窄。结肠均有胀气，有时有直肠胀气。

（2）治疗：

毫针针足三里、内庭、天枢、中脘、小肠俞、大肠俞。呕吐者加内关；腹痛者加内庭、公孙、腹结；小腹痛者加气海、关元；便秘者加丰隆。针刺以捻转强刺激为主，留针30~60分钟，每10分钟行针1次，每日针1~2次。使用针灸，配服中药，如病情在6~12小时仍不好转者，应考虑手术治疗。冯某，女，26岁，农民。突然上腹部持续性疼痛，西医诊治为肠梗阻，劝其手术治疗，本人拒绝手术，故求中医针灸。症见腹部拒按，恶心、呕吐，痞满燥实，舌苔薄腻，脉弦滑。先予以针灸，并配陆氏双元汤：玄明粉18克（冲服），延胡索、茯苓、白芍各15克，大黄、枳实各10克，川朴8克，甘草3克。水煎，每日一剂，三次服。服药后夜间二时大便排出蛔虫

8条，当即腹痛全消病愈。肠梗阻分邪热结于肠胃、中气不足、脾虚食滞、虫积等多种原因，必须查明病因对症下针、下药，方能取得满意疗效。可查《陆氏中医诊治验方》对症取方治疗。

4. 急性胰腺炎

急性胰腺炎主要由于胰管梗阻以致压力增高，使胰液外溢而形成。胆道疾病和饮酒可能是主要诱因，多见于20~50岁成年人。

（1）诊断要点：

①腹痛突然发生于上腹部，稍偏右侧或左侧，有时可呈束带状横位性腹痛，但大多限于上腹部，很少蔓延于脐下。疼痛呈持续性，可阵发性加剧，钝痛、刀割样痛、绞痛轻重不一，不能被一般止痛药缓解。

②恶心呕吐在起病数小时内比较剧烈和频繁，呕吐后腹痛不缓解，呕吐物为胃十二指肠内容物。

③严重者早期可出现休克症状，如面色苍白、出汗、四肢厥冷、脉细弱而数、血压下降等，合并麻痹性肠梗塞者可出现腹胀，此为出血坏死性胰腺炎特点之一。

④约25%的患者出现黄疸，程度轻，黄疸指数不超过30。

⑤腹部体征与症状的严重程度不成比例，初期上腹部触痛不显著，数小时后逐渐加重，可伴有轻度肌紧张；严重出血性胰腺炎并发弥漫性腹膜炎的患者，全腹有明显压痛、反跳痛及肌紧张。

⑥起病时体温一般正常，2~3日后可上升至38℃~39℃，后期并发胰腺脓肿可出现寒战高热。

（2）治疗：

毫针刺足三里、内关、中脘、梁门、章门、期门、阳陵泉；配脾俞、胃俞、内庭、行间、章门、下巨虚与地机之间压痛点、腹部胰腺压痛点。针刺捻转泻法为主，强刺激，在无明显腹膜炎情况下，于胰腺部位找压痛点，在压痛点明显处垂直进针，不提插，有针感后留针1小时。急性期每日可针2~3次，或每隔6小时针1次。病情严重者要中西药配合治疗。

邓某，女，25岁，农民。午饭多食油腻，入夜上腹剧烈疼痛、拒按，并向腰脊部放射，恶心、呕吐，口干便秘，体温38.5℃，苔薄黄腻，脉小弦。此乃湿热互阻中焦，延至胰脏，不通则痛。治宜清热解毒、通腑。毫针针刺通经络，化湿热，配服中药清热解毒，促进康复。选用陆氏红败汤：红藤、败酱草各30克，生山楂、枳实各15克，元明粉9克（冲服），大黄10克（后下）。水煎，每日一剂，三次服。

临床治疗78例，针灸配服中药一天见效，两天热退，腹痛尽除，三天完全康复。可查《陆氏中医诊治验方》对症取方。

忌口与食疗：

1）绝对禁忌烟酒。因酒精能引起十二指肠内胰腺管乳头部水肿和胆道括约肌痉挛，导致胰管阻塞，胆汁和胰液逆流或外溢而使本病加重恶化。

2）忌油炸食物和多脂食品，如肥肉、猪油、肉汤、鲜牛奶、鸡汤、鱼汤、蘑菇汤、油条、花生、芝麻、黄豆、核桃、油酥，点心等。

3）忌辛辣等刺激性食品，如辣椒、辣油、胡椒、芥末、醋、咖啡、咖喱等。

大量临床资料表明，本病的急性发作是由饱食高脂肪食物或大量饮酒引发，因此禁酒，控制过饱饮食及少食油腻食物是防止本病的基本措施。不仅在发病时要注意以上忌口，即使本病治愈后也不能饮酒、食辛辣食品，限制脂肪的食用量，以防再度发病。

5. 胆道感染和胆石症

胆道感染和胆石症，包括胆囊、胆总管的炎症和结石形成。其形成原因主要是胆道梗阻，使胆汁滞留或感染。如同时有胆红素或胆固醇的代谢障碍，则易于形成胆结石。发病年龄大多在30～50岁之间，以女性较多见。

（1）诊断要点：

①腹痛：右上腹局限性疼痛，常发生于饱食后的晚上或清晨，一般由上腹部转移到右上腹，并可放射至右肩或右肩胛骨下角，程度剧烈而持久，且有间歇性加剧。如伴有结石，则兼阵发性绞痛。剑突下疼痛并向背部放射，多为胆总管结石及胆管炎。阵发性上腹部绞痛，为胆总管下端括约肌痉挛及结石嵌顿。右肋缘下疼痛，并向右胸右背放射，多为肝内胆管结石。

②发热：病变在胆囊者有发热无畏寒，病变在胆管时高热，有寒热往来现象。

③呕吐：恶心呕吐多在腹痛后出现，呕吐出胃内容物，次数多少不定，吐后疼痛并不缓解。时伴有食欲不振、厌食油腻、嗳气、腹胀、便秘等症状。

④黄疸：多在胆道梗阻或化脓胆管炎出现，胆囊炎一般无黄疸，在重度感染或结石排出过程中出现轻度黄疸。

⑤病变严重者可出现脉沉细数、神志淡漠、四肢厥冷、出汗、血压下降等感染性休克症状。

⑥剑突下或右上腹肋缘下压痛，肌紧张，有时可触及肿大压痛的胆囊。

（2）治疗：

毫针刺阳陵泉、迎香、胆囊穴、胆俞、日月。呕吐者加内关；疼痛重者加肝俞、合谷、条口、上脘；黄疸者加至阳、腕骨；便秘者加天枢、照海、大肠俞；高热者加曲池、内庭。针刺以凉泻法为主，捻转3～5分钟，留针35分钟，中间行针2～3次，每日针1～2次，重症可针3次，可积极配合中药治疗效佳。坏死性胆囊炎、胆囊穿孔积脓者可手术治疗。杨某，女，48岁。平时心口疼，时发时愈，每日发作2～3次，已有十年之久，每次发作疼痛剧烈，痛引肩背，呕吐、恶心，冷汗淋漓。曾在大医院诊为慢性胆囊炎合并胆石症。病人来时值急性发作，主症同前，大便干燥，小便黄赤，舌质红、苔黄厚，脉弦紧，巩膜轻度黄染。证系肝胆郁滞。先针刺止痛、止呕、退热，配服中药清除肝胆瘀滞。治宜分两步：先服清胆止痛汤，三剂后诸症平复，然后改服金英汤。①陆氏清胆止痛汤：泽兰、枳实、柴胡、杭芍、大黄各12克，黄芩、半夏、延胡索、木香各10克，生姜6克，大枣5枚，三七粉5克（分两次冲服）。水煎，每日二剂，分四次服。②陆氏金英汤：郁金、蒲公英各60克，炒川楝子、延胡索（醋炙）、鸡内金各30克。共研为粉，每次服6克，每日3次，百日为一疗程。临床治疗93例，陆氏清胆止痛汤结合针灸，两天痛止烧退，后服陆氏金英汤，百日内痊愈。只要坚持治疗、忌口都能取得满意效果。复杂的病理情况可查《陆氏中医诊治验方》对症下针、配方。

忌口与食疗：

1）忌油煎、油炸食物及肥肉、猪油、黄油、酥油和含脂肪多的干果、花生仁、炒西瓜子、炒南瓜子、葵瓜子、核桃、松子、芝麻等。摄入脂肪过多会引起胆囊收缩产生疼痛和病变。

2）忌蟹黄，鸡，鸭，鹅蛋，蛋黄，虾米，虾子，鱼子，动物脑、肝、肾等富含胆固醇的食物，以免加重肝脏负担，对胆囊产生不利影响。

3）忌辛辣燥热及刺激性食品，如烟酒，辣椒、芥末、生葱、浓茶、咖啡、咖喱等，以免引起胆囊强烈收缩，诱发胆病急性发作。

4）忌食偏酸食物，如醋、葡萄、酸杏、柠檬、西红柿、山楂等。这些食物会刺激胃及十二指肠分泌胆囊收缩素，引起胆囊收缩，发生胆绞痛。

5）严禁暴饮暴食及过饱饮食，以免胆汁大量分泌而加重病情或诱发急性发作。

6）肥胖病人要限制糖类摄取量。过于肥胖易使脂肪代谢紊乱而使胆汁浓缩，形成胆结石。急性发作时应暂禁食，或只食用流质饮食，如稀饭汤、蛋白汤、藕粉汤、豆浆等。胆囊炎和胆石症，两者常互为因果，在同一患者身上出现。发病年龄多在30~50岁之间，女性尤为多见。胆结石形成与胆道不畅、感染及脂肪、胆固醇代谢失调密切相关，因此应注意饮食卫生，禁忌多脂肪、多胆固醇食物，控制饮食，适当多吃绿叶类蔬菜、瘦肉等，限制食用薯类、肥肉、油炸食物，含糖类点心、水果等甜食。管好嘴，不吃零食，限制饮食，适当减肥，预防疾病。

6. 胆道蛔虫症

蛔虫钻入胆道者形成胆道蛔虫症，当肠道机能紊乱，胆道有病变时，易促使蛔虫上窜入胆道。本病多见于儿童和青年，易造成胆总管炎，甚至肝内小胆管炎症，形成肝内小脓肿。中医称为“蛔厥”。

（1）诊断要点：

①80%的患者为儿童和青年人，常伴有蛔虫病史。

②腹痛发作剧烈，开始时上腹部剑突下呈剧烈阵发性绞痛，伴有钻顶感，痛甚，病人手捧上腹，弯腰屈膝，辗转不安，四肢厥冷，冷汗淋漓，正常后可如常人；或疼痛性质转变为持续性胀痛或腹胀满不舒，每天可发作多次。

③恶心呕吐在腹痛时发生，呕吐物先为胃内容物，其后为胆汁，约有1/3病人吐出蛔虫。

④发热：可在中晚期有续发感染出现，如引起急性梗阻性化脓性胆囊炎时，可出现高热、寒战、黄疸等症状。

⑤体征与临床剧烈疼痛症状不符，一般腹部平坦而柔软，仅剑突下偏右下方有明显压痛点和轻度反跳痛，腹肌紧张亦不显著，胆囊部位有时也有触痛，但较剑突右下

方为轻，在间歇期以上体征可减退或消失。合并胆囊炎者，右上腹可有压痛及肌紧张；合并胰腺炎时，压痛可发生于全腹。

⑥胆囊穴（右侧阳陵泉穴下3厘米）有触痛或触及硬块。

（2）治疗：

毫针刺日月、期门、胆囊穴、迎香、内庭、足三里。呕吐加内关；疼痛不止者加中脘、条口、阳陵泉、行间；钻心痛者加巨阙、公孙、大敦。以泻法为主，捻转提插3~5分钟，留针45分钟，其间每10分钟行针1次，一般每日1次，重者日针2~3次。

胆道蛔虫症无严重并发症者，针刺治疗有很好效果，止痛作用十分明显，配合中药治疗更佳。如发生严重并发症如胆管化脓、胆道穿孔、胆囊坏死，应采取手术治疗。夏某，女，58岁，农民。上腹部急性疼痛，阵发性钻顶样绞痛，并放射至肩及腰部，恶心、呕吐，并吐出蛔虫一条，病者辗转不宁，呼喊不已，表情痛苦。曾在当地医院治疗无效，求中医针灸。下针服药后止痛，此时再服驱虫药物（山道年、驱虫灵、灭虫宁），第三日大便下蛔虫38条，诸症消失。后访一切痛苦皆去，健康生活。陆氏安蛔利胆汤：白芍30克，使君子、槟榔各15克，苦楝皮、川椒、大黄、鹤虱、茵陈、龙胆草、蒲公英各10克，乌梅20克。水煎后加醋50克混合服之。一般下针、服药后很快止痛，即服驱虫药。

（三）肛门直肠疾病

1. 痔疮

痔疮是一种常见的肛门疾病，一般分为外痔、内痔、混合痔三种。

（1）诊断要点：

痔疮大便时出血，便血日久可引起贫血。一般在排便时有鲜红点滴而下，或如箭样射出，直到排便后出血才能停止；晚期内痔便血会逐渐减少，而以排便时痔核脱出为主。痔疮发展到中、晚期，排便时都会有痔核脱出肛门外，轻者排便后痔核可自动回肛门内，重者必须用手推入肛门内，严重时走路、咳嗽、劳动使力时痔核均会脱出。中医辨证分气滞血瘀、湿热蕴结、风燥伤肠、气虚血亏四种证型。

气滞血瘀：以便血、脱出、痔块肿痛、坠胀不舒为主症。

湿热蕴结者：以肛门肿胀、便血、脱出、便秘为主症。

风热伤肠者：以便血量多，呈喷射状，肛门肿痛，发痒大便干燥为主症。

气虚血亏者：每次大便痔核均脱出，不能还纳，伴有贫血、头昏、倦怠。

医者认为除上述原因致病外，其主要原因还是由于患者贪酒、辛辣之物伤肠而形成病症。除用以下办法治疗外，关键要禁烟酒、辛辣食物等。

（2）治疗：

毫针刺长强、承山、大肠俞、二白、支沟、照海、龈交。气滞血瘀者加白环俞、次髎、气海、血海；湿热蕴结者加攒竹、燕口；风燥伤肠者加委中、上巨虚；气虚血亏者加气海、足三里。用平补平泻手法，每日1次，10次为一疗程。配合中药内服外用治疗效佳。柳某，女，58岁。平时大便干燥，大便时出血已8年之久，近日肛门肿痛，排便时肛门剧痛难忍，伴喷射性便血，色鲜红。脉象弦数细，舌苔黄腻，舌质略红。证系大肠热燥，气血郁滞，损伤血络。治宜润燥消肿，凉血止血。先针刺止痛止血，宣解瘀滞，配服中药润燥消肿，凉血止血。陆氏全仙汤：全瓜蒌、仙鹤草各30克，蒲公英20克，金银花15克，连翘、槐花炭、地榆炭、椿根皮、黄芩、当归各10克。水煎，每日一剂，三次服。8剂大便通畅，血止肿消，病人满意。并可配用痔疮外洗方：翻白草、败酱草、无花果叶、瓦松各30克，苦参、刺猬皮、斩毒箭各20克，煎水，每日二次，熏洗患处。

痔疮红肿疼痛系湿热邪气下注肛门，蕴而成毒，气血凝聚，水湿不化而成，原因是虚人外感，久居潮湿，再加之嗜食辛辣火性食物及烟酒。临床治疗178例，施行针、药、外洗三元疗法，均取得满意效果，免除手术之苦。治愈后如能忌烟、酒、辛、辣食物，则永不复发。痔疮三元疗法同时可治肛裂、肛瘘，效果突出。

忌口与食疗：

1）忌食辛辣燥热的食物，如羊、牛、狗、雀肉、醋、辣椒、花椒、胡椒、葱、姜、蒜、韭菜、桂皮、茴香、芥末、咖啡、可可等。辛辣之物刺激易使痔疮发作。

2）忌煎、炸、烤、烙食物，因能转为热燥对本病不利。忌油腻、肥厚、湿热食物。

3）禁忌烟酒因痔疮的形成与烟、酒、辣有关。

痔疮主要由湿热瘀浊所致，所以凡产热温燥之食品均应忌口。此外还应保持大便通畅，因此要多食清淡粗纤维食物，如粗粮、糙米、燕麦片、菠菜、萝卜、竹笋、木耳、海带、苹果、梨、草莓、香蕉等。

2. 肛裂

肛裂又称肛门裂，中医称痔裂或裂口痔，系肛管皮肤及皮下组织损伤形成溃疡。

（1）诊断要点：

裂口多发生在肛管的前、后和中央处，以30～40岁青壮年为多，儿童、老年较少见，妇女的发病比男性多。典型的肛裂有五种病变：①肛管上有一个核形裂口形成溃疡；②裂口底面的组织有纤维化改变；③裂口下缘肛门皮肤隆起形成哨兵痔；④裂口上面有肛门乳头肥大；⑤肛门底下常有潜在皮瘘管，排便时间歇痛、出血、便秘、肛门瘙痒。

（2）治疗：

毫针刺长强、白环俞、承山、照海、支沟、八髎；配承筋、百会。每日1次，强刺激。

针刺治疗肛裂有明显的止痛、止血和愈合伤口作用，一般治疗6天为一疗程，1、2期肛门裂7～15天痊愈，三期者10～25天痊愈。

医者认为，肛裂的原因主要是患者食用了大量辛辣食物，又形成大便秘结，便量大使肛门损伤感染形成病灶，配合中药、禁口、针刺是完全能治愈的。

3. 肛瘘

肛瘘又称肛门直肠瘘，是肛门皮肤与直肠相通的瘘管，中医称为痔瘘。

（1）诊断要点：

典型的症状是肛门周围皮肤有破溃隆起的肛瘘外口，流脓水，肿痛，肛门湿痒，可并发湿疹。急性炎症期可有发冷、发热、体温上升，久病不愈可引起贫血。

按病变性质可分为皮下瘘、黏膜下瘘、肛提肌上瘘、肛提肌下瘘等类型。

（2）治疗：

毫针刺长强、八髎、承山，配大肠俞、小肠俞、关元俞、气海俞、足三里，每日一次，强刺激。

火针：用火针或电针直接刺入瘘管，使瘘管被烧伤后液化脱出。换药至愈合。

4. 直肠脱垂

直肠脱垂，俗称脱肛，中医称为脱肛痔。

（1）诊断要点：

多发于儿童、老年和体弱者，排便时可见直肠从肛门内脱出，严重时咳嗽、下蹲、负重、打喷嚏均可发生直肠脱出，长期反复脱出可引起直肠黏膜充血、溃烂，出现黏膜血便。常伴有排便不畅，大便干燥或腹痛，易并发肛门瘙痒、湿疹。

（2）治疗：

毫针刺长强、气海俞、八髎、关元俞、肾俞、命门、百会、提肛（双侧），配关元、气海、足三里。便秘异常者加天枢、支沟、照海、大肠俞；肿痛带血者加承山、复溜。宜用烧山火等手法，并依陷下者灸之或针后加灸，留针30分钟，每日一次，10次为一疗程。灸百会、关元、气海、足三里。每穴灸10～15分钟。

于某，女，59岁。大便十日未来，脱肛，腹胀痛难忍，呼号不已，面色无华，舌质淡，苔薄白，脉弦细。曾用硝黄大剂量攻之无效，诊见面色败弱，气短，脉虚而无力，证为气虚不运。治宜益气运脾。先下针补中益气，即选陆氏芪参汤：生黄芪30克，党参20克，白术、当归、陈皮、柴胡、云茯、五味子各15克，升麻8克，甘草10克。水煎，每日一剂，三次服。患者服一剂后大便两次，泻物黄水和黑色结块。大便不通乃硝黄攻之，人尽皆知，但年老气血俱虚，不任攻伐，连二剂攻之，润而不下，使中气梗塞，运化失灵，推动无力，故便秘结，大肠脱垂。体质不同，病因有异，辨证求因，审因论治，治病当求其本，追根求源，方能良效。临床治疗各种脱肛59例，使用针灸、中药双元疗法，均获得满意疗效。直肠脱垂病情复杂，可查《陆氏中医诊治验方》辨证求因选方治疗。

陆氏芪参汤加减使用对中气不足所致吐血、便血，气虚下陷引起的胃下垂、子宫脱垂、肛脱、久泻、气虚不运便秘均有良效。亦可用于慢性出血性疾病造成的身体衰弱、低血压、重症肌无力；经加减亦可治疗乳糜尿等一切阳虚下陷之症。食少纳呆加焦三仙、鸡内金各15克；腹胀明显者加砂仁、莱菔子各15克；重症肌无力参芪加至50克～100克；治乳糜尿去升麻、柴胡，加熟地、萆薢各20克；尿血加仙鹤草30克；腰疼去升麻、柴胡，加杜仲、狗脊各12克；治子宫脱垂加枳壳、益母草各15克；若见浮肿去升麻、柴胡、甘草，加云苓至30克，加车前子30克，黄芩15克。此方对肛门失禁均有疗效。

5. 肛门失禁

肛门失禁又称排便失禁。对于干便能控制，但对稀便、气体失去控制能力，称为不完全性失禁；干便、稀便均不能控制，肛门闭合不禁，呈圆形张口，常有粪便黏液外流的称完全性失禁。

（1）诊断：

①机能性排便失禁：常见于神经障碍，如突然受惊、休克、中风后，或老人肌肉收缩无力、痔疮手术后引起等。

②器械性排便失禁：如神经损害、截瘫、手术切断肛门括约肌、先天性发育不全。

（2）治疗：

毫针刺、长强、会阴，配气海、足三里、阴陵泉、后溪。强刺激，每日一次，10次一疗程。

6. 肛门术后疼痛、尿潴留

肛门术后疼痛、尿潴留，是痔瘘、肛裂、直肠脱垂等术后常见并发症。

（1）诊断：

肛门术后局部灼痛、胀痛、剧痛，多由肛门括约肌痉挛、手术后损伤和局部炎症引起。肛门术后排尿困难超过12小时不排尿，膀胱明显充盈、腹胀，多由肛门麻痹、局麻或手术后疼痛，引起反射性排尿困难或尿潴留。

（2）治疗：

毫针刺关元、气海、百会、阳陵泉、长强、八髎、阴陵泉、三阴交、束骨，配足三里、大肠俞、八髎、合谷。用泻法，每日1～2次。用生葱250克、盐250克共捣为泥，敷于关元穴，外用热水袋熨可促进排尿。

十一、泌尿及男性生殖系统疾病

1. 膀胱炎

膀胱炎分为无菌性和有菌性两种。无菌性膀胱炎由药物刺激、机械性刺激引起。细菌性膀胱炎一般继发于身体其他部位感染。膀胱受到外伤或已有病变梗阻时，则易引起感染。本病属中医淋证范畴。

（1）诊断：

急性膀胱炎发病突然，有尿频、尿急、尿痛、尿血及脓尿等症状。严重者膀胱区有压痛，伴有全身发热等症，尿常规多见红细胞、白细胞，尿培养可找到致病细菌。慢性膀胱炎多反复发生尿频、尿急、尿痛，有尿路梗阻者则有排尿困难，尿液检查可持续有红细胞、白细胞，但没有急性多，尿培养有时可找到细菌。本病患者女性多于男性，尤其是已婚青年妇女多发。

（2）治疗：

①急性膀胱炎：毫针刺膀胱俞、次髎、小肠俞、肾俞、三焦俞、委中、复溜、三阴交、曲池、中封、然谷、太溪、太冲、阴陵泉、足三里。每次选3～4穴，强刺激，留针30分钟，间歇运针每日1次，7日为一疗程。

②慢性膀胱炎：针刺中极、关元、水道、归来、足三里、三阴交、血海、肾俞、水道、行间、曲泉、复溜。每次选4～5穴，轻刺激，刺后可加灸。

灸法：关元、气海、气冲、阴陵泉。用艾条灸20～30分钟，每日一次。

针灸可减少发作，消炎可配合中药治疗效佳。

佟某，女，36岁。尿频、尿急，排尿困难，小腹痞胀不适，口干心烦，畏寒，脉洪大细弦，舌质红绛、苔薄。诊为膀胱炎。病系心移热于膀胱。治宜凉血通淋，清热化毒。先针刺凉血通尿，配中药清热解毒。选陆氏生黄汤：大生地30克，黄连、栀子（炒黑）、赤芍、丹皮、滑石、木通、地骨皮各10克，瞿麦12克。水煎，每日一剂。重症可日服二剂，四次服，每四小时服一次。症急重者加琥珀粉2克、牛膝15克，分两次冲服；尿时灼热感明显加侧柏叶12克，镜面草（地连线）25克；尿痛去丹皮、地骨皮，加小蓟15克、生蒲黄10克；兼肾阴虚，口干腰酸者，去滑石加麦冬15克、续断10克。临床治疗48例，均获满意疗效，使用针灸、中药双元疗法10日内均康复。

2. 尿道炎

非特异性尿道炎由大肠杆菌、链球菌和葡萄球菌感染引起，病菌可直接侵入尿道，也可继发于尿道口或尿道内梗阻。

（1）诊断：

多发生于女性，尤以婚后女性为多见。多数有尿道口或尿道内梗阻，尿道邻近部位感染和尿道外伤性刺激或损伤史。急性期尿道有大量脓性分泌物，伴尿频、排尿灼痛及血尿。慢性期则为尿道刺痛及排尿不适，尿道分泌物减少，呈稀薄浆液状。急性发作期耻骨上区及会阴部疼痛钝痛，尿道口发红，尿道部压痛。尿液检查可见红细胞、白细胞，尿液培养可找到细菌。

（2）治疗：

①急性尿道炎：针刺膀胱俞、阴陵泉、中极、水道、复溜、三阴交。用泻法，每日一次，留针30分钟。

②慢性尿道炎：针刺关元、三阴交、肾俞、脾俞、足三里、中极、水道、复溜、阴陵泉。每次选4～5穴，用补法，每日1次，留针30分钟，可以针后加灸。于某，男，26岁。尿痛，尿血，水肿，头痛，恶心，乏力，脉尺洪大，舌苔黄白厚，纳呆，血压偏高。症因菌毒感染尿道系统，治当清热解毒杀菌，利尿渗湿。先针刺清热解毒，配服中药利尿化湿。取方陆氏八草汤：白花蛇舌草、败酱草、白茅草根、倒扣草各30克，鱼腥草、半枝莲、益母草、车前草各15克。水煎，每日一剂，三次服。如尿血严重者加女贞子10克、旱莲草15克，止血效果更好。临床针灸配服中药治疗63例，8天见效，16天康复。此方对小儿急慢性肾炎肾病综合征，均有良效。

忌口与食疗：

1）忌烟酒、肥甘辛辣食物，如肥肉、猪油、黄油、奶油、辣椒、胡椒、花椒、桂皮、茴香、咖喱等助湿生热食品。

2）尿液呈碱性患者忌碱性食物，如馒头、卷心菜、芋艿、白菜、黄瓜、粗茶等。

3）尿液呈酸性患者，忌酸性食物，如米醋、李、杏、韭菜、菠菜、蒜苗、洋葱等。

本病主要由于湿热下注影响膀胱功能所致，所以凡助湿生热之品均忌口。可选食苡仁、山药、扁豆、莲子、茯苓粉、白果仁、芡实、赤小豆、绿豆、马齿苋、藕、冬瓜、木耳等清热除湿之食品。

3. 慢性前列腺炎

前列腺炎常见于中年男性，与后尿道炎、精囊炎及附睾炎同时发生。临床上以慢性前列腺炎常见，致病菌是葡萄球菌和链球菌。侵入途径有血行性感染、淋巴管性感染后尿道，或泌尿生殖系其他部位感染后直接蔓延等。支原体、乙原体、病毒性最为难治。

（1）诊断：

①全身症状：疲倦乏力、腰背疼痛，易引起心内膜炎、虹膜炎、结膜炎、关节炎等症，有性欲减退、早泄、血精等现象。

②局部症状：排尿不适，尿频，尿急，排尿有灼热感，尿道常有乳白色分泌物，尤其在排尿终末或大便时滴出。

③直肠指诊可触及前列腺稍大。前列腺液检查见大量脓细胞，每高倍视野超过10个以上，时有成堆，卵磷脂小体显著减少或消失。

（2）治疗：

毫针刺肾俞、膀胱俞、大肠俞、关元、归来、水道、复溜、太溪，配气海、三阴交、阴陵泉、曲泉、大赫、精宫。针刺用平补平泻手法，刺腹部穴位要求针感到尿道。每次留针15～30分钟，运针1～2次，每日一次，15次为一疗程，疗程间隔5～7日。

毫针治疗可分两组：一组为关元、中极、曲骨、水道、阴陵泉、三阴交，二组为会阴、肾俞、复溜、太溪、委中。两组均用泻法，会阴穴直刺60～90毫米（2～3寸），在会阴部出现酸胀感后提插3～5次出针，肾俞穴斜向脊柱方向刺入30毫米（1寸）左右，局部有酸胀感出针，每日1次，15次为一疗程。针灸对慢性前列腺炎改善症状、消退炎症效果良好，同时配合中药治疗更佳，如急性发作时则应考虑中西医结合治疗。赵某，男，49岁，干部。尿频、尿急、尿痛，小腹部、会阴部、腰骶部、腹股沟部间歇性胀痛，脉沉细而弦，舌边有齿痕，舌苔薄白。证系脾肾气虚，膀胱气化不行，下焦湿浊，菌毒内蕴。治宜加固脾肾，利膀胱排尿菌毒。先针刺消炎解毒，配中药化浊排毒。陆氏化浊排毒汤：丹参、泽泻、土茯苓、萆薢、败酱草各30克，黄芪、党参各20克，桑螵蛸、台乌药、车前子、两头尖各10克，小茴香5克，女贞子、菟丝子、王不留行各15克。水煎，每日一剂，三次服。临床治疗前列腺炎398例，施行针灸、中药、药渣熏洗会阴睾丸部的三元疗法，30%病人16天治愈，30%病人32天治愈，40%病人50天治愈。

前列腺炎病症复杂多变，有细菌、病毒感两大类，还有瘀血、瘀精、功能等类型，因而治疗一定要辨证追因治疗。

忌口与食疗：

1）忌烟酒、辛辣刺激性食物，如辣椒、胡椒、生姜、大蒜、芥末、浓茶、咖啡、咖喱等。

2）忌燥热动火食物，如韭菜、榨菜、雪里蕻、芫荽、羊、牛、狗、鸡、雀肉。

本病是因性接触或其他原因感染淋病，或双球菌、链球菌、葡萄球菌等病毒感染所致。中医认为主要原因由相火妄动与房事不节所致，故应忌食燥热动火辛辣刺激性食物，宜选食苡仁、山药、扁豆、莲子、茯苓粉、白果仁、芡实、赤豆、马齿苋、藕、冬瓜、木耳等清热除湿的食品。

4. 睾丸炎

睾丸炎主要继发于附睾的感染。

（1）诊断：

高热，睾丸部疼痛，并向腹股部放射，睾丸肿胀压痛，如形成脓肿，则扪之有波动感。常伴有阴囊部位皮肤红肿及阴囊鞘膜积液，如睾丸肿胀溃破，可引起鞘膜积液脓。

（2）治疗：

毫针刺太冲、关元、归来、阴陵泉、曲骨、复溜、三阴交。配大敦、气海、曲泉。用平补平泻手法，留针20~30分钟，每日1次，7日一疗程。

针灸在初期有止痛、消炎作用，但若脓肿形成应切开引流。睾丸炎引起腮腺炎者应积极中药治疗，效果佳。冯某，男，38岁。睾丸红肿热痛，伴有低热38℃。证因感受寒热，湿热下注，肝肾郁热而形成。治宜祛湿逐寒，消坚散结。先针刺消肿，清热散结，配服中药，祛湿逐寒。陆氏消坚汤：川楝子、荔枝核各15克，荜茇、橘核、高良姜、延胡索、木通各10克，蒲公英30克，小茴香5克。水煎，每日一剂，三次服。临床治疗48例，针灸配合中药，四天见效，八天康复。

5. 附睾炎

附睾炎常见于成年男性，有时儿童也少有发生，常与尿道炎、前列腺炎及睾丸炎同时出现。致病菌多为葡萄球菌和大肠杆菌。致病菌可通过输精管道侵入附睾，也可通过机械外伤直接感染。

（1）诊断：

①急性附睾炎大多突然发生，附睾肿胀疼痛，并伴发热、寒战等症状。

②慢性附睾丸炎表现为附睾硬结、微痛，阴囊下坠。与结核性附睾丸炎不同，慢性睾丸炎不会引起阴囊壁粘连和出现窦道，输精管也不呈串珠状改变。

（2）治疗：

毫针刺大敦、太冲、气海、归来、水道、复溜、气冲、曲骨，配归来、三阴交、关元、曲骨、中封、合谷。用平补平泻手法，中强度刺激，留针30分钟，每选4～5穴，每日1次，7天为一疗程。

针灸对附睾丸炎不仅有很好的止痛作用，且有消炎退肿作用，配合中药治疗更佳。

吴某，男，24岁，士兵。左睾丸处疼痛，活动加重，牵扯到左下腹，检查为附睾炎。证属气血瘀滞。治宜活血化瘀，先针刺消炎止痛，活血通络，配服中药活血化瘀。陆氏白蒲汤：白花蛇舌草、蒲公英各30克，桃仁、三棱、莪术、柴胡、当归、红花各10克，赤芍、川芎、香附各6克，小茴香3克，夏枯草、连翘各15克。水煎，每日一剂，三次服。临床治疗18例，针灸配服中药8天见效，16天愈。

6. 鞘膜积液

鞘膜积液是男科泌尿系较常见的疾病。除先天性因素外，睾丸、附睾感染、外伤肿瘤或寄生虫病等均能引起本病，临床上以睾丸鞘膜积液最多见。属中医偏坠范畴。

(1) 诊断：

阴囊内有肿块并逐渐增加，伴阴囊下坠感，阴囊较大时可影响行走。先天性交通性鞘膜积液于平卧时肿块可消失。阴囊肿块呈圆形或梨形，表面光滑有波动感。精索鞘膜之囊肿常于精索上有囊肿样肿块，牵拉睾丸或精索，肿块随之下移。肿块透光试验阳性，穿刺可抽出液体。

(2) 治疗：

毫针刺芒门（位于阴茎根旁开3寸处）、外陵、三阴交、复溜、曲泉、太冲、归来，配府舍、气冲、曲骨、关元、肾俞。用中强度刺激，每日1次，10次一疗程，可以针上加灸或针灸并用。

鞘膜积液多属于元气不足之虚症，故历代医家均重视灸法的应用，以达温补充元气，扶虚振羸作用。配合中药治疗更佳。刘某，男，4岁。阴囊肿如鹅蛋，光滑有流动感，诊为水疝（睾丸鞘膜积液）。先针刺通经导络，配服中药消除积液。取方陆氏仁龙汤：桃仁、地龙各6克，红花、赤芍、白通草各2克，茯苓、益母草各8克，麻黄1克，川牛膝、荆芥穗、甘草各3克。3剂见效，8剂痊愈。此方加大剂量亦治成人睾丸鞘膜积液。临床针灸配服中药治疗58例，均获痊愈。

7. 输尿管结石

肾脏内结石下降停留于输尿管内，称为输尿管结石。若停留时间长以致嵌顿、梗阻，容易引起上方输尿管积水和肾盂积水，应及早处理。属中医砂淋、石淋范畴。

(1) 诊断：

患侧上腹部及肾区突然发生绞痛，沿输尿管向下放射至阴囊或阴唇和大腿内侧，同时伴有冷汗、恶心、呕吐和休克等症，绞痛发作时伴见血尿。尿频、尿痛多见于输尿管下1/3段结石患者。输尿管梗阻引起肾盂积水时，可摸到肿大的肾脏。膀胱镜检查，输尿管下1/3结石患者，其输尿管开口处常有充血、水肿现象；结石在输尿管膀胱开口处者，膀胱镜检查能见到结石。尿中可见红细胞，病程久者可见有脓细胞。

(2) 治疗：

毫针刺肾俞、关元俞、大肠俞、归来、水道、复溜、足三里，配行间、太冲、阳陵泉、委阳、中极、曲骨、阿是穴。绞痛发作期间，针刺用泻法。每日1～2次，留针30～45分钟，每间歇10分钟行针1次；无绞痛者则用补法，每日1次，留针30分钟。张某，女，35岁，教师。腰痛，尿频、尿急、尿痛，腹部平片示盆腔内左坐骨棘旁下方有一小花生米大密影，旁边有米粒大数块密影。诊为左输尿管下段结石，并肾盂积液。病人拒绝手术治疗，请求中医治疗。经诊舌质红，苔白稍黄，脉弦细数。先针刺通经导气，配服中药化瘀排石。陆氏三金汤：金钱草60克，炙鸡内金粉8克（分二次冲服），海金沙、石韦、瞿麦、萹蓄、车前草、滑石各12克，生地15克，天冬、怀牛膝各10克，木通、甘草各5克，胡桃仁5枚（分两次嚼吃）。水煎，每日一剂，两次服。临床针灸配服中药治疗48例，8剂排石，16剂后最多排石15块，大小不等，最大有花生米大小。只要对症下针选方，都能取得满意效果。

泌尿系结石分下焦湿热、肾虚湿热蕴结、湿热下注、湿热蕴结膀胱四种类型，可查《陆氏中医诊治验方》对症治疗效佳。

忌口与食疗：

1）钙盐结石患者忌食高钙食物，如牛奶、干酪、虾皮、芝麻酱、肉骨头汤、豆制品、海带、龙须菜、发菜、蛋壳粉、鱼粉、骨粉等。由于钙盐易溶于酸性物质中，故可吃些低钙的食物，或吃些酸性食物，如肉、蛋、鱼等。

2）草酸盐结石患者忌食富有含草酸的食物，如苋菜、草莓、土豆、胡椒、辣椒、菠菜、竹笋、甜菜、红茶、果仁、可可等，其中菠菜含草酸最多。另外由于维生素C的代谢物是草酸盐，所以还要少食含维生素C的食物，如豌豆、白萝卜、芥菜头、藕、油菜、白菜、雪里蕻、空心菜、苦瓜、荠菜、菜花、青椒、柚子、大枣等。应多吃些能促进草酸从体内排出的食物，如芹菜、苹果、李子等。

3）尿酸盐结石患者忌食含嘌呤较多的食物，如动物的心、脑、肾等。猪、羊、牛、鹅、鸭肉、沙丁鱼、比目鱼、梭鱼、蟹、贝壳及各种肉汤含嘌呤也较多，应限制食用。忌食多蛋白食物，如虾米、虾皮、鹌鹑肉、蛤蜊肉、鲤鱼、鲨鱼、野鸡肉、兔肉、鸡肉等，因为动物性蛋白质在体内分解后可生成尿酸。尿酸在碱性环境中易溶解，故应多吃些碱性食物，如卷心菜、梅子、芋头、萝卜、白菜、黄瓜、南瓜、桃、李、杏、香蕉等。

4）磷酸盐结石患者要限食富含钙的食物，也要限制含镁的食物，如豆类、豆制品、粉丝、紫菜、海带、芝麻酱、青豆芽、鲢鱼等；富含磷的食物，如蚌、乌贼、绿豆、花生、竹笋、毛豆、蚕豆等。

本病包括肾结石、输尿管结石和膀胱结石。引起结石的原因很多，如水质、气候、劳动条件、精神状态、年龄、性别、遗传因素、饮食、营养等，其中饮食营养与结石形成最为密切，因此结石患者在饮食上要格外注意。但不管哪种原因，结石均应大量饮水，以降低尿内盐类的浓度，有利排石。

8. 肾结石

肾结石多发于中年男性，大多位于肾盂内，其次是肾下部，单侧多见，结石可逐渐增大，以至于嵌顿和阻塞尿流，从而造成感染和肾功能减退。属中医腰痛、淋证范畴。

（1）诊断

多发于青中年，男性略多于女性。肾结石同侧腰部疼痛，可呈钝痛、酸痛、隐痛，有时仅为肋脊角部压痛。当结石嵌顿于肾盂输尿管交界时，可产生肾盂痉挛，突发肾区绞痛，并向外阴、大腿部放射，同时伴有恶心、呕吐和冷汗，在病人活动较多时，突然发生血尿，肾绞痛后血尿加重。疼痛和血尿合并出现为肾结石、输尿管结石特点。伴有感染或大型肾结石的患者，可见脓尿，同时有尿频、尿急、尿痛等。在急性肾绞痛发作时，尿液可有结石或砂石排出。可因双侧肾结石引起两侧尿路梗阻，或一侧结石梗阻而对侧发生反射性尿闭。伴有严重肾积水者可触及肿大肾脏。

（2）治疗

毫针刺肾俞、关元俞、关元、水道、复溜、膀胱俞、气海、阴陵泉，配血海、三阴交、委中、太溪、志室、足三里。每次选 5 穴，无绞痛时用补法，留针 20 分钟。绞痛发作时用泻法留针 30 ~ 45 分钟，每 10 分钟行针一次，每日 1 ~ 2 次，10 次为一疗程。

针灸对肾结石直径小于 1cm 者，确有一定排石作用，尤对绞痛有镇痛作用。如再配合中药治疗，则能提高排石率。如结石过大应考虑手术治疗。刘某，男，48 岁，工人。头晕，眼花，面部浮肿，右腰垂坠小腹，左下肢冷感，小便混浊，夜尿多，唇舌淡白，脉浮虚而迟。诊为肾结石并肾盂积水。先针刺疏通经络排积水，配服中药化瘀排石选方。陆氏附金汤：熟附子 15 克，金钱草 40 克，泽泻 15 克，熟地黄 25 克。水煎，每日一剂，三次服。服 16 剂结石进入输尿管上段，原方加冬葵子 15 克，肉桂 4 克，连服 16 剂，最后排出 0.9cm × 1.4cm 结石一颗，诸症解除，恢复健康。临床针灸配服中药治疗 38 例，均顺利排石，疗效显著，免受手术之苦。

肾结石忌口与食疗参照泌尿系输尿管结石忌口。

9. 尿失禁

尿道括约肌因损伤或神经功能失常，丧失控制排尿的能力为真性尿失禁。由于尿道梗阻（尿道狭窄、前列腺肥大）或膀胱收缩无力（脊髓损伤）等排尿障碍造成尿潴留，尿液外溢者，则为假性尿失禁。由于尿道括约肌松弛，腹内压骤然增加造成尿液外溢者为压力性尿失禁。由于先天性输尿管异位或尿道、膀胱瘘造成尿液淋沥者，为漏尿，不属于尿失禁。

（1）诊断

排尿失去控制，尿液淋沥不断，不随意地自动流出。神经系统疾病损伤致尿失禁者，同时具有肢体麻木、疼痛、感觉障碍、运动失常、神经反射异常等症状。多见于大脑、脊髓损伤，炎症，多发性硬化症等。

压力性尿失禁：多发于中年人、肥胖者、经产妇女，当哭、笑、咳嗽、喷嚏、行走、站立等增加腹压力动作时，尿液不随意地流出。

充溢性尿失禁：临床上有尿潴留症状，见尿急、排尿困难、小腹胀痛、膀胱区膨隆诸症。常见于前列腺肥大等尿道梗阻患者。

尿路先天性异常：如先天性输尿管口异常、膀胱瘘等，以女性多见，其漏尿为经常性（有的出生之后即有），检查时可偶见前庭或阴道、阴唇有开口的输尿管口。尿路造影可证实输尿管口异位。

（2）治疗

毫针刺中极、关元、曲骨、水道、太溪、复溜、三阴交，配气海、横骨、足三里、阴陵泉、肾俞、长强、中封、商丘、秩边。以补法中等刺激为主，针刺中极、关元时，针感传尿道口处，取针时略加捻转，轻提慢取，每日1次，10次为一疗程。

灸法：中极、横骨、肾俞、膀胱俞、三阴交。用艾条温和灸法，每穴灸10～15分钟，每日1次，可针后加灸，温针灸。针刺会阴、八髎、腰俞等穴也有一定疗效。同时可配用中药治疗，效果更佳。邓某，女，32岁。患者面色苍白，小便不能自控，脉弱，苔薄。证为肾气虚弱，膀胱失约。治宜补肾固摄。先针刺通经导气，配服中药补中益气。陆氏补中益气汤：桑螵蛸、覆盆子、益智仁各15克，生黄芪20克，柴胡、陈皮、升麻、甘草各6克，党参、当归、白术各12克。水煎，每日一剂，三次服。临床治疗38例，使用针灸、中药双元疗法10天内完全康复，后访二年未见复发。

10. 男子性机能障碍

正常男子的性机能包括性欲、阴茎勃起、性交、性高潮和性满足等环节。其中某一环节发生障碍而影响性机能障碍完善时，则称为男子性功能障碍。不正常的性生活习惯如手淫、性交过度、性交中断等，不正常的精神状况如恐怖、紧张、过度兴奋、缺乏信心等，是造成男子性机能障碍主要原因。本病属于中医阳痿、早泄、遗精范畴。

（1）诊断

生育年龄的男子不能完满地完成性生活，性欲改变、无性欲、性欲低下、性欲旺盛。阳痿：阴茎不能勃起或勃起不坚，以至不能插入阴道。早泄：阴茎虽能勃起，但插入阴道即排精。遗精：在无性交活动时，不自觉地或睡梦时出现排精。功能性不射精：在性交过程中，不射精且无性欲高潮的快感。一般均有不正常的性生活习惯和精神状况病史，如手淫、中断性交、长期体外排精、精神创伤、恐惧、忧虑、不正确性教育等。有慢性尿道、前列腺、附睾、精囊、感染或生殖器畸形者，可有相对的症状和体征。

（2）治疗

毫针刺关元、肾俞、关元俞、曲骨、太溪、归来、八髎、三阴交，配气海、中极、命门、心俞、肝俞、足三里、内关、神门。每次可选5穴，用补法。针刺曲骨、中极、关元穴时，要求针感直达阴茎，针三阴交时针感抵大腿内侧。每日1次，10次为一疗程，留针30分钟。

灸法：关元、气海、肾俞、中极、三阴交。用艾条灸每穴15分钟，也可针后加灸。张某，男，39岁。婚后12年未生育，平时性欲低下，偶尔为之，亦不排精，脉沉涩，舌紫，苔薄腻。证属气滞血瘀，瘀结伤肾，不能疏理肝气。治宜疏肝益肾，活血化瘀。先针灸通气血，化痰滞，配服中药疏肝益肾。陆氏化瘀助育汤：熟地、紫石英各30克，柴胡、红花、川芎、桃仁、当归、赤芍、韭菜籽、炮山甲、王不留行、升麻各10克，枳壳、怀牛膝、桔梗各5克，白茧壳6克。水煎，每日一剂，三次服。临床治疗68例，施行针灸、中药双元疗法，有效率达98%。

男子性机能障碍，因其病因多而复杂，故切忌一味壮阳，必须辨病、辨证论治，归纳起来有10种：一是病因治疗，即辨病论治；二为通其志意法，心理治疗；三温补下焦法；四为填补经血法；五为疏肝解郁法；六为清利湿热法；七为育阴潜阳法；八为通补阳明法；九为活血祛瘀法；十为外治法，包括针刺、艾灸、穴位注射、穴位敷贴、按摩、脐疗等。同时还应注意男子机能障碍不仅与肾有关，与心、肝、脾也有联系。

以下介绍几种外疗法：

①肛门给药法：用人参、鹿茸、水蛭、淫羊藿各10克。研粉，装入胶囊，睡前塞入肛门，能收良效。

②敷脐法：用小茴香、炮姜研粉，以鳝鱼血拌和敷于肚脐，外加胶布紧贴，每星期1次。同时要注意禁忌烟酒及辛辣食物。

11. 男子不育症

凡由于男子生殖器官的解剖和生殖机能异常而致不育者称为男子不育症。可因睾丸发育不全、隐睾、睾丸炎、外伤、放射线和药物造成精子产生障碍；附睾与输精管炎症，损伤形成梗阻及其功能障碍；以及生殖器官畸形、性功能障碍而引起，致使精液不能进入女性生殖道内造成不育。

（1）诊断

婚后三年未生育子女，性生活正常，女方检查确认无妇科和生殖功能障碍者，应检查有无射线接触史、毒物接触史，或腮腺炎并发睾丸炎、隐睾炎，性病或其他生殖系统疾病，第二特征发育是否正常，生殖器有无畸形，睾丸、附睾、输精管有无异常，前列腺、精囊有无炎症、结节。精液检查是判断男子不育的主要指标。

（2）治疗

毫针刺关元、中极、气海、血海、精宫、命门、肾俞、三阴交或配志室、足三里、太溪。以补法为主，针刺关元宜用烧山火手法，应使针感下传至阴茎端点，两侧睾丸及会阴部出现温热感。留针30分钟，每日1次，10次为一疗程，每疗程间隔5天。

灸法：灸关元、精宫、气穴，针三阴交；灸命门、肾俞，针太溪。二组可交替艾灸10~15分钟。

针灸对精子缺乏、性功能减退等有效，但对生殖器官畸形、先天发育不全无效。可配合中药、西药治疗，必要时可手术治疗。李某，男，36岁，银行干部。结婚12年未育，曾在北京、上海、青岛、济南等地医治。女方经妇科检查无异常。心理负担重，尺脉沉弱。辨证为肾弱精子不充，房事过频，加有下焦湿热。因精是人体生命活动的物质基础，精的盛衰直接影响人体生命力的强弱及生命过程的长短。精充完实，则生命力旺盛，身健少病或无病；精不充足则生命力弱，体弱易病，早衰短寿。精忌施泄耗乏太多，而宜充盈固秘，因而男子养生必先保精。保精可使精盈不亏，增强生命力，延长生命过程，从而达到养生延年的目的。先针灸活血化瘀，调整生理功能，并配服中药补肾充精助育。陆氏生育汤：熟地50克，枸杞子、人参各25克，当归28克，山药、丹皮、泽泻、附子、柴胡、白芍各12克，云苓、白术各15克，甘草6克。水煎，每日一剂，三次服。临床治疗78例，实施针灸、中药双元疗法有效率98%。男子不育较为复杂，必须因人、因症辨证治疗，方能达到满意效果。可查对《陆氏中医诊治验方》对症取方治疗。

忌口与食疗：

1）忌烟酒、辛辣刺激性食物，如辣椒、胡椒、生姜、大蒜、芥末、浓茶、咖啡等。

2）忌燥热动火食物，如韭菜、榨菜、雪里蕻、芫荽、羊肉、牛肉、狗肉等。

3）忌食棉花油、雷公藤、七叶一枝花、地龙、苦参、油茶籽、大蒜、土贝母、慈姑、猪胆。西药中的氯奎、奎宁、阿的平、吐根碱、生物碱、皂甙均有较强的杀精子作用。

4）控制房事，掌握好排卵期。平时多吃些清淡食品，如蔬菜、水果、豆类和豆制品等。

十二、运动系统疾病

1. 颈椎病

颈椎病又称颈椎综合征，是由于颈部受风寒、外伤、劳损等因素所致的颈椎生理曲线改变和椎间盘、关节等组织的退行性变，压迫神经根、脊髓而出现的症候群。

（1）诊断

本病多见于中年低头伏案工作者。头颈、肩背部疼痛，颈项部肌肉肿胀、痉挛，有明显压痛，甚至可致上肢和手麻木，头部活动或下压头部及背部时症状加剧。可伴有头晕、颈强、视物模糊、上肢皮肤发冷发热，甚至猝倒等症状。严重上肢肌肉萎缩。X线颈椎摄片可确定诊断。

（2）治疗

毫针刺：①大椎、天柱、肩井、大杼、天宗、膏肓、陶道、风池、肩髃、肩髎、曲池、后溪、合谷。以大椎穴为主，得气后进行大幅度捻转，并根据症状配有关穴位3~5穴，留针30分钟，每10分钟行针1次，每日1次，10次为一疗程。

②天柱、天髎、天宗、天井、养老、大杼、风门、胛缝，配肩髃、臑会、风池、风府、百会等。中度刺激，留针20分钟，每日1次，10次为一疗程。

③神庭、上星、囟会、前顶、百会。右手持针，针尖刺向皮下后用迎夺法，针向上方，缓缓推进达到所透穴位，留针20分钟，每日1次，3次为一疗程。

治疗本病，在针刺同时配合按摩、中药治疗效更佳。岳某，男，48岁，干部。自述颈活动受限，左臂不能抬高，屈伸疼痛难忍，夜不能卧，口苦黏，舌苔薄黄腻，脉弦滑而数。证属肾虚，风寒、湿痰痹阻颈骨，经络瘀滞所致。治当活血化瘀，行气通络，除湿祛痰，滋补肝肾。先针灸行气通络、活血化瘀，配服中药除痹湿痰，滋补肝肾。陆氏除痹补肾汤：路路通、桑枝、黄芪、葛根、忍冬藤各30克，当归、刘寄奴各15克，川芎、姜黄、白芷、威灵仙各12克，红花、羌活、胆星、白芥子、栀子各10克，龙胆草5克。水煎，每日一剂，三次服。临床治疗288例，针灸配合中药有效率100%，但必须对症治疗。

2. 肩部软组织疾病

肩部软组织疾病，即肩关节周围组织由于过度劳损等引起的退行性炎症。其中包括肩关节周围炎症、冈上肌腱炎、肩峰下肌腱炎、肱二头肌腱鞘炎等。中医称之为漏肩风。

（1）诊断

①肩关节周围炎、继发腱鞘炎、滑囊炎及纤维组织炎表现为慢性肩部弥散性疼痛，晚间加重，活动后可以减轻，肩关节主动和被动外展、外旋及后背上抬等均受限，因而不便脱衣、梳头、洗脸。肩峰下有广泛压痛，肩部肌肉可萎缩。

②冈上肌腱炎：在肩关节外展上举约60°~120°时，感到局部疼痛，超过60°~120°以上时反而不痛，可妨碍运动。

③肩峰下滑囊炎：与岗上肌腱炎等肩部慢性病变可同时存在。表现为肩部外侧压痛，上臂旋转及外展时引起疼痛和运动障碍，严重时可在三角肌前缘见一圆形鼓出物。

④肱二头肌长头肌腱炎：肩部疼痛、压痛、肿胀。当肘屈曲时，在前臂加压可引起明显的抗阻力痛。在肱二头肌屈肘运动动作时，常在疼痛处触及摩擦感。

（2）治疗

①肩关节周围炎：毫针刺肩髃、肩髎、养老、条口、肩内陵为主。上举外展活动受限者取肩髃、臂臑、养老、抬肩、曲池、合谷；外展伸举内旋活动受限者取肩髎、臑会、中渚；外旋后提受限者，取肩内陵、中府、云门、尺泽。主穴可多方向透刺，用泻法，得气后留针30分钟，每10分钟行针一次。

②岗上肌腱炎：巨骨、肩井、肩髃。巨骨穴直刺，向前外方进针，肩髃沿肩峰下平向上前后透刺、直刺，可配曲池、合谷、养老。

③肱二头肌长头肌腱鞘炎：肩内陵、尺泽、太渊、外关、曲池、肩内陵可向上肩下透刺。每日1次，10~15次为一疗程。

肩髃透极泉，用双指押手法固定穴位。先用轻刺激手法垂直刺入15~30毫米（0.5~1寸），得气后再用重刺激手法向极泉穴方向透刺60~90毫米（2~3寸），可使用烧山火或透天凉手法使针感传至到上臂、肘、腕与手指。不留针捻转2分钟即可。条口透承山，取50毫米（2寸）毫针，由条口向承山透刺，施以泻法，边捻转针体，边嘱病人活动患肢，5分钟后出针，并可根据情况选臂臑、臑会、尺泽、曲池、合谷。杜某，男，48岁，干部。右肩疼痛百天余，活动时剧痛，肱二头肌长短头腱、三角肌下均有压痛。诊为右肩关节周围炎。针灸治疗通经导气，消炎止痛，配服中药活血化瘀，消炎止痛。选用陆氏桑柴汤：桑枝（鲜）50克，柴胡、当归、半夏、羌活、桂枝、白芥子、附片、秦艽、云苓各10克，白芍、陈皮各15克，鸡血藤、葛根各18克。水煎，每日一剂，三次服。针灸配服中药，8天完全康复，后随访二年也未复发。临床治疗189例，使用针灸配服中药有效率100%，治愈率达96%。

3. 扭伤

扭伤是关节部位软组织（尤其是肌腱、韧带）受过度牵拉或扭转而引起的损伤，常见的是腕、踝、腰、膝等部位的扭伤。

（1）诊断

①踝关节扭伤：因足部突然过度内翻时引起，受伤后一般仍能勉强行走、跛行。局部有明显肿胀、疼痛及瘀斑。如系外踝韧带损伤，则足内翻时疼痛明显；如系内踝韧带损伤，则是外翻时疼痛明显。一般都在伤后1~2日后逐渐加剧。

②膝关节扭伤：局部疼痛、肿胀，活动受限，并有压痛。若两侧副韧带损伤，则痛在内、外踝。检查时内翻或外翻患膝可有牵拉痛。若十字韧带损伤，局部肿痛而无压痛。其他部位扭伤也均有局部肿胀、疼痛、活动障碍等表现。

（2）治疗

毫针刺局部压痛点。肩部配肩髃、肩髎、肩贞、肩井、天宗、膏肓，肘部配曲池、曲泽、小海、手三里，腕部配外关、腕骨、养老、阳池、阳溪、阳谷，膝部配膝眼、委中、阳陵泉，踝部配悬钟、三阴交、昆仑、丘墟。以局部压痛点为主穴，用中度刺激，再配用某部扭伤相关经穴，以强刺激手法。

4. 落枕

落枕是由于受风寒、外伤或睡觉时头部姿势不当所致的颈部肌肉痉挛或纤维组织炎。

（1）诊断

晨起一侧颈项强直、疼痛，头部不能自如转动，甚则牵引至肩背部亦发生疼痛，局部有压痛点。

（2）治疗

毫针刺落枕穴（手背第2、3掌骨掌指关节后约0.5寸处）、阿是穴。配天柱、大椎、风门、后溪、悬钟。一般只取落枕穴，如不效时再配其他穴位，用中强刺激，并嘱患者活动颈部。

5. 急性腰扭伤

急性腰扭伤多是在负重情况下姿势不正，用力不当或跌打闪仆而使腰部软组织突然扭伤引起。

（1）诊断

受伤时患者常有腰部闪断或撕脱的感觉，有时甚至可以听到组织撕裂的响声，同时感到腰部疼痛。也可在伤后1~2天痛或加剧。腰部活动受限，休息时疼痛较轻，活动或咳嗽、喷嚏时急剧。腰椎棘突间或棘突旁的腰部肌肉深部近横突处有明显压痛，局部肌肉紧张。

（2）治疗

毫针刺人中、委中。人中穴可用针刺泻法，委中可用三棱针放血。扭伤时间较长配命门、殷门、肾俞、环跳、秩边。

针灸治疗急性腰扭伤有效，配合热敷则更好。冯某，女，46岁，工人。因抬麻袋腰部扭伤，疼如腰折，不能转侧，夜间加剧，由二人扶来求诊。查腰部活动受限，腰骶部压痛明显。身体强壮，脉象正常。给予针灸治疗，配服中药陆氏红杜汤：红花、桃仁、羌活、赤芍、川断、木瓜、小茴香、补骨脂各10克，杜仲、鸡血藤各15克。水煎，每日一剂，三次服。针灸4天，服药4剂而痊愈。临床治疗158例，实施针灸配服中药双元疗法，有效率100%，治愈率100%。

6. 慢性腰背痛

慢性腰痛多由腰背软组织劳损所致，亦可由肥大性脊柱炎、腰椎骶化、隐性腰椎裂等骨骼病变引起。此外妇科疾患与泌尿系统疾患也可造成慢性腰背痛。

（1）诊断

①由于腰部肌肉骨骼病变所致者，患者大多是体力劳动者，或长期站立或蹲伏者，可有局部外伤史。表现为腰背酸痛，其发作与运动有关，局部检查常有压痛或叩痛。

②肌肉韧带损伤：腰肌损伤，腰椎两侧的韧带扭伤以腰椎棘间韧带棘突韧带为主，局部压痛，肌肉痉挛，但叩痛与震痛不明显。

③腰间盘脱出：多发于第四、五腰椎间或第五腰椎与第一骶骨椎间，常有外伤史。早期为腰痛，以后出现一侧大腿后侧和小腿、足背外侧牵引痛，腰部脊椎侧凸，局部压痛，弯腰受限，直腿抬高试验阳性，跟腱反射消失。

（2）治疗

毫针刺肾俞、命门、大肠俞、白环俞、腰眼、大杼、风门、肺俞、阿是穴，配委中、昆仑、阳陵泉、太溪、复溜。选4~5穴，用平补平泻手法，压痛点阿是穴则可一针多刺，得气后加温针法。每日1次，15次为一疗程。对于妇科和泌尿系统引起的腰痛可配合中药治疗，效佳。

马某，男，43岁，干部。腰背痛3年，身向前伸，背如砣石，脉象正常。诊为督脉、膀胱经受风寒侵袭，瘀阻寒邪，不通则痛。治宜通督脉、膀胱经二经。选用针灸宣通督脉、膀胱经，祛瘀散寒；配服中药，活血止痛。陆氏通督汤：黄芪、鸡血藤、丹参、鹿角片各20克，金毛狗脊15克，当归、泽兰叶、赤芍、杜仲、地龙、川断、苏木各10克，萆薢、苍术、川牛膝、防己各12克，乌药、延胡索、威灵仙、防风、秦艽、羌活各12克，广三七6克。水煎，每日一剂，三次服，针灸8天，服药8剂痊愈。临床治疗68例，8日痊愈38例，16日痊愈16例，20日痊愈14例。治愈率100%。

7. 足跟痛

足跟痛大多由于跟骨骨质增生引起，属中医痹症范畴。

（1）诊断

行走或站立时足跟疼痛，行动受限，X光片示足跟骨骨质增生。

（2）治疗

①毫针刺局部压痛点，配太溪、昆仑，以中强刺激手法。配阳陵泉、足三里、解溪、条口。

②合谷穴向后约1寸处虎口穴直刺45毫米（1.5寸），留针1小时。

③百会穴：以30号40毫米（1.5寸）毫针，常规进针得气行补泻手法。补法顺经脉循行从后向前沿皮针刺，三进一退，先浅后深，紧按慢提9次，留针30分钟，出针后急闭其孔，以泻法逆经脉循环从前向后进行，一进三退，先深后浅，紧提慢按6次，留针60分钟，出针时摇大其孔。针刺35～45毫米（1.2～1.5寸）。

④大陵穴下8分处。用26号～28号毫针刺15～25毫米（0.5～1寸），刺入皮肤后向上斜刺10～15毫米（3～5厘米）深，得气后行大幅度捻转，同时嘱患者以足跟痛点踩硬物上，由轻而重活动，留针30分钟。每日1次，15次为一疗程。

灸法：患足压痛点用艾条灸10～20分钟，每日1次，10次为一疗程。用针灸治疗足跟痛须坚持治疗一段时间方能有效。还可以用中药浸泡法。邢某，女，38岁，工人。左脚跟痛三个月，近来疼痛加剧，不能着地，经X光片诊断为足跟骨刺。西医治疗三个月无效，并逐步加重，现求中医治疗。经诊肝肾脉象虚弱。治宜补益肝肾，活血通络。给予针灸配服中药双元疗法。中药取方陆氏一鸡三子汤：鸡血藤30克，当归、女贞子、菟丝子、枸杞子各15克，川断、威灵仙、赤芍、川牛膝各10克，秦艽、土鳖虫、地龙各6克。水煎，每日一剂，三次服。针灸10次，服药10剂痊愈，足跟着地不痛，行走正常。临床治疗69例，实施针灸配服中药有效率达100%，最多20日康复，治愈率100%。

8. 肱骨外上髁炎

肱骨外上髁炎又称肱桡滑囊炎，俗称网球肘。多因前臂旋转活动不当，引起桡侧腕伸肌起点损伤而造成。

（1）诊断

肘关节外侧疼痛，用力握拳及前臂旋转时加剧。肘关节外侧、肱骨外上髁、肱桡关节和桡骨头的前缘等处可找到压痛点。腕关节臂伸，手背部加压，亦可引起肘部疼痛。

（2）治疗

毫针刺养老、少海、腕骨、外关、阳池、阳溪、合谷、曲池。肱骨外上髁前缘凹陷处，肱骨外上髁后缘凹陷处（即桡侧腕伸肌肌起点的两侧凹陷处），前者以食指按压之，用毫针直刺；后者从髁体正中向腕背部以45°角刺入髁体后缘凹陷处。如前臂旋前受限可配手三里；前臂旋后受限配尺泽穴，针刺用轻刺激手法。亦可在患者压痛点一针多向透刺，或一穴多针刺，每日1次，10次为一疗程。局部压痛点亦可用艾条灸10～20分钟，每日1次，也可针后加灸。

9. 腱鞘炎与腱鞘囊肿

腱鞘是一种保护肌腱的滑囊，由于外伤或劳损可发生腱鞘炎与腱鞘囊肿，造成局部疼痛或肿块。

（1）诊断

①桡侧茎突部腱鞘炎：腕部疼痛，逐渐加重，握拳外展时桡骨茎突处出现剧痛，可向手臂与前臂放散，拇指运动无力，活动时可有摩擦或弹响。

②屈指肌腱腱鞘炎：多发生于拇指、中指，无名指亦可发生。常表现为局部疼痛，有时向腕部放散，患肢伸屈运动受限，需用另一只手扳动伸屈，可发生弹响声。压痛，可扪及米粒大小结节。

③腱鞘囊肿：囊肿局部隆起，时伴有酸痛、乏力，多见于腕关节背面、足背、膝内外侧等处。腕关节背面有囊肿时，可使腕关节向掌侧屈曲，其肿块尤为突出。触诊可有波动。

（2）治疗

毫针刺局部压痛点。针孔最、列缺、虎口。从压痛点中心向四周透刺 4 针 4 方向。或于皮下肿块周围，以 15 毫米（半寸）毫针周围圆周刺之，留针可加艾灸 10～20 分钟。每日 1 次，15 次一疗程。适用于桡骨茎突腱鞘炎。

囊肿局部用 20 号～24 号毫针从囊肿最高点刺入，刺破肿块，加以挤压，挤出黏状黏液；或可刺囊肿基底部四周，对称刺四针。针刺后可用艾条压局部灸 10～20 分钟，并可加压包扎 3～5 天。适用于腱鞘囊肿。

较大的囊肿可用火针穿刺，挤压黏液，消毒包扎防止感染。

治疗时局部少活动，并注意保暖。

10. 髌腱末端病

髌腱末端病是髌腱附着于髌骨下缘的慢性劳损，多数是由于过度用力，训练不当，使髌腱受力超过组织结构承受量所致。

（1）诊断

患膝有过度负重史、急性膝受伤史。髌腱下缘在跳跑发力时疼痛，上下楼痛，半蹲及全蹲时痛，伴有膝酸、腿软乏力、发凉，重者行走或静坐也感疼痛。触及髌尖时，产生锐痛。

（2）治疗

患膝压在痛点、膝眼、膝阳关、鹤顶、血海、阴谷、伏兔。用 30 号毫针进刺捻转，取得针感后加艾条灸 10～20 分钟，留针 20 分钟，每周治疗三次。

十三、手术后并发症

1. 手术后头痛

头痛为一种弥散性隐痛、跳痛，多位于枕部、额部，平卧时减轻，起立痛甚；咳嗽、用力、两侧颈加压或摇头时头痛加重。严重时可伴有恶心、呕吐。

硬膜外麻醉、腰椎麻醉、骶椎麻醉手术后数小时后即产生头痛。

治疗：毫针刺合谷、曲池、列缺。额部痛配头维、上星、印堂，颞部痛配太阳、头维，枕部痛配大椎、风府、风池、天柱，头顶部疼及全头痛者配百会、四神聪、前顶、后顶。以上穴位均用平补平泻手法或补法，留针 30 分钟，每 10 分钟行针一次。每日 1 次，10 次一疗程。

针刺能使血红细胞乙酰胆碱酯酶的活性下降，增加脑内类腓肽物质，加快血液流速，降低脑血管紧张度，故对术后头痛有立即止痛之效果。

2. 手术后尿潴留

尿液充溢于膀胱不能排除者为尿潴留，据其发病原因分为阻塞性和非阻塞二种。

（1）诊断

①阻塞性尿潴留：多因炎症、结石、肿物、损伤致狭窄引起尿道阻塞。

②非阻塞性尿潴留：多因直肠、骨盆内手术后引起尿潴留。尿道括约肌反射性痉挛、神经官能性排尿障碍以及膀胱弛缓等亦可形成尿潴留。

③尿潴留可慢性形成或突发急性形成。排尿滴沥不畅，尿如细线，阻塞不通，小腹胀满隐痛、拘急，小腹部膨隆，耻骨上压痛明显。舌红或紫，有紫斑点，舌根黄，脉细。

（2）治疗

针气海、关元、中极、水道、归来、曲骨、三阴交，配阴陵泉、足三里、复溜、太溪。

腹部穴找好感传，强刺泻法，不留针。下肢穴进针后快速捻转，感传向上放散为佳，一般用平补手法，留针 20 分钟，留针每 5 分钟行针 1 次，每日针 1～2 次。

灸：①三焦俞、肾俞、小肠俞、膀胱俞、中极、至阴。配三阴交、中封、太冲。

②三焦俞、三阴交、中极、中封、太冲、至阴。艾条灸 10～30 分钟，每日 1 次。

朱某，女，56 岁，农民。阑尾手术后小腹胀，小便甚少，次日无尿，小腹胀甚，反复用西药无效，依靠导尿解除腹胀长达一周。试用针灸配服中药。针一次，服药一剂后，有少量小便，约 80 毫升，针三次服药三剂，本人可自行排尿，4 天后排便通畅，尿潴留解除。先针刺活血通络，配服中药清热利尿。选用陆氏导尿汤：冬葵子、黄芪、王不留行各 20 克，怀牛膝、滑石、石韦、赤芍、丹参各 10 克，沉香 6 克，肉桂、黄柏、知母各 4 克。水煎，每日一剂，三次服。此因手术后致使下焦湿热、瘀血内阻，气化无权。治当清热利尿，活血通络。临床治疗 18 例，均获满意疗效，充分体现针灸威力。

3. 手术后腹胀

（1）诊断

一般多见于剖腹、盆腔手术，及硬膜外麻醉、腰椎麻醉手术后。大多手术第二天出现肠麻痹，病人腹胀不适，肋下胀满或疼痛，不能进食，气短气喘，呼吸困难，腹部叩诊有鼓音，肠鸣音减弱或消失。重者形成麻痹性肠梗阻，腹部胀大如鼓，腹皮绷急，不能排气或大便。或伴有恶心、呕吐。

（2）治疗

针足三里、阳陵泉、建里、气海、中脘、天枢，配内庭、商丘、日月。用弱刺激补法，每日 1～2 次，留针 15～30 分钟。

灸法：天枢、上巨虚，艾条灸 15 分钟，每日 1 ~2 次。

4. 手术后呃逆

（1）诊断

多开始于胸腔、腹部或腹膜手术后 1 ~ 2 日。呃逆可间断发作，亦可连续发作、呃者响亮，连续有力，伴有嗳气、胸闷、脘痞肋痛，严重者妨碍休息，进食。睡眠减轻或止。

（2）治疗

毫针针内关、足三里、膈俞、天突，配中脘、太溪、陷谷。用捻转泻法，得气后留针 30 分钟。

5. 手术后伤口痛

（1）诊断

多始于术后当天麻醉效应消除后，手术伤口持续疼痛，钝痛、锐痛、撕裂样、刀割样、烧灼样痛，程度不一，有时可牵涉到后背、胸肋部、下腹部等部位。患者常伴烦躁不安，痛苦呻吟，不能睡眠，镇痛剂效果不佳，严重者疼痛休克。

（2）治疗

腹部手术：三阴交、足三里、章门、天枢、关元、中极、条口。

胸部手术：合谷、曲池、养老、孔最、内关、曲泽。

头部手术：合谷、内关、曲池、列缺。

毫针用重刺激泻法，留针 30 分钟。疼痛不止者 2 ~4 小时后重复再针刺 1 次。

十四、妇科疾病

1. 月经不调

凡是月经的周期或月经量出现异常者，称为月经不调。主要系女性内分泌异常直接影响卵巢功能，致使月经紊乱。此外尚包括因内生殖器性质病变，如无妊娠肿瘤、炎症、外伤、出血性疾病引起的月经不正常。月经周期异常包括超前、错后、先后无定期。超前称月经先期，月经周期提前 7 天以上，甚至一月两次。错后称月经后期，月经周期推迟 7 天以上，甚至四五十天来潮一次，称月经先后无定期。

（1）诊断

月经不按周期来潮，或提前或延后，伴有月经量多量少，经质清稀或黏稠，经色淡红、深红、紫红等不同改变。月经来时胸胁乳房胀痛，心烦，口干或潮热盗汗，腰酸膝软，头昏耳鸣，或小腹疼痛、冷痛，畏寒肢冷，面色苍白，神疲倦怠，心悸气短等。

（2）治疗

针关元、中极、归来、太溪、复溜、阴陵泉、气海、三阴交，配血海、太冲、气穴、脾俞、肾俞、足三里、公孙、行间。用平补平泻手法，每日 1 次，留针 30 分钟。月经先期宜针不宜灸，月经错后、经乱可针后加灸。

灸法：关元、气海、肝俞、脾俞、三阴交。用艾条灸，每穴每次20分钟。7天为一疗程。

王某，女，32岁，农民。自18岁月经来潮，14年来忽前忽后，忽多忽少，从未正常。25岁结婚，至今未育，曾多处求医无效。诊平时口苦、咽干，烦躁，腰酸痛，脉涩弦数，舌质淡红，苔薄。证属卵巢分泌失调，瘀血阻滞。治宜调经消瘀，生新排浊。先针灸调经化瘀，配服中药排浊生新。陆氏调经汤：赤芍、丹参、益母草各15克，土鳖虫、川大黄各6克，桃仁、当归、红花、干姜各3克。水煎，每日一剂，两次服。每晚于睡前服。

临床针灸配服中药治疗月经不调178例，实践证明屡用屡效，不少病人用针灸双元疗法后均获痊愈，并顺生子女。

忌口与食疗：

1）经期超前、经量多属血热者，忌食辣椒、胡椒、姜、韭菜、葱、蒜、牛肉、羊肉、狗肉等。宜选用有助清热凉血的食品，如百合、藕、荸荠、金针菜、花生内衣、黑木耳等。偏虚的可加用清补的食物，如龟、蟹、鸭、鹅、桑椹、莲子等。

2）经期延后，经量少，属寒凉气滞血瘀者，忌食生冷、油腻、性寒凉食物，如鸭、鹅、蟹、鳖、河蚌、田螺、黄瓜、菠菜、苋菜、柿子、萝卜等。宜进温经理气活血食物，如羊肉、山楂、姜、葱、胡椒、茴香、桂枝。偏虚者可进温补的食物，如牛肉、鳝鱼、炖肉、桂圆、食糖、红糖、荔枝等。

3）月经紊乱，先后无定期者，忌食郁滞肝气的食物，如酸味、辛辣动火及刺激性食物等。宜选用舒肝、养肝之品，如小麦、香橼、豆芽、猪肝等。

月经的期、量、色、质中任何一种的改变均称月经不调，常见的月经不调有月经的先期、后期、无定期，月经过多、过少等。月经不调忌口应视虚实寒热情况而定，不可一概而论。凡有热当清，有寒当温，有瘀当逐，有虚当补，肝郁者宜舒。食物皆有药性，要慎于选择，不可不知。

2. 痛经

凡在经期前后或在行经期间发生腹痛或其他不适，以致影响生活和工作，称为痛经。痛经分为原发性和继发性两种。原发性痛经指生殖器官无明显器质性病变的月经疼痛，又称功能性痛经；继发性痛经指生殖器官有器质性病变引起的月经疼痛。以下主要叙述原发性痛经。

（1）诊断

在行经前后、经期小腹及腰部疼痛，呈阵发性绞痛，有时放射至阴道、肛门及腰部，伴有面色苍白、头面冷汗淋漓、手足厥冷、恶心呕吐、尿频、便秘或腹泻等症状。多见于未婚或未孕妇女，行经腹痛诸症随月经周期发作。

（2）治疗

毫针刺三阴交、太溪、隐白、公孙、足三里、气海、中极、肾俞，配曲骨、关元、归来、腹结、次髎、合谷、内关、太冲。用平补平泻手法，对虚寒者可针后加灸。每日1次，只针三日。

灸法：关元、曲骨、三阴交，或局部痛处。在月经来潮前1~2日或来潮痛时施灸，每次每穴灸15~30分钟，每日1~2次，使患者感到舒适为度。

韩某，女，19岁，高三学生。月经期小腹胀痛已三年，近期加重，病重面色苍白，冷汗淋漓，恶心，肢冷，近来用止痛药、输液也难显效，故要求针灸治疗。经诊脉涩，舌黯红，苔薄白。证为气滞血瘀，治宜行气化瘀。先针灸通络止痛，配服中药行气化瘀。取方陆氏痛经汤：白芍、葛根、山楂、红花、桃仁、枳壳、乌药各10克，香附12克，丹参30克。水煎，每日一剂，三次服，每次月经前服。有热者方中丹参改为丹皮10克。临床治疗痛经166例（近15年），收效满意。尤其是针灸治痛经称为神针，针下止痛妙也。

忌口与食疗：

1）经期前后忌食生冷、寒凉食品，如冰冻食物、饮料、豆腐、油菜、荠菜、苋菜、慈姑、海带、黄瓜、丝瓜、冬瓜、茄子、竹笋、莲藕等均性偏寒凉，尤其不可生食。

2）酸涩收敛之品，易郁气滞期，经期前亦宜避忌食橘、柚子、梨、柿子、菱角、西瓜、荸荠、酸梅等。

3）忌食肥腻肉类食品，因其易于滞郁。

4）气虚血少忌食田螺、蛤蜊、蟹、鳖等。

本病多由气滞血瘀、经血排泄不畅所致，无论属虚、属实，总与寒有关，经血遇寒则凝，所以饮食应立足于温热，行经前后要进食热汤、热菜，忌一切寒凉及生冷食物。

3. 闭经

闭经是妇女常见病之一。年过18周岁月经尚未来潮的为原发性闭经；既往有过月经，现停经三月以上者为继发性闭经。主要由于丘脑下部、脑垂体、卵巢功能紊乱，以及子宫内膜对性激素周期反应障碍所致。如见于青年期前、妊娠期、哺乳期、绝经期属正常生理现象。

（1）诊断

有精神紧张、恐惧、忧伤、过劳、环境变更，或有全身疾病如贫血、结核病、糖尿病、营养不良等病史。可伴有全身乏力、厌食、呕吐、性欲减退、不育、多毛、肥胖等症。双侧卵巢增大，外阴、阴道发育不良者，多为内分泌失调性闭经。妇科内分泌检查，血尿内分泌测定及X线检查，细胞学检查等，可确定下丘脑-垂体闭经-卵巢性闭经、甲状腺性闭经、子宫性闭经，及先天性生殖道畸形、卵巢是否增大、外阴、阴道发育等情况。有因处女膜、阴道、宫颈先天性缺陷或后天性损伤，造成闭锁，使经血不能外流者，为假性闭经。

（2）治疗

毫针针关元、三阴交、太溪、太冲、复溜、血海、血府、地机，配合谷、归来、子宫、足三里。以平补平泻手法，留针30分钟，每日1次，10次为一疗程，疗程间隔3~5天。闭经宜分型论治：①血枯闭经：针脾俞、肾俞、气海、足三里。②血滞闭经：针中极、合谷、气海、三阴交、行间。对先天性生殖道缺损或后天损伤引起的假性闭经者，则非针灸所宜。

陈某，女，32岁。月经不行已三月，面色萎黄，神疲乏力，纳呆，小腹疼痛拒按，并连胁痛，胃脘闷胀，白带多，舌质黯红有齿痕，脉涩弦稍数。证系肝肾虚弱，血瘀下焦致经闭不行。治宜补肝肾，养血活血调经。先针灸活血调经，化瘀止带，配服中药滋肝补肾。取方陆氏五子活血汤：枸杞子、菟丝子、覆盆子、五味子、车前子各12克，当归、川芎、五灵脂各15克，僵蚕、丹参各15克。水煎，每日一剂，二次服。临床治疗173例，使用针灸、中药双元疗法，有效率100%，治愈率达98%。闭经原因很多，可查对《陆氏中医诊治验方》治疗。

忌口与食疗：

1）本病不论属虚属实均忌生冷、油腻、寒凉、黏滞食物，如冷饮、生菜、肥肉、蟹、螺、海鱼、海带、豆酱、腌腊制品。

2）少吃山楂、梅子、杏、石榴、枣等酸涩、收敛之品，恐其涩气滞血。

3）闭经热象明显者忌服温热之品，如牛、羊、狗、雀肉及辛辣动火食物。

4. 功能性子宫出血

功能性子宫出血系由内分泌失调引起的异常性子宫出血。精神过度紧张，环境和气候改变，营养不良或代谢紊乱等，均可影响丘脑下部－垂体－卵巢轴的相互调节和制约，使卵巢功能失调。生育年龄女性的功能性子宫出血多为排卵型，而青春期或更年期妇女的功能性子宫出血多为无排卵型。中医称为崩漏。功能性子宫出血多者为崩，少者为漏。

（1）诊断

多发于青春期或更年期妇女。不规则子宫出血，月经周期紊乱或正常，经期长短不一，阴道多次出血，出血量时多时少，有时持续出血，淋沥不尽，甚至持续数月。应排除血液疾病和妇科肿瘤、子宫肌瘤等。

（2）治疗

毫针刺隐白、气海、关元、三阴交、太冲。配大敦、足三里、阴陵泉、血海、合谷、百会、断红穴（第2、3掌骨间远端下1寸）。用平补平泻手法，留针30分钟，每日1次，7次为一疗程。

对于暴发性大出血呈现虚脱、休克现象者，应立即采取抢救措施，并及时输血，中西药配合治疗。此时针灸仅可配合治疗。邓某，女，21岁。突然子宫大量出血，色深红，经注射和口服止血药物，症状依然。经诊：舌红，苔黄而燥，脉滑数，烦热，口渴，失眠，头晕痛，尿黄，大便干。证属血热血瘀，脾肾虚损，任脉失控。治宜清热化瘀，补脾益肾调任。先针灸止血，清热化瘀，配服中药补脾益肾调任脉。取方陆氏调任汤：仙鹤草、茜草、金樱子、制首乌、荔枝壳各15克；血热型加生地、麦冬、地骨皮、沙参、黑山栀各15克；血瘀型加丹参、土牛膝各30克；脾虚型加党参、黄芪、白术各15克；肾阳虚加仙茅、淫羊藿、炮姜各15克；肾阴虚加女贞子、旱莲草、制黄精各15克。水煎，每日一剂，三次服。临床治疗263例，使用针灸配服中药双元疗法，123例8天止血，140例16天止血，有效率达100%。

功能性子宫出血分血热、血瘀、脾虚、肾阳虚、肾阴虚多种证型，必须因人、因病、因型论证治疗，可查《陆氏中医诊治验方》对症治疗。

王某，女，36岁。做绝孕手术后，每月行经两次，每次6~9天，量多，乏力，食差，腹痛，早晨泄泻，头晕，失眠，有时腿不听使用。面色苍白，浮肿，双下肢凹陷性水肿，声音低下，舌淡红，苔薄白，唇淡白，脉沉细无力。证系失血过多，气血两虚。采用固气摄血，回阳救脱针法：取隐白、三阴交、人中，用热补法，留针20分钟，每日一次，治疗三次，出血停止。改针中脘、天枢、气海、三阴交为一组，风池、肾俞、关元俞、血海为二组，用热补法，留针20分钟，两组交替使用，隔日1次，治疗16天症状好转。后改一周两次，又针10日，症状全部消失，月经正常且能做家务。后随访半年身体健康。

忌口与食疗：

1）忌食辛辣动火食物，如各种酒类，辣椒、胡椒、花椒、姜等。

2）体质偏热者忌食羊、狗、雀肉等温热之品，可选食赤小豆、绿豆、藕、白菜、菠菜、竹笋、黄瓜、丝瓜、荸荠、菱角等清热之品。亦可选用具有凉血止血作用的马齿苋、小蓟、马兰、荠菜、银耳、柿饼等。

中医称本病为崩漏，属热属实者多，属寒者较少。因此辛辣、温热的食物为主要忌口，谷、豆、薯、干果之类一般皆可食用。禽畜之类补益力强，虚证者宜，实证亦不忌，水牛肉补血止崩尤为适宜。鱼肚、牡蛎、海蜇、鱼肉、甲鱼、乌贼具有凉血止血功能可多食用，蔬菜、水果和甘蔗、苹果、樱桃、无花果、香蕉、葡萄、柿子、菱角、桑椹补脾益肾均属可取。

5. 白带、赤黄带

白带是由阴道黏膜渗出物、宫颈腺体及部分子宫内膜的分泌物混合而成。正常白带为白色稀糊状，一般无气味，量多少不等，在发育成熟期、经期前后及妊娠初期可相应增多。如白带量多，或色、质、气味发生变化；或伴有全身症状者，即为病变。多由于生殖器官炎症、感染、肿瘤等病变所致。

(1) 诊断

多发于生育期年龄的妇女。阴道分泌物的白色、质、量、味等发生变化，色可呈为白、黄、赤、赤白或赤黄相兼，质可变为清稀、黏稠，量可增多或减少，气味可呈腥、臭、秽、浊。常伴有腰酸、下肢酸软，小腹坠胀、阴户灼热或瘙痒等症状。

(2) 治疗

毫针刺带脉、白环俞、复溜、太溪、气海、三阴交、足三里，配关元、阴陵泉、内关、神门、肾俞。虚证用平补、平泻或补法或针后加灸，实证用泻法。留针30分钟，10日一疗程。

灸法：隐白、三阴交、气海、关元、足三里、中极、命门，用艾条灸每穴5分钟，对带下色白稀薄者为宜；黄带、赤黄带则为实症，宜针不宜灸。

对伴有全身严重症状要进行妇科检查，及时配合中西药治疗。

针灸治疗：月经不调者配关元、三阴交、太溪；心悸者配关元、神门；腰酸四肢无力者配肾俞、命门、带脉、足三里、阴陵泉。带下黄赤有热者用泻法；心悸、乏力用补法，加灸膈俞，胆俞为四花穴，是治白带、赤黄带主穴。

冯某，女，38岁。阴道内流出一种黏腻的液体，如涕如唾，绵绵不断，属脾虚气弱引起的白带症。治宜健脾利湿，养阴止带。先针通经络，配服中药健脾利湿，养阴止带。取陆氏健脾止带方：鹿角霜、益母草各30克，陈皮、当归、白芍各10克，白术50克，乌贼骨25克，女贞子20克，泽泻12克。水煎，每日一剂，两次服。本方对宫颈炎症和肿瘤等病引起的白带无效。临床治疗脾虚湿热下注引起的白带59例，经针灸配服中药双元疗法8剂见效，16剂痊愈。

忌口与食疗：

1）脾虚带下忌食生冷、瓜果、寒凉、滑腻之品，如生菜、黄瓜、冬瓜、萝卜、丝瓜、肥肉冷饮等，要选食米仁、山药、扁豆、莲子、茯苓粉、白果仁等健脾除湿的食物。

2）肾虚带下病者，忌食咸寒、腌制食品，如海鲜、藻类、酱制瓜果、腌腊制品等，宜选用猪肾、猪肚、猪肠、母鸡、甲鱼、淡菜、山药、白果、莲肉、芡实、韭菜等补肾止带的食物。

3）湿热病症下注带下病者忌酒类、醋类、酸类及辛辣类刺激性食物，如辣椒、胡椒、葱、姜、韭菜、羊、牛、狗肉、公鸡、黄鳝等食物。可选食米仁、赤豆、绿豆、马齿苋、藕、冬瓜、黑木耳、扁豆等清热除湿食品。

正常妇女阴道内有少量白色无臭味分泌物，以润滑阴道，常在月经期、排卵期、妊娠期增多，这是生理正常现象。但若分泌的过多或颜色、质地、气味异常，并引起腰酸腿软，头晕乏力则为本病。

6. 妊娠呕吐

妊娠早期（6周~12周左右）的孕妇，出现严重的妊娠反应，如持续性呕吐，不能进食、进水，此为妊娠呕吐。精神过度紧张，神经系统不稳定的妇女，易发生妊娠呕吐。中医称为妊娠恶阻。

（1）诊断

多发生于年轻初孕妇女。在停经后40天左右出现呕吐，并反复发作，伴有厌食、挑食、乏力、失眠、便秘。进一步发展则可呕吐频作，不能进食和水，甚至消瘦、尿少，或有酮体尿、脱水和电解紊乱等情况。病情严重时可出现血压下降、黄疸、嗜睡和昏迷。

重症者尿中酮体增加，血中二氧化碳结合力下降，血中酸尿、非蛋白氮、尿素、血胆红素增高，尿中可出现管型。眼底检查可见视神经炎和视网膜出血。

（2）治疗

毫针刺中脘、内关、足三里、内庭、太溪、复溜、公孙，配太冲、脾俞、建里、梁丘。腹部穴多用泻法，四肢穴用补法，留针20分钟，留针期间行针2~3次。一般每日1次，重者可一日2次，亦可针、灸并用。

灸法：上脘、建里、间使、足三里。用艾条雀啄灸法，每日 2～3 次，每次每穴灸 5～10 分钟。

于某，女，23 岁。怀孕两月，呕吐较甚，饮食难进，吐酸水或苦水，体弱，面色无华，口干，舌苔微黄，脉沉细滑。证属脾胃虚弱，肝郁胃热。治宜益气养血，和胃降逆止呕。先针灸和胃止呕，配服中药益气养血。取方陆氏止呕汤：黄芩、杭芍、姜竹茹、麦冬、太子参、菟丝子各 10 克，炒杜仲 12 克，远志、乌梅肉各 3 克，酸枣仁、山萸肉各 6 克，砂仁 2 克。水煎，每日一剂，两次服。临床治疗 38 例，实施针灸配服中药双元疗法，4 剂见效，8 剂痊愈。

忌口与食疗：

1）绝对禁忌酒类及刺激性饮料，如咖啡、可可、浓茶等会伤及胎儿。

2）忌食肥腻及不易消化的坚硬油炸食物，一般饮食尽量不用油、盐调味。

3）忌食生冷、腥膻、异味（鲤鱼例外）、辛辣刺激性食物（生姜例外），如虾、蟹、海鲜、辣椒、胡椒、花椒、芥末、桂皮、丁香、茴香、咖啡、浓茶、可可等。

4）怀孕 1 月～3 月时，妊娠反应明显，有挑食、厌食、恶心、呕吐现象，并嗜食酸物，多因基础代谢旺盛，肾中有热引起，故应忌食腥膻异味、油腻、辛辣、热性食物。宜选用清凉滋润的食物，如大麦、粟米、冰糖、豆腐、冬瓜、西瓜、藕、荸荠、梨、菠菜、苋菜、竹笋、鹅、鸭、蟹、蚌、田螺等。

5）怀孕 4 月～7 月，孕妇饮食旺盛，食量增加，胎儿体积增大，有时出现便秘、尿频。此时除上述 1、2 条禁忌外，没有特别的忌口。应增加热量，增加蛋白质、糖类、脂肪的摄入，并多食新鲜蔬菜、水果。

6）怀孕 8 月～9 月时，胎儿生长更快，营养要求更高，宜多吃动物蛋白，富含卵磷脂和锌的食物，如瘦猪肉、鸡肉、鸭肉、鹅肉、海鱼、蛋黄等，以助胎儿大脑发育。但对脂肪和糖类应适当限制，以免胎儿生长过胖，分娩困难。

7）妊娠忌食兔肉，令子无声、缺唇。食山羊肉，令子多疾。食鸡子、干鱼，令子多疮。食桑椹、鸭子，令子倒生。食雀肉、饮酒，令子心淫情乱，不顾羞耻。食鸡肉、糯米，令子生怕虫。食雀肉、豆酱，令子面生黑干黯。食鳖肉，令子短寿夭折。食驴肉，令子延月难产。食冰浆绝产。食骡肉令子难产。这些祖辈经验记载仅供参考。

8）妊娠药物忌用：水银、巴豆、牵牛、乌头、益母草、瞿麦、牛膝、红花、水蛭、虻虫、斑蝥、大戟、商陆、肉桂、麝香、桂枝、半夏、枳实、大黄、山楂、冬葵子、车前子。西药忌用抗生素、抗结核药、解热镇痛药，如水杨酸类、奎宁、安眠药。为了优生优育必须重视妊娠忌口。

7. 胎位不正

胎位不正是造成难产的因素之一。胎位以枕前位为正常，其余胎位均为异常。常见的异常胎位有：因胎头在盆腔内旋转受阻，有持续性枕横位、枕后位者；因胎头俯屈不良呈仰伸，有面先露、额先露者；因胎产式异常，有臀先露、肩先露等情况。

（1）诊断

妊娠30周以上，多见于经产妇或腹壁松弛的孕妇。检查胎儿处于臀位、横位枕后等不正常胎位，影响正常分娩。子宫畸形、骨盆狭窄、妇女肿瘤、胎儿异常等诸类因素除外。

（2）治疗

灸法：至阴。使孕妇取仰卧位或坐位，并保持舒服姿势，以使腹壁放松。用艾条灸至阴穴，以受治者能忍受最大热度为宜。每日1次，每次灸15～20分钟，至胎位正常为止。

8. 难产

妊娠足月临产时，胎儿不能顺利分娩称为难产。造成难产原因有产力异常、产道异常、胎儿、胎位异常等。因产道、胎位、胎儿异位所致难产，常须手术治疗；因产力异常所致者可以针灸为主。

（1）诊断

怀孕足月，并确诊已进入临产。在分娩过程中，出现产程停滞，胎儿不能顺利娩出，子宫收缩失去正常规律，子宫收缩无力、收缩不协调、痉挛性子宫收缩，此为产力异常。

（2）治疗

毫针针补合谷，泻三阴交，灸至阴、太溪、复溜、照海、秩边；配太冲、昆仑、关元。用平补平泻手法，留针15分钟。

灸法：至阴、合谷、足三里、三阴交、上髎、次髎、神阙。用艾条灸，时间不限，以顺产为止。

9. 引产

引产是妇科的一种处理方法，一般用于过期妊娠、胎膜早破、边缘性前置胎盘、产程延长、妊娠、中毒症及死胎等情况。其中以妊娠过期、胎膜早破为多。

（1）诊断

①过期妊娠：原周期正常孕妇，超过预产期（正常预产期为28周～42周）2周以上尚未临产者。妊娠前有月经周期延长，或有服过避孕药史者，其预产期可错后，甚至可超过一个月；产前检查符合子宫足月妊娠大小，胎头已入盆，宫颈已成熟，羊水越来越少，体重不再增加且有减少。

②胎膜早破：胎膜在产程开始之前已破裂。产妇突然感到有水自阴道流出，时多时少，持续不断，肛诊触不到羊膜囊，向上推有羊水流出。阴道内涂片检查见有羊膜细胞及胎儿皮肤细胞。

（2）治疗

毫针刺：补合谷，泻三阴交、太冲，配支沟、照海、至阴、足三里、曲池、内庭，留针15分钟，每日2～3次。一般施针后3～5小时内完成分娩。

10. 缺乳

产后48小时乳汁很少或全无，称为缺乳。多因身体虚弱，分娩失血过多，或产后精神刺激、情志抑郁等原因，使内分泌功能紊乱，从而影响乳腺分泌功能所致。

（1）诊断

产后48小时乳房仍无胀感，乳汁很少流出，虽有乳汁流出但量少，乳汁清稀，不能满足婴儿需求，或伴有面色少华、神疲食少，或胸胁胀闷、情志抑郁、食欲不振等。

（2）治疗

乳少分虚实二类：①实证针期门、乳根、膻中、少泽；虚证去期门，加脾俞、足三里。②毫针：乳腺穴（腋窝横纹前端，极泉穴前5分，当胸大肌下缘处）、膻中、乳根、少泽，配足三里、三阴交、合谷、中渚、肝俞。用针刺补法，得气后可捻转1~2分钟，然后出针；或用平补平泻手法，肝俞气滞者用泻法，留针15分钟，每日1次，7日为一疗程。

在治疗期间，要加强营养，以提高疗效。同时也可配合中药治疗。刘某，女，33岁。足月顺产五日，乳汁甚少，乳房不胀，饮食尚可，自觉头晕肢倦，心悸气短，脉细，舌淡苔薄。证为气血不足，乳络不通。先针灸宣通气血，配服中药疏通乳络。取方陆氏通乳汤：党参、炒白术、当归、王不留行各12克，炙黄芪15克，川芎、通草、陈皮、柴胡各8克，青皮6克。水煎，每日一剂，二次服。临床治疗68例，针灸配服中药，4天见效，8天痊愈。

忌口与食疗：

1）忌食麦芽糖、麦芽制品及寒凉生冷之物。

2）忌食刺激性的食物，如辣椒、大蒜、芥末、酒、烟等。

缺乳的主要原因是由于产后气血虚弱或气虚瘀阻而引起，除忌口外，将食物做成汤、粥、羹之类，以消化多汁生津，增加乳汁分泌。可以进食瘦肉、牛、羊、鸡汤、骨汤、鱼汤、猪蹄汤、蛋类、豆浆、牛奶、河蚌、虾、动物肝脏、花生、芝麻、南瓜子、桂圆、大枣、核桃等食物。气血瘀阻者宜进食理气通络食物，如豆子、佛手、香橼、桂花、鸡血、萝卜、桂饼、薤白、大头菜等。

11. 子宫脱垂

子宫从正常位置沿阴道下降，子宫颈外口达坐骨棘水平以下，甚至子宫全部脱出阴道口外，称为子宫脱垂。主要由于产伤、产后重体力劳动或生育过多等原因使支持子宫的韧带、筋膜、肌肉发生损伤或过度松弛所致。中医称为阴挺。

（1）诊断

由于多产，产伤，产育过密，产后过早参加重体力劳动，慢性咳嗽，习惯性便秘，使阴道有肿物脱出。初期，当站立、劳累、咳嗽、负重用力时脱出，休息卧床能自动回纳。进一步发展，脱出肿物越来越大，肿物不能回纳。严重时肿物糜烂、溃疡、感染，有脓性分泌物。并发阴道前壁膨出者，则有小便困难、尿潴留、尿失禁。严重脱垂者可导致肾盂和输尿管积水，泌尿系统感染诸症。常有下腹部、阴道、会阴部下坠感，伴有腰酸痛，行走与劳动时加重，月经过多。

（2）治疗

毫针：①百会、气海、大赫、维道、太冲、照海、提托。②子宫、维胞、曲骨、横骨、关元、命门。配气冲、足三里、阴陵泉、下巨虚、三阴交、昆仑、环上（环中穴的外上5分）。每次可选3~5穴，多用补法，可针后加灸，针腹部穴位要求针感达子宫，每日1次，每次30分钟，间歇运针2~3次，10次为一疗程。

灸法：气海、三阴交、照海、阴交。艾条灸每穴10~15分钟，7次为一疗程，每日1次。

在针灸治疗前须先将脱出的子宫推入阴道，垫高臀部而后针灸，针后宜作膝胸卧位30分钟以利于子宫回纳复位，也可配合中药补治。张某，女，42岁，农民。子宫脱垂已8年，平时腰及下腹痛，阴部闷坠，大便不畅，尿失禁，舌质淡、苔薄白，脉细。妇检宫体全部脱出阴道，膀胱、直肠膨出。证属肾气亏损，中气不足，带脉失约，冲任不固，胞宫失于固摄。治宜补中益气，补肾固脱，升提收摄。先针灸补肾固脱，配服中药补中益气。取方陆氏补中益气汤：黄芪50克，党参30克，炙甘草、人参各6克，白术、当归、熟地各15克，金樱子、菟丝子各20克，葛根、五味子各10克，升麻、柴胡各8克，白术、山药各15克，续断、益智仁、杜仲、枳壳各12克。水煎，每日一剂，三次服。临床针灸配服中药治疗48例，8天见效，16天康复。后访三年未有复发。

忌口与食疗：

1）禁食滑腻、生冷、破气的食物，如萝卜、茄子、柿子、香瓜、兔肉、蟹、蚌、田螺、海鱼、海带等。

2）忌食辛辣、温热、刺激食物，如牛肉、羊肉、狗肉、辣椒、胡椒、花椒、葱、蒜、韭菜、茴香、醋、酒、烟等。

本病由于产育过多，体弱胞络松弛，气虚下陷引起。进补益气的食物，如鸡、鸭、鹅、肉类、大枣、山药、莲子、豆制品、猪腰、猪大肠、荔枝、黑芝麻等食品，对本病有显著良效，可以长食。

12. 慢性盆腔炎

慢性盆腔炎主要病理变化为慢性输卵管炎，输卵管积水，输卵管卵巢炎及囊肿，或慢性盆腔结缔组织炎症。慢性盆腔炎多由患者体质较差，病程迁延所致，病情较顽固，由于身体抵抗力差时时有急性发作。

（1）诊断

下腹部坠胀酸痛及腰骶部疼痛，在劳动、性交后、排便时及月经前后加剧。同时伴有白带增多、月经紊乱、经量增多、痛经、肛门下坠。若双侧输卵管粘连阻塞时，可造成不孕。病程长者有神经衰弱症状，如精神不振、周身不适、失眠、易疲劳、低烧。

妇科检查发现子宫固定，活动受限，后倾位，输卵管增粗呈条索状，有压痛，输卵管积水摸外囊性物，子宫两侧片状增厚、压痛。

（2）治疗

毫针针关元、中极、水道、归来、太溪、复溜、三阴交，配气冲、气海、肾俞、八髎、阴陵泉、行间。针刺关元、中极，慢按轻捻，其他穴位用平补、平泻手法，留针 15～30 分钟，每日或隔日 1 次，15～20 次为一疗程，每疗程间隔 5～7 天。

对炎症较重，肿块明显，输卵管积水较重者，应中西医配合治疗或手术治疗。朱某，女，33 岁。带下黄浊，气味垢秽，小腹坠痛，平卧则缓，阴痒，尿灼，腰酸，入暮低热，迁延年余。舌质偏红，苔黄腻，脉细数。妇科检查诊为：附件炎、慢性盆腔炎。证属湿热下注胞宫，赤黄带下。治宜清热止带，活血祛湿。先针灸活血化瘀，通经活络，配服中药解毒祛湿。陆氏清盆汤：败酱草、白芍、土茯苓、红藤、茯苓各 30 克，苍术、黄柏、川牛膝、防己、萆薢、莪术各 15 克，台乌药 10 克，丹皮、桂枝各 12 克。水煎，每日一剂，三次服。临床针灸配服中药治疗 178 例，24 天痊愈 98 例，32 天痊愈 60 例，48 天痊愈 20 例，治愈率 100%。

忌口与食疗：

1）忌食辣椒、胡椒、花椒、生姜、大蒜、芥末、浓茶、咖啡、酒烟等刺激性食物。

2）忌燥热动火食物，如韭菜、榨菜、雪里蕻、芫荽，羊、牛、狗、公鸡肉等。

本病是因性接触或其他感染而引起，也与吸烟、喝酒有关。中医认为主要由相火妄动与房事不节所致。可选食米仁、山药、扁豆、莲子、茯苓粉、白果仁、芡实、赤豆、绿豆、马齿苋、藕、冬瓜、木耳等清热除湿的食品。

13. 更年期综合征

妇女绝经前后出现以自主神经功能失调为主的症候群，称为更年期综合征。女性绝经年龄一般在 45～52 岁之间，此期间称为更年期。更年期时，卵巢功能逐渐衰退直至绝经，以致形成自主神经系统功能紊乱。约有 15%～30% 的妇女在更年期可有比较明显的症状。一般绝经早，精神状态不稳定者，较易出现症状，程度较重。中医称绝经前后诸症。

（1）诊断

年龄在 45 岁以上。月经由稀向闭经发展，也可出现子宫不规则出血，迁延数月或数年。出现退行性变化，内生殖器官逐渐萎缩，分泌物减少，性欲减退。常伴有自主神经系统、心血管系统、新陈代谢系统等方面症状。如情绪不稳定、易激动、精神不得集中、阵发性颜面潮红、燥热、出汗、感觉过敏、头晕、失眠、心悸、健忘、耳鸣、肥胖、水肿、腰痛、阵发性心动过速或过缓、血压不稳定、一时性血糖升高等。

（2）治疗

毫针针太冲、复溜、内关、听会、委中、肾俞、百会、太溪、三阴交、足三里、神门，配风池、心俞、脾俞、中脘、气海、丰隆。用平补平泻手法或补法为主，痰气郁结可用泻法。脾胃虚弱者可加艾条灸 10～15 分钟，留针 20～30 分钟，隔日 1 次，10 次为一疗程。

对更年期综合征症状轻者，用针灸治疗即可。对于症状重者，应配合中药以调补肝肾，调和冲任效果好。周某，女，47 岁。头晕、头痛，急躁易怒，心悸，失眠，目花，手足心热，手颤肢麻易汗。舌质红，苔白腻，脉涩细。证属肝肾亏虚，气血易逆乱而兼瘀，致使冲任失调，血压偏高。治宜养血平肝，调和冲任。先针灸降压，调和冲任，配中药养血平肝。陆氏养血平肝汤：夏枯草、石决明各30克，合欢皮、炒枣仁各20克，枸杞子、何首乌各15克，白芍、天麻各15克，生黄芪、鸡血藤各30克，生龙骨、生牡蛎各30克，生地、生赭石各20克，川芎、菊花、仙灵脾各10克，钩藤、续断、益母草各15克。水煎，每日一剂，三次服。临床针灸配服中药治疗128例，有效率达100%，治愈率98%。大多30天即康复。

14. 女性不孕症

女子婚后，夫妻同居一年以上未怀孕，或曾怀孕，又间隔两年以上不怀孕，称不孕症。因男性有病排除在外。

（1）诊断：找出不孕原因对症治疗。同时可配合中药治疗。

（2）针灸治疗：

①月经不调不孕：

手法：

A. 肾俞、白环俞、上髎，刺1～1.5寸，用热补手法不留针。

B. 关元、中极、带脉、三阴交、太溪，刺1～1.5寸，用平补平泻手法，留针30分钟，中间行针一次。除关元、中极均取双穴。

②宫颈炎、盆腔炎，赤白带下引起不孕：

手法：

A. 白环俞、八髎，刺1～1.5寸，用凉泻手法不留针。

B. 三阴交、带脉、关元、气海、间使，刺1～1.5寸，用凉泻手法，留针30分钟，中间行针一次。除关元、气海均取双穴。

③宫冷不孕：

手法：中极、子宫，刺1～1.5寸，用热补手法不留针，针后加灸。艾条每穴灸10分钟。

④子宫发育不良不孕：

手法：

A. 肾俞、八髎，刺1～1.5寸，用热补手法不留针。

B. 关元、中极、曲骨、归来、三阴交、太溪，刺1～1.5寸，用热补手法留针15分钟。除关元、曲骨、中极均取双穴。

⑤输卵管不通、炎症引起不孕：

手法：复溜、归来、太溪、血海、水道、中极、关元、带脉，刺1～1.5寸，用凉泻手法，留针30分钟，中间行针一次。除关元、中极均取双穴。

⑥卵巢病引起不孕：

手法：

A. 肾俞、关元俞、腰眼，刺1～1.5寸，用热补手法不留针。

B. 关元、中极、天枢、归来、带脉、三阴交、太溪，刺1～1.5寸，用平补平泻手法，留针30分钟，中间行针一次。除关元、中极均取双穴。

卞某，女，32岁。头晕目眩，身胖，月经不调，行经量少，腹痛，有白带，舌淡，苔薄白，脉沉弦。证属月经不调，气血不和。治宜调经活血。先针灸疏经活络止带，配服中药调经排卵助孕。陆氏调经汤：芡实、苍术、延胡索、山楂、党参、当归、生地、白术、香附、杭芍、茯苓各15克，川芎、台乌药、陈皮、枳壳、车前子、半夏各12克，甘草、广木香各10克。月经提前五天以上加黄芩、黄柏各12克；月经过期，血色淡，有寒者，加吴茱萸、肉桂各12克。水煎，每日一剂，三次服。每次于月经来潮开始服用，一日1剂，连服4剂。从月经来潮当天算起到15日时再连服4剂。每月两次，共服8剂。临床针灸配合中药治疗98例，一个月经周期治愈28例，两个月经周期治愈40例，三个月经周期治愈20例，四个月经周期治愈10例。有效率达100%。女性不孕症，症情复杂，可查《陆氏中医诊治验方》对证查方治病。

十五、儿科疾病

1. 婴儿脑积水

脑积水是脑室扩大，颅内有过多积液，使头颅增大，而伴见神经精神症状的颅脑疾病。中医称为解颅。

（1）诊断

有产伤、新生儿窒息、颅内出血，或用过产钳、吸引器，以及外伤病史。头颅进行性增大，额部向前突出，颅骨薄，颅缝裂开，囟门高度扩大、膨出；伴有呕吐、头痛、烦躁、视力障碍、智力或运动发育障碍。必须鉴别交通性脑积水与阻碍性脑积水，可用染色试验、阿伦脱氏试验或脑造影术等方法。

（2）治疗

毫针：先快速点刺风池、风府，待适应后，再针其他穴位。

①头脑（额中）、人中、支沟、合谷、水分、阴交、水道、中极、足三里、阴陵泉、三阴交、风府、玉枕、百会。

②风池、风府、大椎、命门、腰俞、殷门、委中、承山、悬钟、复溜、太溪。每次针刺1组穴位，针刺前可用皮肤针轻叩夹脊穴，从上而下，至皮肤潮红为止。呕吐者加内关；失明者加攒竹、瞳子髎、睛明、目窗、光明、太冲；抽搐者加印堂、筋缩、阳关、金门、尿少；囟门不缩小，肢冷者则灸水分、阴交、关元、复溜、太溪。30~50天为一疗程，每疗程间隔7~10天。尤某，男，8个月。患儿为头胎，发育尚可，近日发现纳乳减少，头颅之间增大，囟门高凸，颈软，腰软，四肢软，精神不振，尿量少。经大医院查为脑积水，经多方治疗无效，求中医针灸治疗。经诊，舌红苔黄，指纹红。证属肾气虚弱，经血不足。治宜补肾健脾益气。先针灸益气补肾健脾，配服中药补中益气。取陆氏补肾健脾汤：生黄芪、生苡仁、白扁豆、金毛狗脊各15克，谷芽、麦芽、潞党参、大熟地、山药、白术、覆盆子、玉竹各12克，鸡内金、云苓、补骨脂各10克，车前子12克，泽泻3克，蚕豆壳12克。水煎，每日一剂，三次服。临床针灸配合中药治疗38例，30天痊愈15例，60天痊愈18例，80天痊愈5例。

2. 小儿惊厥

小儿惊厥指小儿因中枢神经系统功能暂时紊乱而引起突发性、短暂的意识丧失，全身或局部肌肉痉挛。中医称之为惊风。

（1）诊断

发作突然，短暂意识丧失，一侧或两侧面部及四肢肌肉痉挛，两眼上翻或斜视，牙关紧闭，大小便失禁，呼吸、循环功能障碍，呼吸浅促，口唇紫绀等。伴有发热，体温较高者，为急性中枢神经系统感染，如各种头脑膜炎、脑炎、中毒性肺炎、中毒性菌痢、破伤风等，常伴有头痛、呕吐、颈项强直。不发热者，大多为手足搐搦症，因新生儿颅内出血、癫痫、血糖低、脑发育不全、颅内肿瘤等引起。

中医辨证可分为急惊风、慢惊风两类。急惊风伴有发热、四肢抽搐、角弓反张、神志不清、牙关紧闭、眼球上翻、指纹青紫，属实证。慢惊风可见消瘦无力、神志萎靡、嗜睡、阵发性抽搐、手足发凉、遗尿、大便溏薄、指纹淡青等，属虚证。

（2）治疗

毫针：①急惊风：人中、百会、大椎、合谷、曲池。点刺：印堂、太阳、十宣。用三棱针点刺放血，其余穴位用针刺泻法。

②慢惊风：大椎、身柱、筋缩、关元、气海、足三里、合谷、太冲。用平补平泻手法。关元、足三里、气海，针后加艾条灸5～10分钟。对重症应配合中西医药治疗抢救。伏某，男，8岁。三年前曾短暂意识丧失跌仆，其后经常发作，舌红，苔白腻，脉弦细。症因惊、食、痰、血郁滞。治宜熄风定惊化郁。先针灸熄风定惊镇痉，配服中药定惊熄风活络。取陆氏定惊汤：明天麻、陈胆星、地龙、制天虫、竹沥、半夏、佩兰、蒿梗各6克，钩藤10克（后下），辰茯苓、白蒺藜各10克，川芎、炒枳壳各3克，炒当归、炒白芍、郁金、朴花、藿香各5克。水煎，每日一剂，三次服。临床针灸配合服药治疗18例，经30天治疗均获痊愈。

3. 婴幼儿腹泻

婴幼儿消化系统疾病多发于夏秋季节，气候变化，喂养不当，饮食过度，吃不易消化食物等均可引起本病。病毒或细菌感染亦为本病致病因素。

（1）诊断

①单纯性消化不良：蛋花样大便，或带黄绿色，混有少量黏液，但无腹痛，常伴有呕吐、发热、食欲不振等。

②中毒性消化不良：每日腹泻十余次以上，水泻，伴有高热、呕吐、大量失水症状（眼眶凹陷、皮肤干燥、口干、小便减少、烦躁不安，甚至意识朦胧、惊厥、手足冷）。

根据中医辨证，本病可分为湿热积滞与脾虚寒湿两大类。

湿热积滞：大便急迫，色黄绿或有酸臭气味，发热，呕吐，腹胀，肛门灼热，烦躁口渴，食欲不振，小便短赤，舌苔厚腻，脉数，指纹红紫。

脾虚寒湿：大便稀溏，呈水样便，或夹有不消化乳食，气味清腥，神精委顿，四肢不温，舌质淡，脉濡而无力，指纹色淡。

（2）治疗

①毫针：足三里、内庭、天枢、中脘、四缝。湿热积滞者加曲池、合谷；脾虚寒湿者加三阴交、阴陵泉、关元；呕吐者加内关；惊厥者加合谷、太冲；肢冷者加关元、气海，用艾灸法；发热不退者加少商、尺泽、委中放血，四缝穴用三棱放出黄白色黏液；湿热积滞者用针刺泻法，不留针。脾虚寒湿者用针刺补法，针后加艾灸，每日1次。

②针刺长强、足三里。手法：长强穴沿尾骶平行方向进针15～25毫米（5～8分），中强度刺激，捻转4次，按着刮针柄4次即出针；足三里穴取双侧同时进针25～30毫米（8分～1寸），针法同上，每日1次。

③灸肚脐、神厥穴。受寒加姜片灸，吃乳过饱加蒜片，艾条灸5～10分钟，或用中药粉贴肚脐。

本病以预防为主，控制饮食，宜多次少饮，喂食要定时、定量。于某，男，10个月大。泻蛋黄样粪便已三天，每日10～18次，神疲，纳呆，呕吐，腹胀，体温37.8℃，舌苔淡白，手指红浮。证属脾虚运纳无权，水湿郁滞而泻。治宜补脾健胃，理气化湿。针灸健脾和胃，配服中药理气化湿。取陆氏婴儿腹泻汤：党参、白术、茯苓、葛根、神曲、鸡内金各3克，藿香、木香、炙甘草、儿茶各2克。水煎，每日一剂，三次服。临床针灸配合中药治疗87例，均于8日内康复，治愈率100%。

婴幼儿腹泻可分惊泄、消化不良、中毒、秋季、营养不良五种类型，治疗时可查对《陆氏中医诊治验方》对症治疗方能效佳。

忌口与食疗：

1）忌食奶酪、奶油、肥腻、雪糕、冷饮、咖啡、巧克力、花生、香蕉及多糖食物。宜喂粳米、焦米粉、藕粉、山药粉等，既补充营养，又有止泻作用。

2）忌食生冷、辛辣刺激性食物，哺乳期母亲也应忌口。

3）轻泻婴儿要先禁食8～12小时，重泻婴儿要先禁食12～24小时，只给适量开水或葡萄糖盐水，以后可给浓米汤，加1克盐，逐步增加饮食。

4. 小儿遗尿

儿童在睡眠时不能自行控制排尿，称遗尿症。以7～10岁儿童多见，青春期后一般能够自行控制痊愈。包茎、包皮过长、包皮阴茎头炎、尿道口狭窄、便秘、肛裂、寄生虫、感染等，及睡眠前饮水过多、疲劳过度，均会诱发夜间遗尿。超过20岁以上不能自愈者，可能有脑发育不全、癫痫、脊柱骨裂等疾病存在。

（1）诊断

婴幼儿经常有间歇性的夜尿，遗尿前熟睡，排尿后惊醒。器质性的遗尿大多发生于白天，同时伴有相应的泌尿系统、神经系统病变体征。

（2）治疗

毫针：关元、中极、水道、神门、膀胱俞、委中、肾俞、三阴交。配气海、曲骨、三焦俞、八髎、合谷、阴陵泉、委中、百会。以补法为主，缓慢捻转，轻中度刺激，留针15～30分钟，每日或隔日一次，七日为一疗程。亦可针后施灸。

本病以肾阳不足、下元虚寒和膀胱失约为主因，宜采用补益肾阳，固摄下元的治疗原则，所以针灸应以肾俞、命门、关元、膀胱俞、中极为主穴，以三焦俞、委中、委阳、三阴交、太溪、阴陵泉为配穴，针刺以补法为主，对腹部腧穴可针后施灸，一般1~2疗程即愈。冯某，男，8岁。夜间睡眠时不自觉地排尿。病因肾气不足，肝胆旺盛所致。治宜补肾益气，泻肝清热。先针灸泻肝清热，配服中药补肾益气。取陆氏升麻汤：生麻4克，益智仁、桑螵蛸各3克，黄芪15克，补骨脂10克。水煎，每日一剂，三次服。临床针灸配合服药治疗87例，8天治愈37例，16天治愈40例，30天治愈10例。

忌口与食疗：

1）少吃盐和糖类食物，过多摄入盐和糖都可引起多饮多尿。

2）肾气不足型遗尿，忌食生冷之品，以免削弱脾胃，损伤肾气。

3）肝经火旺型遗尿，忌食辛辣、温热食品，如辣油、姜、葱、蒜、咖啡、牛、羊、狗肉等，以免助热动火。宜选清补食物，如粳米、苡仁、山药、芡实、莲子、鸡内金、桑螵蛸、豆腐、银耳、绿豆、赤豆、鳖肉、鸭肉等。

本病系肾气不足，不能约束尿液所引起，亦有肝经火旺影响膀胱引起。除治疗、忌口外，还要教导孩子，晚餐少喝饮料，养成定时排尿习惯，要鼓励孩子树立治病信心，切不可训斥、羞辱、打骂。

十六、肿瘤科疾病

1. 蜘蛛状血管瘤

蜘蛛状血管瘤俗称蜘蛛痣，是体内雌性激素增多而引起皮肤小动脉扩张，因其扩张可形成周围辐射状、弯曲微小的动脉分支，形如蜘蛛而得名。

（1）诊断

好发于面部，皮损中心动脉凸出，周围形成很多辐射状、弯曲微小的动脉红紫色分支，形如蜘蛛。

（2）治疗

火针：取瘤体中心凸出部位。用酒精灯一盏，大小缝衣针数枚，局部消毒后，根据瘤体膨胀部位的大小，选用适宜的针。在灯上烧红针尖，立即垂直插入瘤体中心凸出部位约0.1~0.2厘米，随即拔针，这时瘤体的全部或绝大部分向周围辐射的分支即随之消炎。术后2~3天勿洗术处，以免感染。

2. 子宫肌瘤

子宫肌瘤是女性生殖器官常见的良性肿瘤。最常见的为肌间肌瘤，占60%~70%，浆膜下肌瘤次之，占20%，黏膜下肌瘤占5%。中医称之为“癥瘕”“肠覃”等。

（1）诊断

多发于35~45岁的中年妇女，绝经后的妇女不再生新的肿瘤，原有的肿瘤亦可缩小，但很少消失。常见症状为月经量增多，经期延长，周期性缩短，或有不规则出血，经期疼痛不孕。下腹可摸到肿物，多生于子宫体。大的肌瘤压迫邻近器官，可出现排尿排便困难。

（2）治疗

毫针针子宫、曲骨、横骨、复溜、三阴交，配足三里、太冲、太溪、关元、气海、归来，用平补平泻手法。刺曲骨、横骨前应排空小便。隔日一次，10次为一疗程。

火针：取瘤针上、中、下三处，用火针刺后灸之10~15分钟。

针刺对子宫肌瘤有良好效果，总有效可达100%，不仅方法简便，而且疗效高，可避免手术之苦。杨某，女，34岁。近来因同房后出血，面色萎黄，健忘心烦，食少体倦，白带较多，月经提前，量多色淡。脉左弦右弱，两关不足，舌淡，苔白。此系操劳伤神损脾，脾失健运，脾不统血，血溢清道形成肌瘤。治宜健脾益气，补血安神。先针灸调经活血，配服中药健脾益气化瘤。取陆氏归脾汤：伏龙肝60克（先煎去渣，代水用），白术、茯神、龙眼肉、炒红枣、当归身、远志各12克，炙黄芪35克，党参、杜仲炭各18克，炙甘草、生姜各5克，大枣8枚。水煎，每日一剂，三次服。临床针灸治疗78例，使用针灸及配服中药，16天治愈43例，32天治愈25例，48天治愈10例。

3. 食道癌、胃癌

食道癌和胃癌是最常见的恶性肿瘤之一。属中医噎膈、胃痛、癥积范畴。

（1）诊断

胸骨不适，烧灼痛，进食痛，呃逆、反酸，食欲减退，出现食后饱胀、膨闷症时常已到中期。多见40岁以上患者，诊断靠病理切片确诊。

（2）治疗

毫针：中脘、下脘、章门、脾俞、胃俞、膈俞、足三里、条口、三阴交、丰隆、复溜、肝俞、公孙、肾俞。用提插平补平泻手法，留针30分钟，隔日1次，20次为一疗程。

灸法：中脘、下脘、胃俞、脾俞、关元、神阙、足三里、三阴交。艾条灸15~20分钟，每日一次，30次为一疗程，配合中药治疗效佳。马某，男，38岁，工人。吃饭发噎，胸骨后痛，消瘦。经钡餐检查及病理化验，证实为食管癌、胃癌。白花蛇舌草、白茅根各80克，薏苡仁35克，红糖100克。水煎，每日一剂，三次服。临床治疗癌症很少，仅治8例，3例痊愈，5例有效，带病延年。

4. 皮肤鳞状细胞癌

皮肤鳞状细胞癌简称鳞癌，又名棘细胞癌或表皮样癌。本病起源于上皮细胞，是皮肤癌中最常见的一种组织类型，约占皮肤癌的30%，多发生于中年老人。中医称为翻花疮。

（1）诊断

发病快，破坏性大，恶性程度较高，可伸入结缔组织、软骨、骨膜和骨骼，也可以转移至附近淋巴结，易发生内脏转移。初起是一个干燥的疣状小结节，基部较硬，表面暗红色或有毛细胞血管扩张。有时初起是一个微小而坚硬的红色斑块，表面有许多鳞屑。中期（数周或数月后）可呈带痂浅溃疡，剥离痂后可见质硬有颗粒状突起的溃疡面。晚期可发展成为坚硬肿瘤，呈菜花状损伤，有脓液，接触性出血，恶臭、剧痛。鳞癌可由角化病、黏膜白斑病或其他癌前病变转化而来。可发生于皮肤及黏膜的任何部位，尤多发见于皮肤与黏膜连接处、面部、下唇、乳房、手臂、阴部。

（2）治疗

电热针：根据瘤体大小，取一点或数点为穴。配足三里、三阴交、公孙、膻中、膈俞。将电热针刺入瘤体，每平方厘米刺入两针，电流强度为100～140毫安，留针40分钟。其他穴位用艾条灸，每穴15分钟，以皮肤潮红稍润为度。电热针瘤体中心表面温度控制在40℃～50℃。每次留针20～30分钟，每日1次或隔日1次，10次为一疗程。

5. 白血病（血癌）

白血病俗称血癌，是一种原因尚不明确的造血系统异常、增生性恶性疾病。按细胞分化程度可分为急性和慢性两类，按细胞系统可分化为淋巴细胞性和非淋巴细胞性两种。中医称“温毒”“虚劳”。

（1）诊断

多发生于儿童及青少年，女性多于男性。临床表现为虚弱乏力，长期低烧，易感染，出血，体重减轻，食饮不振，严重进行性贫血，肝、脾、淋巴结肿大及骨关节痛。确诊需通过周围血象和骨髓检查。

（2）治疗

①灸法：足三里、大椎、天枢、阴陵泉、血海、三阴交、四花穴、膏肓、神阙、气海、关元。艾条灸，每穴5～10分钟。

②消痞散敷灸：取消痞散适量，用醋调为糊状，敷于脾肿大处，油纸覆盖纱布包扎，热水袋外敷，每日1次，10次为一疗程。

消痞散：水红花子、皮硝各30克，樟脑、桃仁、地鳖虫各12克，生南星、生半夏、穿山甲、三棱、王不留行、白芥子、生川乌、生草乌各15克，生白附子、延胡索各9克。上药共研为细末，加入麝香1.2克、冰片3克，混匀，密贮备用。

葛某，女，16岁。间歇发热3个月，面色苍白，在徐州某医院治疗两个月，无效，后介绍去苏州血防所治疗。其母亲恳求中药针灸试治观其效。经诊面身浮肿，全身出现红斑、出血点，体温38℃，脉弦数，舌红，苔黄腻。先针灸活血化瘀消肿，配服中药补肾解毒退斑。取方陆氏补肾解毒汤：生地、熟地、枣皮、蒲公英各20克，枸杞子、地丁、半枝莲、菟丝子、女贞子各15克，杜仲25克，五味子、青黛、甘草各6克，山药、茯苓各20克，白参12克，白花蛇舌草30克，当归15克，雄黄3克。水煎，每日一剂，分四次服。临床治疗病例很少，仅12例。使用针灸配服中药、药物外敷三元疗法，60天痊愈5例，见效4例，去外地治疗3例。

6. 肿瘤放疗与化疗反应

放疗和化疗是西医治疗肿瘤常用方法之一，对部分恶性肿瘤治疗或缓解有明显效果，但也会引起一些局部和全身不良反应，即称放疗和化疗反应。

（1）诊断

①全身反应：乏力，食欲减退，厌食，恶心，呕吐，脱发等。

②白细胞血小板减少：一般白细胞减少至4000，血小板40000为警界数，停放疗、化疗。

③皮肤反应：日晒后潮红、变黑，然后有脱屑、脱毛、皮炎、溃疡等。

④黏膜反应：以口腔、咽、阴道、直肠等多见，可出现出血、水肿、溃疡、假膜、充血等。

⑤胃肠道反应：恶心呕吐，腹痛，泄下，脓血便，肠道黏膜出现溃疡、坏死、出血、穿孔，梗阻。

（2）治疗

①毫针：足三里、中脘、建里、内庭、关元、内关、曲池、脾俞、胃俞。配大椎、膏肓、合谷。用补法或平补平泻手法，每日1次，15次为一疗程。

②灸法：足三里、神阙、天枢、大椎、关元、膏肓、三阴交，艾条灸，每次选2～3穴，每穴灸至潮红，每次20～30分钟，每日1次，15次为一疗程。

7. 放射性直肠炎

放射性直肠炎是应用放射性镭、铅、铯等照射治疗阴道癌、肛管直肠癌后损害直肠黏膜造成的放射性炎症。

（1）诊断

放疗后数周或数月，排便次数增多，腹泻，排出含有鲜红血液或紫色血块的粪便，伴有里急后重及肛门灼痛，出血量较少，仅是粪便带血。

乙状结肠镜检查可见直肠黏膜充血、水肿，有坏死和溃疡，表面有黏液渗出物和少量出血，溃疡愈合后可见直肠壁增厚变硬，直至形成狭窄。

（2）治疗

①毫针：合谷、天枢、关元、大肠俞、小肠俞、足三里。里急后重加气海、阴陵泉；黏液便加阳陵泉、内庭、下巨虚、三阴交；血便加上巨虚。用平补平泻手法，每日或隔日1次，10次为一疗程。

②灸法：天枢、气海、关元、大肠俞、足三里。用艾条灸，每日1次，每穴灸10～20分钟，15次为一疗程。针灸对本病有较好疗效。

8. 晚期癌肿疼痛

胃癌、肝癌等在晚期均有不同程度疼痛，是晚期癌症最严重的痛苦，一般西医用杜冷丁止痛，但长期使用易成瘾，而晚期癌症止痛用针灸效果较好。

毫针：足三里、条口、合谷、曲池、阿是穴，及疼痛局部的经穴，用强刺激手法，每日1～2次。王某，男，69岁，农民。患胃癌手术后恶化，胸、背部剧痛难忍，渐不能进食，脉细弦，舌红绛，苔腻。为了减少病人痛苦，安慰护理亲人，除给予针灸镇痛外，配外用方：硼砂12克，枯矾15克，冰片50克，95%酒精500ml。先将冰片溶于酒精内，后投入硼砂、枯矾，混合后外用，疼痛时擦疼痛部位止痛。

忌口与食疗（肿瘤科疾病）：

1）忌食发物，如猪头肉、狗肉、公鸡、老鹅、母猪肉、荞麦面等，以免复发、转移，使病情恶化。

2）忌食辛辣及调味品，如辣椒、胡椒、花椒、葱、姜、生蒜等，以免津伤液耗促使疾病扩散。

3）忌食油炸、烟熏、烘烤、腌腊食物，这些食物既缺乏营养又难消化，并带有苯并芘等致癌物质。

4）忌食过热食物及酸菜。忌快食，忌酒类和吸烟。

5）忌暴饮暴食。

6）讲究卫生，不吃生冷与霉变、剩饭菜，及焦煳、变质食物，以预防肝癌。

7）绝对禁烟酒类。

癌症是严重危害人类健康与生命的疾病。预防癌症比治疗疾病远为重要，饮食忌口也应着眼于预防。主要应注意两点：一是忌偏食、过饱、饮酒、吸烟，忌食过咸、辛辣、过烫、烤的过焦及霉变的食物；二是要积极治疗胃溃疡、萎缩性胃炎、胃息肉、乙型肝炎、肝硬化、慢性溃疡性结肠炎、直肠或结肠息肉、乳腺囊性增生、甲状腺瘤、重度宫颈糜烂、卵巢囊肿、隐睾、包茎以及皮肤或结膜血斑、皮肤慢性溃疡病、烧伤瘢痕等疾病。并进行相应的忌口与食疗。

十七、神经精神科疾病

1. 三叉神经痛

三叉神经痛是局部三叉神经分布区发生阵发性烧灼样疼痛，可分原发性和继发性两种。中医称为面痛、头风等。

（1）诊断

根据三叉神经分布，可分为Ⅰ支（眼皮）、Ⅱ支（上颌支）、Ⅲ支（下颌支）疼痛。疼痛发作时面肌痉挛、流泪、流涕及流涎等，疼痛持续数秒或数分钟后自行缓解，可因面部动作触及眶上孔、眶下孔、颊孔、鼻翼、口角、鼻唇沟、牙齿等压痛点而诱发，疼痛发作有周期性趋势。根据中医辨证可分风热外袭、肝胃实热、阴虚火旺三种情况，风热外袭者兼有外感症状；肝胃实热者兼有烦躁、易怒、口渴、便秘；阴虚火旺者有形体消瘦、颧红是肺火旺也。

（2）治疗

Ⅰ支：鱼腰穴（眶上孔），用25～40毫米（1～1.5寸）28号毫针，从患侧鱼腰穴处30°角向内下方刺入10毫米（0.3寸）左右，有触电感传至前额时，提插20～50次。

Ⅱ支：四白穴（眶下孔），用25～40毫米（1～1.5寸）26号毫米，从患侧四白穴约45°角向后上方刺入15毫米（0.5寸）左右，有触电感传至上唇时，提插20～50次。

Ⅲ支：下关穴，用50毫米（2寸）26号毫针，从患侧下关穴向对侧下颌角方向刺入，当有触电感传至下颌或下牙时提插20～50次；如疗效不显，可配夹承浆（颏孔），用25～40毫米（1～1.5寸）26号毫针，以30°角向前下方刺入，触电样针感传至下唇时，提插20～50次，每日或隔日1次，10次为一疗程。外感风热者加外关、合谷；肝胃实热加太冲，内庭；阴虚火旺者加太溪、风池。王某，女，46岁，工人。右侧面部阵发性疼痛3年之久，每次受刺激后引起疼痛如电击样，伴面部抽搐，历时约10秒钟。曾在某医院诊为三叉神经痛，服苯巴比妥、安定等多种药物，输液疗效不显著，故来求中医治疗。诊头晕，心烦失眠，面色潮红，口咽发干，舌质红、苔薄黄，脉弦细有力。辨证系肝阴亏虚，肝阳上亢，上扰清空，阻塞面部。治宜养血柔肝，平肝熄风，解痰止痛。先针灸化痰止痛，配服中药养血柔肝、熄风。取陆氏柔肝汤：钩藤、牛膝、白芍各30克，白蒺藜15克，白附子、白僵蚕、白芷各12克。水煎，每日一剂，三次服。临床治疗98例，针灸配服中药，55例16天痊愈，43例32天痊愈。

三叉神经痛分肝阴亏虚，肝阳上亢；外感风湿，内挟风痰；风寒蕴脑阻滞清空；气滞血瘀，郁而发热；气虚血滞，风痰上扰；寒邪犯脑搏于正气；阳明络虚，肝风乘袭七种类型。根据病情查《陆氏中医诊治验方》对症下药、下针，方能取得满意疗效。

2. 面神经麻痹

面神经麻痹又称面瘫，为颅神经病变中最常见的疾病，中枢性面瘫可因脑血管意外、脑血管畸形和颅内肿瘤所致，周围性面瘫则因面部受凉或风吹引起，亦可因慢性中耳炎、乳突炎等炎症造成。

（1）诊断

颅脑病变、中枢性面瘫、脑血管意外、畸形和颅内肿瘤所致面瘫，症状、诊断、治疗与周围性面瘫有不同点，这里主要介绍周围性面瘫诊断要点。面部受风寒突然起病，多在清晨醒来发现，舌前2/3味觉减退，耳鸣，听觉过敏，麻痹多为一侧性，耳下乳突部疼痛，病侧面部表情消失，眼不能闭合，流泪，不能皱额蹙眉，患侧肌张力减退，口角被牵向健侧，鼻唇沟变浅歪斜，说话漏风，不能吹气，鼓颊困难，容易流涎，进食咀嚼时食物贮留在病侧。病程较长时，可因患侧肌肉痉挛，口角反斜向病侧（倒错现象），并有肌肉跳动、面部牵拉等。

（2）治疗

毫针：地仓透颊车、阳白、四白、合谷、牵正。不能蹙眉者加攒竹；鼻唇沟变浅者加迎香；鼻唇沟歪加人中；乳突痛者加翳风；颏唇沟歪加承浆；舌麻、味觉减退加廉泉。除合谷穴外均取患侧穴，宜透穴斜刺，颊车透地仓，阳白透鱼腰，四白透迎香，用中等度刺激，初期用泻法，后期用补法，每日1次，10次为一疗程。

中枢性面瘫，除针刺局部穴外，加用百会、风池、风府、上星、印堂。

针刺治疗同时，可配合温热敷和自我按摩，注意避风，防寒保护。杨某，女，48岁，工人。夜间上班遇冷风，面右侧抽搐，口角向左侧歪斜，讲话漏风，右侧面部有麻木感，并伴有头痛、头昏、恶心等症状。脉弦劲而滑，苔薄白。此为风湿痰阻，瘀滞面部经脉所致。先针灸疏通经络，配服中药祛风湿痰阻。取陆氏通脉汤：鸡血藤20克，地龙15克，当归18克，赤芍、羌活、防风、白芷、川芎各12克，蜈蚣2条（去头足）。水煎，每日一剂，三次服。四天见效，八天康复。临床治疗178例，针灸配服中药，8天痊愈28例，16天痊愈55例，24天痊愈50例，32天痊愈45例。可查《陆氏中医诊治验方》对症下针、取方治疗。

3. 面肌痉挛

面肌痉挛因面神经炎、三叉神经痛、乙脑、流脑、脑血管意外等神经系统疾病所致。因精神因素诱发，病因不明，患者大多为中年妇女。

（1）诊断

面肌不自主的抽搐或跳动，呈阵发性，情绪激动或精神紧张时发作更为明显。临床常见联动症：瞬目时患侧上唇轻微颤动，露齿时患侧眼睛不自主闭合，试图闭目时病侧额肌收缩，进食咀嚼时患侧流泪或颞部皮肤潮红，局部发热，汗液分泌。

中医认为此病属阳明、少阳经脉病变，由风邪袭扰所致；或因心火上炎，肝风内动所造成。

（2）治疗

①穴位透刺：太阳透鱼腰、或透四白、或透颊车，四白透下关，地仓透颊车、或透翳风，各组穴位交替使用。取25~50毫米（1~2寸）毫针，将针柄制成圆形或半圆形小圈，快速平刺或斜刺进针，徐徐透刺至所透穴位，针尖不得穿皮肤，可获得满意针感，然后再将圆形或半圆形针柄贴靠在皮肤上，用胶布固定，留针24~48小时后再出针，出针时按压，防止出血。

②浅刺皮肤：用30号、32号15~40毫米（0.5~1.5寸）毫针15~30枚，浅刺入病侧皮内，使皮肤突起呈小丘状，并使针体呈悬吊而不脱落状态。在病症频发部位相关穴位上浅刺，还可以在痉挛的起动点处密集排针，或散刺患侧皮肤（间隔0.5~1厘米），留针30分钟，每日1次，10次为一疗程。

③后溪透劳宫：直刺45毫米（1.5寸），用捻转提插手法，强刺激，以病人能忍受为度。随后每隔3~5分钟重复一次，待痉挛消失后留针30分钟即可出针。一般取病侧后溪穴透刺，每日1次。

针灸对精神因素引起的面肌痉挛疗效较好，如因其他疾病所致，须对因治疗。

何某，女，49岁，工人。左侧面肌痉挛，反复发作年余，发作次数逐渐增多，左耳前痉挛，痛如锥钻、电击。曾多方求医无效，故求针灸治疗。诊脉沉细而弦，舌淡红，苔薄白。证系肝风内动，肝失所养。治宜柔肝熄风活络。先针灸熄风活络，配服中药柔肝止痉。取方陆氏熄风活络汤：白芍、生牡蛎、丹参各30克，甘草、葛根、生黄芪、瓜蒌仁各15克。水煎，每日一剂，三次服。临床针灸配合中药治疗38例，均在16天内治愈。

4. 多发性神经炎

多发神经炎又名周围神经炎或末梢神经炎，由全身性感染、营养缺乏、代谢障碍、金属、药物等因素引起。表现为对称性的肢体远端感觉障碍、营养机能的障碍，属中医痹症、痿症范畴。

（1）诊断

手足发胀、发麻或出现疼痛、蚁走感，渐向肢体发展。四肢远端呈手套、袜子型的感觉，感觉减退或消失，或出现烧灼样疼痛。受累部分腱反射减退或消失，肌肉压痛。出现肌肉萎缩，悬垂腕或下垂足。皮肤发冷、光滑、变薄或干裂，出汗或无汗。以两侧肢体对称发病，肢体远端症状比近端明显。砷中毒引起者，以下肢损害为甚，肢端剧痛，或深感觉减弱、消失。铅中毒引起者，损害桡神经而引起腕下垂。脚气病引起者，有感觉与运动障碍，一般均下肢重于上肢，腓肠肌有明显压痛。

（2）治疗

上肢：肩髃、肩髎、曲池、外关、合谷、八邪、养老。

下肢：环跳、风市、阳陵泉、伏兔、足三里、悬钟、八风。

深刺：中强度刺激。每日 1 次或隔日 1 次，持续 15～30 天。

叩打散刺：皮肤针以四肢末端及病变部位为主，由近及远，循经叩打散刺，每日或隔日 1 次，持续 30 天。

本病应注意对因治疗，并适当加强营养，与中药治疗配合效佳。

5. 急性传染性多发性神经根炎

急性传染性多发性神经根炎是由于病毒或过敏性反应引起，影响周围神经干、神经根甚至脊髓，从而产生运动、感觉、营养功能障碍的一种多发性神经炎，又名格林巴利综合征。

（1）诊断

发病多有上呼吸道感染症状，肢体远端麻木和肌力减退，逐渐向远端扩展，在一周内达到高峰，可出现四肢瘫痪，肋间肌和膈肌无力，引起呼吸困难。常累及颅神经，以一侧或双侧面神经瘫痪多见，亦可见眼外肌麻痹。四肢腱反射消失，肌张力减退，肌肉有压痛，肢体末端肌肉萎缩，无明显痛觉障碍。脑脊液检查可发现细胞与蛋白量分离现象，细胞数尚正常或略高，而蛋白量可增达 100 毫克%～300 毫克%。

（2）治疗

经积极抢救病情稳定后，即可针灸治疗。以取手阳明经穴为主。

上肢：肩髃、肩髎、肩贞，曲池、手三里、外关、合谷。

下肢：环跳、秩边、髀关、足三里、条口、阳陵泉、悬钟、昆仑。

躯干：夹脊、肾俞、命门、肝俞、脾俞。

吞咽困难选廉泉、哑门、人迎，面瘫选地仓、透颊车、翳风、四白。乳幼儿快速进针不留针，用针刺补法，年长者则留针 15～20 分钟，每日 1 次，10～15 次一疗程。袁某，男，21 岁，农民。发热三天后发觉双手持物无力，又坚持一天劳动，三天后大小便须人背着如厕，经打针、输液、吃药无效，求中医针灸。经诊体温 37℃，舌红、苔薄白，脉弱细滑，四肢运动消失，腓肠肌有握痛，深反射消失。诊为湿热瘀阻，急性发作性神经根炎。治当清热祛湿通络。除针灸外取方陆氏清热通络汤：蒲公英 50 克，苍术 50 克，鸡血藤、金银花、板蓝根各 25 克，黄柏、石斛、滑石各 20 克，牛膝、川断、大青叶、连翘各 15 克，甘草 10 克。水煎，每日一剂，三次服。临床配服中药治疗 88 例，8 天见效，16 天痊愈。有效率 100%。

6. 肋间神经痛

肋间神经痛系指一个或几个肋间部疼痛、剧痛。由局部器官组织感染，外伤或异物压迫而引起。属中医胁痛范畴。

（1）诊断

肋间神经分布区出现疼痛、刺痛、烧灼样、刀割样疼痛，应考虑为脊柱结核肿瘤、胸膜炎等所致。带状疱疹起病由病毒感染，症状有恶寒、发热、头痛等。

（2）治疗

毫针：支沟、太冲、丘墟透照海、阳陵泉透阴陵泉、胸 5～10 夹脊。配期门、章门、膈俞、肝俞、内关、行间、蠡沟。用毫针强刺激，留针 10～15 分钟。

针灸对肋间神经痛有较好疗效。对其他原因所致者应予以对因治疗。佟某，男，38 岁。两胁痛，时痛时止，生气争吵疼痛加重，吃止痛片无效，故求中医针灸。经诊，脉弦涩，舌淡红、苔白。此乃肝郁气滞，瘀血内阻所致肋间神经痛。除针灸外配服中药，取陆氏息痛汤：丹参、香附、佛手、白芍、延胡索各 15 克，炒五灵脂、当归、柴胡各 12 克，三七粉 3 克（冲服），甘草 6 克。水煎，每日一剂，三次服。临床治疗 103 例，针灸配服中药双元疗法，8 天治愈 53 例，16 天治愈 40 例，24 天治愈 10 例。治愈率 100%。此治疗方法对慢性肝炎、早期肝硬化所引起的胁痛亦有效，但必须配其他药方。可查《陆氏中医诊治验方》对症取方治疗。

7. 臂丛神经痛（包括肩神经炎、颈椎病）

臂丛神经痛是指在颈部和上肢臂丛神经分布区的疼痛。臂丛神经炎、肩神经炎常发生于受寒、流感后以及邻近组织炎症、各种感染之后，本病后期可发展为颈椎病等。

（1）诊断

多见于成人，急性发病，一侧或两侧的神经根、锁骨上部疼痛，传至肩后、臂、前臂及手，外展或前举上臂时痛剧，锁骨上下窝或腋窝等处明显压痛，臂丛支配肌肉无力、萎缩，经治 6～8 周可完全恢复。

肩神经炎：肩及上臂剧痛，活动时加重，数天或数周后肌肉无力甚至肌肉萎缩，可逐渐痊愈，甚至迁延数月或年余。

颈椎病：多见于成人，病程缓慢，主要表现为头、颈、臂、手及前胸部疼痛，并有进行性肢体感觉及运动障碍。颈部活动可诱发加重疼痛，肌肉压痛，相应部位皮肤感觉障碍。

（2）治疗

毫针：仰卧取穴，在锁骨内 1/3 与 2/3 交界处直上 1 寸是穴，直刺 15～25 毫米（0.5～0.8 寸），切勿向下斜刺，亦不可深刺。如痛至桡侧加曲池；放射至尺侧加小海；上肢近端与肩部痛明显者加内陵（垂臂，在肩前腋前纹端与肩髃穴连线中点处取穴），向肩后方向透刺 30～45 毫米（1～1.5 寸）。用强刺激手法，留针 30～60 分钟，每10分钟行针一次，每日1次，10次一疗程。针刺止痛效果很好，但要对因治疗。可配合中药治疗。

高某，男，39岁。左臂痛年余，不能抬举、屈伸，剧痛难忍。吃药、打针无效，故求中医针灸。经诊脉涩滑而数，舌苔薄黄，口苦、口黏。症系肾虚、风寒、湿痰阻骨脉，经络瘀滞所致。治当活血化瘀，除湿通络，使气血调和，肾气得复。先针灸活血化瘀，配服中药除痹逐滞，除湿通络。取陆氏除痹逐瘀汤：鲜桑枝50克，路路通35克，当归、刘寄奴各18克，川芎、姜黄、白芷、威灵仙、葛根各15克，红花、羌活、胆星、白芥子各10克，忍冬藤、黄芪各10克，黄芩8克。水煎，每日一剂，三次服。临床针灸配服中药治疗169例，20天治愈88例，30天治愈81例，治愈率100%。

8. 腓总神经损伤

腓总神经为坐骨神经主要分支之一，可因创伤、压伤、腓骨上端骨折、缺血、间质性炎症等引起损伤。属中医痿症范畴。

（1）诊断

腓骨肌、胫骨前肌群瘫痪和萎缩，病人不能作伸足、提足及扬趾，外展及旋前动作时足下垂、内翻，足趾第一节屈曲，日久则成内翻足。行走时高举足，使髋关节、膝关节过度屈曲，当足落地时足尖先下垂，接着用整个足跖着地，小腿前外侧与足背感觉障碍，小腿前外侧肌肉萎缩，跟腱反射正常。

（2）治疗

毫针：环跳、环中、足三里、条口、阳陵泉、解溪、太冲，均取患侧穴位，足三里、解溪行补法，其他穴位行泻法，得气后留针30分钟，每隔10分钟行针一次，每日针1次，10次为一疗程。

毫针对治疗外伤、缺血、涉水受寒、外感发热引起的腓总神经损伤有较好疗效，对其他病因引起者应对因治疗，必要时配合中药治疗。

9. 坐骨神经痛

坐骨神经痛是指坐骨神经通路及其分布区疼痛，即臀部大腿后侧、小腿后外侧和足外侧疼痛。其病因较多，如坐骨神经炎、腰椎间盘脱出、脊椎炎、椎管肿瘤、腰肌劳损等。可分为原发性和继发性两种，继发性又分为根性和干性两种。

（1）诊断

疼痛自臀部后沿大腿后部向小腿外侧或后侧放射至足部，如第一骶神经根受损，则沿大腿、小腿后外侧放射至外踝及足外缘；如第五腰神经根受损，则疼痛沿小腿前侧放射至足背。此种放射痛可因咳嗽，喷嚏、排便等加重，直立时腰稍向前屈曲，同时有腰椎侧凸受损旁腰椎肌肉有压痛，直腿抬高试验阳性，沿坐骨神经通路可有压痛点。

（2）治疗

毫针：大肠俞、中髎、次髎、关元俞、环跳、秩边、殷门、承山、悬钟。配委中、委阳、阳陵泉、腰2~5夹脊。主穴每次必针，用中强刺激，使麻感至放射足部。大腿后侧疼痛者配委中；小腿前外侧放射疼痛者加委阳、阳陵泉；小腿外侧放射至小趾痛者加委中、委阳、阳陵泉、悬钟；根性坐骨神经痛加2~5夹脊穴，选患侧穴位。急性剧烈疼痛每日1~2次，用强刺泻法；慢性胀痛用中度刺激，一日一次或隔日一次。

腰椎间盘突出症可配合推拿治疗效佳，同时也可对因中药治疗。

王某，46岁，干部。右侧臀部，牵及右下肢，行走困难，活动其疼痛更甚。曾在某医院中西药配合治疗10日未见效，故求中医针灸治疗。经诊舌淡红，边有齿痕，苔白薄而润，脉细，环跳穴、腘窝、足背外侧压痛明显。证属风寒湿痹，阻滞坐骨经络。治当除湿散热，温通经络。先针刺温经络，配服中药除湿散热，消炎止痛。取陆氏桂枝通络汤：桂枝60克，黄芪、白芍各30克，当归、川牛膝、独活各15克，甘草6克，生姜6片，大枣10枚。水煎，每日一剂，三次服。临床配服中药治疗133例，73例8天治愈，50例16天治愈，10例32天治愈。

坐骨神经痛病因复杂，分风寒湿痹、寒邪气滞、寒凝血瘀、风湿下注、劳伤筋脉、气血不运、经隧不通、腰椎间盘突出压迫坐骨神经等类型，治疗时可查《陆氏中医诊治验方》因人因症治疗。

10．腕管综合征

正中神经在腕管内受压引起手指麻木、疼痛或鱼际肌麻痹，称腕管综合征。

（1）诊断

大多发生于右手，劳动加重，休息减轻。常见于40~50岁体力劳动者，女性多于男性。手指麻木，多在桡侧三个手指，可向肘臂部放散，夜间为甚，连续挥动患手可减轻症状。大鱼际肌群可有萎缩或麻痹，指功能出现障碍。

（2）治疗

毫针：大棱、颈臂、上八邪、内关，以大陵穴为主，针尖向腕管内刺，用中等刺激不留针，必要时可配其他穴位。引起手麻原因很多，如颈椎病等，应鉴别对因治疗。

11．头痛

头痛可由多种病因引起，如高血压，蛛网膜下腔出血，颅内炎症与占位病变，眼鼻、齿、颈部疾病，感冒等，都能引起头痛。

（1）诊断

1）神经官能性头痛：头痛部位不固定，或在额顶部，多伴有失眠、健忘、注意力不集中等神经衰弱症状，其发作频率与精神状态有关，呈慢性进行性，持久不愈，很少有加重现象，临床检查无器质性异常变化。

2）偏头痛：多见于青年期，发作前常有一定诱因，并有视觉闪光、暗点，肢体麻木等先兆症状，疼痛发作于头部一侧，伴有恶心、呕吐、烦躁、面色苍白等症状，呈周期性发作，每次发作持续4~48小时或数天。

3）根据中医辨证，头痛可分为外感头痛与内伤头痛两大类。外感头痛以风邪侵袭为主，可兼挟寒、热、湿等病邪；内伤头痛可分为肝阳头痛、肾虚头痛、气虚头痛、血虚头痛、痰湿头痛、瘀血头痛等。

风邪头痛：头痛呈急性发作，其性质为胀痛、锥刺样疼痛，伴有寒邪，恶寒、发热、肢体疼痛，脉浮紧；兼挟热邪则伴有发热、口渴、咽痛，脉浮数；兼挟湿邪伴有头部沉重感、胸闷、食欲不振、肢体沉重，脉濡、舌苔白腻。

肝阳头痛：头痛而胀，慢性发作，伴有头晕、眼花、口苦、胁痛、烦躁，面红或有烘热感，舌质红脉弦数。

肾虚头痛：头痛隐痛，有空虚感，伴有头晕、眼花、耳鸣、腰膝酸软、遗精、月经不调等症状，脉沉细无力，舌质红。常持久不愈，但并无加重趋势。

气虚头痛：头部隐痛，用脑过度则甚，休息则减，体倦乏力，气短，不思饮食。舌质淡，脉虚细无力。

血虚头痛：头痛而晕，痛以眉棱骨处明显，午后为甚，伴有心悸、失眠、健忘、乏力等症状，舌质淡，脉细。

痰湿头痛：头部沉重昏蒙，时钝痛或胀痛，伴有恶心、呕吐、胸闷腹胀，舌苔白腻，脉滑。

瘀血头痛：头痛剧烈，痛有定处，刺痛、胀痛，有外伤史。舌紫黯有瘀点，脉细涩。

（2）治疗

毫针：风池、天柱、太阳、百会、曲池、合谷、列缺。风邪头痛加风府、大杼；肝阳头痛加太冲、行间；肾虚头痛加太溪、关元、气海；气虚头痛加足三里、气海、三阴交；血虚头痛加脾俞、肝俞、血海、条口；痰湿头痛加中脘、丰隆；瘀血头痛加阿是穴刺血；头顶痛加涌泉、百会；颞部痛加中渚、外关；前额痛加阳白、印堂、攒竹；枕部痛加天柱、后溪。风邪、肝阳、瘀血、痰湿者用针刺泻法，捻转提插 5～15 分钟，可不留针或留针 15 分钟。气虚、血虚、肾虚者用针刺补法，留针 30 分钟，每日或隔日针一次。根据病程长短决定疗程。

针灸治疗头痛，应注意中医辨证，根据头痛部位循经取穴，并结合不同症候进行辨证取穴，才能提高疗效。王某，女，38 岁。患头痛病 12 年之久，曾多方治疗无效，故求中医针灸治疗。经诊，痛苦病容，双目无神，瞳孔等大，舌质淡红，脉弦细而涩。证属风寒内结，阻滞经脉，上犯清空所致神经性头痛。治当祛风散寒，通经止痛。治宜针灸配服中药。取陆氏通脉汤：双钩藤、石决明、川芎、当归各 30 克，辛夷 10 克，蔓荆子、龙胆草各 6 克，细辛、水蛭各 3 克，全蝎 5 克，蜈蚣 3 条。水煎，每日一剂，三次服。临床治疗 198 例，使用针灸配服中药双元疗法，8 天见效，16 天痊愈，治愈率 100%。

头痛治疗非常之复杂，必须因人、因症及全身病症考虑治疗。可查对《陆氏中医诊治验方》对症取方治疗。

12. 癫痫

癫痫是一种突然发作的暂时性大脑功能失调，常反复发作。按其原因可分为原发性和继发性两类，原发性者为先天性脑畸形，继发性者为颅脑外伤、脑肿瘤、脑部感染等引起。中医称为痫症。

（1）诊断

本病表现为大发作、小发作、精神运动性发作及局部性发作，其中以大发作为常见。

①大发作：半数患者有头昏、精神错乱、感觉异常等先兆症状。发作时突然发出尖锐叫声，随后意识丧失而跌倒，全身肌肉强直，呼吸停顿，头眼可偏向一侧，数分钟后有痉挛性抽搐并逐渐加重，数十秒钟后呼吸恢复，口吐白沫，小便失禁。以后则全身松弛或进入昏睡状态，约半小时或数小时后逐渐清醒。

小发作：一时性（2～15 秒）意识障碍，无全身痉挛现象，多见于儿童。有的有节律性瞬眼、低头、两眼直视、上肢抽动等。每日可有多次发作。

②精神运动性发作：发作突然，意识模糊，有不规则极不协调动作（如吸吮、咀嚼、寻找、叫喊、奔跑、挣扎等），其动作无目标与动机，可持续数分钟至数小时，发作后不自知。

③局限性发作：一侧性肢体抽搐，无意识障碍，如抽搐传至对侧，可发展为大发作。见于大脑皮层有器质性损害者。

（2）治疗

毫针：风池、风府、人中、大椎、百会、腰奇。晚间发作者加照海、太溪；白天发作者加申脉、昆仑。并可根据情况配内关、间使、神门、通里、合谷、太冲、身柱、巨阙、足三里、丰隆、神庭等。

小发作：可以主穴加内关、神门、神庭、足三里。

精神运动性发作：可以主穴加间使、神门、丰隆、巨阙、脑清。

局限性发作：可以主穴加合谷、曲池、太冲、阳陵泉、三阴交。

发作时意识丧失，持续昏迷不醒者加针涌泉，灸气海、神阙。

未发作时可加针气海、关元、间使、太溪、足三里、大椎、百会，每次治疗可选 4～5 穴，每日 1 次，15 次为一疗程。

本病针灸取穴以督脉和足太阳膀胱经为主，其次为心、心包络、胃、胆经、任脉穴位。

治疗本病宜对因治疗，可以中西医结合治疗，也可手术治疗。邓某，男，38 岁，工人。患癫痫病 15 年之久，发作时如猪叫一声，昏仆在地，不省人事，口吐白沫，两目上视，手足抽搐，大小便失禁。重时每日发作数次，发作时持续 10～30 分钟不等，醒后体疲乏力，脉弦数而滑，舌苔黄腻。证系肝火痰热，挟风内扰，蒙闭心窍。治当清肝泻火，化痰宣窍，熄风止痰。先针灸清肝泻火止痉，配服中药化痰开窍。取陆氏熄风定痫汤：当归、钩藤、党参各 12 克，炙黄芪 25 克，白术、干姜、法半夏、南星、陈皮各 8 克，柴胡、黄芩各 4 克，青黛、芦荟各 2 克。水煎，每日一剂，三次服。临床治疗 78 例，针灸配服中药，36 例 32 天治愈，32 例 48 天治愈，8 例 100 天治愈，有效 2 例。

癫痫病分肝火痰热、肝火偏虚、痰浊内聚、痰阻壅滞、痰迷心窍、风痰壅滞、风痰内聚、寒郁化热、外伤瘀血、毒虫作怪等多种证型。可查《陆氏中医诊治验方》对症查因取方治疗。

忌口与食疗：

1）禁忌烟酒类、辛辣刺激性食物，如辣椒、胡椒、花椒、醋、咖喱、桂皮、茴香、生姜、生蒜、韭菜。这些食物动火助热，使大脑兴奋，诱导发作。

2）控制盐和水的摄入，忌过进茶水和各种饮料、多汁水果和腌制品。因过多水、盐进入人体内会加重大脑负担并诱发本病。

3）忌食碱性食物，如苋菜、灰菜等蔬菜和食用碱等。若血液偏碱性，也会使神经兴奋增强，从而促使本病发作。饮食荤素，搭配合理，保持酸碱平衡，有助于预防复发。

4）忌食肥甘、油腻。如果酱、蜜饯、果脯、干果等甜食，和肥肉、猪油、煎炸食品等，以免助湿生痰。

5）忌食温热之食物，如牛、羊、狗肉等，以免产生便秘。可选食凉润和多纤维食物，如豆芽、紫菜、菜豆、萝卜、木耳等，保持大便通畅可减少发作。

6）服用抗癫痫药物，如苯妥英钠、二甲双酮、乙琥胺、朴痫酮等，严禁饮酒，以免增强毒性。

本病俗称“羊癫风”，中医称痫症。其病因系精神受刺激，及积痰、火郁、病毒、脑血管外伤等。忌烟酒等避免对本病治疗、预防复发均有一定疗效。

13. 脑血管意外

脑血管意外包括脑溢血、脑血栓形成、脑栓塞、蛛网膜下腔出血和脑血管痉挛等病。中医统称为中风。

(1) 诊断

①脑溢血：多发生于老年人，常有高血压、动脉硬化史。情绪激动情况下发生，起病急骤，主要症状是神志突然昏迷，偏瘫，或四肢瘫痪，瞳孔不对称缩小，脑膜刺激征不明显，脑脊液呈血样，压力高。

②脑血栓形成：多发生于中年人，常有糖尿病、动脉硬化、红细胞增多症病史，起病较缓慢，睡眠时发生，神志清醒，偏瘫、失语，无脑膜刺激征，脑积液清稀，压力正常。

③脑栓塞：多发生于青年，常有心脏病史（二尖瓣狭窄、心房纤颤）或长骨骨折等。起病急骤，随时可发生。神志清醒，昏迷情况不一，偏瘫，可有惊厥，无脑膜刺激征，脑骨液清稀，压力正常。

④蛛网膜下腔出血：多发生于中青年，常有颅内血管病史、动脉硬化病史，起病急骤，随时可发生，剧烈头痛、呕吐、昏迷，少数有偏瘫，脑膜刺激征明显，脑积液呈血性，压力高。

⑤脑血管痉挛：起病急骤，有眩晕、头痛、呕吐、恶心等先兆症状，同时血压显著增高，偏瘫，失明，失语，昏迷，抽搐，病程较短，无后遗症，但容易反复发作。

中医将本病分为中经络、中脏腑两类。中脏腑病情较重，又分为闭症和脱症。

中经络：偏瘫，面瘫，舌强语謇，吞咽困难，大多为中风昏迷清醒后的后遗症。

中脏腑：突然昏迷，不省人事，面瘫，瘫痪，兼见两手紧握、二便不通、口噤、面赤、气粗痰壅、舌苔厚腻、脉弦滑者为闭症；兼见目合口张、撒手、鼾睡、二便失禁、四肢逆冷、脉微欲绝者为脱症。

（2）治疗

①中脏腑闭症：人中、太冲、条口、涌泉，配内关、神门、劳宫、丰隆、足三里、合谷、风池等。牙关紧闭加颊车、地仓、下关；舌强、语謇者加通里、廉泉。毫针轻刺激，不留针，十二井用三棱刺出血。

②脱症：关元、气海、神阙用艾条灸，神阙穴用隔盐灸。虚汗加阴郄；鼾睡不醒者加申脉；二便失禁者加足三里、三阴交。用毫针，均用补法。

③中经络：上肢瘫痪取肩髃、曲池、手三里、外关、养老、合谷，配肩髎、颈臂、阳池、中渚。下肢瘫痪取环跳、髀关、阳陵泉、足三里、悬钟、解溪、太冲，配风市、阴陵泉、昆仑。偏瘫初起者针刺病侧肢体穴位，用平补平泻手法，病程日久则刺双侧，用补法。

头部穴位：以百会与曲鬓穴之间连线为针刺部位。用28～30号毫针（40～50毫米）1.5～2寸毫针，沿头皮下从百会向曲鬓穴方向分三段接力刺入，施行快速捻转手法，连续5分钟，休息5分钟，如此重复三次，约30分钟出针，每日1次，15次为一疗程。

华佗夹脊穴位：以夹脊5、7、9、11、14为主；配四神聪，针体与皮肤呈75°角刺入30毫米（1寸）左右，行提插手法，使针感沿肋间或脊椎传导，留针30分钟，隔日1次，10次一疗程。

为预防本病发生，对平素高血压患者，应经常交替针刺曲池、足三里、太冲、印堂等穴位。

脑溢血的针刺治疗：取内关、人中、三阴交为主穴，配极泉、委中、尺泽。吞咽困难者加风池、翳风、廉泉；手指不能屈伸时加合谷；失语者加金津、玉液。除三阴交用补法，其余用泻法。吴某，男，61岁，退休工人。体胖，嗜烟酒。高血压病史20年，时轻时重，近来感觉手足麻木，头晕耳鸣，腿软足轻，因下棋发生争吵，突然昏倒于地，不省人事，喉中痰鸣，两手紧握，面色潮红，牙关紧闭，口眼歪斜，脉弦有力。此乃肾阴亏损，肝阳偏亢，挟痰上逆，蒙闭清窍。治宜潜阳熄风，豁痰开窍。先施以针灸急救，点刺十宣出血，取双侧合谷、太冲、曲池，采用泻法；丰隆、三阴交、人中，平补平泻留针15分钟，少许病人发出哼声，留针20分钟后牙关放松，两手松开。舌苔根部厚黄，舌质红。取方陆氏醒脑方：石决明、钩藤、生地、龟板各18克，生白芍21克，菊花、炒草决明、胆南星各10克，蝉蜕、石菖蒲、粉甘草各6克，羚羊角粉3克（冲服）。水煎，每日一剂，三次服。治疗4天后，神志转清，能睁眼看人，时而哼哼欲语，左腿已能屈伸，可吞咽食物，口眼歪斜渐好。针灸、中药继续治疗15天，病情进一步好转，神志清，食物吞咽自如，病人手能持物，可拐杖行走，血压稳定145/90mmHg左右。嘱其加强锻炼，戒除烟酒、大荤食物。后访三年未再复发，生活自理，经常去公园游玩。

脑血管意外分多种原因，有肾虚亏损，肝阳偏亢；风火挟痰，阻瘀清窍；痰气凝聚，痰阻清窍；气虚血行不畅，脉络阻滞；气虚充血不运，血流不畅，脉络阻滞；阳虚血凝等。可查《陆氏中医诊治验方》对症论治取方治疗。

忌口与食疗：

1）绝对禁忌烟酒，因尼古丁使血液黏度增高，酗酒引发本病尤烈。

2）忌高钠饮食，如咸鸭蛋、咸鸡蛋，碱馒头、发酵粉、豆腐干、乌贼、油菜、榨菜、紫菜、海带、腌制瓜果、海味等。要少吃盐，每日摄取量应低于5克，因摄入钠多能使血压升高。

3）忌高脂肪食品，如猪肉、肥肉、油菜、酥油等。脂肪过多增加血液黏稠度。

4）忌高糖食物，如粉丝、黄花菜、哈密瓜干、葡萄干、桃干、杏干、柿饼、蜜枣、莲子、菱粉、藕粉等。

脑血管意外，中医称中风，包括脑溢血、脑血栓形成、脑血管痉挛等脑血管病。它与高血压、冠心病可谓一条龙疾病，在忌口上有许多共同点，可以相互参照忌口。宜选用缓解动脉硬化及降血压食物，如黑木耳、银耳、果汁、米汤、菜汁等。

14. 假性延髓麻痹

本病多为脑血管意外后遗症，可见于多发性硬化症。

（1）诊断

吞咽困难，声音嘶哑，悬雍垂偏斜，咽后壁感觉减退或消失。延髓神经所支配的肌肉（舌肌、面肌、咀嚼肌）瘫痪，无肌肉萎缩及肌束颤动，与进行性延髓麻痹不同。

（2）治疗

毫针：风池、廉泉、百会。神昏加人中、内关；痰涎壅盛加丰隆；瘀血甚者加血海、条口、膈俞；肝阳上亢者加百会、太冲。毫针提插捻转平补平泻手法，风池穴向喉结方向进针深度为30~40毫米（1~1.5寸），每日1~2次，15日为一疗程。

针灸对本病治疗有一定疗效，可配合中药治疗和西医治疗。袁某，男，73岁，退休工人。中风后大小便失禁，语言不清，左半身瘫痪，半身麻木，舌质黯淡，苔薄白，脉沉细无力。此系年迈气衰，脉络空虚，气虚血流不畅，血瘀脉络阻滞。治宜补虚通络，活血化瘀，软化血管。先针灸宣通经络，活血化痰，配服中药补虚通络，软化血管。取陆氏补气通络汤：黄芪60克，当归、丹参、焦山楂各15克，桑寄生、鸡血藤各39克，川芎10克，赤芍12克，红花、桃仁各8克，地龙12克，蜈蚣1条，制马钱子0.6克。水煎，每日一剂，三次服。服上方16剂后病人元气有所恢复，此时再加入马钱子0.6克，连服8剂后改0.3克入药，再服8剂病愈。生活自理，后访三年未复发。脑血管后遗症较为复杂，必须因人、因症论证治疗。

15. 震颤麻痹

震颤麻痹又称帕金森氏病，多发生于中年人以上，主要见于中枢神经系统变性疾病，动脉硬化、颅脑外伤、肿瘤、一氧化碳中毒与锰中毒、吩嗪类药物亦可引起本病。

（1）诊断

颤动常自侧肢体开始，为迟缓的刻板节律性颤动，上肢比下肢明显，手指呈搓丸样动作，静止及紧张时加剧，面部表情呆板、很少眨眼，呈面具脸，头部前倾，躯干俯屈，上肢肘屈曲，下肢股、膝关节略弯曲，随意运动缓慢，精细动作拙笨，行走时起步困难，但一迈步后，即以小步向前，呈慌张步态。顽固性便秘，皮肤发红，发热出汗。

（2）治疗

毫针：前顶、百会、承灵、悬颅、手三里、足三里，用28～30号毫针，沿头皮斜向捻转进针，达到一定深度后，接上电针麻仪，通电20分钟，频率为120～150次/分钟，电流大小以病人能耐受为度，每日1次，15次为一疗程。

16. 小儿舞蹈病

小舞蹈病又称风湿性舞蹈病、感染性舞蹈病。多见于儿童，女多于男。常为急性风湿病的一种表现。其他如麻疹、百日咳、白喉、伤寒、痢疾、妊娠等也偶可引起本病，病变主要影响基底节。

（1）诊断

多为亚急性起病，亦因情绪突然发病，不自主运动。自一侧面部或手指开始，可蔓延至半身或全身，上肢较下肢明显，呈快速而不规则、无意义的动作，挤眉弄眼、耸肩、扭腰、翻掌、复腕，激动时加重，睡眠时消失。情绪不稳，容易兴奋而失眠，甚至可有意识糊涂、妄想、幻觉、躁动或木僵等。肌张力减低，各关节可过度伸直，腱反射迟钝或消失，共济失调，锥体束征阴性，真性肌无力。大多2～3月恢复，偶有长及一年以上，可多次发作。

（2）治疗

毫针：大椎或命门、百会、风池、足三里、手三里、太冲、合谷，配阳陵泉、曲池、肩髃、行间、地仓、瞳子髎、人中、三阴交、环跳。先针大椎、命门，然后刺风池、太冲、合谷等；配穴可随症取穴。除大椎、命门外均用捻转针刺泻法，留针15～30分钟，每日1次，7天为一疗程。

处某，男，13岁。患儿出现有规则的发热，咽痛汗出，其后关节疼痛，行走不便，且伴有手足及面部肌肉频发性不自主地小动作、颤动。大医院诊为小儿舞蹈症，以抗风湿、抗感染治疗3月未收明显效果，故转求中医针灸治疗。经诊患儿面黄肌瘦，咽部充血，左膝关节有轻微活动障碍，左面部肌肉及手足有不自主动作。舌淡、苔薄，脉沉细。此乃肝阴不足，肝风内动，气血耗伤，筋脉失养。治当养肝熄风，营筋通络。除针灸外，取陆氏补肝祛风汤：白芍、大生地、薏苡仁、生龙骨各25克，生甘草、怀牛膝、钩藤、木瓜各10克，苍术、秦艽、威灵仙各15克，桂枝8克。水煎，每日一剂，三次服。临床针灸配服中药治疗18例，均在30天内治愈。后访三年未复发。

17. 重症肌无力

重症肌无力是一种神经肌肉接头间传递功能障碍所引起的慢性病，以横纹肌易疲劳为特征，多侵及眼肌、咀嚼肌、咽喉肌、面肌与四肢肌肉。

（1）诊断

①眼肌型：多见于儿童，表现为眼睑下垂，复视或眼球不能活动。病久者可逐步累及延髓肌或全身骨骼肌。

②延髓肌型：构音困难，进食呛咳，进行性语言降低，咀嚼无力，吞咽困难，面部表情淡漠，甚则呼吸道闭塞而危及生命。

③全身型：多见于中年男性，起病急，表现为全身肌肉极度疲劳，进食、呼吸、吞咽、翻身均困难，若不积极治疗可致死亡。

（2）治疗

毫针：中脘、气海、关元、三阴交、阳陵泉、阴陵泉、足三里、血海。眼肌型者加攒竹、鱼腰、太阳、四白、光明、太冲；延髓肌型吞咽困难者加风池、天突、廉泉、哑门；咀嚼无力者加下关、合谷；构音困难，发音不清者加通里、哑门、廉泉；全身型加肩髃、曲池、外关、合谷、环跳、风市、阳陵泉、太冲。每次选用主穴2～3个，配穴2～3个，穴交替使用，用针刺补法，每日一次，留针30～45分钟，10日为一疗程。

在治疗时注意休息，避免情绪波动和其他感染，可配服补中益气汤。

18. 股外侧皮神经炎

股外侧皮神经是由腰2～3神经前支组成，行程较长，易被周围器官和组织压迫，导致本病，其病因有外伤、受压、劳累、受寒等，中医称为肌痹、皮痹。

（1）诊断

大腿外侧皮肤局部麻木，甚至伴有刺痛、酸胀、板滞、蚁行感、烧灼感，大多呈单侧性。局部感觉、温觉、触觉减退或消失。

（2）治疗

①扬刺法：用65毫米（2.5寸）毫针，在感觉异常区的中部，风市穴处左右直刺2～4厘米深。在各距该点的四方2～3横指处各刺一针，斜刺，针尖朝向该点呈25°角，深3～5厘米。用平补平泻手法，留针20～30分钟，每日1次，10次为一疗程。

②局部多刺法：以感觉异常之局部，每间距1.5寸为一穴，强刺激，留针30分钟，出针后可加艾条灸10分钟，至皮肤潮红为度，每日一次，7日为一疗程。王某，男，36岁，农民。四肢萎弱无力，举动不能，若萎废不用之状。舌淡红，苔薄白，脉沉细弱。证系脾胃湿热，肾水亏虚，水不制火，肺受火刑，上枯下湿，以致津涸髓竭，不能营养筋骨。治宜清热燥湿，兼补肝肾为主。除针灸外，取陆氏壮骨汤：熟地、山萸肉、山药、茯苓、苍术、炒牛膝、当归、香附、炒杜仲各10克，木耳100克，薏苡仁100克。水煎，每日一剂，三次服。临床针灸配服中药治疗18例，均在30天内治愈。后访三年未复发。

19. 周围神经损伤

周围神经损伤可分为闭合性损伤和开放性损伤两大类。闭合性损伤因局部长时间挤压、挫伤、牵伸与刺激性药物引起，一般神经未完全断离；开放性损伤则因锐器或火器直接损伤神经造成，有的使神经直接断离。

（1）诊断

①臂丛神经损伤：上肢及肩部运动障碍，甚至则胸大肌、胸小肌、前锯肌瘫痪，除三角肌区上部及上臂内侧以外的上肢感觉全部消失。

②腋神经损伤：上肢三角肌瘫痪，皮肤感觉丧失，肩关节下垂，不能高举及向前、向后运动。

③肌皮神经损伤：屈肘动作丧失，肘至腕的外侧浅感觉消失。

④正中神经损伤：拇指及食指不能弯曲，大鱼际肌萎缩，屈腕动作部分丧失，前臂不能旋转，桡侧三个手指掌面、背面及相应手掌感觉丧失。

⑤桡神经损伤：损伤在腋下部时，不能伸直前臂，屈肘伸直活动受限，腕下垂，各指远端关节不能伸直，拇指不能外展；损伤在上臂中下部时，仅见腕下垂；前臂桡神经损伤，则拇指、食指不能伸直，桡侧两个半手指背部浅感觉丧失。

⑥尺神经损伤：拇指不能内收，其余四指不能内收和外展，第4、5掌指关节不能屈伸，远端关节不能伸直，骨间肌、鱼际肌萎缩，尺侧一个半手指及相应的手掌手背浅感觉丧失。

⑦股神经损伤：关节不能伸直，大腿及小腿的前面、内侧面浅感觉丧失。

⑧坐骨神经损伤：膝关节屈曲功能丧失，小腿以下肌肉瘫痪，小腿后外侧与足部浅感觉丧失。

⑨腓总神经损伤：足下垂，不能外翻，小腿前外侧与足背浅感觉丧失。

⑩胫神经损伤：足趾不能跖屈，足不能内收及内翻。

（2）治疗

①臂丛神经损伤：颈5～胸1夹脊穴、肩井、肩髃、肩贞、肩内陵、肩外陵、曲池、外关、合谷、后溪。

②腋神经损伤：颈5～6夹脊穴、肩井、肩髃、肩髎、肩贞、肩内陵、肩外陵、臂臑。

③肌皮神经损伤：颈5～6夹脊穴、曲池、小海、少海、尺泽、天井、外关、支正、手三里。

④正中神经损伤：颈5～6夹脊穴、极泉、曲池、支沟、郄门、内关、合谷。

⑤桡神经损伤：颈5～胸1夹脊穴、极泉、肩髃、臂臑、尺泽、曲池、手三里、偏历、合谷。

⑥尺神经损伤：颈7～胸1夹脊穴、肩贞、曲池、小海、支正、支沟、腋门、极泉、后溪。

⑦股神经损伤：腰2～4夹脊穴、髀关、风市、伏兔、足三里、血海、阴陵泉、三阴交、太溪。

⑧坐骨神经损伤：腰4～5夹脊穴、次髎、中髎、阴陵泉、三阴交、足三里、太溪、八风。

⑨腓总神经损伤：腰 4 ~5 夹脊穴、殷门、委阳、阳陵泉、足临泣、阳辅、绝骨。

⑩胫神经损伤：腰 4 ~ 5 夹脊穴、足三里、阳陵泉、悬钟、解溪、太冲、丘墟、八风。

夹脊穴可取患侧或两侧，直刺 30 ~45 毫米（1 ~1.5 寸），用平补平泻手法，肢体穴位每次选 3、4 穴，大幅度提插捻转，疼痛者用泻法，瘫痪者用补法，使肢体有触电感觉不自觉抽动。每日 1 ~2 次，10 次为一疗程，疗程间休息 7 ~10 天。

20. 截瘫

截瘫是由脊髓损伤后发生神经功能障碍而引起的肢体瘫痪。其病因主要是脊髓的急慢性炎症、脊柱外伤、脊髓压迫及其变性等，属中医痿症范畴。

（1）诊断

脊髓受损平面以下肢体有运动障碍和感觉障碍，伴有小便潴留或失禁，大便秘结或排便无知觉，病侧肢体皮肤僵冷，汗腺分泌功能异常。

颈部 1 ~6 椎脊髓损伤，上肢伸直性强直外旋，肘屈痉挛，手指拘挛，下肢痉挛性瘫痪。

胸部颈 7 ~胸 10 脊髓损伤，两下肢痉挛性瘫痪（肌张力增高，腱反射亢进）。

腰骶段胸 10 ~腰 1 脊髓圆锥损伤，两下肢弛缓性瘫痪（肌张力减弱、腱反射消失、肌萎缩、腰 2 以下周围神经损伤、两下肢弛缓性瘫痪、疼痛明显）。

（2）治疗

受损伤脊柱上 1 ~2 个棘突及下 1 ~2 个棘突的督脉穴位和夹脊穴。

①督脉穴位刺激法：以左手食指、中指固定所要针刺穴位皮肤，右手持针，针尖垂直刺下，缓慢均匀提插，进针 45 ~75 毫米（1.5 ~2.5 寸），当术者手下感到有弹性阻力时，患者下肢及会阴部有刺激感觉，立即停止行针。

②夹脊穴刺法：根据所刺部位不同，针感可分别向两侧放射，进针30 ~45 毫米，针刺方向以刺到椎间孔处为是，行针以提插捻转手法相结合。

二便不利或失禁者加八髎、秩边、天枢、气海、关元、中极、三阴交；需增强饮食体力者加足三里、脾俞、胃俞、肾俞；上肢瘫痪者用肩髃、肩贞、曲泽、小海、神门、内关、合谷；下肢瘫痪者用环跳、秩边、殷门、委中、承山、阳陵泉、足三里、昆仑。

以上配合根据具体情况每次选 3 ~4 穴，交替使用，用平补平泻手法，每日 1 次，10 次为一疗程。

针刺的同时必须加强功能锻炼，对肿瘤压迫引起者不宜针刺，应查明原因配合中西医治疗。

21. 脑震荡后遗症

（1）诊断

脑震荡是指头部受伤后发生的短暂意识丧失，清醒后可有逆行性健忘、头痛头晕、恶心呕吐、嗜睡等症。一般无神经系统阳性体征。伤后 3 月头部仍胀痛、头昏、眼花、耳鸣、健忘、失眠、多梦等，则为脑震荡后遗症。

根据中医辨证，本病由外伤而致气血瘀阻，脑失其养，清阳阻遏而成。临床分为肝肾阴虚、痰湿中阻两类。

肝肾阴虚：头痛、眩晕、耳鸣、心悸易烦、失眠多梦、腰膝酸软、口干舌红、苔薄黄、脉弦细而数。

痰湿中阻：头重而痛、意志消沉、反应迟钝、食欲不振、恶心欲吐、疲乏倦怠，舌淡、苔白腻、脉濡或滑。

（2）治疗

毫针：风池、风府、百会、四神聪、脑清。肝肾阴虚者加太溪、照海、太冲、曲泉；痰湿中阻者加丰隆、足三里；头痛甚者加太阳、合谷、后溪；失眠健忘者加神门、安眠；恶心呕吐加内关。用平补平泻手法，留针 30 分钟，每日 1 次，10 次为一疗程，休息 3 ~ 5 天再行第 2 疗程。王某，男，39 岁，工人。酒后骑摩托车摔倒，昏迷 4 个多小时，经医院抢救治疗脱险。此后感觉头晕、恶心欲吐，记忆力明显减退，睡眠不宁，胃脘不舒，大便溏薄，手麻肢痉，苔白，脉弦滑。经西医治疗月余，疗效不明显，故求中医针灸治疗。经诊头部受伤后，气血瘀阻，经络不通，阴亏津少，瘀滞凝痰，瘀血交结，阻于清宫，日久肝肾阴虚，不能生髓补脑，肝阳上扰，以致头晕、头痛、失眠、健忘、手麻肢痉等症。为属脑震荡后遗症。治宜滋阴养血，平肝潜阳，活血化痰。拟针灸配服中药，患者及亲属同意试治。先针刺活血化痰，配服中药滋阴养血，平肝潜阳。取陆氏清脑汤：钩藤、何首乌、全蝎、生地、生石膏、白芍、石斛、磁石各 30 克，菊花、旋覆花、代赭石、当归、香附子各 12 克，川芎 6 克。水煎，每日一剂，三次服。

临床治疗 59 例，实施针灸配服中药双元疗法，有效率达 100%，治愈率达 98%。

十八、精神系统疾病

1. 精神分裂症

精神分裂症是机能性精神病，发病与遗传、环境有关。属中医癫狂范畴。

（1）诊断

青壮年发病较多，多有复发。分裂样性格，表现为胆小、孤僻、好幻想，喜钻牛角尖等。思维散漫，说话缺乏逻辑性、连贯性，不能讲明问题。妄想，妄想对象和内容容易变化，包括被迫害、钟情、疑病、夸大等妄想类型。情感反感及思维活动分裂，对人冷淡，无故哭笑，生活懒散，悲观厌世，情绪可无故而持久地高涨或低落，动作古怪，毁人，伤人自伤，幻觉状态，多表现为幻听。中医辨证以情绪兴奋、行为狂躁者为狂症，情绪低沉、行动迟钝、表情淡漠者为癫症。

（2）治疗

狂症：大椎、风池、天柱、强间、人中、鸠尾。配后溪透劳宫、间使透支沟、合谷、太冲透涌泉、神庭、曲池、足三里。用毫针刺泻法。

癫症：巨阙、膻中、神庭、神门、大陵、内关、三阴交、申脉、照海。用毫针刺补法。

每日1次，20次为一疗程，休息一周后再继续第二疗程。待病情好转可隔日治疗一次。

针灸治疗本病的同时，积极配合护理与心理治疗，可配合服用一些有宁心安神功效的中药。赵某，女，36岁。因精神受刺激，症见躁而不安，坐卧不宁，气逆胸间，情绪抑郁，时而悲伤啼哭，自言自语，高喊吼叫，头晕头痛，口吐黏痰。曾在某医院诊断为精神分裂症，久治不愈，故来求中医针灸治疗。经诊脉沉弦细，舌苔薄白。此乃肝郁气滞，郁而化火，火灼伤津，敛津为痰，痰热上扰，心神不宁。治宜清热化痰，宁心安神。给予针灸配合中药治疗。先针刺清热化痰，配服中药宁心安神。陆氏安神汤：生龙骨、生牡蛎各30克，白薇、橘叶、生地、生白芍、川牛膝各12克，玄参、麦冬、山栀子、竹茹、炒枳壳各4克，生甘草3克。水煎，每日一剂，三次服。朱砂12克，琥珀18克，共研为细粉，分作12包，每晚睡前服用1包，温开水调服。临床针灸配服中药治疗28例，17例16日治愈，11例32日治愈。后访三年未有复发。精神分裂症分肝郁气滞，实热痰火，痰热内结，痰火上炎，肝胆实火，痰饮壅伏胸膈，恼怒伤肝，体虚内挟风痰7种证型，可查《陆氏中医诊治验方》对症取方治疗。

2. 癔症

癔症又称歇斯底里，是在某种素质（歇斯底里性格）基础上因精神因素引起的神经官能症。属中医脏躁、百合病、厥证、郁证范畴。

（1）诊断

患者大多为青壮年，女性较多见。症状较多，但同一病人多次发作的症状基本相似。

①精神症状：大哭大笑，大喊大叫，大吵大闹，手足舞蹈，常有装模作样戏剧性表演，发作历时数分钟至数小时不等，易受暗示，昏厥倒地，全身僵直，或手不规则舞动，不言语，双目紧闭，但意识并未消失，肌腱反射正常，眼球活动良好。

②运动状态症状：常突然发生瘫痪，以单截瘫为多，肢体腱反射正常或增强；肌张力正常，无病理反射；不规则痉挛与舞蹈动作。

③感觉症状：眼黑蒙，突然失明，但检查无异常；失音，突然失去发音能力，但声带检查良好；可有肢体麻木、感觉缺失、咽部梗塞感等症状发生。癔症耳聋可在强刺激后发生。

（2）治疗

毫针刺郄门、百会、印堂、人中、内关、后溪，中强度刺激。

①瘫痪者：涌泉为主穴。上肢加外关、曲池；下肢加足三里、悬钟。用18~22号毫针（50~75毫米），先取涌泉使其恢复感觉，如较差再加配穴，留针3~5分钟。

②失音者：加哑门、通里、廉泉、金津、玉液，亦可刺双侧内关穴。

③木僵嗜睡者：加涌泉、百会、风池、大陵、条口、脑清。

④哭笑无常者：加大陵、少商、大钟、三阴交、神门。

⑤耳聋者：加听会、耳门、翳风、中渚、足三里。

⑥失明者：加睛明、承泣、攒竹、光明、外关。

⑦咽中梗阻者：加天突、照海，或弹刺劳宫穴，稍向下（掌面食指与中指缝后1寸）针10～15毫米，强刺激，并嘱病人深呼吸后咽唾液做吞咽动作，直至病症消失出针。

⑧肢体强直者：加大椎、合谷、曲池、太冲、阳陵泉、条口、足三里。

⑨震颤：加大椎、合谷、曲池、天柱。

⑩昏厥：加百会、涌泉、人中。

一般多用中强度刺激，不留针或留针5～10分钟，同时进行心理暗示治疗。

针灸对本病效果较好，但宜配合心理治疗与言语暗示治疗。周某，女，42岁。发病心烦意乱，二目不睁，牙关紧闭，精神受到刺激，发作频繁，小便黄，大便秘结，三天未解。曾在某医院诊为癔症，治二月余效果不理想，故求中医针灸治疗。经诊精神抑郁，智力正常，舌边尖红，舌苔中心黄，脉沉弦有力。此乃郁热内结，上犯神明。治宜清热养阴，解郁除烦。先针灸镇痉除烦，配服中药清热养阴，宣郁开窍。取陆氏解郁汤：郁金、石菖蒲、生栀子、麦冬各10克，淡豆豉15克，竹叶、炙甘草各6克，大黄、枳实、厚朴各10克。水煎，每日一剂，三次服。

临床针灸配服中药治疗38例，21例15天治愈，17例30天治愈。

3. 癔症性弱视或黑矇

癔症以女性多见，多因精神因素作用后起病，呈阵发性发作，弱视、黑矇是患者功能障碍症状之一，其中黑矇最为常见。应当注意的是癔症性弱视或黑蒙与伪盲是完全不同，后者纯属有意识的伪诈行为。

（1）诊断

发生视力减退或黑矇，通常为单眼发病，患者无任何器质性病变和高位视路障碍情况。

（2）治疗

主穴：攒竹、太阳、丝竹空、鱼腰、四白、承泣、睛明。配合谷、列缺、神门、足三里、光明、行间、大椎、内关、心俞、百会。毫针针刺，每日1～2次，体强者用强刺激，年老体弱者用中或弱刺激。

诊断正确，本症用针灸治疗效果非常明显，通常施治数次即可痊愈。

4. 神经衰弱

神经衰弱是一种大脑机能性障碍的疾病，多见于青壮年。其病因与患者体质、工作学习环境、生活规律、情绪活动有关，属中医郁证、失眠、心悸等范畴。

（1）诊断

发病一般较缓慢，病程较长，病情时轻时重。全身疲乏无力，甚至早晨也疲乏，休息后不能恢复。有的病人晚上精神反比白天好，头晕、头胀、头重，持久而不严重，夜间兴奋失眠、多梦，白天却萎靡不振，注意力不能集中，记忆力减退，心悸，胸闷，耳鸣，眼花恶心，呕吐，食欲不振，脘腹饱胀，遗精，阳痿等。

根据中医辨证，本病分为肝气郁结、痰火上扰、心脾两虚、肝肾阴虚、肾气虚亏五种证型。

肝气郁结：精神抑郁、急躁易怒、头晕胀痛、两肋不舒、胸闷腹胀、食欲不振、嗳气、呕恶、舌苔薄、脉弦。

痰火上扰：头晕头重、心烦易怒、心悸胸闷、失眠多梦、呕吐恶心、口苦咽干、大便秘结、舌苔黄、脉弦数。

心脾两虚：面色苍白、神疲乏力、气短懒言、心悸怔忡、失眠健忘、多梦易惊、食欲不振、大便溏薄、舌质淡、脉细无力。

肝肾阴虚：头晕脑胀、耳鸣眼花、五心烦热、心悸耳鸣、盗汗、腰膝酸软、遗精、舌质红、脉细数。

肾气虚亏：形寒肢冷、头晕眼花、疲乏无力、腰酸肢重、阳痿遗精、早泄、舌质淡、脉沉细无力。

（2）治疗

毫针：神门、内关、足三里、安眠、百会、四神聪。肝气郁结者加阳陵泉、行间、太冲；痰火上扰者加风池、合谷、丰隆、太阳；心脾两虚者加大陵、三阴交、心俞、脾俞；肝肾阴虚者加肝俞、脾俞、太溪、三阴交；肾气虚亏者加命门、肾俞、气海、关元。每次选3~4穴，实证用泻法，虚证用补法，得气后留针20~30分钟，每日治疗1次，15次为一疗程。刘某，女，42岁，干部。失眠，心烦，健忘，胸闷，舌质红，苔薄黄，脉弦数。证系肝郁气滞，化火伤阴，心阴不足，神无所附。治宜疏肝解郁，滋阴润燥，养心安神。先针刺疏肝解郁，配服中药养心安神。取陆氏安神汤：夜交藤、麦芽各50克，百合40克，珍珠母30克，白芍、生地黄各20克，当归、郁金、香附、连翘、莲子心、甘草各15克，大枣10枚。水煎，每日一剂，三次服。

临床治疗48例，针灸配服中药，27例16天治愈，21例32天治愈。

神经衰弱分肝郁气滞、瘀血内阻、阳不入阴、心肾不交、肝阴不足、劳倦内伤六种类型。可查《陆氏中医诊治验方》对症取方治疗。

5. 发作性睡病

发作性睡病是以一种阵发性难以自我控制的睡眠为主要症状的疾病。属中医多寐、嗜睡范畴。

（1）诊断

患者在正常人不易入睡的场合下，如行走、骑车、工作、进食时均能出现难以控制的睡眠幻觉，伴有头晕、困倦、欠伸、记忆力减退等症状。

（2）治疗

①毫针：鼻交、神门、三阴交、脑清。病人取仰卧位，先取鼻背部正中线，鼻基底上方鼻骨间缝之鼻交穴（又名鼻交頞中），向鼻尖方向刺入5~10毫米，小幅度捻转，得气后留针，然后依次取双侧神门、三阴交，捻转提插结合，得气后留针1小时，每隔20分钟对配穴重复手法，每日1次，5次一疗程，休息2天行第二疗程。

②申脉、照海，配百会、三阴交。先取申脉穴，徐徐进针30毫米，小幅度捻转至局部有热胀感为度；此时再针刺百会用补法，每5分钟行针一次，与三阴交交替捻转，留针30分钟；照海穴用强刺激手法，待针感放射至三阴交穴时，快速刺入45毫

米（1.5 寸），大幅度插提 3 ~ 5 次，得气后立即出针，每日 1 次，10 次为一疗程。

③心俞配神堂、魄户、三阴交。用 28 号毫针刺心俞，针尖斜向棘突根进针15 ~ 25 毫米，后刮针得气，再行右旋捻针，以针感传至前胸为宜，留针 30 分钟；神堂、魄户等手法同心俞。每日 1 次，6 次为一疗程。

6. 考场综合征

考场综合征是竞技综合征的一种，是考试之前或考试过程中出现因精神紧张而引起的一系列症状，在某种程度上可影响考试发挥。

（1）诊断

在考试前或考试中出现心悸、气急、头晕、头痛、烦躁、多汗、口干、食欲不振、恶心呕吐、腹痛、腹泻、尿急、手指震颤、视物模糊、智力低下、思维僵化、血压升高，甚至昏厥，女性还出现痛经、月经不调等现象。

（2）治疗

①毫针：百会、内关、神门，进针 35 毫米平刺，得气后行复式补泻手法（迎随、提插九六、开阖结合），留针 30 分钟，甚至到考试完毕出针。

②对症治疗：烦躁、多汗、口干，食欲不振、恶心呕吐，加足三里、内庭、复溜；腹泻加天枢；尿急、手指震颤加太溪、手三里；血压升高加足三里、丰隆、太冲；女性痛经、月经不调者加三阴交、阴陵泉、曲泉。

预防可在考试前一天晚上针刺，第二天早上起床后出针，留针 8 小时。

十九、皮肤科疾病

1. 寻常疣

寻常疣是一种病毒赘生物。中医称为千日疮。

（1）诊断

多见于青少年。皮疹多发于手背、足背、手指、足趾、甲缘等处，亦可见于头面部。皮疹为针尖至黄豆大或更大的皮肤污黄褐色的圆形丘疹，平面粗糙不平，数目多少不一，可见集群状。发疣中最先最大者称为母疣。

（2）治疗

①针刺：直接针刺，消毒局部皮肤，取 15 ~ 25 毫米针，选母疣于其表面横、直径交点垂直刺，医者左手捏紧疣底基部使至苍白，快刺进针至疣底部后快速捻转 30 次，同时提插，然后提针，在疣与皮肤表面交界处，使针尖在疣内绕一周扩大针孔，迅速出针放血 1 ~ 2 滴，完成“开阖”泻针手法，最后消毒皮肤，用棉球压迫止血即可。以后每 4 天复针 1 次，共四次，治疗完成后观察 3 月以见疗效。

②针刺中渚、合谷、丘墟、照海、曲池、鱼际，风热者加风池、商阳；血燥热者加血海、行间。泻法，留针 30 分钟。

③灸法：艾灸点燃烧至疣体基部偶闻炸声，局部呈烧伤焦黄状态，待烧完用换药镊子将残余疣体予以涤除，用龙胆紫溶液消毒，盖消毒纱布。

2. 扁平疣

扁平疣是一种病毒赘生物，多见于青年人，故又称青年扁平疣。

(1) 诊断

以青春期少年为多，病变多发生于面部、前臂、手背等处，皮疹为米粒、黄豆大的淡褐色坚实扁平小丘疹，表面光滑发亮，有时有微痒，一般无自觉症状，病程缓慢，有时自愈然后又复发。

(2) 治疗

毫针：骨空（在双手拇指第1、2指骨关节联合中尖上），配中渚、合谷。用平补平泻手法，骨空穴针10毫米深，留针30分钟，每日1次。也可以局部俞穴为主，或循经取穴。王某，女，23岁。双手背长满疣有5年之久，曾多处医治无效，故求中医治疗。经诊疣体呈浅褐色，面部多处。属病毒性赘生物。治当清部取穴相结合。先针灸清热解毒，活血散结，配服中药解毒除疣。陆氏除疣汤：夏枯草、赤芍、白芍、当归、桃仁、香附、何首乌各15克，板蓝根、熟地各20克，川芎、红花各12克，生苡仁30克，甘草6克。水煎，每日一剂，三次服。服后将药渣再加水煮，趁热轻擦患处，每晚1次，每次15分钟，以局部皮肤微红为度。后访三年未再生疣。临床治疗79例，15日内均痊愈。此方能治寻常疣、扁平疣、趾疣，均有卓效。

3. 跖疣

跖疣是一种好发于足底、趾间的病毒性赘生物。

(1) 诊断

皮疹生于足底、趾间，黄豆大角化性丘疹，表面粗糙不平，除去表面角质后，下有疏松的乳白乳头状角质物露出来，容易出血，数目多时可融合成片，有明显压痛。

(2) 治疗

直接针刺法：局部消毒，用手捏紧疣底部，取20号毫针在疣表面选择呈三角形的三个点，快速进针15毫米深，立即大捻转后出针，挤压使之出血。每日1次，多数10~20天脱落。跖疣的治疗方法虽多，但效果不佳，即使手术切除也不理想，针刺简单效佳。

4. 单纯疱疹

单纯疱疹是由病毒引起的皮肤黏膜病变。中医称为热气疮、气口疮、剪口疮等，多为外受风热邪毒，客于肺胃，蕴蒸肌肤而发。

(1) 诊断

多见于高热和肠胃功能失调患者，如猩红热、流行感冒、疟疾、胃肠炎、腹泻、消化不良等，多发于皮肤、黏膜交界处，如口角、唇缘、眼睑、尿道、包皮、龟头、外阴、阴唇等部位，以颜面及生殖器为多发部位。损害为密集成群，针头大小的水疱，四周红晕常为一群，亦有二三群者，破裂后露出糜烂面，逐渐干燥结痂。自觉烧灼发痒，重者可见附近淋巴结肿大，历时1周左右常可自愈，但可反复发作。

①毫针：期门、曲池、合谷、身柱、阳陵泉、三阴交。皮损在眼睑区者加太阳、

头维、阳白；皮损在口唇部者加地仓、大迎、颊车；皮损在生殖器区者加关元、气海。用泻法，每日1次，7天一疗程。

②在病灶皮损区四周，取30号～32号（75～100毫米）毫针，呈30°角沿皮下斜刺，行捻转手法，留针30分钟，每日1次，七天一疗程。

5. 带状疱疹

带状疱疹是由病毒引起的急性炎症皮肤病。中医称为缠腰火丹、蛇丹。本病急性发作，因疼痛剧烈，患者痛苦异常。中医认为本病因情志内伤，以致肝胆火盛，或因脾湿郁久，湿热内蕴，外受毒邪而诱发。

（1）诊断

多见于老年和青年人，在系统性红斑狼疮病人中发病率高。突然发病或先有疼痛，损害为在炎性红斑上群集性绿豆大小的发亮水疱，累累如串珠，聚集一处，或数处排列成带状，各群之间皮肤正常，间有出现丘疹、大疱、出血和坏疽，火烧样疼痛，伴有局部淋巴结肿大，有压痛，严重的伴有发热。可并发三叉神经痛、肋间神经痛。有时持续1～2月或更久。

（2）治疗

毫针：局部围刺，配期门、章门、曲泉、足窍阴、中渚、外关、太冲、绝骨、复溜。心烦者加郄门、神门；后遗疼痛者加内关、阳辅；位于头面者加合谷、内庭；位于胸腰者加支沟、太冲、血海。局部围刺时，周围皮肤进行消毒，用25毫米毫针沿皮刺向成块疱疹中心。针数多少随疱疹面积大小而定，每针距离30～60毫米为宜。留针1～2小时，每日轻1次重2次。

针刺治疗疱疹可迅速改善临床症状，缩短病程，痊愈后多无后遗症，皮损经刺后不再扩大，但结痂仍需一周左右。石某，女，53岁。腹中线右侧起有带形红晕，刺痒剧痛，有干性疱疹，密布如火烧，剧痛难忍，影响饮食与睡眠，口干，便秘，尿黄赤，舌质红，苔黄腻，脉浮弦。此为少阳与厥明之脉布于胸肋周围，肋为肝野，肋部剧痛，为肝火妄动致病。治宜平泄肝火，清化湿热，佐散风热。先针灸平泄肝火，配服中药清化湿热，平肝解毒。取方陆氏泄肝解毒汤：板蓝根30克，柴胡、荆芥各6克，龙胆草、赤芍、白芍、车前子、炒牛蒡子各10克，生甘草、青黛各3克。水煎，每日一剂，三次服。外用方：青黛10克，生石膏、寒水石各20克，共研为细粉，加鸡蛋清调和擦患处，每日四次。针灸、中药内服、外敷三元疗法，10日内疱疹消失康复。后访五年未复发。

临床治疗97例，有效治愈率100%。此方对单纯疱疹亦有疗效。

6. 麻风

麻风是由麻风杆菌感染所引起的一种慢性传染性皮肤病。中医称为大风、疠风、癞风等。

（1）诊断

①结核样型：皮损只有1～2片浅色斑，红斑及毛囊丘疹所组成环状或片状损害，边缘清楚。表面干燥有鳞屑，闭汗及浅感觉障碍明显。周围神经干只有1～2条受累

粗大、质硬，眉毛不脱落，黏膜、淋巴结、睾丸、眼及内脏无损害，麻风菌素试验晚期反映强阳性，细菌检查阴性。

②瘤型：损害发于面、胸、背、四肢等处，主要为斑疹、丘疹、结节，多呈对称性，斑疹浅红色，表面稍光亮，边缘不太清楚，晚期可形成麻风狮面、鞍鼻、足底无痛性溃疡，神经受累严重，可累及口、咽、眼及内脏，麻风菌素试验阴性。

③未定型：损害多为浅色斑或浅红色斑，皮肤内很少查到麻风杆菌，可持续数年不变，最后转为结核样型，少数转为瘤型。

④界限型：同时有瘤型和结合样型改变，兼有两型特征，如不迅速治疗，常演变为瘤型。

（2）治疗

毫针：曲池、合谷、鱼际、阳陵泉、足三里、条口、复溜、照海、然谷、涌泉。头痛者加风池、太阳；发烧者加大椎；手指麻木者加八邪、手三里、后溪；脚趾麻木者加八风、条口、行间；四肢酸痛者加手三里、肩髃、环跳、风市、阳陵泉。用针刺泻法，每次选4～5穴，每日1次。

7. 头癣

头癣是头皮和头发的浅部真菌感染。分为白癣、黄癣两种，俗称瘌痢头。

（1）诊断

头癣大多发生于儿童，局限于头皮，逐渐蔓延，无季节变化，有不同瘙痒特点。

①白癣：俗称白瘌痢，皮疹位于头皮，有大小不等的片状灰白色鳞、屑斑，毛发干枯易折断，形成参差不齐的短发，有白鞘易脱落，愈后毛发生长正常不留疤痕。

②黄癣：皮疹为蝶状的黄色厚痂，形色鸡屎堆，有特殊鼠尿臭味，可破坏毛囊，愈后毛发脱落，留下萎缩性疤痕，可形成永久秃发。

（2）治疗

毫针：双侧曲池、然谷、脾俞、膈俞、肾俞、肝俞、足三里，每日1次，7日为一疗程，停3日再进行第二疗程。

主穴：曲池、然谷。伴血虚者配肝俞；消化不良者配足三里；腰痛者配肾俞。除曲池用泻法，余穴补法治疗时保持头皮清洁，不戴帽子，不可中断治疗，防止感染。

8. 手足癣

手癣因其形与鹅掌相似，又称鹅掌风。足癣俗称烂脚丫、香港足等，是由霉菌、毛癣菌、表皮癣菌或小孢子菌引起的常见皮肤癣。

（1）诊断

见于掌心、手指，脱皮损害扩大融合成片，边缘有鳞屑，日久皮肤增厚，冬季皲裂，甚至累及手指指甲。足癣的损害基本同手癣，浸渍型多有趾间潮湿、发白，重者糜烂、发痒，冬季皮肤皲裂。

（2）治疗

毫针：内关、合谷、曲池、劳宫、三阴交、足三里、复溜、太溪、昆仑、玉枕。用平补平泻手法，每日1次，10次为一疗程。

9. 湿疹

湿疹是一种常见的急性、恶急性或慢性变态反应性皮肤病。多见于面、耳后、阴囊、肛门、小腿等处，属中医旋耳风、肾囊风、奶癣等范畴。中医认为与湿邪有关，湿可蕴热，久之伤脾，热则伤阴血，而致虚实夹杂之症。

（1）诊断

①急性湿疹：急性发作，初起局限于某一部位，可很快发展为对称性或泛发型皮损，损害多由红斑、丘疹、水疱组成，呈多形性，集簇成片状，边缘弥漫不清，搔抓后可引起糜烂、渗液、化脓、结痂等并发症。剧痒是急性湿疹的特点，病程约 2 ~ 3 周，广泛者 3 ~ 6 周，复性后可转为慢性，易于复发。

②亚急性湿疹：亚急性湿疹多由急性病变在某一发展阶段内拖延而成。如湿烂不止，病程延长等，此时炎症减轻，渗液减少，但仍不消退。

③慢性湿疹：从急性、亚急性湿疹演变而来，亦可开始即是慢性，特征是损害边缘较清楚，有显著浸润和变厚，病程长，可时轻时重，反复发作。

④婴儿湿疹：初起皮肤潮红，边界不太清楚，丘疹或分散或密集分布，搔后起屑，渗液多，有小水疱糜烂、结痂，患儿因瘙痒哭闹，摩擦，睡卧不安。湿疹多发于头面、耳后、胸部、阴部等处。

⑤脂溢性湿疹：皮损多发生在皮脂腺分泌旺盛的颜面、腋下、外阴等处，损害同一般湿疹。干性脂溢性湿疹以红斑、脱屑为主，湿性脂溢性湿疹以小水疱、结蜜黄色痂、痂去又有渗液为主。

⑥遗传过敏性湿疹：患者家族常有荨麻疹、哮喘、过敏性鼻炎等变态反应性疾病。从婴儿期发病持续至成年期。

（2）治疗

毫针：大椎、曲池、血海、足三里、三阴交、复溜、风门、风市、神门。痒甚者加少府、曲池；渗出多者加阴陵泉、丰隆；血虚者加膈俞、肝俞；湿疹久不愈者加脾俞、中脘、气海（艾灸）。急性湿疹用泻法，慢性用补法加艾灸，每日 1 次，10 次为一疗程。路某，男，36 岁，皮肤潮红，血疹密集，搔后起屑，后渗液，有小水疱，糜烂结痂，多发于舌头、耳后、阴部。病因湿热瘀阻，血瘀交炽。治宜清热祛风，燥湿止痒。先针灸清热止痒，配服中药解毒、祛风、止痒。取陆氏解毒汤：苍术、五倍子、荆芥各 10 克，黄柏 15 克。将四药共研粉装瓶备用，用鸡蛋清调上药擦患处。治阴囊湿疹及各种湿疹均有效。

忌口与食疗：

1）忌烟酒及辛辣之物，如辣椒、生姜、大蒜、大葱、芥末、胡椒、花椒等辛辣食物及各种酒类。

2）忌食鱼腥海味，如鱼类、虾、蟹、鸡头、羊、狗肉等。注意观察找出过敏源，忌口根治。

3）忌油腻肥厚之物，如肥猪肉、肥鸭、肥羊肉之类易助湿生热，加重病情。湿疹不论初发或复发总因湿热而起，故凡助湿生热，辛辣刺激及致敏食物均应忌口。宜食用消炎且能清热利湿、解毒的食物，如苡仁、绿豆、赤小豆、扁豆、豌豆、苋菜、荠菜、蒲公英、马齿苋、竹笋、冬瓜、黄瓜、莴苣等，均属宜选用的食物。

10. 荨麻疹

荨麻疹是真皮局限性暂时性水肿。中医称为瘾疹、风疹块等。病因复杂，包括动植物、化学、物理因素，以及肠胃道障碍、内分泌失调等。

（1）诊断

常因进食鱼、虾等食物，受风寒，服痢特灵、阿司匹林等药，或有寄生虫，某些慢性病如哮喘、过敏性鼻炎等均可诱发。可突然发生，数小时后又迅速消退，但又不断成批发生，每日发一批至数批，病程可长可短，短者几天至1周，长者可反复发作数月至数年。皮损有大小不等的鲜红色或瓷白色风团，皮肤划痕试验部分病例呈阳性反应，黏膜亦可受累，累及喉部黏膜可有气闷、呼吸困难，甚至窒息，累及肠胃可引起呕吐、腹痛腹泻。

（2）治疗

毫针：曲池、合谷、肩井、风市、血海、膈俞、屋翳。夹风者加大椎、风门、风池；夹湿热者加阴陵泉、足三里；咽喉不利者加列缺、少商；呕吐、腹痛、腹泻者加内关、中脘、天枢；痒甚者加止痒穴；有寄生虫加百虫窝穴；食物过敏者加璇玑、足三里。用针刺平补平泻手法，每日1次。

刺络放血：双耳尖、双中指尖、双足二趾尖消毒后用三棱点刺放血少许，三日一次。尚某，男，38岁，教师。下午、夜间风疹频发，此起彼伏，瘙痒不已，夜难入眠。舌质红，脉细弦。此乃血虚生风，表里不固。治当健脾利湿，祛风止痒。先针灸祛风、止痒，配服中药健脾、利湿、解毒。取陆氏荨麻疹汤：土茯苓、白术各30克，苍术8克，荆芥、丹皮、丹参、龙骨、地肤子各15克，白鲜皮、白蒺藜各12克，防风、僵蚕、川芎、黄芩各10克。水煎，每日一剂，三次服。

临床配合针灸治疗68例，16日内均获痊愈。后访未复发。

忌口与食疗：

1）忌食一切海鲜发物，如虾、蟹、公鸡、羊肉、猪头肉、竹笋、豆腐乳、鱼类，牛奶、鸡蛋、大蒜等。

2）忌烟酒及辛辣等刺激性食物，如辣椒、胡椒、花椒、茴香、桂皮、咖啡及各种酒类饮料。

3）常用的药物，如青霉素、链霉素、氯霉素、红霉素、灰黄霉素、磺胺类、解热镇痛剂、止痛药、镇痛药、痢特灵、肝素、激素等也可引发本病。引起荨麻疹病因极为复杂，食物、药物、冷热刺激感染、寄生虫病均可引起，要注意总结，找出根源对症忌口和治疗。

11. 冻疮

患者多有冻疮史，每至冬天即发病。中医认为寒邪作用于体表，使脉络收引，血液凝滞形成冻疮。

（1）诊断

受冻后出现水肿性红斑、水疱、溃疡、灼痒，遇热更甚，多发于青年女性，肢端血行不良，手足多汗及营养不良者多见。多发于四肢远端、手背、手指、足缘足趾、下肢、面颊、耳郭等处，呈对称性发病，天暖后自愈。

①皮肤针：冻疮周围局部皮肤消毒，梅花针在酒精灯上烧灼消毒，对准叩刺部位均匀叩刺，以充血为度。

②艾条灸：对准局部皮肤灸 15～20 分钟，以红润为度，每日灸 1～2 次。

③中药敷洗：芒硝、黄柏，研细末，以冰水或雪水调糊状，敷于患处，每日换药 1 次。

12. 皮肤瘙痒症

皮肤瘙痒症分为全身性和局部性两类。前者多为老年瘙痒症，冬季瘙痒、夏季瘙痒症等，后者多为阴囊瘙痒症、女性瘙痒症、肛门瘙痒症，中医称为痒症、痒风等。其发病原因是肝肾阴虚而生内热生痒。

（1）诊断

开始瘙痒呈阵发性，伴有烧灼、虫爬、蚁走等感觉，抓破的皮肤渗液、出血结痂，皮肤增厚，呈苔藓样病变，瘙痒可因精神情绪波动、湿度变化、衣服摩擦、季节改变而发作加重。症状性瘙痒多由糖尿病、黄疸、血液病、妊娠等引起，瘙痒是这些疾病的一种表现。

（2）治疗

毫针：曲池、合谷、血海、三阴交、风市、屋翳、足三里。根据瘙痒部位辨证取穴，如肛门、会阴部位瘙痒者加长强、曲骨、会阴、承山；项背瘙痒加风池、膈俞、大椎；夜间瘙痒不能入睡者加神门、照海、风市。用平补平泻手法。每日 1 次，留针 30 分钟，10 日为一疗程。

全身性瘙痒以曲池、血海、委中、三阴交、肺俞、风市、大椎为主穴，用平补平泻手法，留针 30 分钟，10 分钟捻转一次。局限性瘙痒以承山、委中、肾俞、三阴交、环跳为主穴，同时灸大敦、血海。

13. 神经性皮炎

发病原因是由于自主神经机能紊乱所致，精神因素、食物和局部刺激亦诱发本病。中医称为摄领疮等。

（1）诊断

90% 以上发生在颈项部，20% 发生在肘、腘窝、前臂、股、小腿、腰部等处，初起局部瘙痒，经抓后出现针头大小的不规则三角形或多角形扁平丘疹，呈淡褐色，干燥而坚实，损害增厚扩大，很快融合成片，皮纹加深，发展成为苔藓样斑片，其周围可散见扁平丘疹。

（2）治疗

毫针：合谷、曲池、血海、膈俞、三阴交、阿是穴。奇痒者加风市、血海、止痒穴；血燥者加膈俞、百虫窝；苔藓样加厚者加阿是穴围刺。用泻法，每日 1 次，10 次为一疗程。

艾条灸：局部灸至微红。硫黄 15 克、朱砂 5 克、樟脑 5 克，研粉末，撒在皮损处。用艾条灸 10～25 分钟，以红润为好。蔡某，男，39 岁。患神经性皮炎十余年，奇痒难忍，不能入睡，渗液较多，皮损周围有抓痕。曾多处医治无效，故求中医针灸治疗。经诊，脉沉弦，舌苔薄白。证属风湿瘀积肌肤。治宜健脾化湿。先针灸活血、化瘀、止痒，配服中药健脾化湿。取陆氏健脾化湿汤：生苡仁 20 克，党参 15 克，云苓、白术、山药、玄参、鸡内金各 10 克，黄芩、白及、生甘草各 8 克。水煎，每日一剂，三次服。忌烟酒、荤腥、辛辣、豆制品、雄鸡等食物。

临床针灸配服中药治疗 48 例，均于 20 日内治愈。后访一年未有复发。

14. 银屑病（牛皮癣）

银屑病又称牛皮癣，是一种慢性炎性角化落屑性皮肤病。中医称为松皮癣、白疕。

（1）诊断

损害皮肤，出现红色丘疹，可融合成片，边缘明显，上覆多层银白色鳞屑。将鳞屑刮去后有发亮薄膜，再抓之有点状出血，皮损形态为硬币状、盘状、地图状。临床症状分为进行期、静止期和退行期。部分病人有指、趾甲病变，初期甲板点状下凹，以后甲板增厚，失去光泽，甲板与甲床分离，少数出现口唇及颊黏膜病变。

（2）治疗

毫针：曲池、合谷、太溪、阳陵泉、阳辅、血海、三阴交、膈俞、阴陵泉，配太渊、风池、太白、神门、照海，用针刺泻法，每日 1 次，10 次为一疗程。可配合中药治疗，按血热、血燥、混合型三种病情配方对症治疗。于某，女，16 岁，学生。全身潮红而生癣，曾在某医院诊断为银屑病，疗效不佳，故求中医治疗。诊患者面色潮红，口唇发干，全身脱屑，头晕、恶心，舌面沟状，苔黄腻，脉弦数。证属风寒外袭，营卫失调，风热湿邪客于肌肤，使皮肤失养而致病。治宜辛凉解肌表毒邪。先针刺清热解毒，活血祛瘀，配服中药解血热血燥。取陆氏解肌汤：柴胡、葛根、玄参、金银花、连翘、穿山甲、茵陈、苦参、黄柏、蒲公英、地丁各 20 克，白芷、生甘草、川芎各 10 克，桔梗、赤芍、地肤子、白鲜皮各 12 克，川大黄 5 克，生苡仁 25 克。水煎，每日一剂，三次服。临床治疗 28 例，针灸配服中药，均于 30 日内治愈。

15. 白癜风

白癜风是一种后天性局限性皮肤色素脱失病，相当于中医白驳风。中医认为是由风邪搏于皮肤，以致气血失和，色素脱失而形成。

（1）诊断

病损为大小不等的局限性脱色斑，边缘清楚，周围与健康皮肤交界处皮较浓，新发生损害周围常见有暂时性炎性晕轮，或单发或多发，可相互融合成片。全身各部均可发生，日晒后损害部可有灼痒感。一般健康情况不受侵犯，但发病年龄较大者可出现斑秃、异位性湿疹、扁平苔藓、银屑病等。

（2）治疗

①皮肤针：局部叩刺患处，以充血为度，每日1次，10次为一疗程。

②艾灸：艾条温和灸，每日1次，每次10～30分钟，以灸至皮肤转为正常肤色，或灸至高度充血为度。大面积者可用回旋灸法，可配合中药治疗。邓某，男，49岁，干部。左额、颈项、胸、背均有块状白斑，逐渐扩大，大者如角币，大小不一。曾多处求医无效，今求中医针灸治疗。经诊面色苍淡，头晕失眠，口苦干，多梦，心烦易怒，舌淡红、苔黄燥，神疲倦怠，脉细数。证系气血两亏，肾阴不足，营卫失调，血不荣肤所致。治宜调补阴阳。采取局部每日艾灸，选陆氏荣肤汤：黄芪、旱莲草、黑芝麻各20克，当归、女贞子、何首乌各15克，白术、茯苓各12克，川芎、补骨脂各10克，甘草3克。水煎，每日一剂，三次服。临床治疗57例，艾灸配服中药，均于30日内痊愈。后访二年未见白斑。

16. 寻常痤疮

寻常痤疮又称粉刺、青春痘，是发育期体内性激素平衡紊乱等因素引起的皮脂腺毛囊的慢性炎症性疾病。中医认为与肺、脾经有热有关。

（1）诊断

多发生于青年男性，发于面部、上胸及肩胛、背部等皮脂腺发达部位，皮损毛囊口的黑头粉刺可产生丘疹、脓疱、结节、脓肿及瘢痕。

（2）治疗

毫针：大椎、肺俞、脾俞、胃俞、肾俞、风池、合谷、曲池、血海，配身柱、委中、三阴交。用针刺泻法，每日1次，10次一疗程。

挑刺：背部皮肤红斑点，合谷、委中、灵台。在背部皮肤寻找红色斑点，消毒后用三棱针挑刺，针尖刺入红斑点底部约三毫米，迅速将针向上一挑，使该皮部被挑成小裂口，用双手拇指挤压针孔周围，使之出血少许，用干棉球拭干血迹，胶布外敷。每1次挑10余针，隔日1次。灵台、委中、合谷各挑一针，出针后使出血少许。配合中药治疗效佳。邓某，女，26岁，工人。面部红疹奇痒，此起彼伏，持续不断，搔破后灼痛不堪，六年来多处治疗无效，今求中医诊治。经诊皮疹紫红，突起触手，压之不褪色，大如绿豆，小如米粒。诊为痤疮。诸痛痒疮，皆属于心，心主血，其华在面，辛辣食物能导致血热风胜，脉络受阻，风湿相搏，上干于面，而成丘疹，即痤疮。治宜凉血疏风。除针灸疏通经络外，加服陆氏泻心汤：生地30克，水牛角30克（先煎），赤芍、丹皮、黄连、桑叶、蝉衣、当归各10克。水煎，每日一剂，三次服。临床治疗78例，均于16日内疹去面净。如囊肿性的痤疮加蒲公英15克，蚤休、夏枯草、昆布、海藻、三菱、莪术各10克。

忌口与食疗：

1）忌食肥甘厚味，如肥肉、猪油、鱼油、奶油、炸煎食物、蛋黄、芝麻、花生等富含油腻的食物，及富含糖量的糖果糕点、葡萄干、哈密瓜干、粉丝、柿饼、蜜枣、菱粉、藕粉、食糖、红糖等。

2）忌辛辣温热食物，如烟酒、浓茶、咖啡、辣椒、胡椒、花椒、姜、葱、蒜、韭菜、牛、羊、狗肉，西瓜子、葵瓜子、南瓜子等，以免诱发和加重痤疮。

本病俗称“粉刺”，是由于过食肥甘、辛辣食品以致湿热瘀滞于肌肤而引起。宜多食含锌丰富的食物，如瘦肉、动物肝脏、牡蛎、玉米、扁豆、豇豆、黄豆、萝卜、茄子、白菜等。多吃富含维生素 A 的食物，如胡萝卜、豆类、豆制品、鸡鸭肝、牛奶、鲫鱼、带鱼、田螺、蟹等。因锌与维生素 A 不仅能抑制上皮细胞增生和毛囊的过度角化，还能调节汗腺分泌，减少酸性代谢产物对表皮的侵蚀，有助于皮肤健康。多吃含维生素 B_2、B_6 的食物，如白菜、苋菜、海带、桃干、地瓜、菠菜、玉米、黄豆等。因维生素 B_2、B_6 能促进细胞的氧化，并参与糖、蛋白质和脂肪的代谢，有助于痤疮的痊愈平复。

17. 酒渣鼻

酒渣鼻是鼻部二侧、眉间、颈部皮肤出现红斑、丘疹、脓疱等慢性炎症性皮肤病。中医认为因酒热冲面，胃火熏肺，风寒外来，血瘀凝结，瘀而成渣，或肺热伤络，血瘀而鼻赤。

（1）诊断

多见于 30～50 岁妇女，发病与刺激性食物、胃肠功能紊乱、内分泌障碍有关。皮损初为阵发性红斑，后有成批针尖小，黄豆大丘疹和脓疱，并有毛细血管扩张，严重者局部组织肥厚，可形成鼻赘。

（2）治疗

毫针：印堂、素髎、迎香、地仓、肺俞、内庭、血海、尺泽、承浆、颧髎。配禾髎、次髎、大迎、合谷、曲池。用平补平泻手法，留针 20～30 分钟，每日 1 次，10 次为一疗程。冯某，男，46 岁。面颊部红斑，毛细血管扩张损害，多数毛细血管条条可见，鼻部组织增生如瘤状，舌红苔薄黄，脉弦洪滑。证系辛辣酒热冲面，胃火熏肺，风寒外来，血瘀凝结，肺热伤络，血瘀而鼻赤。治宜宣肺，清胃热，活血消炎。除针刺宣通胃、肺经络外，加服陆氏消炎解瘀汤：金银花 30 克，生石膏、生地各 15 克，甘草、栀子、赤芍、红花、桃仁、黄芩、陈皮、川芎、桑白皮、枇杷叶各 10 克。水煎，每日一剂，三次服。临床治疗 38 例，均于 30 日内康复。

忌口与食疗：

1）忌食辣椒、大葱、大蒜、酒及酒类饮料，要绝对戒烟。

2）忌食油腻和高脂肪食物，如肥肉。不吃动物油脂，烹菜用植物油。

本病是由肺、胃积热上蒸血液瘀滞所致。宜选食泄肺热，凉血化瘀的食物，如萝卜、白菜、菠菜、藕、冬瓜、丝瓜、茄子、梨、银耳、荸荠、鹅肉、蛤蜊、田螺、鸭血、山楂、菊花、芋头、海带、紫菜等。

18. 斑秃

斑秃中医称为鬼舔头、鬼剃头、油风等，系血虚、风邪、风盛血燥，发失所荣而致。中医认为与精神受刺激有关，惊而伤肾，肾其华在发，故致斑秃。

（1）诊断

头发突然发生大小不同圆形或椭圆形秃发，但无炎症，也无感觉症状。秃发数不一，边界清楚，病损皮肤发亮，无疤痕，不红肿，无鳞屑，略有灰白色毛生长。个别患者出现全秃，甚至有的连眉毛、腋毛、阴毛全身都脱毛。

（2）治疗

毫针：太溪、肾俞、膈俞、肝俞、神门、风池、曲池、百会、血海。养血加三阴交、足三里；疏风加肺俞、合谷；头部可依脱发部位加头维、上星等穴。用平补平泻手法，每日 1 次，10 次为一疗程。

艾灸：局部隔姜灸，灸至潮红为度。肾俞、百会、足三里、阴陵泉、三阴交等穴艾条灸 10 分钟，每日一次，10 次为一疗程。汪某，男，45 岁，干部。发现头部有 4cm×5cm 大小头发脱光，头皮光滑。病因与精神因素有关，患者焦虑忧愁，精神疲劳，失眠、多梦。治宜宁心安神，养肝血益肾。针刺宣通气血，配服中药养肝益肾、宁心安神。选方陆氏美发汤：夜交藤 60 克，生龙齿、当归各 30 克，白芍 12 克，鱼鳔胶 10 克（烊冲），菟丝子、补骨脂、枸杞子、怀牛膝、淡竹叶、鸡血藤各 10 克，代赭石 8 克，连翘心、炙甘草各 6 克。水煎，每日一剂，三次服。临床针刺宣通气血，配服中药治疗 69 例，均于 32 日内生发康复。

19. 脱发

脱发常见于斑秃、毛囊炎脱发、溢脂性皮炎、内分泌疾病、神经精神因素、营养物质缺乏性脱发。中医认为，发为血之余，为肾所主，脱发多与肾亏虚有关。发的营养在于精血，大致可分为虚、实两方面，虚有肝肾虚、气血虚，实有湿阻、瘀血。

（1）诊断

秃发性毛囊炎，发生化脓性毛囊炎，愈后呈萎缩性瘢痕，易反复发作。脂溢性脱发：以前额、头顶毛发稀疏，头油头屑多，瘙痒为特征。甲状腺功能亢进时，可发生头发、阴毛、腋毛全身脱毛症状。植物性神经功能失调，血管运动中枢功能紊乱及精神刺激、抑郁，可出现脱发或斑秃。蛋白质、胱氨酸、蛋氨酸、维生素 A、核黄素、维生素 B_6、维生素 E、氯、碘、铁、铜、锌等缺乏，可干扰毛发生长而引起脱毛发。

（2）治疗

毫针：百会、头维、风池、曲池、血海、肾俞、肝俞、膈俞、三阴交、足三里。用平泻平补手法，每日 1 次。可以局部取穴为主，秃鬓者加头维；秃顶者加百会；瘙痒者加风池、风府；失眠者加安眠Ⅱ号；肾虚者加肾俞、太溪。局部用梅花针叩击，隔日一次，10 次一疗程。梁某，女，28 岁，教师。产后哺乳，失眠，疲劳，乏力，精神紧张，烦躁不安，不久头发全部脱光。曾四处求医治疗年余无效，故求中医治疗。经诊舌淡红，苔薄黄白，脉弦弱，左尺脉沉细，乃肝郁气虚，血不荣发。治宜补益肝肾，益气养血。针灸宣通气血，取方陆氏生血汤：女贞子、菟丝子、旱莲草、桑椹子、制首乌、熟地、枸杞子、茯苓各 15 克，肉苁蓉、当归各 10 克。水煎，每日一剂，三次服。临床针灸配服中药双元疗法治疗 63 例，均于 100 天内康复，满头黑发。后访二年未再脱发。

20. 女阴白色病变

常见于中青年及更年期妇女，又称女性白斑。中医认为与排泄物刺激有关。

（1）诊断

损伤于女性黏膜部，发于小阴唇内侧，可扩延至外侧阴蒂、大阴唇内侧黏膜处。早期感瘙痒，晚期表面有角化、粗糙、变硬，呈珠白色，乳头样增生或萎缩，剧痒，常因痒抓红肿、皲裂、溃疡，晚期皮损扩大硬化者有癌变可能。与内分泌有关，白带多，分泌物不卫生、长期慢性刺激为病诱因。

（2）治疗

毫针：局部阿是穴、肾俞、脾俞、肝俞、膈俞、复溜、阴廉、坐骨点、三阴交、足三里。平补平泻手法。每日1次，10次为一疗程。可配合中药治疗。

尹某，女，33岁，工人。外阴瘙痒已年余，阴道白液常流，近月来阴部红肿痒痛难忍。经大医院诊为外阴白斑病，经治年余反复无效，故求中医诊治。经诊表情痛苦，坐卧不安，脉弦滑带数，舌质红，苔黄腻。此乃风毒湿热，久蕴成积注于下焦，为阴门瘙痒也。治宜清肝利湿，祛风败毒。内外兼治，结合针灸，病人同意治疗。先针刺清肝、利湿，配服中药祛风败火。取方陆氏败毒汤（内服）：苦参、刺蒺藜各15克，蛇床子、龙胆草、山栀子、赤芍、当归、白鲜皮各10克，金银花、土茯苓各30克，甘草8克。水煎，每日一剂，三次服。阴痒外用洗方：苦参60克，白鲜皮、蛇床子、艾叶各30克，九里光120克，生白矾15克。先煎前五味药煮开后，后下生白矾，煮成3000毫升药汁，去渣后趁热外洗阴痒部，每日早晚各洗1次，每剂用两日。

临床治疗68例，针灸、内服、外用中药三元疗法效果突出，8天见效，39例16天痊愈，29例32天痊愈。通过临床实践认为，本病与风、热、湿、毒内伏有关，风与湿热混合蕴积于肝，下注阴户，致使阴部奇痒生疮流毒。治宜宣刺经络，内服、外洗清肝、解毒，效甚灵验。

二十、耳鼻咽喉科疾病

1. 耳聋

耳聋轻重不一，轻者为重听、难听，重者称耳聋。传导性耳聋病变在外耳和中耳。神经性耳聋原因甚多，包括各种传染病与各种对听神经有损害的药物中毒。

（1）诊断

按病变位置，可分三种类型。

①传导性耳聋：病变位于外耳和中耳，妨碍音波传入内耳。

②神经性耳聋：病变位于内耳，听神经、听中枢不能接受传入内耳的音波。

③混合性耳聋：听觉器官对声波的传入和感受都有障碍。

（2）治疗

毫针：听宫、听会、翳风、耳门、百会、中渚、太冲、足三里、肾俞、合谷。用强刺激泻法，每日1次，30次为一疗程，可配合中药治疗。尹某，男，32岁，教师。左耳鸣声不休，胀痛，亦无听力，在大医院诊治年余无效，今求中医针灸治疗。经诊，舌尖红，舌面有瘀点，脉弦滑数，左耳失听，右耳蝉鸣。证系气血瘀凝阻络，壅结耳窍。治宜活血化瘀，通络开窍。拟方针刺宣通经络，服中药活血化瘀双元疗法。

患者同意此方案。选方陆氏逐瘀汤：怀牛膝、丝瓜络、鸡血藤各 20 克，石菖蒲、路路通各 15 克，红花、桃仁、甘草、柴胡、桔梗各 8 克，川芎、赤芍、当归、枳壳、生地各 10 克。水煎，每日一剂，三次服。临床治疗 48 例，15 例 16 天治愈，17 例 32 天治愈，16 例 48 天治愈。

2. 聋哑

五岁以前丧失听力，患儿不能接收和分析外界传来的各种声音，阻碍语言的正常发展所致。聋哑主要问题是耳聋，因此治疗应从耳聋先着手，在听到声音后，加强语言训练的同时辅以视觉、触觉训练等措施。

（1）诊断

自幼丧失听力，患者分为先天性和后天性两类。先天性鼓膜正常，后天性鼓膜穿孔，听力检查气导及骨导均可丧失，或小部分残存听力。前庭功能检查，采取旋转或冷热试验，前庭功能完全丧失者没有残余听力，前庭功能正常或稍有残余听力，后天性耳聋患者前庭功能丧失较多。

（2）治疗

毫针：治聋、耳门、听宫、听会、听敏、听灵、翳风，配中渚、外关、合谷、会宗。分两组治疗。

治哑：哑门、廉泉、通里，快速直刺进针，以强刺激泻法不留针，每日 1 次，10 次为一疗程。哑门穴刺深度为 45 ~ 60 毫米，不可过深，不可提插或大幅度捻转。

3. 眩晕症

眩晕症为内耳的一种非炎症性疾病。多发生在 40 岁左右人群，因自主神经机能紊乱所致，疲劳、焦虑常为发病诱因。中医属眩晕范畴。

（1）诊断

起病突然，神志清楚，单侧耳鸣，耳聋，阵发性眩晕，恶心，呕吐，倾倒，眼球震颤，发作时间可持续数小时至数天，冷热试验示眼球震颤方向优位趋向健侧。

（2）治疗

内关、翳风、外关、风池、听会、听宫，配三阴交、太冲、合谷、百会。毫针刺，用补法，留针 30 分钟，每日 1 次，7 日为一疗程。一般对症疗效非常突出。姜某，女，39 岁。头晕目眩、恶心、呕吐已二年，多处求医无效，故求中医针灸治疗。经诊，脉弦细而滑，舌苔黄白而腻。此乃肝阳挟痰上扰致使晕眩、恶心、呕吐。治宜平肝潜阳，化痰止眩晕。拟治疗方案为针刺平肝潜阳，配服中药化痰止晕，病人同意治疗。取方陆氏平肝止晕汤：珍珠母、车前子、生地、钩藤各 30 克，菊花、法半夏、茯苓、白术各 10 克，竹茹 5 克，夏枯草、怀牛膝、枸杞子各 15 克。水煎，每日一剂，三次服。临床使用针灸配服中药双元疗法效果甚佳，治疗 78 例，均于 10 日内康复。后访三年均未有复发。

4. 急性鼻炎

急性鼻炎是由过滤性病毒引起的鼻黏膜急性炎症，常延及鼻旁窦及咽喉部。多发于秋冬、春季气候变换之际，发病率高，又易引起并发症。

（1）诊断

症状以上呼吸道卡他性炎症为主，起病有寒热，鼻咽部灼热感，鼻内发干、发痒，喷嚏，鼻腔黏膜充血、干燥。1～2 天后鼻塞，流大量清水样鼻涕，嗅觉减退，头痛，鼻腔黏膜弥漫性红肿。2～7 天后因继发性感染分泌物转成脓性。如无并发症可在 2 周内自愈。并发症有鼻窦炎、中耳炎、急性咽炎、气管炎及肺炎。

（2）治疗

毫针：合谷、曲池、条口、风池、内庭、印堂。鼻塞者加迎香、鼻通（上迎香）；头痛者加头维、太阳；高热者加大杼、风门、曲池。缓慢进针，留针 15 分钟，留针时可以强刺激捻转行针 1 次，每日 1 次，一般针三次即愈。史某，19 岁，学生。感冒鼻塞，黄浊鼻涕日渐增多，微头胀痛。服药、打针、输液无效，故求中医治疗。经诊，双侧鼻黏膜水肿，双侧中道、下道呈积脓液多量。舌红，苔黄，脉洪有力。诊为急性化脓鼻炎。证属阳明热毒壅盛，宜清解阳明热毒。针刺宣通经络，配服中药清解热毒。陆氏解鼻毒汤：蒲公英、金银花、鱼腥草、生石膏各 30 克，黄芩、白芷各 12 克，大青叶、苍耳子各 15 克，细辛 4 克，辛夷 10 克。水煎，每日一剂，三次服。临床治疗 89 例，均于 8 日内康复。临床实践中治疗急性鼻炎、化脓性鼻炎、鼻窦炎、单纯性鼻炎均有佳效。

5. 单纯慢性鼻炎

病理改变是鼻黏膜充血，各鼻甲海绵窦丛明显舒张，腺体分泌物增多。是单纯鼻病。

（1）诊断

鼻塞特点为间歇性和交替性，即血循环较好时鼻塞减轻，侧卧时鼻黏膜充血而严重。分泌物增多，为黏液或黏液脓性。并发症为卡他性中耳炎、慢性咽炎、喉炎和气管炎。

（2）治疗

毫针：迎香、鼻通、印堂、上星、耳和髎。缓慢进针，平补平泻手法，留针 20 分钟，每日 1 次，10 次为一疗程。

6. 慢性肥厚性鼻炎

本病是鼻黏膜性的鼻炎，特点是组织细胞增生，黏膜和鼻甲骨增生肥厚。如无适当治疗，病情可继续发展，引起并发症。

（1）诊断

耳鸣、耳聋，患者用口呼吸，继发咽喉炎。鼻黏膜表面不光滑，下鼻甲呈现杨梅样结节肥厚，呈淡紫色或暗红色，用探针触及如面团。

（2）治疗

毫针：印堂、上星、内迎香、合谷、迎香、鼻穿。印堂宜向下横刺，使针感至鼻部，合谷用较强刺激，每日 1 次，10 次为一疗程。

7. 过敏性鼻炎

系由各种物理、化学因素（包括气候的冷热变化等）直接刺激鼻黏膜所引起，也称血管舒缩性鼻炎，一年四季、任何年龄均可发生。

（1）诊断

阵发性鼻内发痒，鼻塞，喷嚏，黏液增多，伴流泪、头痛。鼻腔黏膜苍白或淡紫色，表面水汪汪如浸在水里一般，下鼻甲肥大。

（2）治疗

毫针：迎香、印堂、禾髎、风池、上星、合谷。留针 30 分钟，15 分钟捻转行针一次，每日 1 次，7 日为一疗程。每疗程间休息一周。

艾条温和灸肺俞穴 20～30 分钟，每日 1～2 次。

忌口与食疗（急性鼻炎、单纯慢性鼻炎、慢性肥厚性鼻炎、过敏性鼻炎等各种鼻炎）：

1）过敏性鼻炎和慢性肥大性鼻炎忌食腥冷、肥厚食物，如虾、蟹、田螺、河蚌、海味、肥肉、瓜果、冷饮等。平时应注意保暖，避免冷风及污浊空气的刺激。饮食宜选偏温性的食物，如姜、葱、韭菜、芫荽、糯米、麦面、山药、大枣、红糖、食糖、桂圆、苡仁、芡实、莲子等芳香开窍，温暖肺胃和渗利水湿的食物。

2）慢性萎缩性鼻炎忌辛辣、香燥、助热动火之物，如辣椒、胡椒、桂皮、茴香、烟、酒，及牛、羊、狗、雀肉等。宜选食偏凉润的新鲜蔬菜、水果，如苋菜、黄瓜、西瓜、冬瓜、荸荠、藕、枇杷、柿饼、核桃、百合、木耳、银耳、蘑菇、松子等益脾之食品。宜选食含铁食品，如芝麻、豆腐、黑豆、黄花菜、蘑菇、蛤蜊、虾仁、蟹、鲨鱼干等。

8. 鼻出血

引起鼻出血的原因有外伤、异物、炎症、肿瘤、鼻中隔偏曲等，全身原因则有血液病、循环系统病变、传染病、子宫内膜异位等。中医称为鼻衄。

（1）诊断

必须了解出血的原因、出血量，了解病史，进行局部及全身检查，包括心、肺、血压、出凝血时间、血常规等。无全身及局部病因的立特氏区出血称为特发性出血，鼻镜可见血管扩张或出血点。

（2）治疗

毫针：合谷、上星、印堂、血海、迎香，配少商、鱼际、内庭、行间、侠溪、太冲、太溪、脾俞、三阴交、足三里、印堂、风池、风府。肺经热盛、胃火炽盛和肝火上逆者用泻法，肝肾阴虚者用平补平泻手法，脾不统血者用补法，留针 10 分钟。

灸法：用艾条温和灸风府穴 20～30 分钟。指针：昆仑、太溪，用两手拇指、食指同时对掐昆仑、太溪四穴，适用于外伤鼻衄不止者。

史某，男，38 岁。经常鼻出血，本次外用止血带填塞压迫止血三天无效，即求中医诊治。经诊面色萎黄，苔黄脉数，低热 38℃。证系肺胃热盛，迫血妄行，即用针刺泻肺胃之热止血。陆氏三黄止血汤：大黄 6 克，黄芩 12 克，黄连 3 克，山栀、黑栀、桑叶、水牛角各12克，白茅根（鲜）50克，地榆、茜草、仙鹤草、玄参、金银花各15克，黄柏10克，甘草3克。水煎，每日一剂，三次服。临床治疗63例，均于10日内痊愈。鼻出血病因有因肺胃热虚、肝火上炎、外伤、肿瘤等，必须诊断清楚，下针配方，方能达到满意效果。

9. 急性鼻窦炎

急性鼻窦炎系鼻窦化脓性黏膜炎症，重者可累及骨质。可由全身原因如流感、贫血等导致本病，也有因局部病灶感染、鼻腔疾病引起。中医称为鼻渊。

（1）诊断

多有持续性鼻塞，大量脓性鼻涕，伴有畏寒、发热、食欲不振等，前组鼻窦炎引起头痛多在头颅表面，后组鼻窦炎引起头痛多位于头颅深部，各窦面呈局部红肿及叩压痛。鼻黏膜明显充血、肿胀，鼻腔内有大量黏液性脓性分泌物，可并发眶内蜂窝组织炎及球后视神经炎，可引起下呼吸道感染、风湿病、多发性关节炎、肾炎等。

（2）治疗

毫针：迎香、鼻通、印堂、上星、内迎香、风池、大杼、风门、肺俞、胆俞、脾俞、太阳、头维、列缺、合谷。肺热盛者加少商、鱼际；胆经郁热者加阳陵泉、行间；脾经湿热者加足三里、内庭。用泻法，每日1次，7日一疗程。

本病应用针灸治疗，可缓解症状，减轻发作程度，轻者可治愈，如严重感染应配合抗生素和中药治疗。尹某，女，18岁，学生。感冒后流黄脓鼻涕，气味腥臭，眉额及眼眶疼痛，舌质紫红，苔薄黄，脉缓大。证系肺热蕴热，热毒循经上扰。治宜清肺凉胃，解毒祛秽。先针刺清肺凉胃，配服中药解毒祛秽。取方陆氏银鱼汤：金银花、鱼腥草、蒲公英各30克，葛根、黄芩、白芷各15克，生石膏25克，赤芍、桔梗各12克，升麻、生甘草各6克，川大黄8克，川芎4克，生黄芪15克，当归10克。水煎，每日一剂，三次服。

临床针灸配合中药治疗48例，均于10日内痊愈。

10. 慢性鼻窦炎

鼻窦炎是身体内重要病灶之一，其毒素可以引起身体各部疾病如肾炎、心肌炎、关节炎、消化功能减退等症。尤其以发生在眼部与颅内的并发症及骨髓炎最为严重。

（2）诊断

流脓鼻涕，鼻塞、嗅觉减退，低头、用力、情绪激动可加重头痛，鼻腔黏膜充血肥厚，鼻甲肥大，有息肉等，鼻咽部有脓。

（2）治疗

毫针：迎香、攒竹、上星、印堂、肺俞、胆俞、脾俞、四白、通天；配太阳、风池、少商、阳陵泉、内庭、合谷，用强刺激。

针灸治疗本病能缓解病状，可配合中药治疗、病灶引流等。吴某，女，18岁，学生。鼻塞，流大量黄脓性鼻涕，有时黏液性鼻涕。头痛，嗅觉减退，长期呼吸不通畅。证系肺肾虚则鼻失滋养，风寒湿邪所犯，湿浊滞留形成脓涕。治宜益气敛肺，辛散风寒，消肿止痛，通利湿邪。针刺宣通气血，配服中药通利湿邪。取陆氏清鼻健脑汤：北黄芪30克，白术、苍耳子、辛夷花、白芷、菊花、五味子、桑螵蛸各15克，皂刺10克，藁本、蔓荆子各12克。水煎，每日一剂，三次服。临床治疗83例，实施针灸配服中药，18例16天治愈，20例32天治愈，25例48天治愈，20例60天治愈。

11. 急性咽炎

急性咽炎分原发和继发性两种，原发性主要由溶血性链球菌所致，继发性则由急性鼻炎引起，烟酒过度亦可诱发本病。

（1）诊断

初感咽部干痒、灼热，渐疼痛，吞咽时加重，全身不适，头痛，发热等，咽部呈弥散性充血、肿胀，咽垂水肿，咽后壁淋巴滤泡红肿，有脓性分泌物。下颌淋巴结肿大，有压痛。可并发中耳炎、继发喉炎、支气管炎、肺炎等。

（2）治疗

毫针：少商、尺泽、合谷、扶突、廉泉、天容、曲池，配天突、内庭、关冲、大椎、太渊、天柱。选3~5穴，用强刺激泻法，少商、关冲点刺出血泻热，留针30分钟，每日1次。

针灸治疗可消炎止痛，缓解症状，采用少商放血，尤有痛立止之效。江某，男，28岁，教师。咽中不利、憋胀，如有物，吞不下、吐不出，脉沉数，舌红苔微黄。诊为气阴两虚，虚火上炎。治宜清热解毒，滋阴清肺，祛痰消炎。针刺清热解毒，配服中药滋阴养肺，祛痰消炎。取方陆氏清咽汤：金银花、连翘、玄参各30克，黄芪、麦冬、山豆根、射干各15克，桑叶、薄荷、甘草各8克，桔梗12克。水煎，每日一剂，三次服。8日见效，16日痊愈。

临床治疗58例，针刺配服中药，36例16日痊愈，22例24日痊愈。

12. 慢性咽炎

（1）诊断

多见于中年人，常由急性咽炎反复发作、鼻部疾病、长期烟酒或化学气体刺激及心肾等疾病导致发病。咽部干痒、异物感，灼热或微痛，咽分泌物多而黏稠，患者常“咯！吭！”作声。咽黏膜充血肥厚，咽后部血管扩张，并见肿大的淋巴滤泡，有的滤泡因此连成簇。

（2）治疗

毫针：增音、天突、扶突、廉泉、少商、尺泽、丰隆。强刺激，留针30分钟，每日1次，三次见效。同时可配合谷、天容、扁桃对症治疗，必要时可配合中药。杨某，男，26岁，工人。咽中憋胀感有半年，咽中似有物，吞咽不下，口干思饮，舌红无苔，脉沉滑。证系七情郁结，痰滞咽中。治宜疏气化痰。针刺疏通气血，配服中药化痰利咽。取方陆氏利咽汤：半夏、生地、南星、僵蚕各10克，陈皮、川朴、苏梗、玄参、沙参、菖蒲各12克，茯苓、甘草、桔梗、川连各6克。水煎，每日一剂，三次服，16天愈。

临床针灸配服中药治疗78例，36例16天痊愈，22例24天痊愈，20例32天痊愈。

忌口与食疗（急慢性咽喉炎）：

1）忌烟酒、辣椒、姜、韭菜、葱、蒜等辛辣刺激性食物，多饮水，务大小便通畅，保阴祛病。

2）忌食羊、牛、狗、雀、公鸡等肉类，及煎、烤、油炸食物。本病无论虚实，均属热证，饮食宜选用偏寒凉之品，不选用温热食品。宜选食清润疏利食品，如粳米、绿豆、豆腐、萝卜、白菜、冬瓜、西瓜、百合、梨、甘蔗、柿子、荸荠、桑椹、银耳、竹笋、黄瓜、菠菜、甲鱼等食物。大便秘结者选食蜂蜜、香蕉等。

13. 急性扁桃体炎

急性扁桃体炎，中医称为乳蛾或喉蛾，是常见的咽部疾病。多发生在春秋季，应与白喉鉴别。

（1）诊断

多发于儿童与青年，起病急，全身不适，恶寒发热，局部咽痛，吞咽加重，疼痛剧烈，可反应到耳部。咽部检查可分为三种类型：①卡他型：扁桃体黏膜充血肿胀，周围黏膜也充血，此型较轻，痊愈快；②隐窝型：除明显充血外，隐窝口见白色渗出物，似白喉假膜，但此膜不超出扁桃体范围，易擦去而不出血；③滤泡型：除扁桃体红肿外，黏膜下有黄白点膜状分泌物，此为滤泡化脓表现。

并发症有扁桃体周围脓肿，中耳、鼻窦、喉、气管的急性炎症，风湿热，急性关节炎，急性肾炎，心肌炎等。

（2）治疗

毫针：天容、扁桃穴、曲池、少商、商阳、合谷，配廉泉、颊车、鱼际、少商。点刺出血或针后放血，天容穴针感扩散至咽部，其他穴用捻转强刺泻法。每日 1 次，留针 30 分钟。

灸法：艾条灸角孙穴，按灯火灸法操作一次即可。

胡某，女，23 岁，工人。咽痛，咽部充血，扁桃体肿大，有分泌物，体温 40℃。证系热毒壅阻咽部。治宜清热解毒，活血消肿。先针灸活血消肿，配服中药清热解毒。取方陆氏公英汤：蒲公英 60 克，大青叶 30 克，黄芩 25 克，丹皮、赤芍各 12 克，甘草 6 克。水煎，每日一剂，三次服。重症可日服二剂，6 次服。

临床针灸配服中药治疗 93 例，一般 3 天热清，69 例 8 天痊愈，20 例 16 天痊愈，4 例 24 天痊愈。

14. 急性喉炎

中医称本病为暴喑，主要表现为局部喉部症状，可出现阻塞性呼吸困难，要与气管炎、支气管炎、呼吸道异物、白喉等鉴别。

（1）诊断

常与急性鼻炎、咽炎同时发生。患者有喉痒、刺痒、干燥、灼烧等感觉，声哑是主要症状，儿童病重可发生阻塞性呼吸困难，喉部弥漫性充血，较重者声带充血并肿起柱状，还常附有脓性分泌物。

（2）治疗

毫针：廉泉、扶突、天容、天突、合谷、商阳、内庭、少泽，配少商、太渊、足三里、列缺。用强刺激泻法，留针30分钟，每日1次，7次为一疗程。商阳、少商点刺出血。

中医认为本病多属实证，常因风寒或风热灼津成痰，痰热交阻，气道受遏，肺失宣肃而致失音。治以疏风宣肺，化痰清音为主。除针刺外，可配合中药治疗。

许某，女，17岁，学生。咽喉痒痛，声音嘶哑，喉中痰鸣，咳嗽气喘，脉弦数，舌红，苔黄少。咽红肿胀，面青、唇紫，呼吸急促，周身灼热烫手。此乃瘴气蕴集肺胃，火动痰生，上蒸咽喉。病情危急，即在双侧颈部刮痧，令刮处皮肤呈紫红色为度，并于少商、商阳点刺出血。即取陆氏咽喉解毒汤：生地、金银花、连翘、玄参、白芷各15克，麦门冬、浙贝母、槟榔、丹皮、山豆根、牛蒡子、草果仁、射干各10克，土牛膝30克，甘草6克。水煎，每日一剂，三次服。临床治疗18例，10日即愈。

15. 慢性喉炎

慢性喉炎为喉黏膜长期炎症。经常受有害气体、粉末及烟酒过度刺激，长期发音不当，邻近病灶如慢性鼻窦炎、扁桃体炎或支气管扩张均可导致本病。本病中医称为失喑。

（1）诊断

主要症状为声嘶，下午声嘶哑渐明显。喉内异物感，发痒，喉痛，并常欲咳嗽。①慢性单纯性喉炎：喉黏膜弥漫性充血，声带失去正常光泽，呈淡红色或暗红色，其上可见充血血管，部分喉内肌活力受阻。②肥厚性喉炎：黏膜多呈暗红色，声带增厚，喉腔有黏稠分泌物。③结节性喉炎：两侧声带前有对称小结突起，或一侧声带可出现绿豆大小息肉样物。

（2）治疗

毫针：人迎、扶突、水突。用雀啄法斜刺20毫米，施捻转补泻手法，针感以鱼刺卡感或有物梗阻感为主，多数患者唾液分泌旺盛。留针20分钟，每日1次，10次为一疗程。乔某，男，26岁。咽喉红肿，自觉内热，入夜为甚，久治未愈，大便燥结，小便黄赤。证系肺肾阴虚，温邪深入营血，致使咽喉干痛。治宜养阴清热利喉。针刺宣通气血，配服中药陆氏利喉汤：玄参15克，麦冬、丹皮、赤芍、瓜蒌皮各12克，桔梗、射干、玉蝴蝶、蝉衣、知母、贝母各6克，天花粉18克，生甘草3克。水煎，每日一剂，三次服。8天见效，16天痊愈。

临床治疗63例，41例16天痊愈，12例24天痊愈，10例32天痊愈。忌烟酒及辛辣刺激性食物，如辣椒、胡椒沫、花椒、姜、葱。忌牛、羊、狗、雀、公鸡等肉类及煎、烤、炸食物。宜食偏凉之食品，不用温热食物。

二十一、眼科疾病

1. 睑缘炎

睑缘炎为睑缘表面、睫毛毛囊及其腺体组织的亚急性或慢性炎症，为常见眼病。按临床特点可分为鳞屑性、溃疡性和眦部眼缘炎。鳞屑性和溃疡性睑缘炎多因睑腺或睑板腺分泌旺盛，皮脂溢出并有轻度感染所致；眦部睑缘炎多为阿氏双杆菌所致。中医称为眼眩赤烂。

（1）诊断

主要表现为睑缘充血，皮脂外溢，鳞屑结痂和睫毛脱落（鳞屑性）；或皮脂外溢明显，睑缘充血肿胀并有黄色皮痂，除去皮痂后形成溃疡，进而形成瘢痕（溃疡性）；或眦部皮肤充血糜烂并累及结膜，干燥、刺痒，以夜间为甚（眦部性）。

（2）治疗

毫针：睛明、攒竹、鱼腰、鱼尾、童子髎、承泣、四白、丝竹空、太阳。直刺10~45毫米，得气后留针15分钟，或以弱刺激、中度刺激不留针。本病易复发，应坚持治疗2~3周为宜；配合抗生素眼药膏治疗效佳。王某，男，51岁，工人。双眼边赤烂已10年之久，时轻时重。曾多处医治无效，故求中医诊治。查双眼睑缘红赤糜烂，结膜充血，舌尖红，脉数。此乃心火上炎之睑弦赤烂。治宜清心泻火。针刺活血消炎，配服中药清心泻火。取陆氏清心泻火汤：当归、丹皮、生地各15克，黄连、黄芩、黄柏各12克。水煎，每日一剂，三次服。8剂见效，16天睑缘红赤糜烂消失，十年之久病获治愈。临床治疗59例，实施针刺配服中药双元疗法，42例16天治愈，17例24天治愈。

2. 急性结膜炎

急性结膜炎是由肺炎双球菌、溶血性金黄色葡萄球菌、流行性感冒杆菌和科－韦氏杆菌等引起。睑结膜和球结膜可产生急性充血，眼球发红，因此又称红眼病或火眼。中医称为暴风客热、天行赤眼。

（1）诊断

结膜明显充血，有脓性或黏液脓性分泌物。轻者瘙痒，重者羞明、灼热，眼睑沉重，视物不清。严重者眼睑肿胀明显，睑及穹隆结膜充血，失去透明度，球结膜高度充血水肿。

（2）治疗

毫针：睛明、内睛明、童子髎、攒竹、鱼腰、承泣、丝竹空、合谷、申脉；配太阳、阳白、鱼腰、风池、少商、督脉3~5椎夹脊穴。用中度刺激泻法，留针15分钟，每日1次，7次为一疗程。眼周围选用31~32号毫针。少商穴点刺出血少许。

灸法：于患眼对侧耳郭上部，相当于耳尖穴处，灸10~15分钟，红润为度，一般一次即可。注意卫生，毛巾、脸盆需消毒，忌辛辣食物，配合点眼药水、吃中药更佳。何某，女，16岁，学生。恶寒发热，目赤肿，微痛，第二天痛加剧，入夜尤甚，晨起两眼胞忽出现长形如唇的红色突起。此乃眼睑外翻，红肿宛为出唇之状，伴有舌红大热、鼻流浊涕、烦渴、舌苔黄腻、脉浮而弦数。证系风热夹湿，肝脾郁热，壅滞眼部络脉，失宣所致。治宜清解风热，化湿活络，平肝泻脾之火。取方针刺，中药并用。先针刺清解风热，化湿活络，配服中药平肝泻脾之火。选陆氏龙胆泻肝汤：龙胆草、生山栀各8克，薄荷、菊花各10克，防风、重楼、天麻、川芎各10克，金银花20克，白僵蚕、木瓜各15克，黄连5克，甘草8克，全蝎4克。水煎，每日一剂，三次服。8天见效，16天痊愈。临床治疗56例，针刺配服中药，均于20天内康复。治愈率达100%。

忌口与食疗：

1）忌食油腻厚味、辛辣燥热食物，如猪肉、羊肉、牛肉、狗肉、辣椒、胡椒、蒜、韭菜、桂皮、茴香等。

2）忌食油煎、火烤食物。饮食宜清淡，煮、蒸、炖为宜。忌食干果。忌烟酒类。

本病由外感风热而得，俗称“红眼病”。治疗上以散风清热为宜，忌温热助火食物。宜选食偏寒凉、疏利的饮食，如萝卜、荸荠、藕、苋菜、西红柿、马齿苋、西瓜、菊花、鹅肉、兔肉、梨、枇杷、蛤蜊、海螺等。另可参照感冒忌口与食疗。

3. 电光性眼炎

电光性眼炎是因紫外线所致外伤性结膜和角膜炎。

（1）诊断

因电焊、乙炔焰，或氢氧焰所产生的紫外线照射所致。一般在6~8小时发病，如果接受量过多可在30分钟后发病。最初眼内异物刺痛，有满沙粒样疼痛和羞明流泪、眼睑痉挛、睫状神经痛、头痛、闪光幻觉、视力减退、虹视等症状。角膜混浊，上皮有多数点状混浊，瞳孔反射性缩小。

（2）治疗

毫针：睛明、丝竹空、瞳子髎、太阳、养老、外关、合谷，配四白、阳白、攒竹、鱼腰、风池、光明。速刺进针，中度刺激，留针30分钟，关冲穴点刺出血，可用乳水点眼效佳。尚某，男，36岁。因去焊炭铲受电光刺伤，双眼红赤疼痛，不能睁眼，时时流泪，如眼内有砂。证系火光热灼伤络。治宜解热、止痛、消炎，针刺清热止痛，配蘸中药解毒消炎。取方外用秘方：黄连5克，煮水60分钟，去渣，用药纱布湿透蒙于二目，干再蘸药水。在煎药时可用药气熏二目，一日见效，三日痊愈，上班工作。临床治疗19例，治愈率100%。

4. 麻痹性斜视

双眼的动作，是由联系大脑皮质和各部位的中枢所管制。如指挥两眼共同动作的中枢管制失去效用，致使注视目标时，有一眼视浅偏斜于目标一侧称为斜视；如果两眼视轴分离，眼外肌及其神经支配无器质性病变，各方向注视时斜视角度相等，则称为共同性斜视；如果管辖眼外肌的神经或眼肌本身的麻痹所致的斜视，则称为麻痹性斜视。中医称为瞳神反背、神珠将反等。

（1）诊断

麻痹性斜视的突出和典型症状是复视。由于复视，患者感觉头晕目眩、头疼、恶心、呕吐和精神紊乱。

（2）治疗

①上直肌麻痹：攒竹、童子髎、球后、健明2、健明4、上明、承泣。配健明、合谷、外关、光明。

②内直肌麻痹：内睛明（内眦眼眶内）、睛明、健明、鱼尾透鱼腰、攒竹。配合谷、阳白、承泣、四白。

③下直肌麻痹：球后、承泣。配合谷、内关、健明2、光明、太冲。

④外直肌麻痹：球后、内童子髎（在外眦角、眼眶内）、外直肌、睛明。配太阳、承泣、丝竹空、合谷、瞳子髎、攒竹、外关、光明。

⑤下斜肌麻痹：健明、球后、健明3。配合谷、内关、太阳、阳白、承泣、上明、健明2、太冲、外关。

⑥上斜肌麻痹：健明4、上斜1、上斜2、睛明、球后。配健明2、健明3、上明、合谷、阳白、外明、光明、承泣、攒竹。

以上穴位用中等刺激，留针20分钟，留针时可捻转1～2次，每日1次，10天为一疗程。后天性的眼肌麻痹病因非常复杂，如周围神经炎、外伤、脑血管病、肿瘤、糖尿病、重症肌无力、毒素影响等，因此应查明病因，进行必要的对因治疗。仲某，男，43岁，工人。视物成双已年余，曾在大医院诊为右眼麻痹性斜视，治疗三月效果不明显，故求中医针灸治疗。经查左眼正常，右眼球偏向内，转动不灵，自觉微干涩，全身尚好，纳佳，大小便正常，舌淡红，脉弦细数。诊为肝肾阴虚，目系失养。治宜滋肾柔肝。治疗方案采取针刺、中药双元疗法，患者同意治疗。先针刺疏经活血，配服中药滋肾柔肝明目。取陆氏滋肾柔肝汤：白芍60克，何首乌、丹参、甘草各30克，山药、熟地各20克，枸杞子15克，当归、菊花、泽泻、丹皮、茯苓、枣皮各10克。水煎，每日一剂，三次服。8天见效，16天痊愈，眼球转动灵活，视物正常。

临床针刺配服中药治疗19例，均于20日内治愈，有效率100%。

5. 角膜炎

角膜炎是致盲疾病之一，可分溃疡性角膜炎、非溃疡角膜炎两类。按病程可分为角膜浸润期、角膜溃疡期和角膜瘢痕期。

（1）诊断

角膜发炎、疼痛，羞明，流泪，眼睑痉挛等，睫状充血，虹膜充血，虹膜变色，瞳孔缩小。并发症有前房积脓、后弹力膜膨出、角膜穿孔、前极白内障、虹膜脱出、角膜葡萄肿、角膜瘘和角膜血管形成。

（2）治疗

毫针：攒竹、鱼腰、光明、外关、丝竹空、阳白、睛明、瞳子髎、四白、风池、太阳。配合谷、足三里、肝俞、肾俞、肺俞、脾俞、曲池。以中等刺激为主，留针30分钟，每日一次，10次为一疗程。针灸配合中药治疗效佳。朱某，女，26岁，工人。羞明、流泪，眼睑浮肿，白睛红赤，抱轮红，黑睛中央有5mm×5mm大小混浊，其混浊中央有两个黄色脓点（凝脂翳），表面较平，实质层增厚。证系肝经风热，上攻眼目，治宜疏风清热解毒。治疗方案拟定针刺配合中药。先针刺清热解毒，配服中药泻肝风活络。选方陆氏花英汤：金银花、蒲公英各30克，连翘、桑叶各15克，桔梗、炙桑白皮、竹叶、菊花、黄芩、牛蒡子、蝉蜕各10克，木通、薄荷各3克，荆芥、胆草、甘草各6克，芦根20克，炒黄连5克，瓜蒌30克。水煎，每日一剂，三次服。视力由0.1增至0.6，左眼结膜仅轻度充血，水肿渐消基本痊愈，32天后康复上班工作。

临床针灸配服中药治疗48例，均于36天内治愈，有效率达100%。角膜炎病症类型分肝肺蕴热、肝经风热、肺肝风热、肝胆火盛四种类型，可查《陆氏中医诊治验方》因症论因选方治疗，方能取得佳效。

6. 近视眼

近距离眼视工作，造成睫状肌痉挛，从而形成功能性近视（也称假近视）；如果不及时缓解，近视程度将越来越深，并逐渐发展为轴性近视或屈光性近视。

（1）诊断

远视力不正常，近视力正常。眼睛疲劳，眼球稍突出，前房较深，瞳孔大而反射较慢。并发症有玻璃体液化、混浊和后脱离，晶状体混浊，视网膜裂孔、视网膜脱离，眼底出血等。

（2）治疗

毫针：攒竹、丝竹空、合谷、外关、养老、光明、球后、睛明、承泣、四白、太冲、太阳。配足三里、翳风、风池、合谷、翳明。以强刺激补法为主，留针20分钟，每日1次，10次为一疗程。

进行针刺治疗的同时，应要求患者采取保健措施，如合适照明条件、适当的阅读条件、眼保健操、断续阅读（阅读30～60分钟，闭目休息回忆内容10～15分钟），改正不良用眼习惯，这样有利于治疗。何某，男，16岁，学生。经验光查为近视380度，请求中医针灸治疗。先针刺活血化瘀，配服中药滋肝补肾。选方陆氏增光丸：桑椹子、黄芪各30克，枸杞子、青葙子各36克，远志、红花、石菖蒲、覆盆子各25克，五味子45克，升麻20克，冰片0.2克。上药烤干研粉混合，炼蜜为丸，每丸重10克，每次1丸，日服二丸。针灸配服药丸16天后视力大有提高，经检查提高到150度，休息5天继续治疗32天，两眼视力1.3，基本康复。每日配合做眼保健操，按摩攒竹、丝竹空、阳白、鱼腰、合谷、光明等健眼、明目穴巩固疗效。上方长服能益气血，明目宁神。

忌口与食疗：

要少吃糖，忌偏嗜甜食。糖是一种酸性食物，吃糖过多，机体就呈弱酸性或中性，身体的保护系统要恢复原来的弱碱性，就必须消耗体内的碱性物质——钙，这对近视不利。钙与铬两种元素对维持正常的眼压，防止近视的发生有重要作用。

本病的形成、发展与身体素质和营养有密切关系。肝开窍于目，青少年近视与肝肾不足，气血亏虚有关。注意全面和充分的营养对防治本病有重要作用。饮食宜多样化，多吃含钙的鱼、虾、芝麻酱、黑芝麻等食物，及含铬的瘦肉、鱼、蛋、豆制品、贝类、绿叶蔬菜、水果，及动物肝、肾、眼，海鲜、核桃、荔枝、桂圆、大枣、葡萄等补肝益肾的食物。

7. 弱视

弱视是一种发育性紊乱，曲光参差或高度曲光不正。弱视的危害不仅在于视力低下，还在于缺少完善的立体视，这种立体视是人类必须具备的高低视功能。对 14 岁以内的弱视患者，均可进行治疗。

（1）诊断

眼球没有器质性的病变，而矫正视力又达不到正常，则称弱视。弱视没有良好的双眼单视，更没有完善的立体视觉。弱视分为斜视性弱视、曲光参差弱视、形觉剥夺性弱视、先天性弱视和屈光不正性弱视。

（2）治疗

毫针：睛明、承泣、攒竹、太冲、光明、外关、养老。配翳明、风池。眼部穴用 25 毫米毫针，睛明、承泣直刺捻转刺入，弱刺激；攒竹用横刺法，针尖指向球后方向。配穴用重刺激，留针 15～30 分钟，隔日 1 次，15 次为一疗程。弱视治疗后易反复，因此治疗必须持久（通常为 1～3 月），发现视力好转者要及时进行巩固治疗。熊某，男，56 岁，农民。眼雾，视物不清，无其他感觉，不胀不痛，经查视力右 0.3，左 0.4。脉弦滑数，舌淡红，苔黄腻。证系湿热病毒上扰，引起目浊弱物不清，经多处医院治疗无效，故求中医针灸。拟针刺配服中药治疗，患者同意。选陆氏泻毒明目汤：石膏、薏苡仁各 30 克，茯苓、女贞子各 15 克，白术、白芷、枳壳、桔梗、防风各 12 克，甘草 5 克。水煎，每日一剂，三次服。8 天见效，复查视力右 1.2，左 1.0。继续治疗 16 天，复查视力，右眼 1.3，左眼 1.2，患者满意。临床治疗 38 例，均于 20 日内恢复原视力，有效率 100%。

8. 青光眼

青光眼是由于眼内压间断或持续升高，而引起的视盘损害和视野缺损的一种眼病。如不及时治疗，视野可全部丧失甚至失明。临床上包括原发性青光眼（开角型和闭角型）、继发性青光眼、混合型青光眼和先天性青光眼。中医称为五风内障、雷头风等。

（1）诊断

主要表现为眼压升高，视野缺损，头痛眼胀。我国人正常眼压的平均值，用修兹氏眼压计测量为 2.2Kpa（17mmHg），正常范围 1.3～2.7Kpa（10～21mmHg），当房水生成过多或排出减少时，则眼压升高。

（2）治疗

毫针：睛明、承泣、球后、四白、光明、太冲、攒竹、鱼腰、童子髎、鱼尾、丝竹空、太阳。配合谷、风池、足三里、三阴交、头维、肝俞。急性发作时行强刺激，留针 15～60 分钟，每隔 10 分钟行针捻转一次。非急性发作，年老体弱者用中度刺激，留针 5～15 分钟。史某，男，41 岁，工人。经常头痛，右眼胀痛，恶心，呕吐，视灯光有虹视，眼昏长达 8 年之久。曾多处求医无效，故求中医针灸治疗。经诊舌质红、苔黄，脉数，有胸闷，口苦咽干。证属肝失条达，气血郁闭，神水停滞，瞳神散大。治宜平肝清热，利水缩瞳。拟针灸配服中药，患者乐从。先针刺清热平肝，配服中药利水缩瞳。选陆氏平安汤：夏枯草、白芍各 30 克，珍珠母、车前草各 25 克，荷叶、菊花、枣仁各 20 克，五味子、磁石、钩藤、熟地、乌梅、泽泻、五灵脂各 15 克，川芎、槟榔各 6 克，香附、当归各 10 克，琥珀 3 克（冲服）。水煎，每日一剂，三次服。10 天见效，20 剂后诸症全除，8 年之疾康复。

临床针灸配服中药治疗 63 例，均于 20 日内康复。后访二年无反复。

忌口与食疗：

1）忌食动物脂肪及含胆固醇高的食物，如肥肉、猪油、黄油、酥油、猪脑、肝、蟹、鱼子、蛋黄等。

2）忌饮浓茶、咖啡、烟酒及刺激性饮料。忌暴饮开水，会使眼压升高，加重病情。

本病的治疗关键在于降低眼压，无论针刺、药物、手术还是饮食调理，都是为了加速房水的排出，减少房水的生成。饮食要多吃些有清热利水作用的食物，如赤豆米仁汤、莲子百合汤、绿豆汤、冬瓜汤、丝瓜汤等。

9. 视网膜中央动脉阻塞

多因动脉栓塞，动脉血栓形成，或血管痉挛引起，起病急剧，后果严重，当中心动脉阻塞时几分钟之内视力完全丧失。中医属暴盲范畴，常并发视网膜出血和继发青光眼。

（1）诊断

发病急，视力突然丧失，无光感；若为分支阻塞，区域性产生视野缺损，眼底检查可见视盘色淡，边缘模糊，受阻动脉呈线状，视网膜贫血，黄斑区呈现樱桃红色，治疗不及时将永远失明。

（2）治疗

毫针：睛明、球后、瞳子髎、承泣、攒竹、鱼腰、阳白、四白、太阳。配风池、合谷、内关、太冲、命门、肾俞、翳风。每次选 2～3 个主穴，2 个配穴强刺激，急性期抢救阶段每日可针刺 2～3 次，每次留针 5～10 分钟，留针时可频繁行针。急性期后，每日 1 次，10 次为一疗程。

本病急性期后，视力增进较缓慢，通常针刺 30 余次后，视力才有增进，因此在慢性期治疗中，疗程应适应长一些，一般以间断性治疗维持半年左右为宜。同时要配合中药治疗。刘某，男，48岁。右眼视物不清已年余，多处求医效果不佳，故求中医针灸。经诊外眼无异常，头目胀痛，口干，眼涩，舌红紫黯，边有瘀点，视网膜视头呈高度白色混浊，黄斑区出现樱桃红色斑，动脉缩小变白。诊为视网膜中央动脉栓塞。证属肝气上逆，胃热蕴积，气血逆行血瘀。治宜破血逐瘀，通经活络，清热益气，平肝熄风。针灸通经导络，配服中药平肝熄风，清热益气。选陆氏逐瘀汤：当归、地龙各15克，赤芍12克，桃仁、红花、木通、刘寄奴、穿山甲、丝瓜络、路路通各10克，水蛭3克，土鳖虫6克，童便40毫升为引。水煎，每日一剂，三次服，每服前兑入童便。16天见效，32天视力提高到1.2，完全康复，后访三年未见反复。

临床针灸配服中药治疗28例，均于36天内康复。

10. 视网膜色素变性

视网膜色素变性是具有遗传素质的双侧性进行眼病，其主要表现为视网膜色素上皮原发性变性，从而导致视细胞层的原发性进行性营养不良。本病发生多始于儿童，至青春期症状加重，中年后视力高度障碍甚至失明。本病与遗传、营养、内分泌、血管改变等因素有关。中医称本病为高风雀目内障。

（1）诊断

主要特殊症状为夜盲，视野收缩，视网膜上有骨细胞状的色素沉着。视盘萎缩呈蜡样黄白色，边缘清楚。视网膜血管硬化，血管呈一致性狭窄，以动脉为著。

（2）治疗

毫针：睛明、承泣、瞳子髎、攒竹、肝俞、膈俞、脾俞、肺俞、肾俞、合谷、足三里、三阴交、翳明。以弱刺激补法或平补平泻手法，每次选4～5穴，每日1次，10次为一疗程。可配合中药和食物治疗。

杨某，女，28岁，工人。两年来视力逐渐减退，经多家医院治疗无效，故求中医针灸试治。经诊视力右眼0.8，左眼0.6，外眼无异常。眼底双眼视神经乳头色蜡黄，网膜有散在的褐色素斑点、斑块，视野缩小，全身状况良好，脉弦细，舌质淡、苔薄。证属命门火衰，肾阳虚陷。治宜益肾壮阳。治疗方案为针灸配服中药，患者同意。先针刺益肾壮阳，配服中药补肾明珠。取陆氏补肾明珠汤：夜明砂15克，熟地、菟丝子、枸杞子、苍术、云苓、车前子各12克，丹皮、山药、山萸肉各10克，肉桂3克，泽泻6克，附子2克。水煎，每日一剂，三次服。16天治疗后视力提高，右眼1.2，左眼0.9，32天后症状消除，视力恢复，右眼1.5，左眼1.3，后访二年未反复。

临床针灸配服中药治疗38例，均于32天内康复。

11. 中心性浆液性视网膜病变

中心性浆液性视网膜病变是以局部黄斑区的视网膜浆液性脱离为特征的常见眼底病。本病多发于青壮年，男性多于女性，多为单眼发病，容易复发，复发时间长短不一，由数月到数年不一。反复发作者愈后视力损害。

（1）诊断

突然发生视力减退，视物模糊，视物变小和视物变形。检查可发现中心视野出现相对暗点或绝对暗点，黄斑区视网膜浆液性脱离，病变部位视网膜色素上皮荧光素渗漏，中心凹光反射消失。治愈后大多恢复正常，易反复发作者愈后视力下降。

（2）治疗

毫针：风池、曲池、内关、攒竹、童子髎、太阳、上睛明、球后。配承泣、肝俞、膈俞、养老、外关、光明、太冲、心俞、脾俞。每次选主穴和配穴 2～3 穴，每日 1 次，留针 20～30 分钟，10 次为一疗程。愈后出现反复应及时治疗。刘某，男，37 岁，干部。两眼视物变形，半年多处求医治疗无效，故求中医针灸试治。经诊两眼黄斑区有淡色环和点状色渗出物，中心高反射不见，视力左眼 0.5，右眼 0.3，舌质淡红，苔薄白，脉弦细。证属肝郁脾虚，治宜清肝解郁，健脾渗湿。治疗方案为针灸配服中药，先针刺清肝解郁，配服中药健脾利湿。取方陆氏清肝解郁汤：白术、苍术各 25 克，银柴胡、菊花、蝉蜕、羌活、防风、赤芍、女贞子、生地、菟丝子、木贼、车前子各 10 克，甘草 3 克。水煎，每日一剂，三次服。治疗 16 天见效，左眼 0.8，右眼 0.6，又持续治疗 16 天，左眼 1.1，右眼 0.8，再持续治疗 16 天，左眼 1.5，右眼 1.2，基本康复。临床治疗 29 例，大多都在两月内先后康复。后访一年未复发。

禁忌烟、酒及辛辣刺激性食品。宜吃清凉利湿热食品。

12. 视神经乳头炎

视神经乳头炎为发生在视盘及其附近的炎症。其病因是局部炎症、全身疾病和中毒等，及时治疗，疗效满意。病变后期一般视盘上有不同程度的色泽改变，从而出现辨色不同损害。

（1）诊断

发病急剧，可在数天内视力高度下降，甚至达到光感消失程度。初发病时，前额和球后可有疼痛感和压迫感，当视力严重下降时，疼痛症状反而消失，双眼完全失明，瞳孔散大，对光反应消失。视野出现中心暗点或视野缩小，检查可见乳头充血边缘模糊。病情进展时视盘水肿、扩大，边缘极度模糊。生理凹陷不能查见，视盘上可见渗出物与出血。炎症完全消退时，一般视盘呈灰白色萎缩，表面不洁净，边缘不整齐，血管变细，尤以动脉为甚，沿血管常伴随有白色线条。

（2）治疗

毫针：球后、睛明、承泣、攒竹、鱼腰、阳白、肺俞、大杼、瞳子髎。配太阳、风池、合谷、内关、曲池、足三里、肝俞、肾俞、关元俞。用强刺激，每次选用 3～5 穴，不留针，病变至慢性期时，用中等刺激留针 5～15 分钟。

本病应与视盘水肿、假性视神经炎和缺血性视盘病变相鉴别，以免影响治疗。后期发展成视神经萎缩者，可按视神经萎缩治疗。急性期应卧床休息。应用针刺治疗同时，应中西药配合治疗。

13. 球后视神经炎

球后视神经炎的发病方式、临床症状和病程经过与视神经乳头炎基本相同，是视神经中轴的炎症，主要是侵犯视神经乳头黄斑纤维束，故又称为轴性视神经炎。

（1）诊断

远、近视力都显著减退，甚至完全失明，常伴有眼球转动时疼痛、头痛和眼眶深部钝痛等。瞳孔散大，对光反射不稳定或迟钝，甚至消失。视野出现中心或旁中心的绝对或比较性暗点，最多见的是中心暗点与生理盲点相连呈哑铃状的暗点。眼底正常，应与颅内肿瘤、屈光不正、癔症性弱视或黑蒙、伪盲等鉴别。

（2）治疗

毫针：球后、童子髎、太阳、睛明（病侧）。配风池、合谷、足三里、光明（均双侧）。每可选 1 个主穴，2 个配穴，轮流刺激。急性球后神经炎，除针刺上星、二间、足三里、光明穴外，可于攒竹、太阳、内迎香放血。

慢性球后视神经炎：睛明、承泣、瞳子髎、足三里。每日或隔日灸肝俞、胆俞、肾俞、心俞、养老、商阳。

诊断本病，应当排除屈光不正、癔症、伪盲、颅内肿瘤所造成的视力障碍。急性发病患者已失明，积极抢救（针刺并配合中西医疗法），视力多能复明。慢性病者复明比较困难，有的可造成永久性视力损害，更应积极长期治疗。王某，男，18 岁，学生。两眼视力骤降二月余，经某大医院诊为球后视神经炎，曾住院治疗月余，用维生素 B_1、维生素 B_{12}、氢化可的松、病毒灵、地巴唑、肌苷等药，效果不著，故求中医针灸治疗。经诊视力右眼 0.05，左眼 0.06。两眼外观未见异常，中心视野均出现中央相对暗点，兼有头晕、耳鸣，全身乏力，面色无华，舌质红、少苔，脉弦细。此为肝肾两虚，阴血亏损所致的球后视神经炎。拟治疗方案，针灸配服中药，取陆氏养肝复明汤：夜明砂、蝉蜕、枸杞子、丹皮、泽泻、白芍、赤芍、熟地、当归各 12 克，党参、生地、云苓、山药、女贞子、菊花各 15 克，苍术、白术各 20 克。水煎，每日一剂，三次服。16 天见效，32 天康复。临床治疗 18 例，均于 32 天内康复。后访二年未见复发。

14. 视神经萎缩

视神经发生退行性变，致使视神经乳头颜色变为苍白并出现凹陷。根据病变本质和视盘的表现分为原发性和继发性两类。

（1）诊断

视力显著减退，可发展至完全失明。视野改变多呈向心性收缩，也可出现中心暗点扇形收缩和偏盲等。原发性视神经萎缩，视盘苍白、边缘清楚，常有浅凹陷，凹陷底部筛板清晰可见。继发性视神经萎缩，视盘灰白或蜡黄，边缘模糊不清，乳头表面被大量增生的神经胶质纤维，或发炎、水肿后所产生的机化渗出物所遮盖，因而看不清筛板。

（2）治疗

毫针：风池、内睛明、瞳子髎、攒竹、健明、球后、承泣、阳白、外关、光明、养老。配丝竹空、鱼腰、肝俞、大椎、合谷、光明、肾俞、太阳，针风池、肾俞。用烧山火手法，内睛明用压针缓进法，其他穴位用平补平泻手法，每周针刺 4 次，12 次为一疗程。以上穴位每次取 3 ~4 穴，配穴 2 ~3 穴。若双眼患病，则双侧取穴，交替轮流选用。

治疗视神经萎缩目前尚无特殊有效方法，针刺疗法可以恢复部分视力，扩大视野，并无副作用，实为一种安全可行疗法。张某，男，33 岁，半月前左眼突然失明，并伴有头痛、腰酸，全身乏力。检查视力右眼 1.2，左眼失明，手动不见，舌苔薄白，脉浮稍数。经大医院诊断为左眼视盘水肿，视神经萎缩。治疗月余未见效，经朋友介绍求中医针灸治疗。经诊系肝肾阴虚，精血不能上营于目之青盲。采用补肾益肝，养血明目之法治之。取风池，用热补法，使热感传到眼底；肝俞、肾俞用热补法不留针；内睛明用压针缓进法，留针 10 分钟。配球后、攒竹、鱼腰、太阳，用平补平泻手法留针 20 分钟；补光明、泻太冲双侧 30 分钟。两组穴位交替使用，配服陆氏复明补肾汤：党参、白术各 15 克，柴胡、郁金、栀子、麦门冬各 10 克，丹皮、青葙子、赤芍、当归各 15 克，地黄、苏木、丝瓜络、生黄芪、丹参各 16 克，枸杞子 25 克，菊花 20 克，珍珠母 50 克。水煎，每日一剂，三次服。实施针灸配服中药双元疗法，15 天见效，左眼视力 0.8，右眼 1.4，继续治疗 32 天，左眼视力 1.2，右眼 1.5，基本痊愈。后访三年未再复发。

临床治疗 48 例，经针灸配服中药治疗 32 天愈 29 例，16 例 48 天治愈，3 例 66 天治愈。视神经萎缩属虚证，必须保养在先，坚持治疗方能取得满意效果。忌食辛辣，如葱、姜、辣椒、花胡椒粉和油炸香燥食物。严禁烟酒，烟酒对视力有很大损伤，可致痰凝火旺，加剧晶体混浊和视力模糊。慎房事，因耗损精血。

附：陆氏针刺手法100例

1. 急性肠胃炎

取穴：足三里、天枢、上巨虚、胃俞、中脘、关元、内关、合谷、曲池、阴陵泉。

针刺手法：

A. 足三里、上巨虚、阴陵泉、曲池，直刺1～1.5寸，用凉泻手法，使针感达腹腿，留针15分钟。

B. 天枢、关元、中脘，直刺1～1.5寸，用热补手法，使腹部有热感，留针15分钟。

C. 内关、合谷，直刺0.8～1寸，用凉泻手法，使针感达两臂，留针15分钟。

除关元、中脘外，均取双穴。

治法：温固下元，补中益气。

2. 胃十二指肠溃疡

取穴：中脘、足三里、内关、胃俞、脾俞。

针刺手法：

A. 胃俞、脾俞，直刺1寸，用热补手法，使针感直达脾胃区，行针3次，不留针。

B. 中脘、足三里，直刺1.5寸，用凉泻手法，使针感达腹腿，内关直刺1寸。

除中脘外，均取双穴，留针20分钟，中间行针1次。

治法：活血化瘀，制酸止痛。

3. 胃下垂

取穴：胃底穴、中脘、足三里、提胃穴、下垂穴、公孙、内关、足三里。

针刺手法：

A. 中脘、梁门、足三里，直刺1.5寸，用压穴进针法，中脘向下斜刺透下脘，梁门向下斜刺透关门，足三里用热补手法，留针20分钟，中间行针1次。

B. 中脘、天枢、气海、足三里，直刺1.5寸，用热补手法，留针20分钟，中间行针1次。

除中脘、梁门、气海外，均取双穴，梁门只刺左侧。

治法：调胃补中益气，升提固脱。

4. 慢性腹泻

取穴：足三里、内关、天柱、上巨虚、脾俞、大肠俞。隔日1次。小肠性腹泻加下巨虚、阴陵泉；结肠性腹泻配上巨虚。

针刺手法：

A. 脾俞、大肠俞、小肠俞，用热补法直刺1寸，使针感达背、腹，行针1次不留针。

B. 中脘、天枢、气海，直刺1～1.5寸，用热补法，留针15分钟，中间行针1次。除中脘、气海外均取双穴。

治法：补中益气，温固下元。

5. 阑尾炎

取穴：阑尾穴、足三里、上巨虚。配天枢、内关、合谷、曲池。发热配曲池、合谷；腹痛加天枢；恶心加内关。

针刺手法：阑尾穴、足三里、上巨虚、天枢，毫针刺1.5寸，用凉泻手法，使针感达阑尾区，留针20分钟，中间行针1次。有热加针合谷、曲池，用凉泻手法强刺激。均取双穴。

治法：理气泄热，解毒散结。

6. 直肠脱垂

取穴：承山、长强、白环俞。配大肠俞、足三里、天枢、百会。

针刺手法：

A. 承山、长强、白环俞、大肠俞。直刺1～1.5寸，用热补手法，使针感达骶部、肛门。

B. 天枢、足三里，直刺1～1.5寸，用热补手法，使针感达腹、肛门；百会直刺0.5寸，用补法。

除长强、百会均取双穴，留针20分钟，中间行针1次。

治法：益气升提，收敛固脱。

7. 痔疮

取穴：承山、长强、大肠俞、二白、白环俞、次髎。

针刺手法：承山、大肠俞、白环俞、次髎，直刺1～1.5寸，长强平向上刺，用凉泻手法，使针感达骶部及肛门。除长强均取双穴。留针20分钟，中间行针1次。外痔可用火针穿刺，痔漏管一次可愈。

治法：润燥消肿，凉血止血。

8. 便秘

取穴：支沟、照海、天枢、足三里。先强刺支沟、照海，后针天枢、足三里。

针刺手法：支沟、照海、天枢、足三里，直刺1～1.5寸，用凉泻手法，使针感达腹及会阴部，留针20分钟，中间行针1次。均取双穴。

治法：开宣肠气，疏利郁滞。

9. 膈肌痉挛（呃逆）

取穴：膈俞、中脘。配足三里、内关、人中。用强刺激手法，膈俞先刺针，后针中脘加配穴。

针刺手法：

A. 膈俞、胸七椎夹脊，向内斜刺 0.8～1 寸，用热补手法，使针感达背胸，留针 10 分钟。

B. 中脘、足三里，直刺 1～1.5 寸，用凉泻手法。内关直刺 1 寸，人中向上斜刺 0.5 寸，强刺手法，留针 10 分钟。除人中穴均取双穴。

治法：平肝，和胃降逆。

10. 小儿营养不良（消化不良）

取穴：四缝、足三里。配中脘、天枢、神门、印堂、内关、合谷。

针刺手法：

A. 足三里、中脘、天枢，直刺 0.8～1 寸，用热补手法，使针感达腹部，不留针。

B. 内关、神门、合谷、印堂，直刺 0.3～0.5 寸，用凉泻手法，不留针。四缝穴点刺。

治法：补脾益气，理气升清。

11. 胆囊炎（胆石症）

取穴：阳陵泉、胆囊穴、足三里、肝俞、至阳。配内关、中脘、太冲、膈俞、期门。

针刺手法：

A. 肝俞、胆俞、膈俞、至阳、期门，直刺 0.5～1 寸，用凉泻手法，使针感达肋部，留针 10 分钟。

B. 阳陵泉、胆囊穴、足三里、中脘、内关、太冲，直刺 1～1.5 寸，用凉泻手法，使针感达肋部，留针 20 分钟，中间行针 1 次。

除至阳、中脘均取双穴。

治法：疏肝利胆，清化湿热。

12. 胆道蛔虫病

取穴：胆俞、足三里、阳陵泉、迎香透四白。配内关、中脘、合谷。

针刺手法：

A. 胆俞向内斜刺 1 寸，用凉泻法不留针。

B. 足三里、阳陵泉、中脘直刺 1.5 寸，用凉泻法。内关、合谷直刺 1 寸，用凉泻法。迎香向上压针斜刺透四白，用热补手法，留针 10 分钟。除中脘均取双穴。

治法：安蛔驱虫利胆。

13. 急性支气管炎

取穴：天府、孔最、尺泽、列缺、肺俞、定喘、丰隆、足三里。痰多加丰隆、足三里；气喘加定喘穴。

针刺手法：

A. 肺俞、定喘，向内斜刺1寸，用凉泻手法，不留针。

B. 天府、孔最、尺泽、丰隆、足三里，直刺1~1.5寸，用凉泻手法，留针20分钟，中间行针1次。均取双穴。

治法：温化水饮，开郁清降。

14. 慢性支气管炎

取穴：肺俞、定喘、天突、合谷、尺泽。配孔最、列缺、丰隆、足三里、曲池、大椎。多痰加丰隆；剧咳加孔最、列缺；体弱加足三里。

针刺手法：

A. 大椎、肺俞、定喘，向内斜刺1寸，用凉泻手法，不留针。

B. 合谷、尺泽、孔最、丰隆、足三里、曲池，直刺1~1.5寸，用凉泻手法；天突向下斜刺，列缺向上斜刺1寸，用凉泻手法。留针20分钟，中间行针1次。除大椎、天突均取双穴。

治法：宣肺止咳，祛痰平喘。

15. 支气管哮喘

取穴：天府、丰隆。配定喘、尺泽、孔最、膻中、列缺。

针刺手法：

A. 定喘向内斜刺1寸，用热补手法，不留针。

B. 天府、丰隆、尺泽、孔最、膻中，直刺1~1.5寸，用平补平泻手法。列缺向上斜刺1寸，用热补手法。留针20分钟，中间行针1次。除膻中均取双穴。

治法：宣肺化痰，平喘止咳。

16. 风湿性心脏病

取穴：内关、间使、郄门、心俞。心动过速加郄上、侠白；肝脾大加肝俞、太冲；心动过缓加通里、素髎；期前收缩、房颤加郄上、神门、少府；咳嗽加丰隆、肺俞、天突；气喘咯血加太渊、尺泽、肺俞、定喘；风湿痛加阳陵泉透阴陵泉、足三里。

针刺手法：

A. 心俞、肝俞、肺俞、定喘，向内斜刺1寸，用平补平泻手法，不留针。

B. 内关、间使、郄门、侠白、太冲、通里、神门、少府、丰隆，直刺1~1.5寸，用平补平泻手法。素髎向上斜刺，天突向下斜刺，均1寸，用平补平泻手法，不留针。除素髎、天突，均取双穴。

治法：温阳行水，祛风活络。

17. 冠状动脉粥样硬化性心脏病

取穴：(1) 心俞、厥阴俞。配内关、间使、通里、足三里。

(2) 心俞、内关、复溜、间使、阴陵泉、太冲。心绞痛加神堂、膻中；胸闷加肺俞、定喘；气急加天突，尺泽；期前收缩加内关、郄门；心动过速加手三里、侠白。

针刺手法：

A. 心俞、厥阴俞、肺俞、定喘，向内斜刺1寸，用平补平泻手法，不留针。

B. 内关、间使、通里、郄门、太冲、足三里、复溜、阴陵泉、尺泽、神堂、膻中，直刺1~1.5寸，用平补平泻手法；天突向下斜刺1寸，留针10分钟。除膻中、神堂、天突，均取双穴。

治法：活血化瘀理气。

18. 高血压

取穴：曲池、足三里、印堂。头痛眩晕加风池、太冲、合谷、太阳；失眠加神门、三阴交、安眠1、安眠2；胸闷心悸恶心加内关、心俞、阴陵泉、曲池透少海。

针刺手法：

A. 曲池透少海、足三里、三阴交、阳陵泉，直刺1~1.5寸，用平补平泻手法，留针20分钟，中间行针1次。

B. 印堂。向下斜刺1寸；安眠1、安眠2、合谷、内关、神门、太冲，平刺1寸，用平补平泻手法，留针20分钟，中间行针1次。除印堂外，均取双穴。

治法：清肝熄风，活血散瘀。

19. 心动过速

取穴：内关、间使、心俞。配郄上、侠白、大陵。

针刺手法：

A. 心俞、胸椎夹脊，向内斜刺1寸，用凉泻手法，不留针。

B. 内关、间使、郄上、侠白、大陵，直刺1寸，用凉泻手法，留针10分钟。均取双穴。

治法：益气生血，养心安神。

20. 心动过缓

取穴：通里、素髎、太冲。

针刺手法：素髎向上斜刺1寸，通里、太冲，直刺1寸，均取平补平泻手法，留针20分钟，中间行针一次。除素髎外均取双穴。

治法：强心补肾，安神定志。

21. 落枕

取穴：风池、新设、落枕、肩井。配天宗、列缺、昆仑、后溪、悬钟。

针刺手法：

A. 天柱、风池、肩井、天宗，直刺1寸，用凉泻手法，不留针。

B. 列缺向上斜刺，后溪向内平刺，悬钟、落枕、新设，直刺1寸，用凉泻手法，不留针。均取双穴。

治法：补肾强筋，活血止痛。

22. 肩周炎

取穴：肩髃、肩前、肩贞、曲池、外关（以上取病侧穴位），用平补平泻手法；配条口透承山、后溪、扭伤（以上取健侧穴位），用强刺手法，每日1次，15日为一疗程，留针30分钟，10分钟行针二次。

针刺手法：条口透承山，直刺1.5寸，用热补手法；肩髃、肩前、肩贞、曲池、外关，毫针直刺1～1.5寸，用平补平泻手法，留针20分钟，中间行针1次。均针患侧穴位。

治法：补气通结散寒。

23. 肱骨外上髁炎（网球肘）

毫针：压痛点、曲池、手三里、手五里。用强刺手法，每日1次，留针30分钟，10次一疗程。

针刺手法：压痛点、曲池、手三里、手五里，直刺1～1.5寸，用凉泻手法，使针感达痛点，留针20分钟，中间行针1次。针患侧。

治法：活血化瘀，通经散瘀。

24. 急性腰痛

主穴：人中、殷门、委中、后溪、养老、腰痛点。痛在脊柱线取人中、后溪；痛在两侧取养老、殷门、委中。用强刺手法，每日1～2次，10次为一疗程，留针30分钟，中间行针一次。

针刺手法：毫针，人中向上斜刺1寸，殷门、委中、后溪、养老，直刺1～1.5寸，用凉泻手法强刺激，留针20分钟，中间行针1次。

治法：通经活络，行气活血。

25. 慢性腰痛

取穴：压痛点、肾俞、大肠俞、秩边、殷门、环跳、风市，中等刺激手法，每日1次，留针30分钟，15日为一疗程。

针刺手法：

A. 环跳侧身直刺2～2.5寸，有触电感达足部，不留针。

B. 压痛点、肾俞、大肠俞、秩边、殷门、风市、委中。直刺1～1.5寸，用平补平泻手法。留针20分钟，中间行针1次，均取双穴。

治法：通经活络，活血散瘀。

26. 尿路感染

取穴：肾俞、膀胱俞、中极、三阴交。配水分、气海、复溜。

针刺手法：

A. 肾俞、膀胱俞，向内斜刺1寸，用凉泻手法，不留针。

B. 水分、气海、中极、水道、三阴交、复溜，直刺1～1.5寸，用凉泻手法，使针感达膀胱尿道，留针20分钟，中间行针1次。除水分、气海、中极，均取双穴。

治法：清热解毒，利湿通淋，行气活血。

27. 遗尿

取穴：遗尿穴、肾俞、三阴交、关元、夜遗点。配三阴交。

针刺手法：

A. 遗尿穴向上斜刺1寸，肾俞直刺1寸，用热补法，不留针。

B. 关元、水道、三阴交、夜尿点，直刺1～1.5寸，用热补手法。

留针20分钟，中间行针1次。均取双穴。

治法：补益肾气，固涩缩泉。

28. 肾下垂（血尿、肾积水腰痛）

取穴：膀胱俞、肾俞、京门、志室、三阴交。

针刺手法：膀胱俞、肾俞、京门、志室，向内斜刺1寸；三阴交、阴陵泉，直刺1～1.5寸，用热补手法，留针20分钟，中间行针1次。均取双穴。

治法：逐散中焦虚寒，温中行气。

29. 尿潴留

取穴：关元、中极。配三阴交、水道、肾俞、次髎。

针刺手法：

A. 肾俞、次髎，向内斜刺1寸，用热补法，使针感达肾区，不留针。

B. 关元、中极、水道、三阴交，直刺1～1.5寸，用热补手法，使针感达膀胱、尿道，留针20分钟，中间行针1次。

治法：通阳化气，健脾利水。

30. 前列腺炎

取穴：肾俞、会阴、关元、中极、三阴交、阴陵泉、足三里、膀胱俞、归来、太溪、气海、大赫、精宫。

针刺手法：

A. 跪趴刺会阴，1～1.5寸，用凉泻手法，不留针。肾俞、膀胱俞、白环俞、次髎，向内斜刺1寸，用凉泻手法，不留针。

B. 关元、中极、归来、气海、大赫、精宫、三阴交、阴陵泉、太溪，直刺1～1.5寸，用凉泻手法，使针感达膀胱、尿道、会阴部，留针20分钟，中间行针1次。除会阴均取双穴。

治法：固脾胃，利脱，化湿浊。

31. 男性功能障碍（遗精、阳痿、早泄）

取穴：关元、三阴交、肾俞、命门、膏肓、志室。配心俞、神门、蠡沟、次髎、中髎、足三里、中极、太溪。

针刺手法：

A. 肾俞、命门、膏肓、志室、次髎、中髎，向内斜刺1~1.5寸，用热补手法，使针感达肾区、腰部、骶部，不留针。

B. 关元、中极、足三里、三阴交、太溪、神门、蠡沟，直刺1~1.5寸，用热补手法，使针感达下腹、阴部，留针20分钟，中间行针1次。除命门、关元、中极均取双穴。

治法：疏肝益肾，活血化瘀。

32. 慢性盆腔炎（下焦湿热）

取穴：子宫、关元、血海、中极、归来。配三阴交、足三里、阴陵泉、大横。

针刺手法：关元、中极、归来、大横、子宫、血海、足三里、三阴交、阴陵泉，毫针直刺1~1.5寸，用凉泻手法，使针感达小腹、盆腔及阴部，留针20分钟，中间行针1次。除关元、中极外均取双穴。

治法：扶正祛邪，消炎散结，活血清带。

33. 痛经

取穴：关元、中极、地机。配阴陵泉、公孙、内关、合谷、太冲。

针刺手法：关元、中极、地机、阴陵泉、公孙、太冲、合谷、内关，直刺1~1.5寸，用凉泻手法，使针感达小腹、阴部，留针30分钟，中间行针2次。除关元、中极外均取双穴。

治法：行气活血，化瘀止痛。

34. 闭经

取穴：关元、气海、三阴交、血海、曲池、支沟、足三里。配血府、地机、合谷、子宫、归来。

针刺手法：气海、关元、子宫、归来、血府、足三里、三阴交、地机、血海、曲池、支沟、合谷，直刺1~1.5寸。子宫发育不良和血虚闭经用热补法，肝郁气滞、血痰阻塞、生理不节闭经用凉泻法。留针20分钟，中间行针1次。除关元、气海，均取双穴。

治法：补脾养血，活血化瘀，调理冲任。

35. 子宫功能性出血（崩漏）

取穴：隐白、三阴交、关元、血海、太溪。配中极、子宫、足三里、维胞、肾俞。

针刺手法：

A. 隐白向上斜刺0.5寸，三阴交、足三里、太溪、血海、关元、中极、子宫直刺1~1.5寸，用平补平泻手法，留针20分钟，中间行针1次。

B. 肾俞、膈俞、脾俞，向内斜刺1寸，用热补法不留针。除关元、中极，均取双穴。

治法：调和冲任，益气止血。

36. 妊娠呕吐

取穴：内关、天突。配足三里、神门、中脘。

针刺手法：天突向下斜刺1寸，内关、神门、足三里、中脘直刺1~1.5寸，用热补手法，留针20分钟，中间行针1次。除天突、中脘，均取双穴。

治法：温中和胃，清化浊气。

37. 胎位不正

灸至阴穴：先排尿，松开腰带，每次灸20分钟，于晨起、睡前做膝胸卧位各半小时。至阴穴平卧可先刺后灸，灸三次可查胎位。

治法：益气养血，调正胎位。

38. 产后出血不止

取穴：关元、子宫、维胞。配足三里、三阴交、支沟、血海、合谷。

针刺手法：关元、子宫、水道、足三里、血海、三阴交、支沟、合谷，直刺1~1.5寸，用热补手法，使针感达小腹、会阴部。留针20分钟，中间行针1次。除关元外均取双穴。

治法：活血祛瘀，温中补虚固冲。

39. 子宫脱垂

取穴：维胞、子宫、三阴交。配长强、会阴、曲骨、太冲、提托、中极透曲骨、足三里。

针刺手法：

A. 中极透曲骨、足三里、三阴交、提托（乳头直下平脐下3寸），直刺1~1.5寸，用热补手法，使针感达下腹会阴部。

B. 长强、会阴，跪趴，刺1~1.5寸，用热补手法，不留针。归来、子宫、曲骨、三阴交、太冲，直刺1~1.5寸，用热补手法，使针感达小腹会阴部。均留针20分钟，中间行针1次。除中极、曲骨、会阴，均取双穴。

治法：补中益气，健脾化湿，补肾固脱。

40. 甲状腺功能

取穴：阿是穴、三阴交。配内关、间使、心俞、神门、安眠1、安眠2。

针刺手法：

A. 心俞、胸椎夹脊向内斜刺1寸，用凉泻手法，不留针。

B. 三阴交、内关、间使、神门、颈阿是穴、安眠1、安眠2，直刺1寸，用平补平泻手法，留针20分钟，中间行针1次。均取双穴。

治法：疏肝化痰，理气散瘀。

41. 单纯性甲状腺肿大

取穴：阿是穴、合谷、天突、曲池。

针刺手法：天突向下斜刺1寸，颈阿是穴、合谷、曲池直刺1~1.5寸，均用平补平泻手法，使针感达颈部。留针20分钟，中间行针1次。除天突均取双穴。

治法：化痰散坚，理气散瘀。

42. 尿崩症

取穴：上廉泉透金津、玉液、三阴交、扁桃、关元透中极。配足三里、阴陵泉、肾俞、膀胱俞、次髎、中极下五分。

针刺手法：

A. 肾俞、膀胱俞、次髎向内斜刺1寸，用热补法不留针。

B. 上廉透金津、玉液、三阴交、扁桃、关元透中极、足三里、阴陵泉，直刺1~1.5寸，用热补手法，使针感达腹部和会阴部，留针20分钟，中间行针1次。除上廉泉、关元、中极，均取双穴。

治法：滋阴补肾，益气生津，固涩。

43. 糖尿病

取穴：肾俞、关元、太白、中脘、水道、三阴交、上廉泉透金津、玉液、胰俞、脾俞、肺俞、足三里、太溪、内关。

针刺手法：

A. 肾俞、胰俞、脾俞、肺俞，向内斜刺1寸，用热补法，不留针。

B. 关元刺1~1.5寸，用凉泻手法，留针20分钟，中间行针1次。除上廉泉、关元、中极外均取双穴。

C. 中脘、水道、三阴交、足三里、太溪、内关直刺1~1.5寸，用平补平泻手法。上廉泉透金津、玉液，向上斜刺1寸，用凉泻手法，均留针20分钟。

治法：滋肾清热，生津止渴。

44. 面瘫

取穴：翳风、地仓、颊车、下关、太阳、阳白、牵正、承浆、迎香、合谷、太冲、申脉、照海。太阳透阳白，颧髎透太阳，阳白透攒竹，地仓透颊车。口角下垂，地仓透颧髎，地仓透下关。

针刺手法：翳风张口取穴，向对侧眼直刺1~1.5寸，颊车透地仓，太阳透阳白，地仓透下关，颧髎透太阳，牵正、合谷、太冲、申脉、照海直刺1寸，承浆、迎香、人中向上斜刺0.5~1寸，均用热补法，使面部有热感。留针30分钟，中间行针1次。均针刺患侧，只有合谷穴刺健侧。

治法：滋阴养肝，祛风化痰，通经活络。

45. 面肌痉挛

取穴：风池、合谷、太冲、四白、偏历、丰隆。

针刺手法：风池、合谷、四白、太冲直刺1寸，偏历、丰隆直刺1.5寸，均用凉泻法，留针20分钟，中间行针1次。均针患侧。

治法：养血柔肝，平肝熄风，解痉止痛。

46. 内耳眩晕症

取穴：风池、百会、印堂、合谷、太冲。配内关、足三里、翳风、听宫、率谷。

针刺手法：风池、合谷、太冲、百会直刺0.5~1寸；印堂向下平刺1寸；内关、听宫、率谷直刺1寸；翳风张口向对侧直刺1~1.5寸；足三里直刺1.5寸，均用平补平泻手法，留针30分钟，中间行针1次。除百会、印堂外，均取双穴。

治法：化痰通络，熄风安神，益气升阳。

47. 头痛

取穴：(1) 前额痛：印堂、攒竹、合谷、内庭；

(2) 头顶痛：百会、太冲、内关、涌泉；

(3) 侧头痛：太阳、悬颅、外关、足临泣；

(4) 枕后痛：天柱、后溪、申脉。

针刺手法：

A. 前额痛：印堂向下平刺1寸，攒竹向两侧斜刺1寸，合谷、内庭直刺1寸，均用凉泻手法。

B. 头顶痛：百会、太冲、内关、涌泉，直刺0.5~1寸，用凉泻手法。

C. 侧头痛：太阳、悬颅、外关、足临泣，直刺0.5~1寸，用凉泻手法。

D. 枕后痛：天柱、后溪，向内平刺，申脉刺1寸，用凉泻法。

E. 根据头痛部位选穴，均用平补平泻手法，留针30分钟，中间行针1次。

治法：祛风散寒，通经止痛，疏肝散瘀，化痰通经，行气止痛。

48. 癫痫

取穴：哑门、印堂、内关、足三里、大椎、上星、大陵、行间、后溪、丰隆、风池、太冲、劳宫、三阴交、内关、人中、陶道。

针刺手法：

A. 哑门、大椎、陶道、风池，直刺1寸，用平补平泻手法，留针20分钟，中间行针1次。

B. 印堂、上星，向下平刺1寸；内关、大陵、行间、太冲、劳宫，直刺1寸，用平补平泻手法。

C. 足三里、丰隆、三阴交、申脉，直刺1~1.5寸，用平补平泻手法；后溪向内平刺1寸，人中向上刺，均用平补平泻手法，留针20分钟，中间行针1次。除大椎、陶道、印堂、上星、人中，均取双穴。

治法：活血化瘀，镇痉止搐。

49. 瘫痪

取穴：

上肢：肩髃、曲池、外关、合谷。

下肢：环跳、迈步、风市、阳陵泉、解溪、太冲。语言障碍配廉泉、金津、玉液、哑门。

针刺手法：

A. 上肢：肩髃向下刺1.5寸，曲池、外关、合谷，直刺1～1.5寸。

B. 下肢：环跳侧身取穴，直刺2～2.5寸，不留针。迈步、风市、阳陵泉、解溪、太冲，直刺1～1.5寸。语言障碍：哑门直刺1寸，廉泉透金津、玉液，均用热补法，留针30分钟，中间行针1次。均刺患侧，病久可取双穴。

治法：通脉舒络，祛瘀生新。

50. 颅脑损伤后遗症

取穴：百会、上星、太阳、风府、风池。配印堂、内关、足三里、神门、三阴交。

针刺手法：

A. 风池、风府，直刺1寸，用热补手法不留针。

B. 百会、上星、太阳、印堂，向下平刺；内关、神门、足三里、三阴交，直刺1～1.5寸，用平补平泻手法，留针20分钟，中间行针1次。除百会、印堂、上星，均取双侧。

治法：化瘀通经，升阳降浊。

51. 乳腺增生（乳癖）

取穴：膻中、屋翳、合谷、太冲、阴陵泉、太溪、足三里、三阴交、肩井、天宗、肝俞、肾俞、脾俞。

针刺手法：

A. 膻中、屋翳、合谷、太冲、阴陵泉、太溪、足三里、三阴交，直刺1～1.5寸，用平补平泻手法，留针20分钟，中间行针1次。除膻中均取双穴。

B. 肩井、天宗、肝俞、肾俞、脾俞，直刺1寸，用平补平泻手法，不留针。均取双穴。

治法：疏肝健脾，畅通阳明。

52. 痢疾

取穴：下脘、关元、三阴交、合谷、曲池、神阙、天枢、足三里。

针刺手法：下脘、关元、三阴交、合谷、曲池，直刺1～1.5寸，用平补平泻手法。除下脘、关元，均取双穴。留针20分钟，中间行针1次。针后，神阙、下脘、关元，隔盐艾条灸3壮10分钟。天枢、足三里，刺1.5寸，用热补法留针10分钟，均取双穴。

治法：清热利湿，导滞通畅。

53. 颈椎、腰椎增生

取穴：肾俞、脾俞、命门、关元、气海、夹脊穴。

针刺手法：肾俞、脾俞、命门、关元、气海、夹脊穴以阿是穴为重点，再选痛点周围1~2寸压痛过敏点3处，针后加灸。

治法：通经活络活血，透骨强筋，祛风止痛，补肾养血。

54. 精神分裂症

取穴：

狂症：人中、百会、听宫、合谷、内关、三阴交、太冲、大椎、心俞。

癫症：巨阙、膻中、神庭、大陵、内关、三阴交。

针刺手法：

狂症：大椎、心俞，直刺1寸，用凉泻法，不留针。人中向上平刺1寸，百会、听宫、内关、合谷、三阴交、太冲，直刺1寸，用凉泻法，不留针。除百会、人中、大椎，均取双穴。

癫症：巨阙、膻中、神庭、大棱、内关直刺1寸，用平补平泻手法留针30分钟，三阴交直刺1.5寸用热补法，留针30分钟，大棱、内关、三阴交均取双侧穴。

治法：疏肝解郁，清新化痰。

55. 急性结膜炎

取穴：睛明、太阳、合谷、风池、攒竹、阳白、少商、委中。

针刺手法：睛明，左手食指推开眼球下针1寸，攒竹向两侧平刺1寸，阳白向下斜刺1寸，太阳、合谷、风池直刺1寸。均用凉泻手法。委中、少商，刺血，均不留针。均取患侧。

治法：宣解风热，化湿活络，平肝泻脾。

56. 溃疡性角膜炎

取穴：云翳、斑翳、攒竹、太阳、风池、合谷。

针刺手法：商阳、少商，点刺出血不留针；攒竹向两侧平刺1寸；太阳、风池、合谷，刺1寸；用凉泻手法，留针10分钟，均双侧取穴。

治法：清肝泻火，解毒消炎。

57. 屈光不正

取穴：承泣、东明、太阳、球后、风池、翳明、合谷、头维、四白、肝俞、肾俞。

针刺手法：

A. 肝俞、肾俞，直刺1寸，用热补法不留针。

B. 承泣、东明、太阳、头维、球后、风池、翳明、合谷、四白，刺1寸，用热补法，留针10分钟，均取患侧。

治法：滋肾柔肝，调补阳明。

58. 白内障

取穴：球后、阳白、丝竹空、东明、四白、瞳子髎、合谷、翳明。

针刺手法：球后、东明、阳白、四白、丝竹空、瞳子髎、翳明、合谷，刺0.5～1寸，用平补平泻手法，留针20分钟，中间行针1次。均取患侧。

治法：滋阴平肝补肾，益气通络活血。

59. 青光眼

取穴：攒竹、太阳、百会、神聪、肝俞、三阴交、风池、印堂、肾俞、降压穴。

针刺手法：

A. 肝俞、肾俞、降压穴，直刺1寸，用凉泻手法，不留针。

B. 攒竹向两侧平针1寸；百会、四神聪，刺0.5寸；风池、三阴交，刺1寸；印堂向下刺1寸，用平补平泻手法，留针10分钟。均取患侧。

治法：清痰泻火，祛邪逐瘀。

60. 视神经萎缩症

取穴：睛明、东明、合谷、球后、太阳、风池、翳明、承泣、光明、头维、足三里。

针刺手法：睛明，左手食指推开眼球下针1寸；东明、球后、太阳、风池、翳明、承泣、太阳、头维，直刺0.5～1寸，用凉泻法；光明、足三里，直刺1～1.5寸，用凉泻法留针10分钟，均取患侧，两眼都萎缩取双穴。

治法：养肝活血，滋阴明目。

61. 聋哑症

取穴：(1) 先天性聋哑：耳门、听宫、听会、听敏、翳风、哑门、廉泉、中渚、内关。

(2) 传染病引起的半聋哑：耳门、翳风、哑门、下关、瘛脉、大椎、中渚、外关。

针刺手法：①先天性聋哑：A. 哑门微向下直刺1～1.5寸，用凉泻法，触电针感，不留针。B. 耳门、听宫、听会、听敏，张口直刺1寸，用热补法留针10分钟，均取双侧。C. 翳风张口斜刺1～1.5寸；廉泉向上斜刺1寸；中渚、内关，直刺1寸。均用凉泻法，除廉泉均取双穴。留针20分钟，中间行针1次。

②传染病引起的半聋哑：A. 哑门微向下直刺1～1.5寸，用凉泻法，触电针感，不留针。B. 大椎直刺1寸，用热补法不留针。C. 耳门、瘛脉，张口直刺1寸，用热补法；下关、中渚、外关，直刺1寸，用凉泻法。留针10分钟，均取双穴。

治法：宣通气血，促使耳神经功能恢复。

62. 耳聋

取穴：听宫、翳风、完骨、中渚、外关、后溪、太冲、阳陵泉。

针刺手法：

A. 阳陵泉刺1.5寸，太冲刺1寸，用凉泻手法，泻肝胆火，留针20分钟，中间行针1次。

B. 中渚、外关、后溪，刺1寸，用凉泻手法，宣通少阳，通经活络，留针20分钟，中间行针1次。

C. 听宫、翳风、完骨，刺1寸，用凉泻手法，通经活络，开窍聪耳，留针20分钟，中间行针1次。

以上均取双穴，均用凉泻手法，每日1次。

治法：泻肝脾火，通经活络，宣通少阳，开窍聪明。

63. 耳鸣

取穴：下关透听宫、耳门、听会、角孙、听敏、外关、中渚、翳风、足三里、后听宫。

针刺手法：

A. 下关透听宫，斜刺1~1.2寸，用热补法不留针。

B. 耳门、听会、听敏、角孙、后听宫，张口刺1寸，用热补法不留针。

C. 翳风张口刺1~1.5寸，用热补法不留针；足三里直刺1.5寸，用凉泻法；中渚直刺1寸，用凉泻法；肾俞向内斜刺1寸，用热补法。均取双穴，不留针。

治法：活血化瘀，消炎通络。

64. 慢性鼻炎

取穴：迎香、鼻通、合谷、印堂、风池、上星。

针刺手法：

A. 上星、印堂，向下刺1寸，用凉泻手法，使针感达鼻区；迎香向上刺1寸；鼻通直刺0.3~0.5寸，用凉泻法。除上星、印堂均取双穴，留针20分钟，中间行针1次。

B. 风池向下微直刺1寸，用热补法使针感达前额，不留针，取双穴。

治法：消炎化瘀，宣通气血。

65. 鼻窦炎

取穴：迎香、鼻通、风池、合谷、印堂、列缺、行间、上星。

针刺手法：迎香向上平刺1寸；印堂、上星，向下平刺1寸；鼻通直刺0.5寸；列缺转手向上平刺1寸；风池、合谷、行间，直刺1寸，均用凉泻法。留针20分钟，中间行针1次。除印堂、上星，均取双穴。

治法：清解阳明热毒，泻肺胃热，醒脑散邪。

66. 扁桃体炎

取穴：扁桃、天容、少商、合谷、曲池。

针刺手法：扁桃、天容、合谷，直刺1寸；曲池直刺1.5寸；少商点刺出血。均用凉泻手法，留针10分钟。若两侧扁桃体发炎取双侧穴。

治法：养阴清热，解毒消肿。

67. 声带麻痹

取穴：增音、强音、天容、廉泉、扁桃、合谷。

针刺手法：增音、强音、天容、廉泉、扁桃、合谷，刺1寸，用热补手法，留针15分钟。除廉泉均取双穴。

治法：熄风化痰，渗湿通络。

68. 牙痛

取穴：（1）上牙痛：太溪、太渊、颊车、合谷；（2）下牙痛：太溪、阳溪、承浆、颊车、内庭。

针刺手法：

A. 上牙痛：太溪、太渊、颊车、合谷，刺1寸，用凉泻手法。

B. 下牙痛：太溪、阳溪、颊车、内庭，刺1寸，用凉泻手法，均留针20分钟，中间行针1次。取患侧。

治法：补肾益阴，消炎止痛。

69. 湿疹（皮肤红斑、丘疹、水泡，糜烂、苔藓、局部痒）

取穴：曲池、足三里、血海、合谷、三阴交。

针刺手法：合谷、曲池、足三里、血海、三阴交，刺1～1.5寸，用凉泻手法，留针20分钟，中间行针1次，均取患侧。

治法：祛风湿，解热毒。

70. 荨麻疹

取穴：曲池、血海、足三里、风市、三阴交、合谷、风池。

针刺手法：合谷、曲池、血海、风市、足三里、三阴交、风池，直刺1～1.5寸，用凉泻手法，留针20分钟，中间行针1次。均取患侧。

治法：健脾利湿，祛风止痒。

71. 斑秃（鬼剃头）

取穴：风池、内关、肝俞、安眠1、安眠2、神门。

针刺手法：风池、肝俞、内关、神门、安眠1、安眠2，刺1寸，用热补手法，留针20分钟，中间行针1次。均取双穴。

治法：滋补肝肾，养血生发。

72. 丹毒

取穴：大椎、曲池、委中、内关、足三里、三阴交、阳陵泉。

针刺手法：大椎刺 1 寸，用凉泻手法；委中刺出血；内关刺 1 寸；曲池、足三里、阳陵泉、三阴交，刺 1～1.5 寸，用凉泻手法，留针 20 分钟，中间行针 1 次。除大椎外均取双穴。

治法：疏风解毒，凉血通腑。

73. 神经性皮炎

取穴：曲池、血海、合谷、足三里、三阴交、大椎、风池。

针刺手法：大椎、风池，刺 1 寸，用凉泻手法，不留针；合谷、曲池、血海、足三里、三阴交，刺 1～1.5 寸，用凉泻手法，留针 20 分钟，中间行针 1 次。除大椎外均取双穴。

治法：健脾化湿，祛风止痒，解湿毒。

74. 牛皮癣（银屑病）

取穴：曲池、血海、内关、足三里、翳风、太阳、风市、飞扬、长强。

针刺手法：翳风张口向外眼方向刺 1.5 寸；长强沿皮肤向上刺 1 寸；内关、太阳，刺 1 寸；曲池、血海、足三里、风市、飞扬，刺 1～1.5 寸，均用凉泻手法，留针 10 分钟。除长强均取双穴。

治法：清热凉血，解毒利湿。

75. 急性乳腺炎

取穴：膻中、少泽、乳根、合谷、曲池、足三里、肾俞。

针刺手法：少泽点刺出血；膻中、乳根、合谷，刺 1 寸；曲池、足三里，刺 1.5 寸，均用凉泻手法，留针 15 分钟；肾俞、天宗，刺 1 寸，用凉泻手法不留针。除膻中外均取双穴。

治法：清热解毒，疏肝清胃，通乳散结。

76. 休克

取穴：人中、禾髎、内关、足三里、涌泉、神阙、百会。

针刺手法：人中、禾髎向上刺，用凉泻手法；内关、涌泉直刺 1 寸，用凉泻法；足三里直刺 1.5 寸，用热补法；内关、涌泉、足三里均取双侧；百会、神阙灸 10～15 分钟。病人苏醒为止。

治法：醒脑开窍，安神宁心。

77. 晕厥

取穴：人中、内关、足三里、百会。

A. 人中向上刺 0.5～1 寸，用凉泻法，至苏醒为止。

B. 足三里直刺 1.5 寸，用热补法；内关直刺 1 寸，用热补法，留针 10 分钟，均取双穴。

C. 艾条灸百会 10 分钟。

治法：醒神活血，安神宁心。

78. 中暑

取穴：大椎、风池、合谷、足三里、太冲。配人中、内关、十宣、委中、承山、阳陵泉、涌泉、百会。

针刺手法：

A. 大椎直刺1寸，用凉泻法；风池微向下直刺1～1.2寸，用凉泻法；风池取双穴，不留针。

B. 足三里直刺1.5寸，用凉泻法；合谷、太冲，直刺1寸，用凉泻法，留针20分钟，中间行针1次。

C. 百会、十宣，点刺出血；人中向上刺0.5～1寸，用凉泻手法；委中、承山，直刺1～1.5寸，用凉泻法不留针；阳陵泉刺1.5寸，用凉泻法；涌泉、内关用热补法，留针10分钟。除大椎、百会、人中，均取双穴。

治法：醒脑开窍，解暑。

79. 感冒

取穴：合谷、曲池、大椎。高热配耳尖放血；咽痛刺少商出血；前额痛加太阳、印堂；鼻塞、流涕加迎香、鼻通；嗽加丰隆、尺泽。

针刺手法：少商、耳尖，点刺出血；大椎、大杼，刺1寸，用凉泻手法，不留针；合谷刺1寸；曲池、丰隆、尺泽，刺1.5寸，用凉泻手法。留针20分钟，中间行针1次。除大椎外均取双穴。

治法：解表清里，泄火解毒。

80. 流行性腮腺炎（痄腮）

取穴：主穴、翳风、颊车、合谷、曲池。配血海、太冲、三阴交、翳明。

针刺手法：翳风，张口向外眼刺1.5寸；颊车、合谷、翳明、太冲刺1寸；曲池、血海、三阴交刺1～1.5寸，均用凉泻手法，留针20分钟，中间行针1次。取患侧。

治法：清热解毒，疏风散结，软坚消肿。

81. 病毒性肝炎

取穴：

（1）急性期：肝俞、脾俞、阳陵泉、合谷、太冲、至阳、足三里；

（2）慢性期：大椎、三阴交、肝俞、脾俞、足三里；配章门、期门、梁门、中脘、天枢、内关、上巨虚、中封、阴陵泉。

针刺手法：

A. 慢性期：大椎、肝俞、脾俞，刺1寸，用凉泻手法。

B. 急性期：足三里、三阴交、梁门、中脘、天枢、上巨虚、阴陵泉，刺1～1.5寸，用凉泻手法；章门、期门、内关、中封，刺1寸，用凉泻手法，留针20分钟，中间行针1次。除大椎、中脘，均取双穴。

治法：养肝降酶，温化活血。

82. 细菌性痢疾

取穴：上巨虚、足三里、天枢。配关元、中脘、合谷、内关、曲池。

针刺手法：上巨虚、足三里、天枢、中脘、关元、合谷、曲池、内关，刺 1 ~ 1.5 寸，用凉泻手法，留针 20 分钟，中间行针 1 次。除中脘、关元，均取双穴。

治法：清热解毒利湿，益气补血。

83. 疟疾

取穴：大椎、间使、曲池、合谷。配风池、内关、足三里。

针刺手法：于疟发前 1 小时下针。大椎、间使、合谷、风池、内关，刺 1 寸；曲池、足三里，刺 1.5 寸，均用热补法，留针 1 小时，每 15 分钟行针 1 次。除大椎外均取双穴。

治法：清热解毒，杀虫。

84. 全身胀满水肿

取穴：内庭、气海、足三里、曲池、合谷、行间、三阴交。

针刺手法：曲池、气海、足三里、三阴交、内庭、合谷、行间、复溜，刺 1 ~ 1.5 寸，均用凉泻手法，留针 20 分钟，均取双穴。

治法：扶脾健胃，补肾利水。

85. 神经衰弱

取穴：翳明、安眠 1、安眠 2、大椎、内关、神门、足三里、三阴交、心俞、肝俞、肾俞。

针刺手法：

A. 心俞、肝俞、肾俞、大椎、翳明、安眠 1、安眠 2，刺 1 寸，用热补法，留针 10 分钟。

B. 内关、神门、足三里、三阴交，刺 1 ~ 1.5 寸，用热补法，留针 10 分钟。除大椎外均取双穴。

治法：疏肝散结，宁心安神。

86. 癔症

取穴：（1）情绪障碍：人中、定神、合谷、内关、涌泉；（2）间歇期：风池、内关、神门、足三里、三阴交；（3）上肢瘫：肩髃、曲池、合谷；（4）下肢瘫：环跳、阳陵泉；（5）失明：球后、睛明；（6）耳聋：听宫、翳风；（7）失音：廉泉、通里。

针刺手法：廉泉、印堂、人中，向上刺 1 寸；合谷、内关、通里、涌泉，刺 1 寸，均用热补手法，留针 10 分钟。除廉泉、人中、印堂，均取双穴。

治法：养阴除湿，解郁除烦。

87. 斜视（二眼不能看一目标）

取穴：（1）内斜视：主穴：东明4、东明5、健明4、球后。配丝竹空、瞳子髎透太阳、合谷；（2）外斜视：主穴：东明1、东明2、健明1、太阳。配攒竹、翳明、合谷。

针刺手法：①内斜视：A. 球后、健明4、东明4、东明5，用热补法刺入0.3～0.5寸。B. 丝竹空、瞳子髎，斜刺1～1.5寸，透太阳用热补法。C. 合谷刺1寸，用凉泻法刺健侧。以上穴位留针20分钟，中间行针1次。

②外侧斜视：A. 健明1、东明1、东明2，刺0.3～0.5寸，用热补法，留针20分钟，取患侧。B. 太阳、攒竹、阳白、翳明、合谷，刺0.5～1寸，用凉泻法，取健侧。留针20分钟，中间行针1次。

治法：活血化瘀，调整视神。

88. 三叉神经痛

取穴：鱼腰、四白、夹承浆。配攒竹、阳白、太阳、巨髎、颧髎、颊车、下关、合谷、内庭。第一支痛：阳白、透鱼腰，或攒竹透鱼腰；第二支痛：四白透颧髎，或巨颧透四白；第三支痛：夹承浆配颊车、合谷、内庭。

针刺手法：第一支痛，阳白透刺鱼腰，攒竹透刺鱼腰，太阳穴直刺1寸；第二支痛，四白透刺颧髎，巨髎透刺四白，下关、太阳直刺1寸，针患侧用凉泻手法，留针30分钟，中间行针2次；第三支痛，颊车透夹承浆患侧，合谷、内庭双侧，刺1寸，用凉泻手法，留针30分钟，中间行针2次。

治法：补益气血，祛风化痰，祛瘀通经。

89. 坐骨神经痛

取穴：（1）根性：腰4夹脊、腰5夹脊、环跳、秩边、承扶、殷门、委中、承山、阳陵泉。以腰4、5夹脊为主穴，配殷门、承山、阳陵泉；（2）干性：环跳、秩边、殷门、承山、阳陵泉。

针刺手法：属根性，腰4、5夹脊向内刺1寸，殷门、承山、阴陵泉刺1.5～2寸，均用凉泻手法，留针30分钟，中间行针1次，均取双穴，用强刺凉泻手法。

治法：散寒利湿，祛风通络。

90. 遗传性共济失调症

取穴：肝俞、肾俞、大椎、太溪、太冲。配复溜、照海、关元、气海、行间、阳陵泉、蠡沟。

针刺手法：

A. 肝俞、肾俞、大椎，针1寸，用热补法，不留针。

B. 太溪、太冲、复溜、照海、行间，针1寸；气海、关元、阳陵泉、蠡沟，刺1.5寸。均用热补法，留针30分钟，中间行针1次。除大椎、气海、关元，均取双穴。

治法：滋补肝肾，通经活络，活血化瘀。

91. 复发性口疮

取穴：支沟、照海、合谷、大陵、内关、内庭。

针刺手法：支沟、照海，刺1寸；合谷、大陵、内庭，刺1寸。均用凉泻法，均取双穴，留针20分钟，中间行针1次。

治法：滋阴泻热，增液润肠。

92. 白黄带多

取穴：子宫、中极、关元、阴陵泉、带脉。

针刺手法：带脉、中极、关元、子宫、阴陵泉，刺1.5寸，用凉泻手法，留针20分钟，中间行针1次。除中极、关元外均取双穴。

治法：清热利湿，活血清带。

93. 子宫肌瘤

取穴：子宫、曲骨、阿是穴、横骨、三阴交。配足三里、太冲、太溪、关元、气海。

针刺手法：①子宫穴取双侧，向内斜刺0.8~1寸；曲骨、横骨直刺0.6~1寸；三阴交、足三里、太冲、太溪，毫针直刺1~1.5寸，均用平补平泻手法。除曲骨（排尿后针）外均取双侧穴。

②阿是穴，即子宫肌瘤肿块部位，用火针上、中、下三处刺之，后艾条灸10~15分钟，并取关元、气海，直刺1~1.5寸，用强刺凉泻法；三阴交、太溪、太冲用热补法，直刺1寸。

治法：健脾益气，活血化瘤。

94. 疝气

取穴：大敦、关元、三阴交、照海。

针刺手法：大敦向上刺0.2~0.3寸，用热补法，使大脚趾有热感；关元、三阴交、照海、太冲，刺1~1.5寸，用热补法，使针感达小腹会阴部。留针20分钟，中间行针1次。除关元外均取双穴。

治法：补中益气，滋肝补肾。

95. 头晕（高血压头晕）

取穴：风池、曲池、足三里、太冲、丰隆、血压点。

针刺手法：

A. 足三里、丰隆、太冲、曲池、合谷，刺1~1.5寸，用凉泻手法，留针10分钟。

B. 风池、血压点，刺1寸，用平补平泻手法，不留针。均取双穴。

治法：镇肝熄风，清热化痰。

96. 血栓闭塞性脉管炎

取穴：

上肢：曲池、外关、八邪。

下肢：阳陵泉、阴陵泉、足三里、三阴交、绝骨、八风、血海、复溜、委中、承山。

针刺手法：

属下肢：A. 八风，向上刺1寸；复溜、血海、绝骨、三阴交、阳陵泉、阴陵泉、足三里，刺1~1.5寸，均用凉泻手法。留针20分钟，中间行针1次。

B. 委中、承山，刺1.5寸，用凉泻手法，不留针。均取患侧。

治法：活血化瘀，温通经络，生肌解毒。

97. 类风湿性关节炎

取穴：肩髃、曲池、合谷、养老、阳陵泉、阴陵泉、膝眼、足三里、绝骨、三阴交、解溪、太冲。

用三棱针挑治疗法：挑治背部自第七颈椎至第五腰椎两侧直至腋后线范围内体表皮肤出现的丘疹点。疹点的特征：似丘疹、针帽大小稍突起，多呈灰白、暗红、棕褐、浅红等色，压之不褪色。

操作方法：挑治部位用碘酒、酒精消毒，左手将挑点捏紧，右手持三棱针将皮下纤维组织挑断，挑尽后涂上龙胆紫，再用护创膏胶布封固，一周一次；以后再选点挑治。3~5天内局部不能用水洗，以防伤口感染。可配合中药治疗。

针刺手法：

A. 上肢：下八邪，向上刺1寸；肩髃、曲池、合谷、养老，刺1~1.5寸，均用热补法，使手、背、肩有热感。

B. 下肢：八风，向上刺1寸；阳陵泉、阴陵泉、膝眼、足三里、绝骨、三阴交、解溪、太冲，刺1~1.5寸，均用热补法，均取双穴。

治法：祛风散寒，活血化瘀，舒筋活络。

98. 风湿性关节炎

取穴：

上肢：肩髃、曲池、外关；

下肢：环跳、阳陵泉、风市、膝眼、丘墟，可配合夹脊穴治疗。

针刺手法：

A. 上肢、肩髃、曲池、外关，刺1~1.5寸，用凉泻手法。

B. 下肢：环跳，侧卧曲上膝，针2~2.5寸，使针感达足部，有电击感；阴陵泉、风市、膝眼、丘墟，刺1~1.5寸，均用凉泻手法，均取双穴。

治法：活血祛风，散寒除湿，宣痹通络。

99. 增生性关节炎

取穴：脊柱关节取相应的夹脊穴或压痛点。

上肢：取肩髃、曲池、手三里、合谷；下肢：环跳、阳陵泉、阴陵泉、膝眼、绝骨。

针刺手法：阳陵泉、阴陵泉、膝眼、绝骨、三阴交、足三里，刺1～1.5寸，用平补平泻手法，均取双穴。

治法：养血祛风，宣痹通络，化痰消肿止痛。

100. 腱鞘炎、腱鞘囊肿

取穴：压痛点、鱼际、合谷、列缺、阳溪、大陵。以压痛点为主透刺4针，其余根据患者放射痛部位，适当配穴。

针刺手法：

A. 向压痛点中心斜刺4针，用凉泻法，不留针，按压出点血。

B. 鱼际、合谷、阳溪、大陵，直刺1寸，用凉泻法，留针20分钟，中间行针1次。列缺向上转手刺1寸，用凉泻法，留针20分钟，中间行针1次，均取患侧。

C. 腱鞘囊肿：针刺囊肿中心，略加挤压，留针30分钟，艾条灸15分钟。

治法：消炎止痛，活血化瘀。

结 束 语

陆氏医训十二字诀：厚医德、除病痛、谈健康、研益寿。

陆氏健康十八字诀：管好嘴、练好腿、气血通、阴阳平、免疫高、百岁壮。

健康益寿十措施：

一是宁心神：心为君主之官，心静神安，相火安宁，少耗精血，安眠香睡。

二是和七情：七情不和消耗精血，气大伤肝，悲哀伤心，惊吓伤肾，食大伤胃，风寒伤肺，咸大伤血，虑多伤神。

三是适劳逸：过度操作劳累，耗伤精血，损伤筋骨及大脑，衰老身心，减少寿命。过度安闲引起肥胖，影响健康。

四是节情欲：疲劳、暴食、醉酒、有病之中等切忌房事，无节制的纵欲，消耗精血，损伤身体，使生命力减退，加速衰老，减少寿命。

五是除嗜好：吃、喝、嫖、赌、抽五毒俱全，不可救也。大吃大喝，暴饮暴食伤脾胃，喝酒先伤胃后伤肝，最后伤肾；嫖妓伤精血；赌博伤神；抽烟伤肺；吸大烟吸毒短寿。

六是保环境：生存必须有良好的环境，污染、噪音、菌毒均影响人的寿命。

七是食欲均衡：脂肪、蛋白、碳化食物，维生素、微量元素等必须合理吸收，不能贪精食去粗食，营养不均衡，易染疾病，减少寿命。

八是勤运动：生命在于运动，饭后百步走，活到九十九，持之以恒锻炼，有利于健康长寿。

九是防疾病：养病如养虎，有病要及时治疗，治的越早越好，消灭在萌芽状态更好。

十是慎药石：有病不能乱用药，有些药物副作用很大，必须在医生指导下服药，即使是补药也不能乱服，乱服伤身。

陆氏食疗歌

豆类花生含有钾，紫菜红枣多有钠。
乳类豆类多有钙，蔬菜肉类含有镁。
鱼类蔬菜含磷多，木耳豆类多有铁。
肝脏蔬菜多有铜，核桃瘦肉含锌多。
豆类茶叶含有锰，豆类蔬菜多有钴。
鸡鱼海产多有铬，扁豆黄豆含钼多。
蚕蛹海产含硒多，海带菠菜多有碘。
鱼类豆类含氟多，维生素 A 鱼肝油。
粗米粗面维 B_1， 动物肝中维 B_2。
米糠鸡肉维 B_6， 动物肝中维 B_{12}。
新鲜蔬菜含维 C，蛋黄牛奶多维 D。
植物油中含维 E，动物肝脏含维 K。
冬瓜香蕉通便秘，大蒜马菜治痢疾。
韭菜含铁补血液，萝卜顺气去肺疾。
蛇胆活络明双目，柿果醒酒通耳鼻。
茄子宽肠可散血，芹菜能使血压低。
黄梨消炎润咽喉，红枣生津补精气。
莲子用心情醒脾，肾虚还需食枸杞。
西瓜利尿治消渴，山楂散结能健脾。
花生生吃除胃痛，苹果常吃增智力。
强筋健首有黑豆，破滞消坚是青皮。
葱白发汗逐肺邪，山药补阴生肉肌。
桂圆止怔医健忘，橄榄开胃消积食。
海藻性寒治瘿瘤，槐花无毒治五痔。
芝麻能教容颜美，木耳会令发如漆。
动物肝脏含有硒，白菜帮叶多维 C。
黑菜微含铁元素，黄豆富含蛋白质。
甜菜含糖热量升，苦瓜虽苦将神提。
称作人参胡萝卜，比美鸡蛋西红柿。
瓜果蔬菜千百种，忌偏忌过多选取。
一日三餐变花样，保君健康强身体。